Anaesthesiology and Resuscitation.
Anaesthesiologie und Wiederbelebung
Anesthésiologie et Réanimation

69

Editors
Prof. Dr. R. Frey, Mainz · Dr. F. Kern, St. Gallen
Prof. Dr. O. Mayrhofer, Wien

Managing Editor: Prof. Dr. M. Halmágyi, Mainz

# Ketamin

Neue Ergebnisse in Forschung und Klinik

*Bericht über das II. Mainzer Ketamin-Symposion
am 7. und 8. April 1972*

Herausgegeben von

M. Gemperle · H. Kreuscher · D. Langrehr

Mit 159 Abbildungen

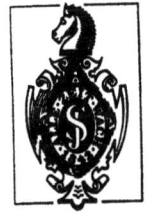

Springer-Verlag Berlin Heidelberg New York 1973

ISBN-13:978-3-540-06057-4     e-ISBN-13:978-3-642-65498-5
DOI: 10.1007/978-3-642-65498-5

Die Wiedergabe von Gebrauchsnamen, Warenbezeichnungen usw. in diesem Werk berechtigt auch ohne besondere Kennzeichnung nicht zu der Annahme, daß solche Namen im Sinn der Warenzeichen- und Markenschutzgesetzgebung als frei zu betrachten wären und daher von jedermann benutzt werden dürften.

Das Werk ist urheberrechtlich geschützt. Die dadurch begründeten Rechte, insbesondere die der Übersetzung, des Nachdruckes, der Entnahme von Abbildungen, der Funksendung, der Wiedergabe auf photomechanischem oder ähnlichem Wege und der Speicherung in Datenverarbeitungsanlagen bleiben, auch bei nur auszugsweiser Verwertung, vorbehalten. Bei Vervielfältigungen für gewerbliche Zwecke ist gemäß § 54 UrhG eine Vergütung an den Verlag zu zahlen, deren Höhe mit dem Verlag zu vereinbaren ist. © by Springer-Verlag Berlin Heidelberg 1973. Library of Congress Catalog Card Number 72-92783.

## Vorwort

Seit der Einführung des Phencyclidinderivates Ketamin nach dem ersten Mainzer Ketamin-Symposion im Jahre 1968 sind so viele experimentelle Untersuchungen durchgeführt und klinische Erfahrungen gewonnen worden, daß die Veranstaltung eines zweiten Ketamin-Symposions gerechtfertigt war.

Im April 1972 trafen sich wieder zahlreiche Wissenschaftler aus vielen europäischen und außereuropäischen Ländern in Mainz, um ihre Ergebnisse vorzutragen und miteinander zu diskutieren.

Das Symposion brachte eine solche Fülle von Informationen und auch einige neue Erkenntnisse über Ketamin, daß eine vollständige, teilweise sogar erweiterte Wiedergabe des Symposions notwendig war.

Der nunmehr vorliegende Ketamin-Band verdankt seine Entstehung der fleißigen Mitarbeit aller aktiven Teilnehmer an dem Symposion, nicht zuletzt aber der Firma Parke, Davis & Co. in München. Sie hat die finanziellen Voraussetzungen für das Symposion selbst, aber auch für den Druck des vorliegenden Buches geschaffen.

Besonders bewährt hat sich auch diesmal wieder der Springer-Verlag, der die verlags- und drucktechnische Arbeit und Organisation in erfreulicher Zusammenarbeit mit Autoren und Herausgebern durchführte.

Allen an dem Symposion und an diesem Buch Beteiligten sei an dieser Stelle sehr herzlich gedankt.

Bremen, Genf und Mainz, im Januar 1973

M. GEMPERLE          D. LANGREHR          H. KREUSCHER

# Inhaltsverzeichnis

## I. Das Verhalten des Herz-Kreislauf-Systems unter Ketamin

Biochemische Befunde am Myokard zum Wirkungsmechanismus von Ketamin (J. W. GETHMANN, CH. FUCHS, D. KNOLL, P. G. SPIECKERMANN und H. J. BRETSCHNEIDER) . . . . . . . . . . 3

Vergleichende tierexperimentelle Untersuchungen zum Einfluß verschiedener Narkotica auf das Herz (K. FISCHER) . . . . . . . 11

Die Bedeutung von hämodynamischen Veränderungen durch Ketamin für den Sauerstoffbedarf und die Sauerstoffversorgung des Herzens (D. KETTLER, G. HELLIGE, I. HENSEL, J. MARTEL und H. J. BRETSCHNEIDER) . . . . . . . . . . . . . . . . . . . . . 22

Der Einfluß von Ketamin auf den myokardialen Metabolismus (H. SONNTAG, H. W. HEISS, D. KNOLL, CH. FUCHS, D. REGENSBURGER, H. D. SCHENK und H. J. BRETSCHEIDER) . . . . . . . . . . 37

Kreislaufveränderungen beim Hund durch intravenöse Anwendung von Ketamin nach α-Receptoren-Blockade (K. PETER, W. DIETZE, R. KLOSE und J. MAYR) . . . . . . . . . . . . . . . . . . 47

Kreislaufwirkung von Ketamin (H. JUNGER, R. SCHORER, J. TEICHMANN und H. UNSELD) . . . . . . . . . . . . . . . . . . 54

Verhalten des Katecholaminspiegels im Blut während intravenöser Narkose mit Ketamin beim Hund (K. PETER, F. ALTSTAEDT, G. HOLLMANN, R. KLOSE und J. MAYR) . . . . . . . . . . . . 59

Tierexperimentelle Untersuchungen zur Frage der Katecholaminaktivität unter Ketaminnarkose (I. HENSEL, U. BRAUN, D. KETTLER, D. KNOLL, J. MARTEL, K. PASCHEN und H. J. BRETSCHNEIDER) . 63

Tierexperimentelle Untersuchungen zum Mechanismus der pulsfrequenz- und blutdrucksteigernden Wirkung des Ketamins (H. MONTEL, K. STARKE und H. J. SCHÜMANN) . . . . . . . . . 77

Neuere Kreislaufuntersuchungen unter Ketamin (W. F. LIST und A. H. ANTON) . . . . . . . . . . . . . . . . . . . . . . . . 84

Vergleichende Untersuchungen zur Succinylcholin-Bradykardie bei Kindern (W. DICK und H. KREUSCHER) . . . . . . . . . . . 89

Untersuchungen zur Wirkung von Ketamin im experimentellen hämorrhagischen Schock (J. B. BRÜCKNER, D. PATSCHKE, A. REINECKE und J. TARNOW) . . . . . . . . . . . . . . . . . . 99

Hämodynamische Veränderungen im Schock bei intravenöser Narkoseeinleitung mit Ketamin (K. PETER, W. DIETZE, B. FREY, R. KLOSE und J. MAYR) . . . . . . . . . . . . . . . . . . 120
Durch Ketamin bedingte Veränderungen des Herzminutenvolumens bei Patienten unter Neuroleptanalgesie (B. NIEDERMEYER, K. ROOSEN und E. FESSL-ALEMANY) . . . . . . . . . . . . . 125
Der Einfluß der Ketaminanaesthesie auf die Nierendurchblutung (D. PATSCHKE, J. B. BRÜCKNER, A. REINECKE, P. SCHMICKE, J. TARNOW und H. J. EBERLEIN) . . . . . . . . . . . . . . . . 132
Der Einfluß von Ketamin auf Herzzeitvolumen, Nierenzeitvolumen und Nierenfunktion (H. KREUSCHER, H. A. BAAR, K. BÖHM-JURKOVIC und D. FISCHER) . . . . . . . . . . . . . . 141
Methodik zur gaschromatographischen Bestimmung von Ketamin im Blut (J. WIEBER und J. HENGSTMANN) . . . . . . . . . . . 146
Podiumsdiskussion . . . . . . . . . . . . . . . . . . . . . 151

## II. Das Verhalten des Nervensystems unter Ketamin

Der Einfluß von Ketamin auf die Hirndurchblutung beim Menschen. Vergleichende quantitative Messungen der regionalen Hirndurchblutung unter dem Einfluß von Thiopental, Propanidid und Ketamin (H. HERRSCHAFT und H. SCHMIDT) . . . . . . . . . . . 187
Liquordruck unter Ketamin (K. EYRICH, H. D. BRACKEBUSCH und P. SEFRIN) . . . . . . . . . . . . . . . . . . . . . . . . 209
Untersuchungen der intrakraniellen Druckverhältnisse des Kaninchens unter Ketamin (E. FESSL-ALEMANY, H. E. CLAR und W. GOBIET) 214
Druckanstiege im Liquor cerebrospinalis unter Ketamin (W. F. LIST und H. F. CASCORBI) . . . . . . . . . . . . . . . . . . 218
Intrakranielle Druckverhältnisse unter Ketamin (H.-D. TAUBE, W. GOBIET, J. LIESEGANG und W. J. BOCK) . . . . . . . . . . . 223
Untersuchungen über das Verhalten des Hirnliquordruckes bei Ketaminnarkosen im Säuglingsalter (CH. TSCHAKALOFF) . . . . . 228
Enzephalose und Analgesie im klinischen Experiment mit EEG-Kontrolle (J. KUGLER und A. DOENICKE) . . . . . . . . . . . . 231
Ketamin-Auswirkungen auf das kindliche Audio-EEG (M. GIESEN, H. HOERKENS und D. PATSCHKE) . . . . . . . . . . . . . 236
Das Verhalten des Augeninnendruckes unter Intubationsnarkose mit Halothan und Ketamin (P. RUDOLPH) . . . . . . . . . . . 240
Zur Problematik des Augeninnendruckes in Narkose (K. HEILMANN) 245
The Prevention of the Psychotomimetic Effects of Ketamine (F. F. FOLDES) . . . . . . . . . . . . . . . . . . . . . . . . 251

The Method of Prevention of Mental Disorders after Intravenous Ketamine Anesthesia (T. M. DARBINYAN) . . . . . . . . . . 256
Kombination Ketamin mit Valium und Dehydrobenzperidol (J. M. KAPFERER) . . . . . . . . . . . . . . . . . . . . . . . . 258
Postanesthetic Action of Ketamine on the Central Nervous System (S. SUN) . . . . . . . . . . . . . . . . . . . . . . . . . 260
Podiumsdiskussion . . . . . . . . . . . . . . . . . . . . . 263

### III. Die klinische Anwendung von Ketamin

#### A. In der Geburtshilfe

Ketamin in der geburtshilflichen Anaesthesie (D. LANGREHR) . . . 277
Untersuchungen zum Verhalten des Uterustonus unter der Geburt während der Ketamin-Anaesthesie (W. DICK, W. D. JONATHA, P. MILEWSKI und E. TRAUB) . . . . . . . . . . . . . . . . . 285
Ketamin bei Spontangeburten (J. HEIDENREICH, L. BECK und H. KREUSCHER) . . . . . . . . . . . . . . . . . . . . . . . 292
Diskussion . . . . . . . . . . . . . . . . . . . . . . . . . 298

#### B. Verschiedene Anwendungsbereiche

Stoffwechseluntersuchungen unter Ketamin (CH. STOLZ und W. HELLER) . . . . . . . . . . . . . . . . . . . . . . . . . 300
Die Anwendung von Ketamin in der Orthopädischen Klinik (B. SCHÖNING und H. KOCH) . . . . . . . . . . . . . . . . . 303
Die Anwendung von Ketamin in der Augenheilkunde bei extrabulbären Eingriffen im Kindesalter (E. EDLINGER) . . . . . . . . . . . 308
Die Wirkung von verschieden hohen intramuskulär verabreichten Ketamin-Dosen im Säuglings- und Kindesalter (H. SIEPMANN und I. PODLESCH) . . . . . . . . . . . . . . . . . . . . . . . 312
Ketamin-Anaesthesie im Säuglings- und Kleinkindesalter (B. BÜKY) 323
Ketamin, ein Prämedikationsmittel in der Kinderanaesthesie (G. SEHHATI, W. ERDMANN, R. FREY und E. PARTHENIADES) . . . . . 326
Ketamine Anaesthesia in Visceral Surgery (G. SZAPPANYOS, M. GEMPERLE und K. RIFAT) . . . . . . . . . . . . . . . . . . . 331
Unsere Erfahrungen mit Ketamin bei kardiochirurgischen Eingriffen (ST. SEFER) . . . . . . . . . . . . . . . . . . . . . . . . 343
Myelographie mit Ketamin (J. M. KAPFERER) . . . . . . . . . . 347
Analgesie bei Trigeminus-Neuralgie (J. EMPT und J. KUGLER) . . 349

Klinische Erfahrungen mit Ketamin in der Urologie (E. SALEHI) . . 351
Ketanest-Anaesthesie bei Urämie (H. KASSEL) . . . . . . . . . . 362
Die Kombination der Ketamin-Narkose mit einer Leitungsanaesthesie
(P. BOEGL und K. HUTSCHENREUTER) . . . . . . . . . . . . 364
Über die Anwendung von Ketamin bei Eingriffen im Zahn-, Mund-,
Kiefer- und Gesichtsbereich (K. D. BROCKMÜLLER) . . . . . . 368
Ketamine in Open Heart Surgery (B. PÉTRAJTIS, G. SZAPPANYOS, A.
ETIENNE, M. GEMPERLE und K. RIFAT) . . . . . . . . . . . . 371
Ketamin in der Herzchirurgie (K. FISCHER) . . . . . . . . . . . 387
Diskussionsbeitrag von G. CORSSEN . . . . . . . . . . . . . . 390

### C. Bei Risiko- und Notfallsituationen

Ketamin-Indikation zur Anwendung beim Risikopatienten (D. LANG-
REHR und R. NEUHAUS) . . . . . . . . . . . . . . . . . . 393
Ketamin bei geriatrischen Operationen (J. M. KAPFERER) . . . . . 403
Ketamin in der operativen Frakturenbehandlung bei Alten und Risiko-
patienten (K. HORATZ und B. SPEH) . . . . . . . . . . . . . 407
Nierenfunktion unter Ketamin beim alten Patienten (K. BIHLER) . . 413
Erfahrungen mit Ketamin in der Traumatologie (TH. GÜRTNER, M.
ERDELYI und W. SOMMERLAD) . . . . . . . . . . . . . . 420
Ketamin in der Traumatologie (K. FISCHER) . . . . . . . . . . 427
Die Bedeutung des Ketamins in der Traumatologie (G. SCHLAG) . . 429
Ketamin im Katastrophenfall (F. W. AHNEFELD, H. HAUG und H. H.
ISRANG) . . . . . . . . . . . . . . . . . . . . . . . . . 437
Podiumsdiskussion . . . . . . . . . . . . . . . . . . . . . . 443
Pharmakologische Schlußbetrachtung (G. KUSCHINSKY) . . . . . . 457

Klinische Schlußbetrachtung (H. KILLIAN) . . . . . . . . . . . 459
Englische Zusammenfassung . . . . . . . . . . . . . . . . . 462

## Verzeichnis der Referenten

AHNEFELD, F. W., Prof. Dr., Anaesthesieabteilung der Universitätskliniken Ulm

ALTSTAEDT, F., Dr., Institut für Anaesthesiologie und Reanimation an der Fakultät für Klinische Medizin der Universität Heidelberg, Mannheim

ANTON, A. H., Dr., Department of Anesthesiology, University Hospital, Cleveland, O. (USA)

BAAR, H. A., Dr., Institut für Anaesthesiologie der Universität Mainz

BECK, L., Prof. Dr., Frauenklinik der Universität Düsseldorf

BIHLER, K., Prof. Dr., Anaesthesieabteilung des Städt. Krankenhauses Ingolstadt

BOCK, W. J., Anaesthesiologische Abteilung, Klinikum Essen der Ruhruniversität Bochum, Essen

BOEGL, P., Dr., Institut für Anaesthesie der Universität des Saarlandes, Homburg

BÖHM-JURKOVIC, K., Dr., Urologische Klinik der Universität Mainz

BRACKEBUSCH, H. D., Dr. Ing., Chirurgische Klinik der Universität Würzburg

BRAUN, U., Dr., Physiologisches Institut, Lehrstuhl I der Universität Göttingen

BRETSCHNEIDER, H. J., Prof. Dr., Physiologisches Institut, Lehrstuhl I der Universität Göttingen

BROCKMÜLLER, K. D., F. A. für Anaesthesiologie, Tübingen, Osianderstr. 2-8

BRÜCKNER, J. B., Prof. Dr., Institut für Anaesthesiologie und Intensivmedizin, Klinikum Westend der Freien Universität Berlin

BÜKY, B., Dr. med., Dept. of Anaesthesiology, 2nd Clinic for Paediatry, Budapest (Ungarn)

CASCORBI, H. F., Department of Anesthesiology, University Hospital, Cleveland, O. (USA)

CLAR, H. E., Dr. Anaesthesiologische Abteilung, Klinikum Essen der Ruhruniversität Bochum, Essen

CORSSEN, G., Dr., Prof. and Chairman, The University of Alabama, Medical Center, Dept. of Anesthesiology, 1919 7th Avenue South, Birmingham, Alabama 35233 (USA)

DARBINYAN, T. M.; Prof. Dr., Abteilung für Anaesthesiologie, Wischnewski-Institut für Chirurgie, Moskau (UdSSR)

DICK, W., Prof. Dr., Abteilung für Anaesthesiologie der Universität Ulm

DIETZE, W., Dr., Institut für Anaesthesiologie und Reanimation an der Fakultät für Klinische Medizin der Universität Heidelberg, Mannheim
DOENICKE, A., Prof. Dr., Anaesthesiologische Abteilung der Chirurg. Poliklinik der Universität München
EBERLEIN, H. J., Prof. Dr., Institut für Anaesthesiologie der Freien Universität Berlin, Klinikum Westend, Berlin
EDLINGER, E., Prim. Dr., Anaesthesie-Abteilung, Chirurg. Universitätsklinik, Landeskrankenhaus, Graz (Österreich)
EMPT, J., Dr., Neurologische Klinik der Universität München
ERDELYI, M., Dr., Abteilung für Anaesthesie und Intensivtherapie, Berufsgenossenschaftliches Unfallkrankenhaus, Chirurg. Klinik, Frankfurt (Main)
ERDMANN, W., Dr., DRK-Alice-Krankenhaus, Mainz
ETIENNE, A., Dr., Institut für Anaesthesiologie, Universitäts-Klinik Genf (Schweiz)
EYRICH, K., Priv.-Doz. Dr., Abteilung für Anaesthesiologie der Universität Würzburg
FESSL-ALEMANY, E., Dr., Anaesthesiologische Abteilung, Klinikum Essen der Ruhruniversität Bochum, Essen
FISCHER, D., Dr., Urologische Klinik der Universität Mainz
FISCHER, K., Dr., Zentrale Abteilung für Anaesthesie der Universität Kiel
FOLDES, F. F., Prof. Dr., Chief, Dept. of Anesthesiology, Montefiore Hospital and Medical Center, Bronx, N.Y. (USA)
FREY, B., Dr., Institut für Anaesthesiologie und Reanimation an der Fakultät für Klinische Medizin der Universität Heidelberg, Mannheim
FREY, R., Prof. Dr., Institut für Anaesthesiologie der Universität Mainz
FUCHS, C., Dr., Physiologisches Institut, Lehrstuhl I der Universität, Institut für Anaesthesie, Göttingen
GEMPERLE, M., Prof. Dr., Institut für Anaesthesiologie, Universitäts-Klinik Genf (Schweiz)
GETHMANN, J. W., Dr., Krankenhaus Westend, Institut für Anaesthesiologie, Berlin-Charlottenburg
GIESEN, M., Dr., Institut für Anaesthesiologie und Intensivmedizin, Klinikum Westend der Freien Universität Berlin
GOBIET, W., Dr., Anaesthesiologische Abteilung, Klinikum Essen der Ruhruniversität Bochum, Essen
GÜRTNER, T., Prof. Dr. med., Abteilung für Anaesthesie und Intensivtherapie, Berufsgenossenschaftliches Unfallkrankenhaus, Chirurg. Klinik, Frankfurt (Main)
HAUG, H., Anaesthesieabteilung der Universitätskliniken Ulm
HEIDENREICH, J., Dr., Frauenklinik der Universität Düsseldorf
HEILMANN, K., Dr., Augenklinik der Technischen Universität München
HEISS, H. W., Dr., Physiologisches Institut, Lehrstuhl I der Universität, Institut für Anaesthesie, Göttingen

HELLER, W., Dr., Chirurg. Klinik der Universität Tübingen
HELLIGE, G., Dr., Physiologisches Institut, Lehrstuhl I der Universität Göttingen
HENGSTMANN, J., Dr., Abteilung für Anaesthesiologie der Universitätskliniken Gießen
HENSEL, I., Dr., Physiologisches Institut, Lehrstuhl I der Universität Göttingen
HERRSCHAFT, H., Dr., Oberarzt der Neurologischen Klinik, Krankenhaus Nordwest, Frankfurt (Main)
HOERKENS, H., Dr., Institut für Anaesthesiologie und Intensivmedizin, Klinikum Westend der Freien Universität Berlin
HOLLMANN, G., Dr., Institut für Anaesthesiologie und Reanimation an der Fakultät für Klinische Medizin der Universität Heidelberg, Mannheim
HORATZ, K., Prof. Dr., Anaesthesieabteilung der Universitätskliniken Hamburg-Eppendorf
HUTSCHENREUTHER, K., Prof. Dr., Institut für Anaesthesiologie der Universität des Saarlandes, Homburg
ISRANG, H. H., Dr., Anaesthesieabteilung der Universitätskliniken Ulm
JONATHA, W. D., Dr., Abteilung für Anaesthesiologie der Universität Ulm
JUNGER, H., Dr., Zentralinstitut für Anaesthesiologie der Universität Tübingen
KAPFERER, J. M., Dr., Facharzt für Anaesthesiologie und Lungenkrankheiten, Innsbruck (Österreich)
KASSEL, H., Dr., Facharzt für Anaesthesie, Allgemeine Anaesthesie-Abteilung des Oldenburg. Landeskrankenhauses Sanderbusch, Sande
KETTLER, D., Dr., Physiologisches Institut, Lehrstuhl I der Universität Göttingen
KILLIAN, H., Prof. Dr., Freiburg i. Br., Riedbergstraße 24
KLOSE, R., Dr., Institut für Anaesthesiologie und Reanimation an der Fakultät für Klinische Medizin der Universität Heidelberg, Mannheim
KNOLL, D., Dr., Physiologisches Institut, Lehrstuhl I der Universität Göttingen
KOCH, H., Dr., Abteilung für Anaesthesie und Intensivtherapie der orthopädischen Klinik und Poliklinik der Universität Heidelberg
KREUSCHER, H., Prof. Dr., Institut für Anaesthesiologie der Universität Mainz
KUGLER, J., Prof. Dr., Neurologische Klinik der Universität München
KUSCHINSKY, G., Prof. Dr., Pharmakologisches Institut der Universität Mainz
LANGREHR, D., Dr., Allgem. Anaesthesieabteilung, Zentralkrankenhaus Bremen-Vegesack
LIESEGANG, J., Dr., Anaesthesiologische Abteilung, Klinikum Essen der Ruhruniversität Bochum, Essen

LIST, W. F., Dr., Universitäts-Klinik für Chirurgie, Graz (Österreich)
LÜBKE, P., Dr., Institut für Anaesthesie der Universität des Saarlandes, Homburg
MARTEL, J., Dr., Physiologisches Institut, Lehrstuhl I der Universität Göttingen
MAYR, J., Dr., Institut für Anaesthesiologie und Reanimation an der Fakultät für Klinische Medizin der Universität Heidelberg, Mannheim
MILEWSKI, P., Dr., Abteilung für Anaesthesiologie der Universität Ulm
MONTEL, H., Dr., Pharmakologisches Institut der Ruhruniversität Bochum, Essen
NIEDERMEYER, B., Dr., Anaesthesie-Abteilung, Klinikum Essen der Ruhruniversität Bochum, Essen
PARTHENIADES, E., Dr., DRK-Alice-Krankenhaus, Mainz
PASCHEN, K., Dr., Physiologisches Institut, Lehrstuhl I der Universität Göttingen
PATSCHKE, D., Dr., Institut für Anaesthesiologie und Intensivmedizin, Klinikum Westend der Freien Universität Berlin
PETER, K., Priv.-Doz. Dr., Institut für Anaesthesiologie und Reanimation an der Fakultät für Klinische Medizin der Universität Heidelberg, Mannheim
PÉTRAJTIS, B., Dr., Institut für Anaesthesiologie, Universitäts-Klinik Genf (Schweiz)
PODLESCH, I., Prof. Dr., Klinik für Kiefer- und Gesichtschirurgie, Westdeutsche Kieferklinik der Universität Düsseldorf
REINECKE, A., Dr., Institut für Anaesthesiologie und Intensivmedizin, Klinikum Westend der Freien Universität Berlin
RIFAT, K., Dr., Institut für Anaesthesiologie, Universitäts-Klinik Genf (Schweiz)
ROOSEN, K., Dr., Anaesthesie-Abteilung, Klinikum Essen der Ruhruniversität Bochum, Essen
RUDOLPH, P., Dr., Abteilung für Anaesthesiologie der Universität Würzburg
SAHELI, E., Dr., Urologische Klinik der Medizinischen Fakultät der Rhein.-Westf. Technischen Hochschule Aachen
SCHENK, H. D., Dr., Physiologisches Institut, Lehrstuhl I der Universität Göttingen
SCHLAG, G., Dr., Arbeitsunfallkrankenhaus der AUVA, Linz (Österreich)
SCHMICKE, P., Dr., Institut für Anaesthesiologie der Freien Universität Berlin, Klinikum Westend, Berlin
SCHMIDT, H., Dr., Abteilung für Anaesthesiologie, Krankenhaus Nordwest, Frankfurt (Main)
SCHÖNING, B., Dr., Abteilung für Anaesthesiologie und Intensivtherapie der Orthopädischen Klinik und Poliklinik der Universität Heidelberg
SCHORER, R., Prof. Dr., Zentralinstitut für Anaesthesiologie der Universität Tübingen

Schümann, H. J., Dr., Pharmakologisches Institut der Ruhruniversität Bochum, Essen

Sefer, S., Dr., Dept. of Anaesthesia and Resuscitation, Surgical Clinic of the Military Academy, Belgrad (Jugoslawien)

Sefrin, P. Dr., Abteilung für Anaesthesiologie der Universität Würzburg

Sehati, G., Dr., Institut für Anaesthesiologie der Universität Mainz

Siepmann, H., Dr., Institut für Anaesthesie der Universität Düsseldorf

Sommerlad, W., Dr., Abteilung für Anaesthesie und Intensivtherapie, Berufsgenossenschaftliches Unfallkrankenhaus, Chirurg. Klinik, Frankfurt (Main)

Sonntag, H., Dr., Physiologisches Institut, Lehrstuhl I der Universität Göttingen

Speh, B., Dr., Anaesthesieabteilung der Chirurg. Universitätskliniken Hamburg

Spieckermann, P. G., Dr., Physiologisches Institut, Lehrstuhl I der Universität Göttingen

Starke, K., Dr., Pharmakologisches Institut der Ruhruniversität Bochum, Essen

Stolz, C., Dr., Zentralinstitut für Anaesthesiologie der Universität Tübingen

Sun, S., Prof. Dr., Director, Department of Anaesthesiology and Reanimation, Cerrahpasa Medical Faculty, Istanbul (Türkei)

Szappanyos, G., Dr., Institut für Anaesthesiologie, Universitätsklinik Genf (Schweiz)

Tarnow, J., Dr., Institut für Anaesthesiologie und Intensivmedizin, Klinikum Westend der Freien Universität Berlin

Taube, H.-D., Dr., Anaesthesiologische Abteilung, Klinikum Essen der Ruhruniversität Bochum, Essen

Teichmann, J., Dr., Zentralinstitut für Anaesthesiologie der Universität Tübingen

Traub, E., Dr., Abteilung für Anaesthesiologie der Universität Ulm

Tschakaloff, Ch., Dr., Oberarzt am Institut für Anaesthesiologie der Universität Wien (Österreich)

Unseld, H., Dr., Zentralinstitut für Anaesthesiologie der Universität Tübingen

Wieber, J., Dr., Abteilung für Anaesthesiologie der Universitätskliniken Gießen

# I. Das Verhalten des Herz-Kreislauf-Systems unter Ketamin

# Biochemische Befunde am Myokard zum Wirkungsmechanismus von Ketamin

Von J. W. Gethmann, Ch. Fuchs, D. Knoll, P. G. Spieckermann und H. J. Bretschneider

Während der Ketamin-Narkose sind, wie frühere biochemische Untersuchungen [16] gezeigt haben, Überlebens- und Wiederbelebungszeit des Herzens im Vergleich zu anderen Anaesthesieverfahren deutlich verkürzt.

Auch hinsichtlich der Wirkung auf die Hämodynamik und den Stoffwechsel nimmt Ketamin eine Sonderstellung ein. Anstelle der nach Applikation von Anaesthetica gewöhnlich zu beobachtenden depressorischen Kreislaufwirkung tritt nach Ketamin sowohl im Tierversuch [3, 18, 19, 20] wie auch beim Menschen [8, 9, 10, 12, 17] eine Acceleration der Herzfrequenz und eine Erhöhung des arteriellen Blutdrucks auf. Die Sauerstoffaufnahme des Gesamtorganismus [1] ist ebenso wie der $O_2$-Verbrauch des Myokards im Tierversuch [6, 7] und z. T. auch beim Menschen [15] gegenüber anderen Anaesthetica erhöht. Die Ursache der verminderten Ischämietoleranz des Myokards unter Ketamin ist ebenso wie die der hämodynamischen Veränderungen ungeklärt. Die Beobachtung, daß unter Ketamin der $O_2$-Verbrauch des Herzens gesteigert und gleichzeitig die Ischämietoleranz herabgesetzt ist, legt die Vermutung nahe, daß Ketamin in den intermediären Stoffwechsel eingreift und möglicherweise wie ein Stoffwechselgift vom Typ des Dinitrophenols wirkt. Weiter ist zu diskutieren, ob die bei der bekannten Steigerung von Blutdruck und Pulsfrequenz erhöhte präischämische hämodynamische Belastung für die Verminderung der Ischämietoleranz verantwortlich ist.

Ausgehend von der in der neueren Literatur geäußerten Vermutung, daß die Kreislaufnebenwirkungen von Ketamin durch einen vagolytischen Effekt verursacht sein könnten, verabreichten wir in einer ersten Untersuchungsreihe den Versuchstieren hohe Dosen von Neostigmin (Prostigmin) und untersuchten den Einfluß auf Hämodynamik und Ischämietoleranz des Myokards.

In einer zweiten Serie wurden die Herzen vor Ischämiebeginn durch Kardioplegie nach BRETSCHNEIDER stillgestellt. Einflüsse der Vorgeschichte auf die Ischämie werden durch dieses Vorgehen weitgehend ausgeschaltet.

## Methodik

Die **erste Untersuchungsserie** wurde an 6 Bastardhunden mit einem durchschnittlichen Gewicht von 28,9 kg vorgenommen. Die Tiere wurden ca. 30 min vor Anaesthesiebeginn mit 2,0 mg/kg Morphin und 0,5 mg Atropin s.c. prämediziert. Die Narkose wurde durch intravenöse Gabe von Ketamin eingeleitet. Nach endotrachealer Intubation wurden die Tiere mit $N_2O/O_2$ im Verhältnis 3:1 kontrolliert mit einem Engström-Respirator beatmet. Das Atemminutenvolumen wurde so eingestellt, daß der mittels eines URAS-Gerätes fortlaufend gemessene $CO_2$-Gehalt der Ausatemluft endexspiratorisch bei 5,5 Vol.-% lag. Zur Aufrechterhaltung einer ausreichenden Narkosetiefe wurde intermittierend Ketamin nachinjiziert. Während der im Durchschnitt 98 min dauernden Anaesthesie erhielten die Tiere eine mittlere Dosis von 16,0 mg/kg · Std Ketamin. Nach Narkoseeinleitung und Anlegen der EKG-Elektroden injizierten wir den Versuchstieren Neostigmin i.v. Die Dosierung wurde so gewählt, daß eine deutliche Senkung der Herzfrequenz zu registrieren war und im EKG Zeichen eines partiellen AV-Blocks auftraten. Um diesen Effekt während der ganzen Anaesthesiedauer aufrecht zu erhalten, mußte mehrfach Neostigmin nachinjiziert werden. Durchschnittlich benötigten wir eine Dosis von 0,147 mg/kg · Std Prostigmin.

Arterieller und zentralvenöser Druck wurden über von Seitenästen der Femoralgefäße hochgeführte Katheter mittels Druckwandlern (Statham P23Db) und Trägerfrequenzverstärkern (TF19, Fa. Hellige) fortlaufend gemessen und zusammen mit EKG und $CO_2$-Gehalt der Ausatemluft auf einem Mehrfachschreiber (EK21, Fa. Hellige) registriert.

Säure-, Basen- und Elektrolythaushalte wurden durch punktuelle Analysen (Mikro-Astrup-Gerät, Fa. Radiometer; Flammenphotometer Eppendorf) kontrolliert und Abweichungen von Normalwerten korrigiert.

Nach Thorakotomie durch longitudinale mediane Sternotomie eröffneten wir das Perikard. Die Tiere wurden jetzt für 5 min mit Sauerstoff beatmet. Danach leiteten wir die Ischämie und Entlastung des Herzens durch breite Incision des Bulbus aortae ein. Gleichzeitig entnahmen wir die erste Gewebsprobe aus dem Myokard des linken Ventrikels. Im Anschluß daran wurde das Herz excidiert und in einer auf 35° C temperierten Ringerlösung inkubiert. In regelmäßigen Zeitabständen wurden ca. 2 g schwere Gewebsproben entnommen. Die Gewebsgehalte an energiereichen Phosphaten (Phosphokreatin und Adenosintriphosphat) wurden im enzymatisch-optischen Test bestimmt. Die Zeit bis zum Abfall auf einen definierten Gewebsgehalt an Phosphokreatin und ATP wurde durch lineare Interpolation aus den Abfallskurven ermittelt.

Die **zweite Untersuchungsserie** wurde an 3 Bastardhunden mit einem mittleren Gewicht von 23,7 kg durchgeführt. Narkosevorbereitung, -einleitung und -durchführung wurden, mit Ausnahme der Neostigmin-Medikation, nach dem oben beschriebenen Schema durchgeführt. Es wurden die gleichen Kreislaufgrößen gemessen.

Nach der Sternotomie und Eröffnung des Perikards wurden beide Venae cavae und die Aorta ascendens angeschlungen, die Vena azygos wurde unterbunden.

Die Coronarperfusion wurde mit der von BRETSCHNEIDER angegebenen $Na^+$-armen, $Ca^{++}$-freien und Novocainhaltigen kardioplegischen Lösung vorgenommen. Zu Beginn der Kardioplegie wurde der Rückstrom des Blutes zum Herzen durch Drosselung beider Venae cavae gestoppt und die Vorhöfe durch Incision entlastet. Zugleich wurden die Coronararterien selektiv über eine in den Aortenbulbus eingestochene Perfusionskanüle mit der kardioplegischen Lösung perfundiert. Zur Erzielung eines schnellen Herzstillstandes perfundierten wir in der ersten Minute mit einem auf 0° C abgekühlten Perfusat, anschließend wurde für 5 min mit 15° C kalter Kardioplegielösung perfundiert. Nach Beendigung der insgesamt 6 min dauernden Coronarperfusion wurde die erste Gewebsprobe aus dem Myokard des linken Ventrikels entnommen, das Herz wurde excidiert und in 15° C kalter Kardioplegielösung inkubiert. In regelmäßigen Zeitabständen entnahmen wir weitere Gewebsproben. Bestimmung und Berechnung der Metabolitgehalte erfolgte nach der oben angegebenen Methode.

Die in diesen Versuchen gewonnenen Ergebnisse wurden mit früher durchgeführten biochemischen Untersuchungen verglichen. Zur Beurteilung der Ketamin-Neostigmin-Gruppe wurden die von SPIECKERMANN u. Mitarb. [16] bereits an anderer Stelle mitgeteilten Befunde über das Verhalten der energiereichen Phosphate bei Ischämie unter Ketamin-Narkose herangezogen. Als Kontrolluntersuchung für die zweite Versuchsreihe wurden analog durchgeführte Untersuchungen unter Halothan-Narkose ausgewertet.

Die Ergebnisse wurden statistisch mit Hilfe des parameterfreien U-Testes von MANN und WHITNEY auf Signifikanz geprüft.

## Ergebnisse

Durch Medikation mit Neostigmin während der Ketamin-Narkose konnte die Herzfrequenz gegenüber der Kontrollgruppe signifikant ge-

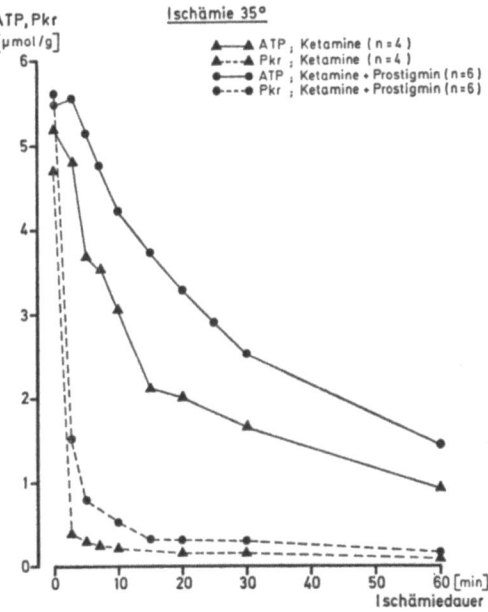

Abb. 1. Zerfall an energiereichen Phosphaten PKr und ATP im Myokard des linken Ventrikels während normothermer Ischämie bei Ketamin-Narkose für Versuchsgruppen mit und ohne Prämedikation mit Neostigmin

senkt werden. Die Werte lagen 5 min vor Ischämiebeginn in der Ketamin-Neostigmin-Gruppe bei $83 \pm 21$ Schlägen/min, in der Vergleichsserie bei $130 \pm 37$ Schlägen/min ($p < 0{,}05$). Der arterielle Blutdruck war in beiden Gruppen nicht signifikant unterschiedlich. Folgende Werte wurden 5 min vor Ischämiebeginn gemessen: $\bar{P}_{art} = 112 \pm 17$ mmHg für die Neostigmin-Ketamin- und $\bar{P}_{art} = 115 \pm 17$ mmHg für die Kontrollgruppe ($\bar{x} \pm s_{\bar{x}}$).

In Abbildung 1 sind die Gewebsgehalte an energiereichen Phosphaten PKr und ATP im Myokard gegen die Ischämiedauer aufgetragen.

Zu Beginn der Ischämie wurden folgende Ausgangswerte gemessen: PKr = 5,6 $\mu$mol/g Feuchtgewicht und ATP = 5,5 $\mu$mol/g in der Prostigmin- und PKr = 5,6 $\mu$mol/g und ATP = 5,4 $\mu$mol/g in der Kontrollreihe.

Wie aus der Abbildung zu ersehen ist, wird die Zerfallsgeschwindigkeit von ATP durch vorherige Medikation mit Neostigmin verlangsamt. Der als Index für die „praktische Wiederbelebungszeit" definierte ATP-Gehalt

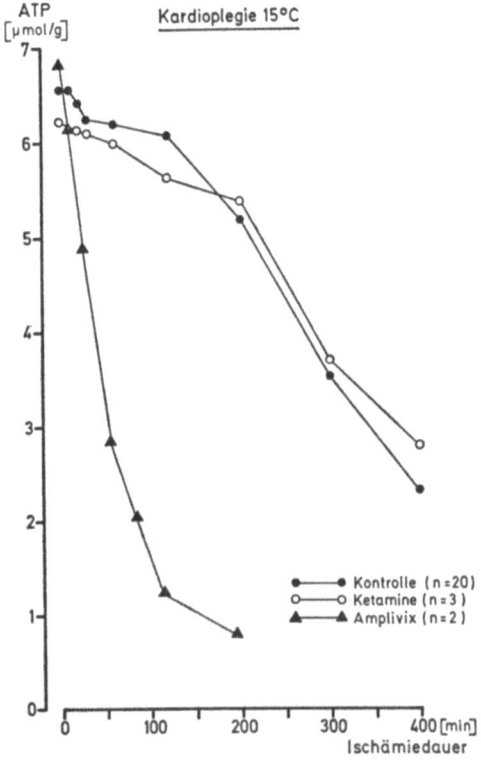

Abb. 2. Zerfall von ATP im Myokard des linken Ventrikels unter Kardioplegie und Hypothermie (15° C) bei Ketamin- und Halothan-Narkose sowie nach Prämedikation von Amplivix

von 4 μmol/g Feuchtgewicht wird in der ersten Gruppe nach im Mittel 12,8 min, in der Kontrollgruppe nach 4,7 min erreicht.

Diese Unterschiede der t-ATP ist auf dem 0,5% Niveau signifikant. Das Verhalten der energiereichen Phosphate unter Ketamin-Narkose bei Ischämie nach vorausgehender Kardioplegie ist in der Abbildung 2 dargestellt. Es zeigt sich, daß die Abbaugeschwindigkeit von ATP gegenüber der Kontrollgruppe (es handelt sich um früher bereits erhobene Befunde unter Halothan-Narkose) nicht signifikant unterschiedlich ist. Die t-ATP betrug im Mittel 281 min. Zum Vergleich sind die ATP-Gehalte im Myokard bei Ischämie nach vorhergehender Applikation von Benziodaronum (Amplivix) unter sonst gleichen Versuchsbedingungen (Kardioplegie und Inkubationstemperatur von 15° C) eingezeichnet.

## Diskussion

Die unter Ketamin-Narkose auftretenden Nebenwirkungen wie Blutdruckanstieg, Pulsfrequenzbeschleunigung und Steigerung des Sauerstoffverbrauchs legten die Vermutung nahe, daß es unter der Anaesthesie zu einer Freisetzung von Katecholaminen oder zu einer Erhöhung des Sympathicotonus kommt [9, 20]. Weitere Untersuchungen zur Differenzierung des Wirkungsmechanismus von Ketamin auf das kardiovasculäre System [18, 19] machten es dagegen wahrscheinlich, daß die Kreislaufwirkung durch eine Verminderung des Parasympathicotonus verursacht wird. Eine Erhöhung des Katecholaminspiegels in Ketamin-Narkose konnte nach Untersuchungen von Hensel u. Mitarb. [4] nicht nachgewiesen werden.

In unseren Versuchen konnten wir die Pulsfrequenzsteigerung durch hohe Dosen von Neostigmin verhindern, während die Hypertonie unbeeinflußt blieb.

Neostigmin bewirkt aufgrund seiner Cholinesterase-hemmenden Eigenschaften durch Stimulation an den postsynaptischen parasympathischen Nervenbedingung am Herzen eine Bradykardie. Während diese kardiale Wirkung regelmäßig zu beobachten ist, ist die Blutdruckwirkung von Neostigmin inkonstant. Neben tierspezifischen Unterschieden werden auch individuelle Streuungen beschrieben [5]. Diese Unterschiede sind wahrscheinlich Folge der komplexen Wirkung von Neostigmin auf die glatte Muskulatur der Gefäße, auf Herz, autonome Ganglien und Zentralnervensystem. Bei den biochemischen Untersuchungen konnten wir eine Verbesserung der Ischämietoleranz des Herzens unter Ketamin-Narkose nach vorausgehender Medikation mit Neostigmin nachweisen. Das Herz kann seinen Energiebedarf nur unter aeroben Bedingungen voll decken. Die zur Kontraktion benötigte Energie wird durch Abbau der energiereichen Phosphate bereitgestellt. Unter aeroben Bedingungen stehen Abbau und Resynthese von ATP im Gleichgewicht. Unter Ischämie wird die Resyntheserate der energiereichen Phosphate erheblich gedrosselt. Der Gehalt an energiereichen Phosphaten des Myokards läßt sich mit Funktionszustand [2] und morphologischen Veränderungen [13] korrelieren. Nach Unterbrechung der $O_2$-Zufuhr bleibt für wenige Sekunden bis zur Erschöpfung der myokardialen $O_2$-Reserven die Funktion erhalten (Latenzzeit). Nach Unterschreiten eines kritischen $O_2$-Partialdrucks tritt ein rascher Abfall des PKr-Spiegels auf. Gleichzeitig nimmt die kontraktile Funktion des Myokards ab (Überlebenszeit). In der nächsten Phase beginnt der Abbau des Hauptpools an ATP, die Funktion des Herzens ist dabei aufgehoben, das Herz steht still.

Wird die $O_2$-Versorgung des Myokards wiederhergestellt, kann sich das Organ erholen und nach einer unterschiedlich langen, vom Ausmaß der Schädigung abhängigen Erholungsphase die Funktion voll wieder übernehmen.

Bei einem ATP-Gewebsgehalt von 4 $\mu$mol/g Feuchtgewicht ist mit einer Erholungszeit von etwa 30 min zu rechnen, die in der Klinik noch toleriert werden kann (praktische Grenze der Wiederbelebungszeit). Die Ischämietoleranz des Herzens ist von der Ausgangskonzentration und der Abbaugeschwindigkeit und diese wiederum von dem $O_2$-Bedarf des Herzens abhängig [11]. Durch Verminderung der präischämischen hämodynamischen Belastung des Myokards kann die Zerfallsgeschwindigkeit der energiereichen Phosphate verringert werden.

Die Verbesserung der Ischämietoleranz unter Ketamin-Neostigmin-Medikation dürften, wenigstens teilweise, auf die Verringerung der präischämischen Belastung durch Senkung der Herzfrequenz zurückzuführen sein.

An dieser Stelle muß betont werden, daß unsere Untersuchungen über den Einfluß von Neostigmin im Tierversuch vorgenommen wurden. Eine Anwendung im klinischen Bereich kann wegen der damit verbundenen Gefahren wie totaler AV-Block nicht empfohlen werden. Durch die in der zweiten Untersuchungsserie vorgenommene Kardioplegie wurde das Herz in Diastole stillgestellt. Durch Verminderung des extracellulären Natriums auf den intracellulären Wert, so daß ein Aktionspotential nicht mehr aufgebaut werden kann, durch extracellulären $Ca^{++}$-Entzug im Sinne einer elektromechanischen Entkopplung und zusätzliche Membranstabilisierung kann die mechanische Aktivität des Herzens aufgehoben werden.

Unter diesen Bedingungen ist die Ischämietoleranz des Herzens unter Ketamin-Narkose nicht mehr unterschiedlich von anderen Anaesthesieverfahren. Eine Beeinflussung des intermediären Stoffwechsels im Sinne etwa einer Entkopplung der oxydativen Phosphorylierung kann aufgrund dieser Befunde ausgeschlossen werden.

Fr. R. Hähn, Frl. I. Hagemann, Frl. I. Markmann und Frl. U. Meinke danken wir für ihre Mitarbeit bei den Experimenten.

## Zusammenfassung

In Experimenten an Hunden wurde das Verhalten der energiereichen Phosphate PKr und ATP im Myokard des linken Ventrikels während normothermer Ischämie unter Ketamin-Narkose nach Prämedikation mit Neostigmin untersucht. In einer zweiten Gruppe wurde der Zerfall der energiereichen Phosphate nach Kardioplegie unter hypothermer Ischämie für Ketamin-Narkose analysiert.

Durch Prostigmin-Gabe konnte eine Pulsbeschleunigung unter Ketamin-Narkose verhindert werden, die Hypertension blieb unbeeinflußt. Die Ischämietoleranz war bei diesen Untersuchungen im Vergleich zu Kontrollversuchen um den Faktor 3 verlängert. Die Ursache dieser unterschiedlichen Befunde werden diskutiert. Durch Kardioplegie und Hypothermie konnte die t-ATP auf 280 min verlängert werden und war nicht signifikant unterschiedlich von Kontrolluntersuchungen in Halothan-Narkose. Aufgrund dieser Befunde ist ein Einfluß von Ketamin auf den intermediären Stoffwechsel des Herzens unwahrscheinlich.

## Summary

Left ventricular concentrations of PKr and ATP have been investigated in dogs during ischemia (normothermia) under ketamine anaesthesia after premedication with neostigmin.

In a second experimental group the catabolic rate of PKr and ATP after cardioplegia and under ischemia (normothermia) for ketamine anaesthesia has been analyzed.

Application of neostigmin prevents the typical increase of heart frequency but not the increase of arterial blood pressure.

The tolerance time of the myocardium against ischemia was three times greater than in the control group. Cardioplegia and hypothermia prolonged t-ATP to 280 minutes.

This result is statistically comparable with those under halothane anaesthesia. Probably there is no influence of ketamine on the metabolism of the myocardium.

## Literatur

1. BRAUN, U., HENSEL, J., KETTLER, D., LOHR, B.: Der Einfluß von Methoxyflurane, Halothane, Dipiritramide, Barbiturat und Ketamine auf den Gesamtsauerstoffverbrauch des Hundes. Anaesthesist **20**, 369 (1971).
2. BRETSCHNEIDER, H. J.: Überlebungszeit und Wiederbelebungszeit des Herzens bei Normo- und Hypothermie. Verh. dtsch. Ges. Kreisl.-Forsch. **30**, 11 (1964).
3. CHEN, G.: The pharmacology of Ketamine. Anesthesiologie u. Wiederbelebung, Bd. **40**, S. 1. Berlin-Heidelberg-New York: Springer 1969.

4. HENSEL, I., BRAUN, K., KETTLER, D., KNOLL, D., MARTEL, I., PASCHEN, K.: Untersuchungen über Kreislauf- und Stoffwechselveränderungen unter Ketaminnarkose. Anaesthesist 21, 44–49 (1972).
5. KARCZMAR, A. G.: Pharmacology, Toxicology and Therapeutic Properties of Anticholinesterase Agents. In: Physiological Pharmacology, Bd. III edited by U.S. Root and F. G. Hofmann. New York, London: Academic Press (1967).
6. KETTLER, D.: Hämodynamische Komponenten des myocardialen Energiebedarfes und Sauerstoffversorgung des Herzens bei verschiedenen Narkosen. Habilitationsschrift, Göttingen (1971).
7. — EBERLEIN, H. J., SPIECKERMANN, P. G., BRETSCHNEIDER, H. J., HENSEL, I., COTT, L.: Narkosebedingte Veränderungen hämodynamischer Parameter, die den Sauerstoffverbrauch und die Wiederbelebungszeit des Herzens beeinflussen. III. Congr. anaesthesiolog. europ. Prag (1970).
8. KNOX, J. W. D., BOVILL, J. G., CLARKE, R. S. J., DUNDEE, J. W.: Clinical study of induction agents: XXXVI: Ketamine. Brit. J. Anaesth. 42, 875–885 (1970).
9. KREUSCHER, H., GAUCH, H.: Die Wirkung des Phencyclidinderivates Ketamine (CI 581) auf das kardiovaskuläre System des Menschen. Anaesthesist 16, 229–233 (1967).
10. KREUSCHER, H., GAUCH, H.: Kreislaufanalytische Untersuchungen bei Anwendung von Ketamine am Menschen. Anaesthesiologie und Wiederbelebung Bd. 40, S. 52. Berlin-Heidelberg-New York: Springer 1969.
11. KÜBLER, W., SPIECKERMANN, P. G.: Die Wiederbelebungszeit des Herzens. Dtsch. Med. Wschr. 95, 1279–1285 (1970).
12. LANGREHR, D., STOLP, W.: Der Einfluß von Ketamine auf verschiedene Vitalfunktionen des Menschen. Anaesthesiologie und Wiederbelebung Bd. 40, S. 25. Berlin-Heidelberg-New York: Springer 1969.
13. PAULUSSEN, F., HÜBNER, G., GREBE, D., BRETSCHNEIDER, H. J.: Die Feinstruktur des Herzmuskels während einer Ischämie mit der Senkung des Energiebedarfes durch spezielle Kardioplegie. Klin. Wschr. 46, 165–171 (1968).
14. SEIFEN, E., MEHMEL, H.: Anticholinergie effects of Ketamine. Fed. Proc. (1971).
15. SONNTAG, H., HEISS, H. W., KNOLL, D., FUCHS, C., REGENSBURGER. D., SCHENK, H. D., BRETSCHNEIDER, H. J.: Der Einfluß von Ketamine auf den myocardialen Metabolismus. II. Mainzer Ketamine Symposion April 1972.
16. SPIECKERMANN, P. G., BRAUN, U., HELLBERG, K., LOHR, B., KETTLER, D., NORDECK, E., BRETSCHNEIDER, H. J.: Überlebungs- und Wiederbelebungszeit des Herzens während Ketamin-, Barbiturat- und Halothan-Narkose. Z. prakt. Anästh. 5, 365–372 (1970).
17. STANLEY, V., HUNT, J., WILLIS, K. W., STEPHEN, C. R.: Cardiovascular and respiratory function with CI 581. Anaesth. Analg. 47, 760–767 (1968).
18. TRABER, D. L., WILSON, R. D., PRIANO, L. L.: The Effect of Beta-Adrenergie Blockade on the Cardiopulmonary Response to Ketamine. Anaesth. Analg. 49, 604–613 (1970).
19. — — — Blockade of the hypertensive response to ketamine. Anaesth. Analg. 49, 420–426 (1970).
20. VIRTUE, R. M., ALANIS, J. M., MORI, M., LAFARGUE, R. T., VOGEL, J. H. K., METCALF, S. R.: An anesthetic agent: 2-Orthochlorophenyl, 2 methylamino cyclohexanone HCl (CI 581). Anesthesiology, 28, 823–833 (1967).
21. WILSON, R. D., TRABER, D. L., MCCOY, N. R.: Cardiopulmonary effects of CI-581 – The new dissociative Anesthetic. Sth. med. J. 61, 692–696 (1968).

# Vergleichende tierexperimentelle Untersuchungen zum Einfluß verschiedener Narkotica auf das Herz

Von K. Fischer

Ketamin nimmt unter den gebräuchlichen Narkotica insofern eine Sonderstellung ein, als es im Gegensatz zu den meisten anderen Substanzen den Kreislauf und den Stoffwechsel stimuliert [4, 6, 20, 21, 18, 19, 2, 23, 25, 22]. Der dieser Wirkung zugrunde liegende pharmakologische Mechanismus hat bislang noch keine restlos befriedigende Erklärung gefunden [8, 6, 7, 31, 17, 13, 29, 24, 3, 30, 27, 23, 16, 2, 5, 22, 28].

Von besonderem Interesse ist daher die Prüfung der kardiozirkulatorischen Eigen- bzw. Nebenwirkungen von Ketamin und anderen Narkotica, bzw. deren myokardialer Toxicität. Speziell beim Ketamin liegen hinsicht-

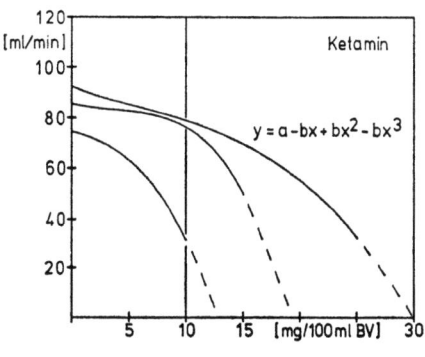

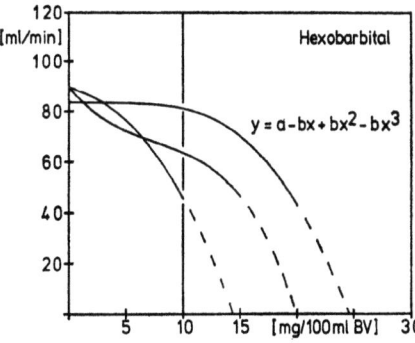

Abb. 1. Beeinflussung des Herzzeitvolumens durch Ketamin und Hexobarbital

lich der Myokardwirkung widersprüchliche Untersuchungsergebnisse vor, die sich auf das unterschiedliche experimentelle Vorgehen zurückführen lassen [2, 4, 5, 9–14, 20–22, 25–27, 5, 7, 31, 17, 13, 29, 23, 24, 16].

In der vorliegenden Studie soll abgeklärt werden, ob der klinisch auffällige Blutdruck- und Pulsfrequenzanstieg nach Ketamin auf eine direkte myokardiale Eigenwirkung zurückzuführen ist, oder ob hier ein indirekter Effekt als Folge eines verschobenen sympathico-parasympathischen Gleichgewichtes vorliegt; für letzteren Wirkmechanismus sprechen neben eigenen Untersuchungen [8, 13, 14] eine Reihe anderer experimenteller Studien [21, 20, 27, 3, 17, 30, 16, 2, 7].

Die direkte Wirkung eines Narkoticums auf die Funktion des Herzmuskels läßt sich nur beurteilen, wenn sich extrakardiale, für die Kontraktilität mit maßgebende Faktoren ausschalten oder zumindest konstant halten lassen [8, 13, 15, 9, 10, 11, 26]. Diese Bedingungen erfüllt weitgehend das Herz-Lungen-Präparat nach STARLING [8, 13, 9, 26], an dem nun der Einfluß steigender Konzentrationen von Ketamin, Hexobarbital, Thalamonal, Halothan und Äther auf die myokardiale Kontraktilität des Katzenherzens untersucht wird (Methodik s. 8, 10, 14, 15].

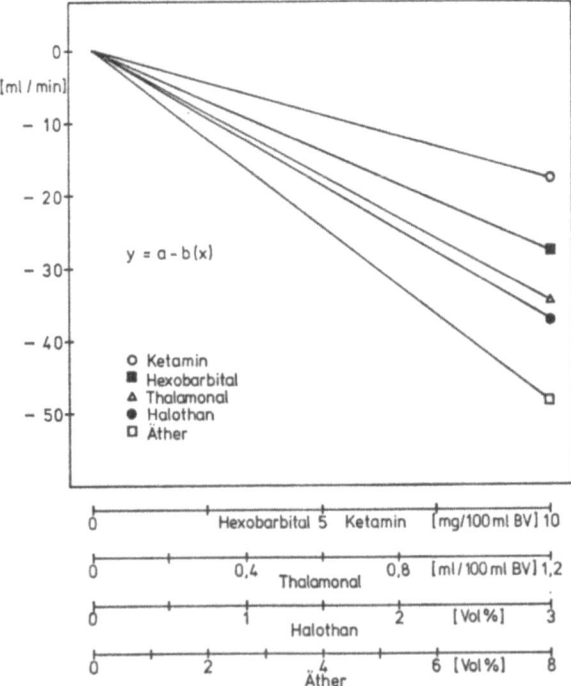

Abb. 2. Korrelation zwischen Dosierung verschiedener Narkotica und Differenz des HZV zum Ausgangswert

Es zeigt sich, daß innerhalb eines adäquaten, i. e. klinisch vergleichbaren Dosierungsbereiches, außerordentlich große individuelle Schwankungen bestehen: jeweils drei typische Verlaufskurven des Herzzeitvolumens aus insgesamt 10 Versuchen für die Narkotica Ketamin und Hexobarbital zeigen zunächst (Abb. 1), daß die individuelle Streuung sehr groß ist. Für beide Substanzen schwankt die geringste Dosis, die noch überlebt wird, zwischen 10 und 25 mg/100 ml Blutvolumen. Auch in der Steilheit des HZV-Abfalles bestehen erhebliche Unterschiede, die aber im Prinzip für alle untersuchten Narkotica in gleicher Weise beobachtet werden. Es sei schon hier hervorgehoben, daß Ketamin gegenüber den anderen Substanzen qualitativ keine unterschiedliche Myokardwirkung besitzt.

Als Maßstab für die direkte Beeinflussung der myokardialen Inotropie werden Veränderungen von Herzzeitvolumen, Schlagvolumen und dp/dt herangezogen [8, 15, 6, 12], für die des chronotropen Status Veränderungen der Herzfrequenz [15].

Mit Rücksicht auf die biologische Vergleichbarkeit werden im folgenden nur die Meßwerte jener Konzentrationsbereiche der jeweiligen Narkotica untersucht und mit den übrigen verglichen, in denen alle Tiere

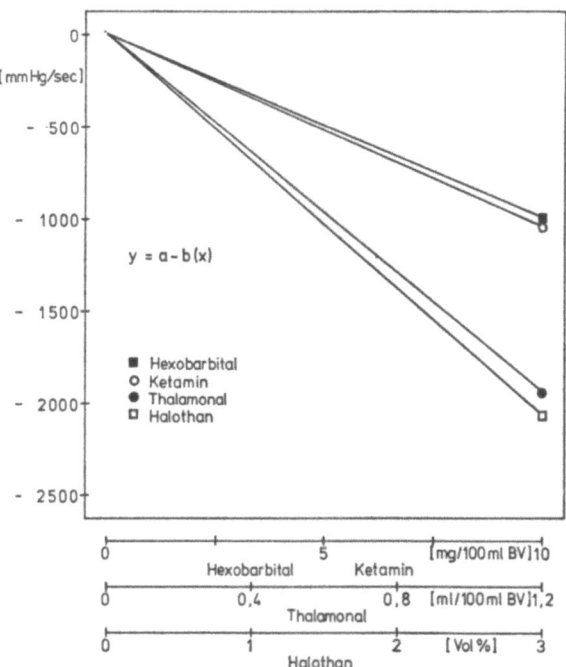

Abb. 3. Korrelation zwischen Dosierung verschiedener Narkotica und Differenz des dp/dt zum Ausgangswert

überlebt haben: diese Konzentrationen betragen für Ketamin und Hexobarbital 0–10 mg/100 ml BV, für Thalamonal 0–1,2 ml/100 ml BV, für Halothan 0–3 Vol.-% und für Äther 0–8 Vol.-%. In diesen Konzentrationsbereichen läßt sich die Dosis-Wirkungs-Kurve mit guter Annäherung einer linearen Regression anpassen. Die Abbildungen 2, 3, 8 u. 9 zeigen diese Synopsis der globalen Regressionskurven für die untersuchten Narkotica innerhalb des von allen Tieren tolerierten Konzentrationsbereiches.

Das Herzzeitvolumen fällt bei allen Narkotica ab (Abb. 2). Das gleiche gilt für die maximale Ventrikeldruckanstiegsgeschwindigkeit, das dp/dt, einem der zuverlässigsten Parameter für die Herzkraft (Abb. 3). Aufgrund

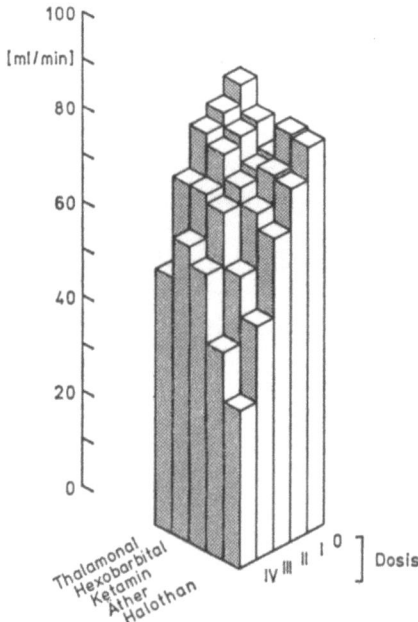

Abb. 4. Korrelation zwischen steigenden Konzentrationen verschiedener Narkotica und Herzzeitvolumen

der doppelten Varianzanalyse ergibt sich, daß sowohl Unterschiede zwischen Narkotica, als auch Unterschiede zwischen Dosen gesichert sind; nicht gesichert dagegen ist die Wechselwirkung.

Die Korrelation zwischen steigenden Konzentrationen der untersuchten Narkotica einerseits und Herzzeitvolumen, Schlagvolumen, dp/dt sowie Herzfrequenz anderseits zeigen die Abbildungen 4–7, wobei neben den entsprechenden Ausgangswerten (Dosis 0), die durchschnittlichen Meßwerte niedriger (Dosis I), mitteltiefer (Dosis II), mittelhoher (Dosis III) und ho-

Tierexperimentelle Untersuchungen zum Einfluß verschiedener Narkotica 15

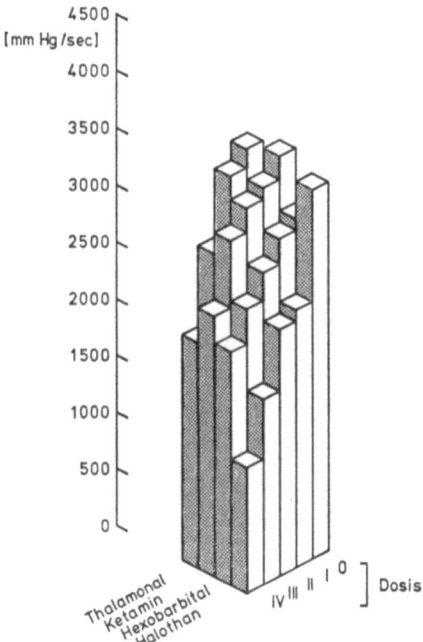

Abb. 5. Korrelation zwischen steigenden Konzentrationen verschiedener Narkotica und dp/dt

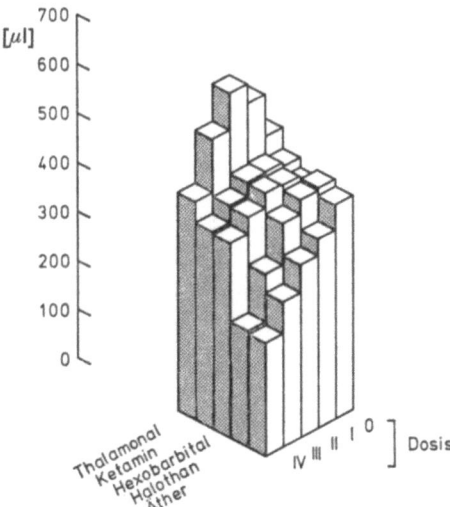

Abb. 6. Korrelation zwischen steigenden Konzentrationen verschiedener Narkotica und Schlagvolumen

her (Dosis IV) Konzentrationen innerhalb des zuvor definierten Konzentrationsbereiches für die untersuchten Narkotica gegenübergestellt werden.

Beim HZV (Abb. 4) wird noch einmal die für alle Narkotica geltende fallende Tendenz deutlich, wobei der mit steigenden Konzentrationen gleichmäßig zunehmende Abfall bei Halothan und Äther den bei niedrigen und mittleren Konzentrationen relativ geringen Effekten unter Ketamin, Hexobarbital und Thalamonal gegenübersteht. Bei der maximalen links-

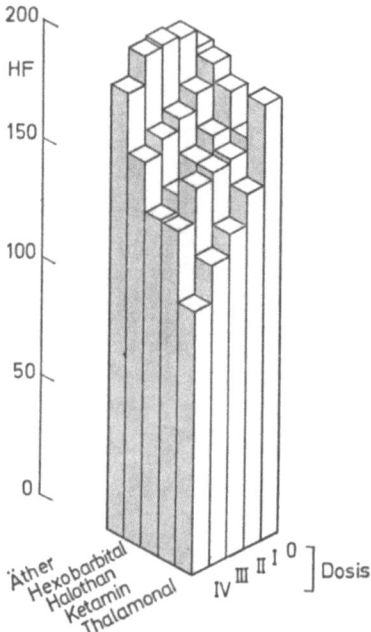

Abb. 7. Korrelation zwischen steigenden Konzentrationen verschiedener Narkotica und Herzfrequenz

ventriculären Druckanstiegsgeschwindigkeit, dem dp/dt max (Abb. 5), findet sich die stärkste konzentrationsabhängige Abnahme bei Halothan und Thalamonal; diese ist zumindest beim Thalamonal durch die gleichzeitige deutliche Frequenzabnahme (Abb. 7) mitbedingt [15, 16]. Beim Hexobarbital und beim Ketamin ist die am dp/dt gemessene Herabsetzung der Kontraktilität weniger stark ausgeprägt. Auch das Schlagvolumen (Abb. 6) wird durch Hexobarbital und Ketamin nur gering beeinflußt. Eine stark dosisabhängige Abnahme des Auswurfvolumens findet sich dagegen bei den Inhalationsnarkotica Halothan und Äther. Allein beim Thalamonal findet sich ein bei niedrigen Konzentrationen deutlicher Anstieg, der sich allerdings statistisch nicht sichern läßt. Das gleiche gilt für die unter Äther augenfällige Zunahme der Herzfrequenz in niedrigen und mittleren Konzentrationsbereichen (Abb. 7), während die übrigen Substanzen eine direkt negativ chronotrope Wirkung besitzen.

Diese Ergebnisse zeigen, daß Ketamin – gegenüber dem klinischen Eindruck – den myokardialen Kontraktionsstatus nicht stimuliert, sondern in ähnlicher Weise wie die anderen untersuchten Narkotica herabsetzt, was sowohl bezüglich der negativen Inotropie als auch der negativen Chronotropie gilt [8, 13, 17, 29, 5, 24, 14]. Dabei liegt die Depression der myokardialen Kontraktilität bei Ketamin in der Größenordnung von Thalamonal und Hexobarbital, während Halothan und Äther intensiver wirken [15] (Abb. 8).

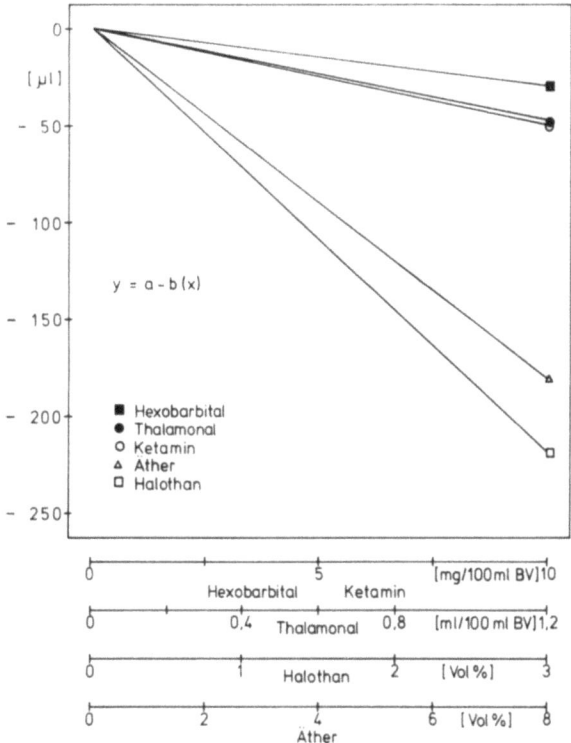

Abb. 8. Korrelation zwischen Dosierung verschiedener Narkotica und Differenz des Schlagvolumens zum Ausgangswert

Soweit also klinisch bei den hier angesprochenen Narkotica positiv inotrope Wirkungen beobachtet wurden, handelt es sich offensichtlich um indirekte Effekte [24, 15, 1, 12, 17, 26, 13, 8, 10], die sich u. U. aus einer unterschiedlichen nervalen bzw. humoralen Stimulierung erklären lassen würden.

Die direkt negativ chronotrope Eigenwirkung des Ketamin und die des Hexobarbitals nehmen eine Mittelstellung zwischen Äther einerseits (bei dem die Frequenz nahezu konstant bleibt), und Halothan und Thalamonal andererseits ein [15] (Abb. 9). Jedenfalls fällt die Herzfrequenz auch unter Ketamin ab [8], wobei es sich nach eigenen Untersuchungen in erster Linie um eine Depression der autonomen Sinusknotenaktivität bei gleichzeitiger Verzögerung der atrioventriculären Erregungsüberleitung handelt [13, 14].

Bei klinischen Untersuchungen wird es aufgrund dieser Ergebnisse deshalb in Zukunft darauf ankommen, zwischen indirekt zustande kommenden inotropen und chronotropen Effekten, die über das adrenerge bzw. cholinerge Nervensystem ausgelöst werden, und der direkt negativ inotropen und negativ chronotropen Myokardeigenwirkung von Ketamin zu unterscheiden.

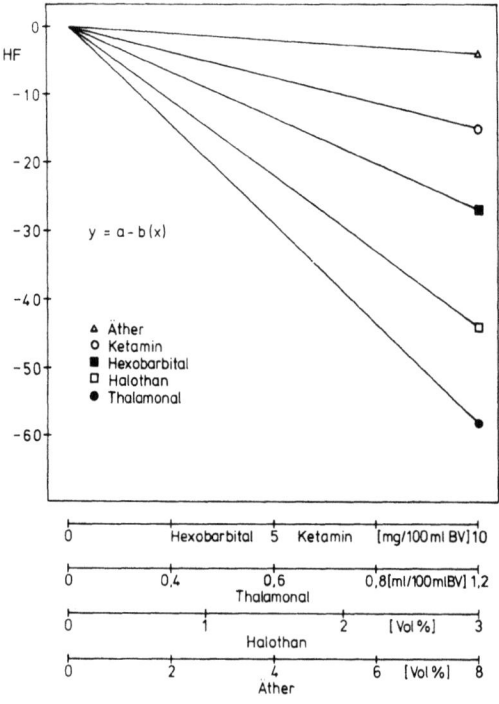

Abb. 9. Korrelation zwischen Dosierung verschiedener Narkotica und Differenz der Herzfrequenz zum Ausgangswert

## Zusammenfassung

Die am Herz-Lungen-Präparat der Katze gewonnenen Ergebnisse zeigen, daß alle untersuchten Narkotica einen direkt negativ inotropen und –

mit Ausnahme des Äthers – auch einen deutlich direkt negativ chronotropen Myokardeffekt besitzen. Hierbei ist die Herabsetzung der Herzkraft durch Halothan und Äther ausgeprägter als durch Hexobarbital, Thalamonal und Ketamin.

Insbesondere beim pharmakologischen Wirkmechanismus des Ketamin muß daher zwischen indirekt positiv inotropen und chronotropen, nerval oder humoral ausgelösten Effekten – und der direkt negativ inotropen und chronotropen Myokardeigenwirkung der Substanz unterschieden werden.

## Summary

Studies on the cat heart lung preparation show that ketamine like the other narcotic drugs examined has a direct negative inotropic as well as a direct negative chronotropic effect upon the myocardium.

Concerning the pharmacological mechanism of ketamine we have to differentiate between indirect positive inotropic and chrontropic effects caused by nerval or humoral stimulation and the direct cardiodepressant action of the drug itself.

Die Untersuchungen wurden mit freundlicher Unterstützung des Pharmakologischen Instituts der Universität Kiel (Direktor: Prof. Dr. H. LÜLLMANN) durchgeführt.

## Literatur

1. BÖHMERT, F., HENSCHEL, W. F.: Klinische Beobachtungen mit Ketamine unter besonderer Berücksichtigung von Kreislauf und Atmung. In: Anaesthesiologie und Wiederbelebung, Bd. **40**, S. 93. Berlin-Heidelberg-New York: Springer 1969.
2. BRAUN, U., HENSEL, I., KETTLER, D., LOHR, B.: Der Einfluß von Methoxyflurane, Halothane, Dipiritramide, Barbiturat und Ketamin auf den Gesamtsauerstoffverbrauch des Hundes. Anaesthesist **20**, 369 (1971).
3. CHANG, P., CHAN, K. E., GANENDRAN, A.: Cardiovascular effects of 2-(O-Chlorophenyl)-2-Methylaminocyclohexanone (CI-581) in rats. Brit. J. Anaesth. **41**, 391 (1969).
4. CHEN, G., ENSOR, C. R., RUSSEL, D., BOHNER, B.: The pharmacology of 1-(1-phenylcyclohexyl)piperidine HCl. J. Pharmacol. **127**, 241 (1957).
5. – The effect of 2-(O-chlorophenyl)-2-methylamino cyclohexanone HCl (CI-581 on isolated heart. Parke Davis Research Division 1966 (unveröffentlicht).
6. – The pharmacology of Ketamine. In: Anaesthesiologie und Wiederbelebung, Bd. **40**, S. 1. Berlin-Heidelberg-New York: Springer 1969.
7. DOWDY, E. G., KAYA, K.: Studies of the mechanism of cardiovascular responses to CI-581. Anaesthesiology **29**, 931 (1968).
8. FISCHER, K.: Experimentelle Untersuchungen zum Einfluß von Ketamine auf die myokardiale Kontraktilität. 3. Europ. Kongr. Anaesth., Prag 1970 (in Druck).
9. – DAHM, H.: Experimentelle Untersuchungen zur Wirkung der Neuroleptanalgesie auf die Funktion des Herzmuskels. 3. Europ. Kongr. Anaesth., Prag 1970 (in Druck).

10. FISCHER, K.: Experimentelle Untersuchungen über den Einfluß von Dehydrobenzperidol, Fentanyl bzw. Thalamonal auf die myocardiale Kontraktilität. 5. Neuroleptanalgesie-Symposion, Bremen 1971 (in Druck).
11. FISCHER, K.: Experimentelle Untersuchungen über den Einfluß von Dehydrobenzperidol, Fentanyl bzw. Thalamonal auf die elektrische Aktivität des Herzens. 5. Neuroleptanalgesie-Symposion, Bremen 1971 (in Druck).
12. — PROPPE, D.: Tierexperimentelle Untersuchungen zur postischämischen Erholungsphase des normothermen Herzens. Frühjahrstagung der Deutschen Pharmakologischen Gesellschaft, Mainz 1971.
13. — Der Einfluß von Ketamine auf das Myokard. 6. Frühjahrstagung der Schleswig-Holsteinischen Anästhesisten, Lübeck 1971.
14. — Die Wirkung von Ketamine auf den Herzmuskel. Anästh. Inform. 12, 187 (1971).
15. — BERNHARD, A., THIEDE, A.: Experimentelle Untersuchungen zur Beeinflussung der myokardialen Kontraktionsdynamik durch verschiedene Narkotika. 7. Europ. Fed. Congr., Hamburg 1971.
16. HENSEL, I., BRAUN, U., KETTLER, D., KNOLL, D., MARTEL, J., PASCHEN, K.: Untersuchungen über Kreislauf- und Stoffwechselveränderungen unter Ketamine-Narkose. Anaesthesist 21, 44 (1972).
17. ILETT, K. F., JARROTT, B., O'DONNEL, S. R., WANSTALL, J. C.: Mechanism of cardiovascular actions of 1-(1-phenylcyclohexyl)piperidine hydrochloride (Phencyclidine). Brit. J. Pharmacol. 28, 73 (1966).
18. KREUSCHER, H., GAUCH, H.: Die Wirkung des Phencyclidinderivates Ketamine (CI-581) auf das cardiovaskuläre System des Menschen. Anaesthesist 16, 229 (1967).
19. — — Kreislaufanalytische Untersuchungen bei Anwendung von Ketamine beim Menschen. In: Anaesthesieologie und Wiederbelebung, Bd. 40, S. 52. Berlin-Heidelberg-New York: Springer 1969.
20. LANGREHR, D., P. ALAI, P. ANDJEKKOVIC und J. KLUGE: Zur Narkose mit Ketamine (CI-581): Bericht über erste Erfahrungen in 500 Fällen. Anaesthesist 16, 308 (1967).
21. — Dissoziative Anästhesie durch Ketamine. Akt. Chir. 4, 71 (1969).
22. — STOLP, W.: Der Einfluß von Ketamine auf verschiedene Vitalfunktionen des Menschen. (Experimentelle Untersuchungen und klinische Erfahrungen bei 1300 Fällen.) In: Anaesthesiologie und Wiederbelebung, Bd. 40, S. 25. Berlin-Heidelberg-New York: Springer 1969.
23. LUTZ, H., PETER, K., JUHRAN, W.: Hämodynamische Reaktionen nach Anwendung von Ketamine – Eine tierexperimentelle Studie. Z. prakt. Anästh. 7, 8 (1972).
24. MCCARTHY, D.: Observations on the direct action of CI-581 on the myocardium as detected in the dog heart-lung preparation (HLP). Parke Davis Research Division 1966 (unveröffentlicht).
25. PETER, K., KLOSE, R., LUTZ, H.: Ketanest zur Narkoseeinleitung beim Schock. Z. prakt. Anästh. 5, 396 (1970).
26. SCHAER, H.: Wirkungen von Anästhetika und von Digitalis auf die Kontraktilität des Myokardes. Z. prakt. Anästh. 2, 19 (1967).
27. SPIECKERMANN, P. G., BRAUN, U., HELLBERG, K., LOHR, B., KETTLER, D., NORDECK, E., BRETSCHNEIDER, H. J.: Überlebens- und Wiederbelebungszeit des Herzens während Ketamine-, Barbiturat- und Halothan-Narkose.
28. SZAPPANYOS, G., BEAUMANOIR, A., GEMPERLE, G., GEMPERLE, M., MORET, P.: The effect of Ketamine (CI-581) on the carciovascular and central nervous system. In: Anaesthesiologie und Wiederbelebung, Bd. 40, S. 70. Berlin-Heidelberg-New York: Springer 1969.

29. Traber, D. L., Wilson, R. D.: Involvement of the sympathetic nervous system in the pressor response to Ketamine. Anesth. Analg. Curr. Res. **48**, 248 (1969).
30. — — Priano, L. L.: The effect of alpha-adrenergic blockade on the cardiopulmonary response to Ketamine. Anesth. Analg. Curr. Res. **50**, 737 (1971).
31. Virtue, R. W., Alanis, J. M., Mori, M., Lafargue, R. T., Vogel, J. H. K., Metcalf, D. R.: An anesthetic agent: 2-orthochlorophenyl, 2-methylamino cyclohexanone HCl (CI-581). Anesthesiology **28**, 823 (1967).

# Die Bedeutung von hämodynamischen Veränderungen durch Ketamin für den Sauerstoffbedarf und die Sauerstoffversorgung des Herzens*

Von D. Kettler, G. Hellige, I. Hensel, J. Martel und H. J. Bretschneider

Die zuerst von unserer Arbeitsgruppe in tierexperimentellen Untersuchungen nachgewiesene Steigerung des myokardialen Sauerstoffverbrauchs durch Ketamine hat uns 1970 [8] zu der Empfehlung veranlaßt, Ketamine bei Patienten mit hochgradig eingeschränkter Coronarreserve mit Zurückhaltung anzuwenden. Seitdem liegen eine Reihe weiterer einschlägiger Publikationen vor, so daß eine erste zusammenfassende Betrachtung zu diesem Problem gerechtfertigt erscheint.

In der vorliegenden Arbeit wird die Wirkung von Ketamin auf den $O_2$-Verbrauch des linken Ventrikels und seine Beziehung zu hämodynamischen Veränderungen am narkotisierten Hund untersucht. Die erhobenen Befunde werden mit den tierexperimentellen Ergebnissen bzw. am Menschen durchgeführten Untersuchungen anderer Autoren verglichen. Die Indikations- und Kontraindikationsstellung für die Anwendung von Ketamin bei Vorliegen pathologischer Herz-Kreislaufverhältnisse wird diskutiert.

## Methodik

Die Versuche wurden an 7 intakten Bastardhunden im Gewicht von 24–32 kg durchgeführt. Nach Prämedikation mit 1 mg/kg Piritramid (Dipidolor) und 1,0 mg Scopolamin wurde die Narkose mit 10 mg/kg Thiopental eingeleitet. Die Tiere wurden während des ganzen Versuchs mit $N_2O/O_2$ (80 % : 20 %) kontrolliert beatmet und nach Bedarf mit 0,1 mg/kg Diallylnortoxiferin (Alloferin) relaxiert. In den ersten 4–5 Std des Versuchs erfolgten die notwendigen Präparationen und Katheterisierungen. Folgende Größen wurden registriert bzw. bestimmt: EKG (Extremitätenableitung II); exspiratorischer $CO_2$-Gehalt (URAS-M); Pulmonalisdruck; Coronardurchblutung (Druckdifferenzverfahren nach Bretschneider) [5]; Aortendruck; Druck, maximale Druckanstiegsgeschwindigkeit ($dp/dt_{max}$) und maximale Druckanstiegsbeschleunigung ($d^2p/dt^2_{max}$) sowie enddiastolischer Druck im linken Ventrikel. Die Messung des Ventrikeldruckes erfolgte mit einem Ka-

---

*) Mit Unterstützung der Deutschen Forschungsgemeinschaft im Rahmen des SFB 89 – Kardiologie – Göttingen.

theter-Tipmanometer, die der übrigen Drucke mit Herzkathetern und Statham-Druckaufnehmern. Die vorgenannten Werte wurden auf einem 10-Kanalschreiber simultan registriert. Zusätzlich wurden das Herzzeitvolumen und das endsystolische bzw. enddiastolische Ventrikelvolumen (Methode nach HOLT) [7] mittels der Thermodilutionstechnik ermittelt. Parallel zu den Kreislaufuntersuchungen wurden der Hämoglobingehalt sowie die arterielle und coronarvenöse $O_2$-Sättigung bestimmt (CO-Oximeter) [13] und die arterio-coronarvenöse $O_2$-Gehaltsdifferenz (avD-$O_2$) berechnet. Aus dem Produkt „Coronardurchblutung × avD-$O_2$" ergibt sich der $O_2$-Verbrauch des Myokards, der zur Standardisierung auf 100 g linker Ventrikel bezogen wurde. Die so gewonnenen Sauerstoffverbrauchswerte wurden mit den Werten verglichen, die sich aus der Berechnung des myokardialen $O_2$-Verbrauchs mit Hilfe eines neuen komplexen hämodynamischen Parameters (BRETSCHNEIDER u. Mitarb., 1970) [1] ergaben. Weitere Einzelheiten der Methodik wurden an anderer Stelle [9] beschrieben.

Die Befunde in Ketaminnarkose wurden 5 min nach Injektion von 5 mg/kg Ketamin i. v. erhoben. Entsprechende Versuchsdaten, die in der gleichen Versuchsreihe in Halothananaesthesie und in einer NLA gewonnen wurden, werden mit den Ketamin-Werten verglichen. Zum Vergleich der Reaktionsfähigkeit von Herz und Kreislauf sowie des Coronarsystems in Ketamin- und Halothannarkose wurden weiterhin die hämodynamischen Effekte von 2 μg Isoprenalin, 5 μg Arterenol und die koronardilatierende Wirkung von 2,5 mg Adenosin getestet.

## Ergebnisse

Abbildung 1 zeigt in einer typischen Originalregistrierung die hämodynamischen Veränderungen nach einer zügigen i.v. Injektion von 10 mg/kg Ketamin unter $N_2O/O_2$-Beatmung. Unmittelbar nach Injektionsende fallen der Aortendruck und dp/dt$_{max}$ stärker ab. Etwa 4 min nach der Injektion ist im Endteil des linken Registrierabschnittes die Tendenz zur Normalisierung beider Größen zu erkennen. Die Zunahme der Herzfrequenz kommt in einer vermehrten Schwärzung der Registrierung zum Ausdruck. Trotz des Druckabfalls kommt es nach Ketamin zu einer kurzfristigen Coronardilatation. Eine zusätzliche Injektion von 2 g Calciumgluconat (rechter Registrierteil der Abb. 1) führt unmittelbar zu einem stärkeren Anstieg von dp/dt$_{max}$ und des Aortendrucks. Nach dem Abklingen der eigentlichen Calciumwirkung liegen beide Parameter noch deutlich über dem Niveau vor der Calciumgabe.

Tabelle 1 gibt die durch Ketamin induzierten hämodynamischen Veränderungen ($\bar{x}$; s$\bar{x}$) quantitativ wieder. Die Meßwerte wurden jeweils 5 min nach der Ketamininjektion (5 mg/kg) gewonnen. Die Ketaminwerte sind den entsprechenden Werten in Halothannarkose und Neuroleptanalgesie (Steady-State-Bedingungen) gegenübergestellt. In Ketaminnarkose liegen der mittlere Aortendruck (122 mmHg) und die Herzfrequenz (128/min) über den Werten in Halothananaesthesie (92 mmHg; 116/min) und NLA (82 mmHg; 116/min). Ketamin und Halothan führen zu einem gleich großen Schlagvolumen pro Gewichtseinheit (18 ml/100 g); das unter Ketamin größere HZV pro Gewichtseinheit resultiert also allein aus der unter-

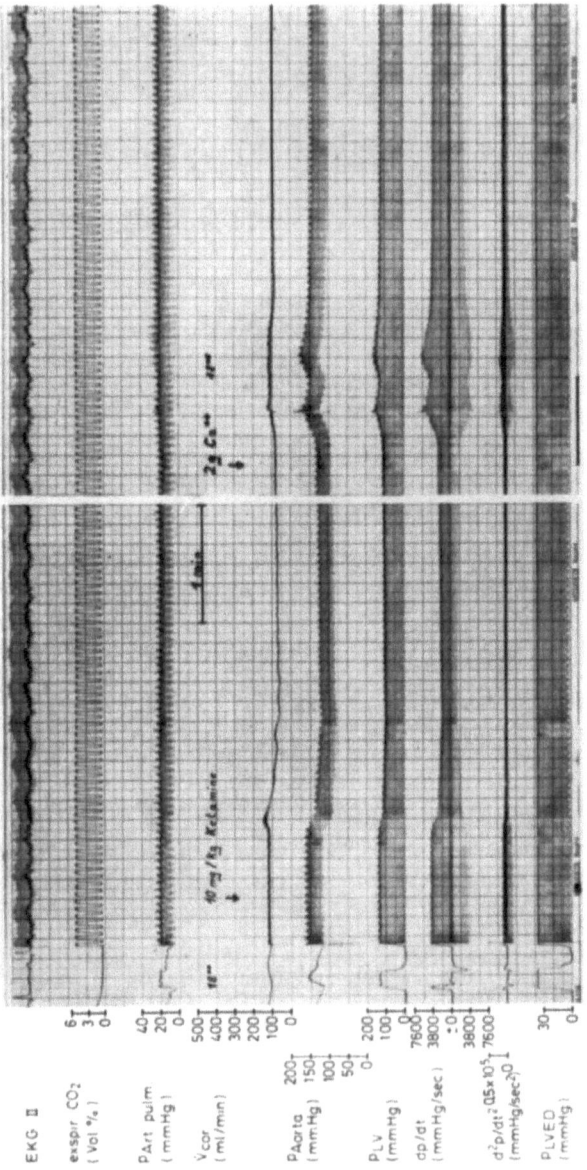

Abb. 1. Originalregistrierung: 10 mg/kg Ketamin i.v. Registriergrößen von oben nach unten: EKG (Standardableitung II), exspiratorischer $CO_2$-Gehalt, Pulmonalisdruck, Coronardurchblutung, Aortendruck, Druck im linken Ventrikel, Druckanstiegsgeschwindigkeit (dp/dt), Druckanstiegsbeschleunigung ($d^2p/dt^2$) und enddiastolischer Druck im linken Ventrikel. Nach der Ketamininjektion fallen die Drucke, dp/dt$_{max}$ und nach initialem Anstieg druckpassiv die Coronardurchblutung ab. Die in der depressorischen Phase erfolgte Injektion von Calcium hebt die negativen Kreislaufeffekte von Ketamin z. T. wieder auf

Tabelle 1. Vergleich verschiedener Herz-Kreislaufparameter unter Halothan- und Ketaminnarkose sowie NLA. $\bar{P}_{Aorta}$ = mittlerer Aortendruck; HF = Herzfrequenz; HZV/G = HZV/100 g li. Ventrikel; SV/G und EDV/G = Schlagvolumen und enddiastolisches Volumen pro 100 g li. Ventrikel; $P_{LVE}$ = enddiastolischer Ventrikeldruck, $dp/dt_{max}$ = maximale Druckanstiegsgeschwindigkeit im li. Ventrikel; $\bar{P}_{syst} \cdot HZV/G$ = Herzarbeit pro 100 g li. Ventrikel; $W_{per}$ = peripherer Widerstand pro kg KG. Erläuterungen s. Text

| | | $\bar{P}_{Aorta}$ | HF | HZV/G | SV/G | EDV/G | $P_{LVE}$ | $dp/dt_{max}$ | $\bar{P}_{syst} \cdot HZV/G$ | $W_{per}$ $\left[\frac{mmHg}{ml/min \cdot kg}\right]$ |
|---|---|---|---|---|---|---|---|---|---|---|
| | | [mmHg] | [1/min] | [ml/min·100g] | [ml/100 g] | | [mmHg] | [mmHg/sec] | [mmHg·ml/min·100 g] | |
| Halothan | $\bar{x}$ | 92 | 116 | 2053 | 18 | 45 | 8 | 2050 | 205 | 0,93 |
| n = 9 | $s\bar{x}$ | 3 | 6 | 200 | 2 | 2 | 1 | 231 | 19 · $10^3$ | 0,09 |
| NLA | $\bar{x}$ | 82 | 116 | 2794 | 24 | 49 | 7 | 2470 | 271 | 0,68 |
| n = 8 | $s\bar{x}$ | 6 | 6 | 215 | 2 | 2 | 1 | 364 | 24 · $10^3$ | 0,11 |
| Ketamin | $\bar{x}$ | 122 | 128 | 2208 | 18 | 47 | 6 | 2980 | 280 | 1,25 |
| n = 7 | $s\bar{x}$ | 5 | 5 | 330 | 3 | 3 | 1 | 285 | 34 · $10^3$ | 0,18 |

schiedlichen Herzfrequenz. Dagegen ist der im Vergleich zu Ketamin größere HZV-Wert in der NLA Folge eines erheblich größeren Schlagvolumens (24 ml/100 g). Das enddiastolische Ventrikelvolumen wie auch der enddiastolische Ventrikeldruck liegen bei den drei Narkosen in einem vergleichbaren Bereich.

Erhebliche Unterschiede ergeben sich für den Inotropieparameter $dp/dt_{max}$: Ketamin (etwa 3000 mmHg/sec) führt zu erheblich größeren $dp/dt_{max}$-Werten als die NLA (etwa 2500 mmHg/sec) und besonders Halothan (etwa 2000 mmHg/sec). Die Verdrängungsarbeit des linken Ventrikels ($\bar{P}_{syst} \times$ HZV/G) ist in Ketaminnarkose und in der NLA etwa gleich groß; bei gleicher Herzarbeit überwiegt bei Ketamin jedoch der Einfluß des Druckes, bei der NLA hingegen ist der Anteil des HZVs relativ größer. Die Herzarbeit in Halothan zeigt einen deutlich tieferen Wert. Der periphere Widerstand ist in der NLA wesentlich kleiner als in Halothan- und vor allem Ketaminnarkose.

Tabelle 2. Vergleich des konventionell bestimmten myokardialen $O_2$-Verbrauchs und $E_g$ unter Halothan- und Ketaminnarkose sowie NLA. $\dot{V}_{cor}/100$ g = Coronardurchblutung/100 g li. Ventrikel; Hb = Hämoglobingehalt; avD-$O_2$ = arteriocoronarvenöse $O_2$-Gehaltsdifferenz; $O_2$-Verbrauch = $\dot{V}_{cor} \times$ avD-$O_2$; $E_g = E_0 + E_1 + E_2 + E_3 + E_4$. Erläuterungen s. Text

|  |  | $\dot{V}_{cor}/100g$ [ml/min] | Hb [g%] | $O_2$-Sättigung art. [%] | $O_2$-Sättigung cor.-ven [%] | avD-$O_2$ [Vol.-%] | $O_2$-Verbrauch [ml/min·100g] | $E_g$ |
|---|---|---|---|---|---|---|---|---|
| Halothan | $\bar{x}$ | 80 | 12,8 | 95 | 41 | 10,0 | 7,5 | 7,2 |
| n = 9 | $s\bar{x}$ | 6 | 1,2 | 1,6 | 4,5 | 0,7 | 0,4 | 0,4 |
| NLA | $\bar{x}$ | 95 | 9,9 | 97 | 36 | 7,9 | 7,9 | 7,6 |
| n = 8 | $s\bar{x}$ | 6 | 0,2 | 0,2 | 1,0 | 0,2 | 0,3 | 0,5 |
| Ketamin | $\bar{x}$ | 96 | 12,8 | 97 | 30 | 11,9 | 11,3 | 9,8 |
| n = 7 | $s\bar{x}$ | 5 | 0,4 | 0,6 | 2,8 | 0,7 | 0,8 | 0,5 |

Tabelle 2 gibt einen Überblick über die Meßgrößen ($\bar{x}$; $s\bar{x}$), die die Größe des myokardialen Sauerstoffverbrauchs in den drei Narkosen bestimmen. Der gegenüber Halothan (7,5 ml $O_2$/min $\times$ 100 g) und der NLA (7,9 ml $O_2$/min $\times$ 100 g) signifikant höhere $O_2$-Verbrauch des Herzens in Ketaminnarkose (11,3 ml $O_2$/min $\times$ 100 g) resultiert einmal aus einer größeren Coronardurchblutung (Ketamin = 96-, NLA = 95- und Halothan = 80 ml/min $\times$ 100 g) zum anderen jedoch auch aus einer vergrößerten avD-$O_2$ (Ketamin = 11,9-, Halothan = 10,0- und NLA = 7,9 Vol.-%). Letztere ist Folge einer relativ niedrigen coronarvenösen $O_2$-Sättigung (Ketamin = 30%, NLA = 36%, Halothan = 41%). Die Sauerstoffverbrauchswerte sind dem mittels des komplexen hämodynamischen Parameters be-

Die Bedeutung von hämodynamischen Veränderungen durch Ketamin 27

stimmten Sauerstoffverbrauch ($E_g$) gegenübergestellt. Während sich bei Halothan und der NLA eine gute Übereinstimmung ergibt, liegt der $E_g$-Wert bei Ketamin um 1,5 ml $O_2$/min × 100 g unter dem Wert der konventionellen Bestimmung ($\dot{V}_{cor}$ × avD-$O_2$). Der verhältnismäßig niedrige Hämoglobingehalt bei der NLA kommt dadurch zustande, daß die NLA immer am Ende der Narkoseuntersuchungen geprüft wurde. Dadurch ließ sich ein unerwünschter pharmakologischer Einfluß des DHB auf die übrigen Narkosen vermeiden.

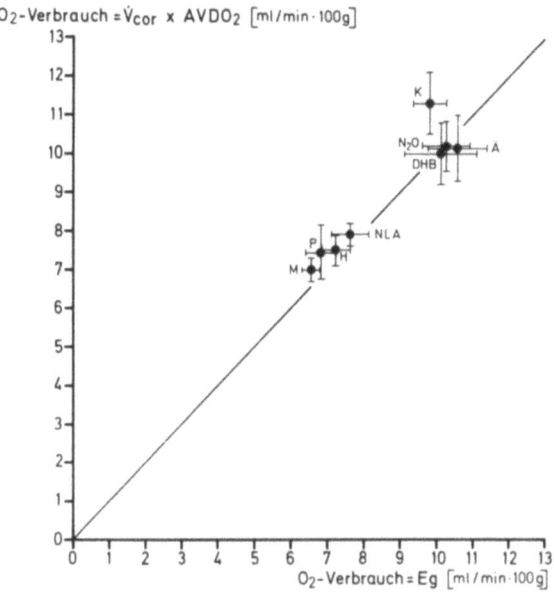

Abb. 2. Konventionell bestimmter $O_2$-Verbrauch (Ordinate) und $E_g$ (Abszisse) unter verschiedenen Narkosen ($\bar{x}$; $s\bar{x}$). Der Sauerstoffverbrauch unter Ketamin (K) liegt deutlich über den Werten in Halothannarkose und NLA. Erläuterungen s. Text

In Abbildung 2 ist der konventionell ermittelte $O_2$-Verbrauch ($\dot{V}_{cor}$ × avD-$O_2$) auf der Ordinate und der mit Hilfe des Parameters berechnete $E_g$-Wert auf der Abszisse aufgetragen. In dieser Arbeit wird nur auf die Ketamin-, Halothan- und NLA-Werte eingegangen. Nach beiden Methoden der $O_2$-Verbrauchsbestimmung ergibt sich für Ketamine ein deutlich höherer Sauerstoffverbrauch. Wie erwähnt, weicht der Ketaminwert etwas stärker von der Identitätslinie ($\dot{V}_{cor}$ × avD-$O_2$ = $E_g$) ab.

Die Kreislaufeffekte des $\beta$-Receptoren stimulierenden Pharmakons Isoproterenol (Abb. 3) und des $\alpha$- und $\beta$-stimulierenden Arterenols (Abb. 4) sowie die Wirkung der coronardilatierenden Substanz Adenosin (Abb. 5)

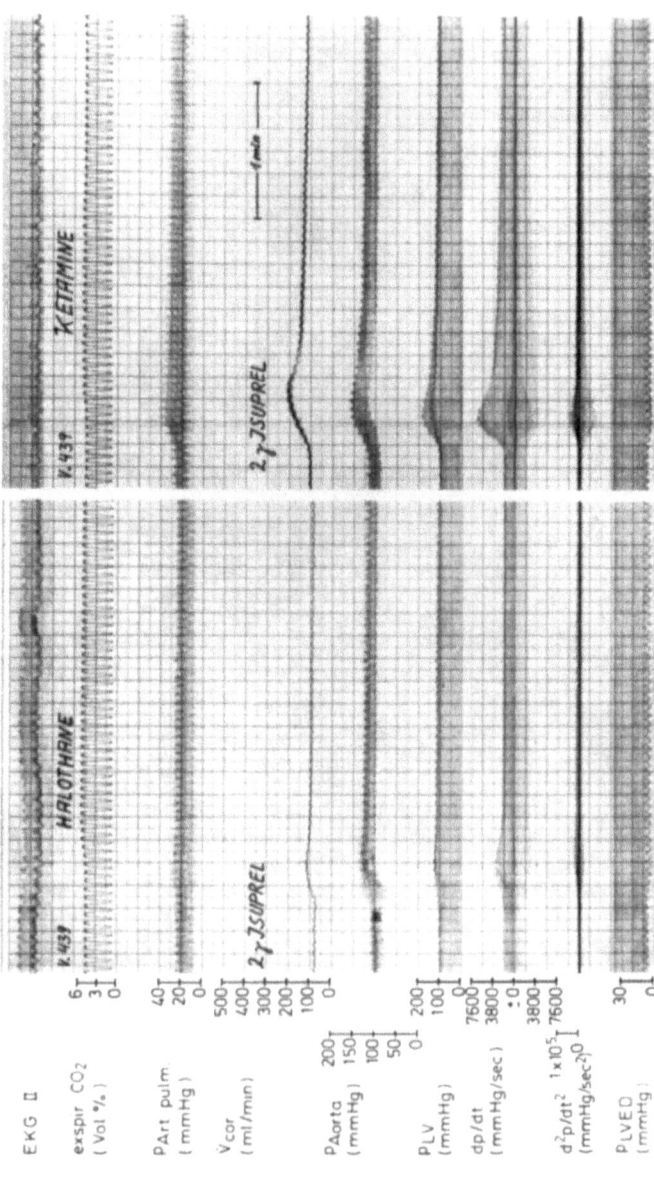

Abb. 3. Kreislaufwirkung von 2 μg Isuprel in Halothan- und Ketaminnarkose. Registriergrößen vgl. Abbildung 1. Erläuterungen s. Text

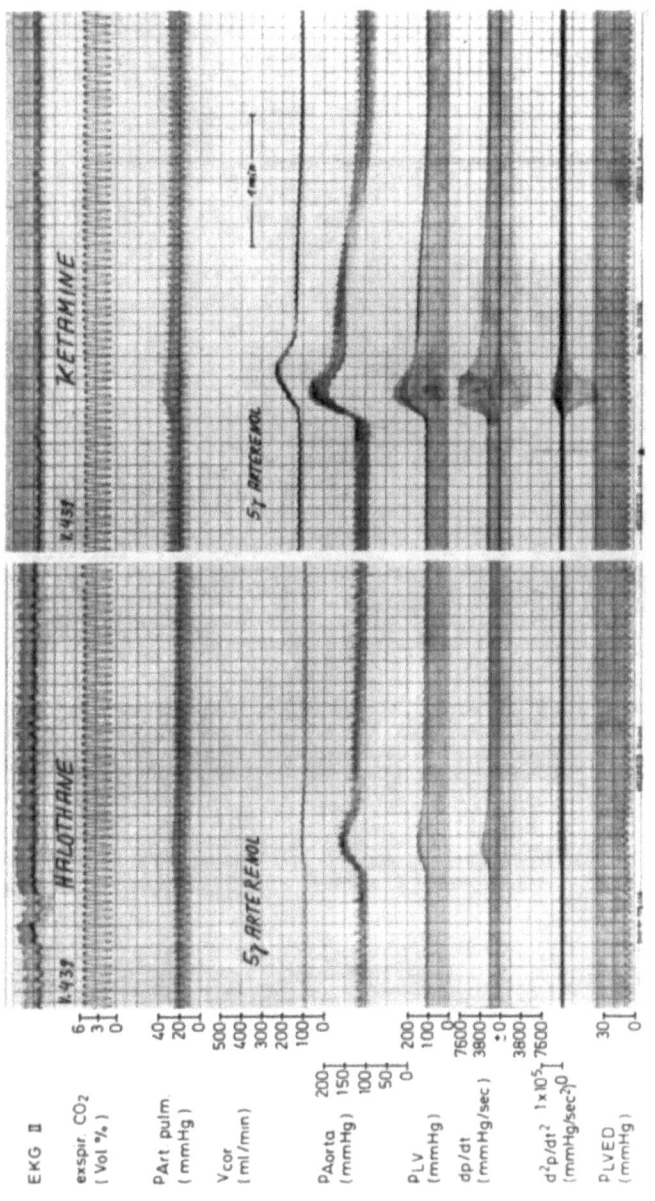

Abb. 4. Kreislaufwirkung von 5 µg Arterenol in Halothan- und Ketaminnarkose. Registriergrößen vgl. Abbildung 1. Erläuterungen s. Text

sind, wie in den Originalregistrierungen erkenntlich, in Ketaminnarkose stärker ausgeprägt als in Halothananaesthesie. Die Isoproterenol- und Arterenolinjektion führte darüber hinaus in Ketaminnarkose – im Gegensatz zur Halothannarkose – nur selten zu kardialen Rhythmusstörungen.

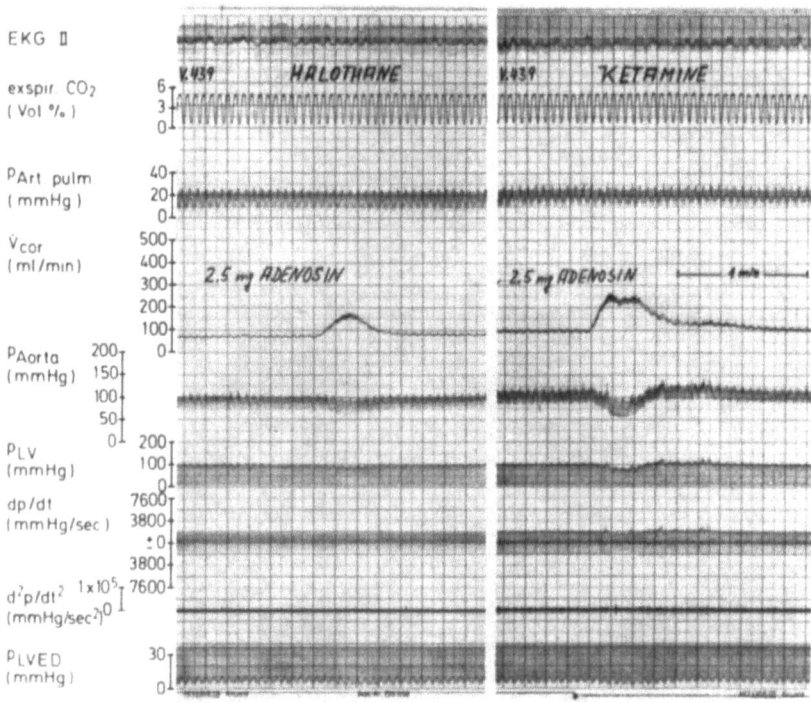

Abb. 5. Coronardilatierende Wirkung von 2,5 mg Adenosin in Halothan- und Ketaminnarkose. Registriergrößen s. Abbildung 1. Erläuterungen s. Text

Tabelle 3 zeigt die quantitativen Effekte der vorgenannten Substanzen in den beiden Narkosen. So liegt die $dp/dt_{max}$-Zunahme nach Arterenol- und Isoproterenolgabe in Ketaminnarkose um etwa den Faktor 4 über der in Halothannarkose. Auch der Anstieg des Aortendrucks nach Arterenol ist unter Ketamin stärker ausgeprägt. Um den durch Adenosin bedingten unterschiedlichen Druckabfall zu berücksichtigen, wird statt des Anstiegs der Coronardurchblutung die maximale Änderung der coronaren Leitfähigkeit verglichen. 2,5 mg Adenosin i.v. führen bei beiden Narkosen, insbesondere unter Ketamin, zu einer erheblichen Zunahme der Leitfähigkeit des Coronarsystems.

Tabelle 3. Quantitative Kreislaufeffekte von 2 µg Isoprenalin und 5 µg Arterenol bzw. maximale Änderung der coronaren Leitfähigkeit durch 2,5 mg Adenosin in Halothan- und Ketaminnarkose. Erläuterungen s. Text

|  | Isuprel 2 µg $\varDelta dp/dt_{max}$ [mmHg/sec] | Arterenol 5 µg $\mathrm{l}dp/dt_{max}$ [mmHg/sec] | $\varDelta \bar{P}_{Aorta}$ [mmHg] | Adenosin 2,5 mg $\varDelta$ kor. Leitfäh. $\left[\dfrac{\text{ml/min} \cdot 100 \text{ g}}{\text{mmHg}}\right]$ |
|---|---|---|---|---|
| Halothan n = 9 | + 730 | +1090 | +33 | +1,79 |
| Ketamin n = 5 | +2710 | +4030 | +81 | +2,15 |

## Diskussion

Zwischen der hämodynamischen Belastung des Herzens und seinem Sauerstoffbedarf besteht ein enger Zusammenhang. BRETSCHNEIDER u. Mitarb. haben 1970 [1] die hämodynamischen Determinanten des myokardialen Energiebedarfs in Form eines komplexen hämodynamischen Parameters zur Bestimmung des $O_2$-Verbrauchs des Herzens ($E_g = E_0 + E_1 + E_2 + E_3 + E_4$) quantitativ definiert. Abbildung 6 zeigt eine schematische

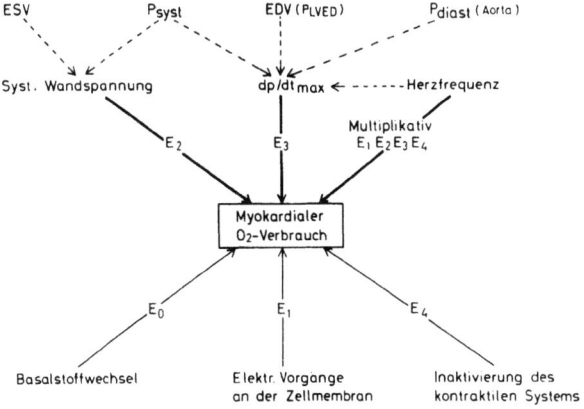

Abb. 6. Schematische Darstellung der den myokardialen $O_2$-Verbrauch beeinflussenden Faktoren. Untere Reihe = Faktoren mit geringem Einfluß; zweite Reihe von oben = Faktoren mit starkem Einfluß. Die gestrichelten Linien geben die Einwirkung verschiedener hämodynamischer Größen auf die systolische Wandspannung und $dp/dt_{max}$ wieder. Die Symbole $E_0$–$E_4$ beziehen sich auf die Glieder des $O_2$-Verbrauchsparameters $E_g$

Darstellung der aus diesem Parameter abgeleiteten Faktoren, die den $O_2$-Verbrauch des Myokards beeinflussen. Basalstoffwechsel ($E_0$), elektrophysiologische Prozesse ($E_1$) und die Inaktivierung des kontraktilen Apparates ($E_4$) sind von geringem Einfluß; die systolische Wandspannung ($E_2$), die maximale isometrische Spannungsentwicklung ($E_3$) und die kumulativ in die Glieder $E_1$–$E_4$ eingehende Herzfrequenz sind dagegen quantitativ von größerer Bedeutung für den $O_2$-Bedarf des Myokards. Derartige quantitative Beziehungen zwischen Hämodynamik und myokardialem Energiebedarf gelten auch unter den verschiedensten Narkosebedingungen (KETTLER, 1971) [9]. Zwangsläufig müssen deshalb arterielle Druck- sowie Frequenzsteigerung, die nach Ketamin am Menschen [10, 11] und im Tierexperiment [6, 8, 12] nachgewiesen wurden, zu einem Anstieg des Sauerstoffverbrauchs des Herzens führen. In den vorliegenden Untersuchungen lagen der systolische Aortendruck, die Herzfrequenz und dp/dt$_{max}$ unter Ketaminnarkose erheblich über den Vergleichswerten in Halothannarkose und NLA. Bei ähnlich großer „Herzarbeit" in Ketaminnarkose und NLA war der Anteil des systolischen Druckes an der Herzarbeit ($\bar{P}_{syst} \times$ HZV/G) unter Ketamin größer als in der NLA, bei welcher das HZV relativ überwog. Die Größe des systolischen Druckes wiederum ist von erheblich größerer Bedeutung für den Energiebedarf des Herzens als die des HZVs [2, 14]. Entsprechend den hämodynamischen Veränderungen fanden wir in Ketaminanaesthesie einen im Vergleich zur Halothannarkose und NLA signifikant höheren $O_2$-Verbrauch des Herzens, der an der oberen Grenze des physiologischen Bereichs (Ruhebedingungen: $O_2$-Verbrauch etwa 8–10 ml $O_2$/min × 100 g) liegt. Die Werte für Halothan und die NLA bewegen sich dagegen im unteren physiologischen Grenzbereich. Beide Methoden der $O_2$-Verbrauchsbestimmung – $\dot{V}_{cor} \times$ avD-$O_2$ bzw. $E_g$ – zeigten bei Halothan und NLA eine gute Übereinstimmung. Die etwas größere Abweichung bei Ketamine ($\dot{V}_{cor} \times$ avD-$O_2$ > $E_g$) dürfte in Anbetracht des kleinen Versuchskollektivs noch im Bereich der methodischen Fehlermöglichkeiten liegen. Eine eventuelle nicht hämodynamisch bedingte $O_2$-Verbrauchssteigerung unter der Ketaminwirkung durch Entkopplung der oxidativen Phosphorylierung konnte von GETHMANN u. Mitarb. [4] ausgeschlossen werden. Vergleichbare tierexperimentelle Untersuchungen liegen von SZAPPANYOS u. Mitarb. [18], FISCHER [3] sowie LUTZ u. Mitarb. [12] vor. SZAPPANYOS u. Mitarb. führten ihre Untersuchungen am offenen Thorax, FISCHER dagegen am Herz-Lungen-Präparat durch. Unter beiden Versuchsanordnungen kam es nach Ketamin zu negativ inotropen und negativ chronotropen Effekten mit Verminderung der Herzarbeit. Die parallel gemessene [18] bzw. nach dem Tension-Time-Index [14] berechnete [3] Abnahme des $O_2$-Verbrauchs findet dadurch ihre Erklärung. Da Ketamin jedoch am intakten Organismus zu gegensätzlichen Kreislaufveränderungen führt, können diese Befunde nicht auf die „normale" klinische Situation übertragen werden. Es wird an diesem Beispiel deutlich, wie wichtig die Wahl der Versuchsanordnung ist, will man pharmakologische Effekte vom Tierexperiment auf den Menschen übertragen.

Aufschlußreicher und in der Richtung mit unseren Ergebnissen übereinstimmend sind die von LUTZ u. Mitarb. am wachen Tier erhobenen Befunde. Der Anstieg der Coronardurchblutung und des myokardialen $O_2$-Verbrauchs nach Ketamin waren dabei noch weitaus stärker ausgeprägt als bei unseren mit $N_2O/O_2$ beatmeten Tieren. Von großem Wert sind die kürzlich von SONNTAG u. Mitarb. [15, 16] mitgeteilen Untersuchungsergebnisse über die Ketaminwirkung am Patienten (Argon-Technik zur Messung der Coronardurchblutung). Bei etwa 50% der untersuchten Patienten kam es nach 5 mg/kg Ketamin zu einem 2-3 fachen Anstieg der Coronardurchblutung und des myokardialen $O_2$-Verbrauchs. Im Rahmen des Gesamtkollektivs stieg der $O_2$-Verbrauch um etwa 60%. Die unter vergleichbaren Bedingungen im Tierversuch und am Menschen gewonnenen Ergebnisse stimmen also gut überein.

Die Bedeutung der bisher vorliegenden Arbeiten für die Anwendung von Ketamin in der Klinik bedarf einer besonderen Erörterung. Bei normaler bzw. nicht wesentlich eingeschränkter Coronarreserve dürfte der $O_2$-Mehrbedarf des Herzens durch autoregulative Anpassung der Coronardurchblutung ohne Schwierigkeiten gedeckt werden. Bei hochgradiger Coronarsklerose – die autoregulative Anpassungsmöglichkeit der Coronardurchblutung ist hier weitgehend erschöpft – kann es dagegen unter Ketaminwirkung zu einem Mißverhältnis von $O_2$-Angebot zu $O_2$-Bedarf kommen. Beim „coronaren" Risikopatienten ist nach den angestellten Überlegungen die Anwendung von Ketamin als relative Kontraindikation anzusehen.

Eine Einschränkung für die Verwendung von Ketamin ergibt sich weiterhin für die Fälle, bei denen ein künstlicher Herzstillstand geplant ist. Nach SPIECKERMANN u. Mitarb. [17] liegt die Ischämietoleranz unter Ketamin relativ ungünstig.

Bei Hypotoniezuständen, die nicht hypovolämisch bedingt sind, bzw. auch bei Herzinsuffizienz kann eine vorsichtig dosierte Narkoseeinleitung mit Ketamin dagegen von Vorteil sein. Im Einzelfall muß der Anaesthesist Vor- und Nachteile kreislaufstimulierender Anaesthetika, wie Ketamin, gegeneinander abwägen.

Die am Rande dieser Arbeit mitgeteilten Ergebnisse über die Wirkung von Isoprenalin, Arterenol und Adenosin in Ketaminnarkose lassen darauf schließen, daß sowohl die Funktion der $\alpha$- wie auch der $\beta$-Receptoren des Kreislaufs bzw. die Regulationsfähigkeit des Coronarsystems durch Ketamin nicht beeinträchtigt werden. Negativ inotrope Effekte durch höhere Dosen Ketamin lassen sich durch Calciumgabe aufheben (Aufhebung einer elektromechanischen Entkopplung?).

## Zusammenfassung

An intakten Hunden wurden unter $N_2O/O_2$-Beatmung die hämodynamischen Veränderungen, die Coronardurchblutung und der $O_2$-Verbrauch des linken Ventrikels 5 min nach i.v. Injektion von 5 mg/kg Ketamin untersucht. Die Befunde werden mit den entsprechenden Werten in Halothannarkose und Neuroleptanalgesie verglichen.

Ergebnisse: In Ketaminnarkose lagen Herzfrequenz, Aortendruck, dp/$dt_{max}$ und peripherer Widerstand erheblich über den Vergleichswerten der anderen Narkosen. Die HZV-Werte lagen zwischen denen von Halothan und der NLA. Im Unterschied zur NLA, die zu einer Vergrößerung des Schlagvolumens führte, sind die HZV-Unterschiede bei Ketamin und Halothan durch die differierende Herzfrequenz bedingt. Bei ähnlichen Werten für die Herzarbeit unter Ketamin und NLA, überwiegt bei Ketamin der Einfluß des Druckes, bei der NLA dagegen der des HZVs. Entsprechend den hämodynamischen Veränderungen lag der $O_2$-Bedarf des linken Ventrikels bei Ketamin (11,3 ml $O_2$/min × 100 g) signifikant über dem der anderen Narkosen (7,5—7,9 ml $O_2$/min × 100 g). Aus den vorliegenden Ergebnissen und entsprechenden Resultaten anderer Untersucher ergibt sich eine relative Kontraindikation für die Anwendung von Ketamin bei Patienten mit erheblich eingeschränkter Coronarreserve. Da Ketamin im Vergleich zu Halothan nicht zu einer Beeinträchtigung der Funktion der $\beta$-Receptoren führt, kann die Narkoseeinleitung mit Ketamin bei Vorliegen einer Hypotonie und Herzinsuffizienz dagegen von Vorteil sein. Negativ inotrope Effekte infolge „Überdosierung" von Ketamin lassen sich durch Calciumgabe beherrschen.

## Summary

In experiments on closed chest dogs ventilated with nitrous oxide and oxygen the effect of 5 mg/kg ketamine intravenously on various hemodynamic parameters, myocardial blood flow (MBF) and myocardial oxygen consumption (M$\dot{V}O_2$) was investigated. The results were compared with corresponding values under Halothan (H) and Neuroleptanesthesia (NLA).

Ketamin led to greater values for heart rate, aortic pressure, dp/$dt_{max}$ and total peripheral resistance. Cardiac output (CO) exceeded that of H but did not reach the values under NLA. In contrast to NLA which produced a greater stroke volume, the differences in CO between H and ketamine resulted from a differing heart rate. In ketamine and NLA comparable values for external heart work were calculated. However, in ketamine the influence of the aortic pressure on the heart work was greater than in NLA. According to the different hemodynamic situation M$\dot{V}O_2$ in ketamineanesthesia (11.3 ml $O_2$/min × 100 g) was significantly higher than in H and NLA

(7.5–7.9 ml $O_2$/min × 100 g). On the basis of our results and in correspondance with experiments of other investigators the use of ketamine in patients with severe coronary heart disease is contraindicated. Since ketamine does not influence the function of $\beta$-adrenergic receptors it may be useful for induction of anesthesia in patients suffering from hypotension or cardiac insufficiency. Negativ inotropic effects of large doses of ketamine can be cancelled by injection of calcium.

## Literatur

1. BRETSCHNEIDER, H. J., COTT, L. A., HENSEL, I., KETTLER, D., MARTEL, J.: Ein neuer komplexer hämodynamischer Parameter aus 5 additiven Gliedern zur Bestimmung des $O_2$-Bedarfs des linken Ventrikels. Pflügers Arch. ges. Physiol. 319, H. 3/4, R. 14 (1970).
2. EVANS, C. L., MATSUOKA, Y.: Effect of various mechanical conditions on gaseous metabolism and efficiency of mammalian heart. J. Physiol. 49, 378 (1915).
3. FISCHER, K.: Die Wirkung von Ketamine auf den Herzmuskel. Anästh. Inform. 6, 187 (1971).
4. GETHMANN, J. W., FUCHS, C., KNOLL, D., SPIECKERMANN, P. G., BRETSCHNEIDER, H. J.: Biochemische Befunde am Myocard zum Wirkungsmechanismus von Ketamine. II. Ketamin-Symposion, Mainz, April 1972.
5. HENSEL, I., BRETSCHNEIDER, H. J.: Pitot-Rohr-Katheter für die fortlaufende Messung der Koronar- und Nierendurchblutung im Tierexperiment. Arch. Kreisl.-Forsch. 62, 249 (1970).
6. – BRAUN, U., KETTLER, D., KNOLL, D., MARTEL, J., PASCHEN, K.: Untersuchungen über Kreislauf- und Stoffwechselveränderungen unter Ketamine-Narkose. Anaesthesist 21, 44 (1972).
7. HOLT, J. P.: Estimation of the residual volume of the ventricle of the dog's heart by two indicator dilution technics. Circulat. Res. 4, 187 (1956).
8. KETTLER, D., COTT, L., HENSEL, I., EBERLEIN, H. J., SPIECKERMANN, P. G., BRETSCHNEIDER, H. J.: Narkosebedingte Veränderungen hämodynamischer Parameter, die den Sauerstoffverbrauch und die Überlebens- und Wiederbelebungszeit des Herzens beeinflussen. Vortrag Nr. 36/03, III. Europ. Kongreß f. Anästhesiologie, Prag 1970.
9. KETTLER, D.: Hämodynamische Komponenten des myokardialen Energiebedarfs und Sauerstoffversorgung des Herzens bei verschiedenen Narkosen. Habilitationsschrift, Göttingen 1971.
10. KREUSCHER, H., GAUCH, W.: Die Wirkung des Phencyclidinderivates Ketamine (CI 851) auf das kardiovaskuläre System des Menschen. Anaesthesist 16, 229 (1967).
11. LANGREHR, D., STOLP, W.: Der Einfluß von Ketamine auf verschiedene Vitalfunktionen des Menschen. In: KREUSCHER, H. (Ed.): Anaesthesiologie und Wiederbelebung, Vol. 40, p. 25, Ketamine. Berlin-Heidelberg-New York: Springer 1969.
12. LUTZ, H., PETER, K., JUHRAN, W.: Hämodynamische Reaktionen nach Anwendung von Ketamine. Z. prakt. Anästh. 7, 8 (1972).
13. MAAS, A. H. J., HAMELINK, M. L., DE LEEUV, R. J. M.: An evaluation of the spectrophotometric determination of Hb–$O_2$, Hb–CO and Hb in blood with the CO-oximeter IL 182. Clin. Chim. Acta 29, 303 (1970).

14. SARNOFF, S. J., BRAUNWALD, E., WELCH, G. H., JR., CASE, R. B., STAINSBY, W. N., MACRUZ, R.: Hemodynamic determinants of oxygen consumption of the heart with special reference to the tension-time-index. Amer. J. Physiol. **192**, 148 (1958).
15. SONNTAG, H., KETTLER, D., HEISS, H. W., TAUCHERT, M., REGENSBURGER, D., PASCHEN, K., BRETSCHNEIDER, H. J.: Coronardurchblutung und myokardialer Sauerstoffverbrauch bei Patienten unter Ketamine. In: Anaesthesiologie und Wiederbelebung. Berlin-Heidelberg-New York: Springer (im Druck).
16. — HEISS, H. W., KNOLL, D., REGENSBURGER, D., SCHENK, H.-D., BRETSCHNEIDER, H. J.: Über die Myokarddurchblutung und den myokardialen Sauerstoffverbrauch bei Patienten während Narkoseeinleitung mit Dehydrobenzperidol-Fentanyl oder Ketamine. Z. Kreisl.-Forsch. (im Druck).
17. SPIECKERMANN, P. G., BRAUN, U., HELLBERG, K., LOHR, B., KETTLER, D., NORDECK, E., BRETSCHNEIDER, H. J.: Überlebens- und Wiederbelebungszeit des Herzens während Ketamine-, Barbiturat- und Halothan-Narkose, Z. prakt. Anästh. **5**, 365 (1970).
18. SZAPPANYOS, G., BEAUMANOIR, A., GEMPERLE, G., GEMPERLE, M., MORET, P.: The effect of ketamine (CI-581) on the cardiovascular and central nervous system. In: KREUSCHER, H. (Ed): Anaesthesiologie und Wiederbelebung, Vol. **40**, p. 70. Ketamine. Berlin-Heidelberg-New York: Springer 1969.

# Der Einfluß von Ketamin auf den myokardialen Metabolismus*

Von H. Sonntag, H. W. Heiss, D. Knoll, C. Fuchs, D. Regensburger, H. D. Schenk und H. J. Bretschneider

Seit Einführung des Phencyclidinderivates Ketamin durch Corssen und Domino (1966) [10] in die Klinik sind zahlreiche Untersuchungen über die Beeinflussung von Herz- und Kreislauffunktionen durch Ketamin durchgeführt worden.

Tierexperimentelle Befunde [13, 29] und Untersuchungen an Patienten haben gezeigt, daß Ketamin in den meisten Fällen zu einem Anstieg von Blutdruck und Herzfrequenz, sowie des myokardialen $O_2$-Verbrauches führt [13, 14, 27]. Die Kreislaufeffekte von Ketamin treten nach zahlreichen übereinstimmenden Untersuchungen [9, 15, 16, 20, 30] kurz nach der intravenösen Injektion auf. Die Veränderung der hämodynamischen Situation macht eine akute Anpassung der Energieversorgung des Herzens notwendig [13, 28]. Uns schien es von Interesse zu prüfen, ob mit den hämodynamischen Veränderungen und dem gesteigerten $O_2$-Verbrauch des linken Ventrikels unter Ketamin-Narkose auch eine Änderung der Substratversorgung des menschlichen Herzens verbunden ist.

Über diese Frage liegen bisher keine Untersuchungen am Menschen vor. Wir haben deshalb neben der Coronardurchblutung und dem Sauerstoffverbrauch des linken Ventrikels die myokardiale Aufnahme der wichtigsten Substrate des Herzstoffwechsels: Glucose, Lactat, Pyruvat und Freie Fettsäuren (FFS) untersucht.

## Methodik

Bislang wurde bei 12 nicht prämedizierten Patienten unterschiedlichen Alters ($\bar{x}$ = 42 Jahre) und mit verschiedenen Grundkrankheiten vor und nach Narkoseeinleitung mit 5 mg/kg Ketamin die Coronardurchblutung mit Hilfe der von Bretschneider et al. [8, 24] entwickelten Argon-Methode gemessen. Das Indikatorgas Argon wurde gaschromatographisch nachgewiesen (Varian-Aerograph 173120–00).

---

*) Mit Unterstützung der deutschen Forschungsgemeinschaft im Rahmen des SFB 89 – Kardiologie – Göttingen

Parallel zu den Durchblutungsmessungen wurden arterielle und coronarvenöse Blutproben zur Analyse der Sauerstoffsättigung und des Hämoglobingehaltes (CO-Oximeter, Fa. Instrumentation Laboratory, Lexington, Mass.), der Substratkonzentration von Glucose, Lactat und Pyruvat (enzymatisch-optischer Test) im Blut sowie der freien Fettsäuren im Plasma (Duncombe-Methode) entnommen. Aus den ermittelten Werten wurde nach dem Fick'schen Prinzip der myokardiale $O_2$-Verbrauch bestimmt und arterio-venöse Differenzen, Utilisation und $O_2$-Extraktionsquotient berechnet.

Die Aufzeichnung des systolischen und diastolischen Aortendruckes erfolgte über Statham-Druckaufnehmer P 23 Db, endexspiratorischer $CO_2$-Gehalt und EKG wurden gleichzeitig auf einem Mehrfachschreiber (Fa. C. H. F. Müller) registriert. Als statistisches Verfahren wurde der t-Test der Differenzen angewandt.

## Ergebnisse

Die 12 von uns untersuchten Patienten ließen sich zwanglos in zwei unterschiedlich reagierende Gruppen einteilen. 5 der Patienten reagierten auf die Gabe von Ketamin mit einer starken Zunahme der Coronardurchblutung und des myokardialen $O_2$-Verbrauches, während bei den 7 übrigen Patienten beide Größen nur wenig anstiegen. Das Verhalten von Coronardurchblutung, coronarem Widerstand, arterio-venöser $O_2$-Differenz des Coronarblutes und von myokardialem $O_2$-Verbrauch ist in Abbildung 1 wiedergegeben: Die Coronardurchblutung stieg im Mittel um 178 ml auf 278 ml/min · 100 g und der myokardiale $O_2$-Verbrauch bei etwa gleichbleibender AVD $O_2$ um 14,2 auf 26,9 ± 4,2 ml/min · 100 g (p < 0,0025) bzw. (p < 0,005). Der Coronarwiderstand fiel auf einen Wert von 0,35

Tabelle 1

| | art. Konz. mg % | Aufnahme mg / min · 100 g | $O_2$-Extrakt. Quot. % |
|---|---|---|---|
| Glucose | | | |
| vor Ketamin | 89,7 ±5,7 | 1,67 ± 0,8 | 10,1 ± 2,2 |
| nach Ketamin | 90,7 ±5,9 | 3,50 ± 1,04 | 22,5 ± 7,4 |
| Lactat | | | |
| vor Ketamin | 5,89±1,04 | 0,54 ± 0,09 | 3,4 ± 1,0 |
| nach Ketamin | 6,08±0,94 | 1,26 ± 0,9 | 7,6 ± 1,5 |
| Pyruvat | | | |
| vor Ketamin | 0,47±0,01 | 0,08 ± 0,01 | 0,2 ± 0,3 |
| nach Ketamin | 0,56±0,14 | 0,32 ± 0,03 | 2,1 ± 2,3 |
| Freie Fettsäuren (FFS) in mval/l | | | |
| vor Ketamin | 2,39±0,44 | 0,019± 0,001 | 86,5 ± 3,8 |
| nach Ketamin | 2,29±0,5 | 0,056± 0,05 | 240,4 ±22,6 |

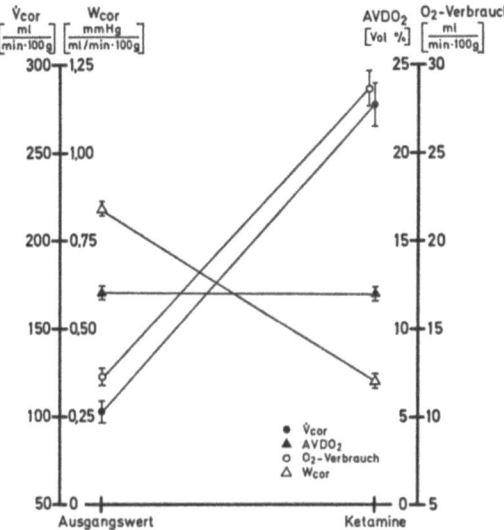

Abb. 1. Coronardurchblutung, Coronarwiderstand, arteriovenöse $O_2$-Differenz des Coronarblutes (AVD $O_2$) und myokardialer $O_2$-Verbrauch unter Ketamin-Wirkung; Mittelwerte und Standardabweichungen. 5 Patienten zeigen nach 5 mg/kg Ketamine eine auffallend starke Zunahme der Coronardurchblutung und des $O_2$-Verbrauches des li. Ventrikels

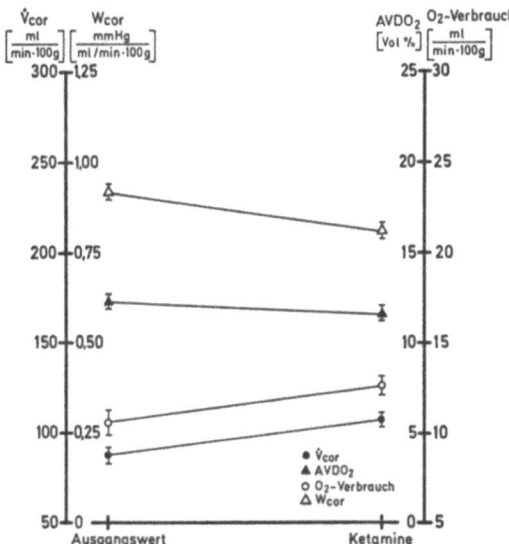

Abb. 2. Bei 7 Patienten ändern sich bei gleicher Dosierung von Ketamin Coronardurchblutung und linksventriculärer Sauerstoffverbrauch nur wenig. Mit Ausnahme der Coronardurchblutung sind die gezeigten Veränderungen nach dem t-Test (5% Niveau) nicht signifikant

mmHg/ml/min · 100 g (p < 0,0025) ab. Der mittlere Aortendruck stieg um 6% und die Herzfrequenz um 33% über den Ausgangswert. Das Verhalten der Metabolite ist im folgenden tabellarisch (Tabelle 1) aufgeführt ($\bar{x} \pm s\bar{x}$):

Im Gegensatz zur ersten Gruppe ändern sich in der zweiten Gruppe (Abb. 2) bei gleicher Dosierung von Ketamin die untersuchten Parameter nur wenig. Der myokardiale Durchfluß stieg von 89 ± 7 auf 108 ± 5 ml/min · 100 g (p < 0,05) und der Sauerstoffverbrauch von 10,7 ± 1,3 auf 12,6 ± 0,9 ml/min · 100 g.

Auch bei diesen Patienten der zweiten Gruppe änderte sich die arteriovenöse $O_2$-Differenz nicht wesentlich. Der Coronarwiderstand wurde entsprechend der geringen Durchblutungszunahme von 0,96 ± 0,06 nur auf 0,86 ± 0,08 mmHg/ml/min · 100 g reduziert. Mittlerer Aortendruck und Herzfrequenz stiegen um 6% bzw. 15% nach Ketamingabe an. Nur der Anstieg der Frequenz und der Coronardurchblutung war mit p < 0,05 schwach signifikant.

Das Verhalten der Metabolite in dieser zweiten Gruppe sind in Tabelle 2 aufgeführt ($\bar{x} \pm s\bar{x}$):

Tabelle 2

|  | art. Konz. mg % | Aufnahme mg / min · 100 g | $O_2$-Extrakt. Quot. % |
|---|---|---|---|
| Glucose | | | |
| vor Ketamin | 101,9 ±5,8 | 1,86 ±0,6 | 11,8 ± 3,5 |
| nach Ketamin | 103,9 ±7,4 | 3,35 ±0,8 | 3,2 ± 0,65 |
| Lactat | | | |
| vor Ketamin | 5,89±1,49 | 1,34 ±1,06 | 11,8 ± 4,89 |
| nach Ketamin | 5,84±0,80 | 1,78 ±1,25 | 7,4 ± 4,50 |
| Pyruvat | | | |
| vor Ketamin | 0,48±0,06 | 0,067±0,03 | 0,3 ±0,014 |
| nach Ketamin | 0,50±0,42 | 0,17 ±0,15 | 1,2 ± 0,94 |
| Freie Fettsäuren (FFS) in mval/l | | | |
| vor Ketamin | 2,31±0,34 | 0,017±0,07 | 73,3 ±15,1 |
| nach Ketamin | 2,05±0,25 | 0,014±0,01 | 61,9 ±16,5 |

## Diskussion

Eine Ursache für das auffallend unterschiedliche Verhalten der beiden Patientengruppen unter Ketamin können wir bisher nicht schlüssig angeben. Die hämodynamischen Parameter, über die an anderer Stelle bereits berichtet wurde [27, 28], geben keine zureichende Begründung. Eine Katecholaminfreisetzung, die von VIRTUE [31] angenommen wurde und in der einen Patientengruppe demnach stärker zum Tragen gekommen sein müßte, glauben wir aufgrund tierexperimenteller Untersuchungen von HENSEL u. Mitarb. [12] sowie der im folgenden zu diskutierenden Metabolit-Befunde verneinen zu können. Eine direkte Beeinflussung des Ketamin auf den myokardialen Stoffwechsel im Sinne einer Entkopplung der oxydativen Phosphorylierung wird durch die Ergebnisse von GETHMANN u. Mitarb. [11] bei Untersuchung des Stoffwechsels der energiereichen Phosphate am kardioplegisch stillgestellten Herzen nicht gestützt. In erster Linie möchten wir eine unterschiedliche Ausgangslage im vegetativen Tonus im Sinne von LANGREHR [19] oder auch von SEIFEN und MEHMEL [26] (erhöhter zentraler Sympathicotonus bzw. anticholinergische Wirkung von Ketamine) für die differenten Reaktionen verantwortlich machen. Für diese Vorstellungen ergeben sich Hinweise aus dem Verhalten der arteriellen Substratkonzentrationen in Beziehung zur Substrataufnahme. Die arteriellen Konzentrationen der einzelnen Substrate sind – wie aus Abbildung 3 ersichtlich ist – nicht nur in der Gruppe mit geringem Durchblutungsanstieg, sondern auch

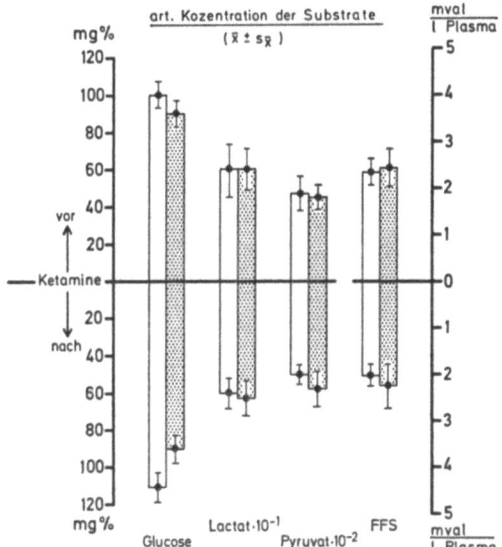

Abb. 3 zeigt, daß in beiden Patientengruppen die arterielle Substratkonzentrationen von Glucose, Lactat, Pyruvat und FFS sich vor und nach Ketamine nicht wesentlich unterscheiden. Helle Säulen: geringer Anstieg von $\dot{V}_{cor}$ und $O_2$-Verbrauch; gepunktete Säulen: hoher myokardialer Sauerstoffverbrauch und starke Zunahme der Coronardurchblutung. Glucose-, Lactat- und Pyruvat-Konzentrationen sind in mg%, die FFS rechte Skala in mval/l Plasma angegeben. Aus zeichentechnischen Gründen sind Lactat und Pyruvat um Faktor 10 bzw. $10^2$ vergrößert dargestellt in der Gruppe mit hohem myokardialen Durchfluß nach der Gabe von Ketamin gegenüber dem Ausgangswert im wesentlichen unverändert. Bei einer Katecholaminfreisetzung wäre ein Anstieg von Glucose und FFS zu erwarten gewesen. Man muß allerdings die große Streuung beachten, die wir auf das inhomogene Krankengut zurückführen. In einem parallel untersuchten Normalkollektiv lagen die Variationskoeffizienten für die FFS bei ± 38,9%, Lactat ± 7,9%, Glucose ± 4,6%. Die relativ großen Streuungen der Substratkonzentrationen werden durch Multiplikation mit der Durchblutung vergrößert, so daß die Aussagekraft dieser Werte besonders für hohe Durchblutungen, die im allgemeinen mit einer kleinen AVD des Substrates verbunden sind mit Vorsicht interpretiert werden müssen [1, 2, 3]. Dennoch lassen sich in unserem Kollektiv einige wesentliche Unterschiede zwischen den beiden Gruppen feststellen (Abb. 4):

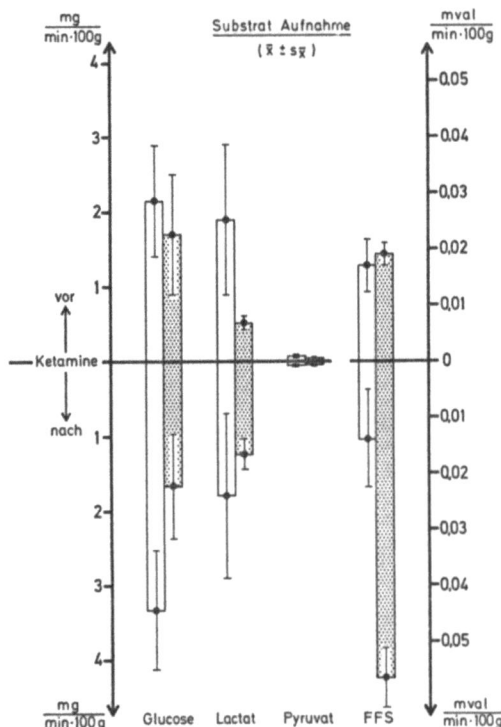

Abb. 4 zeigt die aufgenommene Substratmenge, die sich aus dem Produkt von arterio-venöser Konzentrationsdifferenz und gemessener Myokarddurchblutung ergibt. Ein fast spiegelbildliches Verhalten zeigen Glucose, Lactat und FFS in der Patientengruppe, die nach Ketamin mit geringem Durchblutungsanstieg reagiert (helle Säulen). In der Gruppe mit hohem Durchblutungsanstieg (gepunktete Säulen) werden Lactat und FFS vermehrt aufgenommen

Der Einfluß von Ketamin auf den myokardialen Metabolismus 43

a) Während bei der Patientengruppe mit starker Durchblutungszunahme nach Ketamin die Lactat-Aufnahme signifikant zunimmt, ist dies bei der Patientengruppe mit nahezu unverändertem myokardialem Durchfluß nicht der Fall.

b) Noch deutlicher wird der Unterschied bei den FFS, deren Aufnahme in der Patientengruppe mit hoher Myokarddurchblutung unter Ketamin um den Faktor 3 größer ist als vor Narkoseeinleitung.

c) Gegensinnig zu den FFS verhält sich die Aufnahme der Glucose, die in der Patientengruppe mit geringer Zunahme der Coronardurchblutung nach Narkoseeinleitung mäßig anstieg (Faktor 1,5), während sie in der Gruppe mit hoher Durchblutung praktisch unverändert blieb.

d) Der Anteil der aufgenommenen Substratmenge an Pyruvat fällt in beiden Gruppen quantitativ nicht ins Gewicht. Um den relativen Anteil des

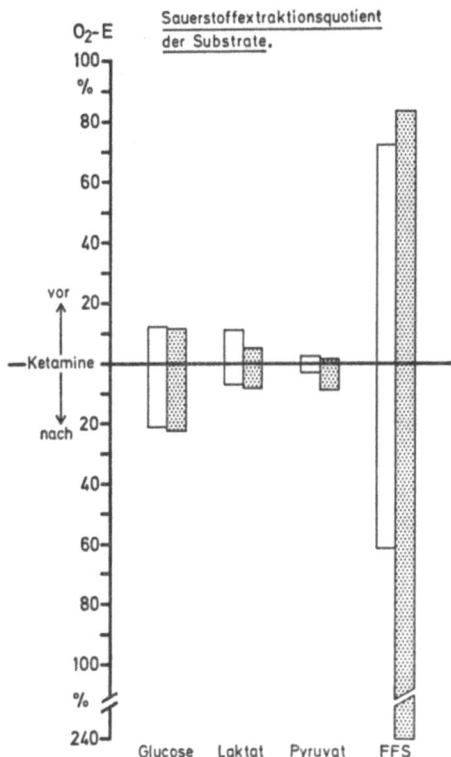

Abb. 5. $O_2$-Extraktionsquotient ($O_2$-Äquivalent des Substrates · aufgenommene Substratmenge · 100/AVD $O_2$) von Glucose, Lactat, Pyruvat und FFS vor und nach Narkoseeinleitung mit Ketamin. Helle Säulen: geringer Durchblutungsanstieg; gepunktete Säulen: hoher Sauerstoffverbrauch und starke Zunahme des myokardialen Durchflusses

einzelnen Substrates am gesamten Sauerstoffverbrauch des Myokards abzuschätzen, wird die AVD des Substrates mit dem zugehörigen $O_2$-Äquivalent multipliziert und zur AVD $O_2$ in Beziehung gesetzt. In der letzten Abbildung sind die entsprechenden $O_2$-Extraktionsquotienten der von uns untersuchten Substrate dargestellt (Abb. 5).

Vor Narkoseeinleitung ist in der Gruppe mit geringem Durchblutungsanstieg anteilmäßig mehr Lactat und Glucose und weniger FFS als Energielieferant verwertet worden als in der Gruppe, die mit hohem Durchblutungsanstieg reagiert. Nach der Applikation von Ketamin steigt in beiden Gruppen der Anteil an Glucose, die vermehrt verwertet wird, etwa auf gleiche Höhe an, während die FFS in der Gruppe mit niedrigem Durchblutungsanstieg etwas abfallen, aber bei den Patienten mit hohem coronarem Durchfluß unverhältnismäßig stark auf 240% anstiegen (diese Angaben stimmen in der Größenordnung mit denen von MERIN unter Halothan-Einfluß am Kaninchenherzen gemessenen Werten überein [21, 22, 23]).

Als Ausdruck einer allgemeinen oder regionalen Hypoxie wird in der Literatur [1, 4, 5, 6, 7] ein Umschlagen der arteriovenösen Milchsäurebilanz (bilanzmäßige Glykolyse) gewertet; dieses tritt in unseren Untersuchungen in keinem Fall auf, woraus man schließen darf, daß der Herzmuskel auch unter den Bedingungen der Ketamin-Narkose den von der arteriellen Seite angebotenen Sauerstoff seinem Energiebedarf entsprechend zu nutzen vermag. Auch das Substratangebot wird nicht zum limitierenden Faktor, wenn auch das Verteilungsmuster der einzelnen Substrate die beschriebenen Veränderungen erfährt.

Das mögliche Risiko bei Anwendung der Ketamin-Narkose dürfte demnach kaum in einer Einschränkung der Substratbereitstellung liegen. Da das Myokard seinen Energiebedarf für einen Stoffwechsel-steady-state nur aerob voll decken kann [6, 17] und bei einem Teil der Patienten unter dem Einfluß von Ketamin der myokardiale $O_2$-Verbrauch erheblich ansteigt, ergibt sich eine relative Kontraindikation für Ketamin bei Vorliegen eines fixierten Hypertonus und bei erheblich eingeschränkter Coronarreserve.

## Zusammenfassung

Bei insgesamt 12 Patienten wurden mit der Argon-Fremdgas-Methode die Coronardurchblutung, der myokardiale Sauerstoffverbrauch sowie die Substrataufnahme von Glucose, Lactat, Pyruvat und Freien Fettsäuren (FFS) vor und nach Narkoseeinleitung mit 5 mg/kg Ketamin bestimmt.

Es ließ sich eine Einteilung in 2 unterschiedlich reagierende Gruppen finden. In der ersten Gruppe (hoher myokardialer $O_2$-Verbrauch und starke Zunahme der Coronardurchblutung) fand sich im wesentlichen eine Steigerung des Verbrauchs an Lactat und FFS. In der zweiten Gruppe (niedriger $O_2$-Verbrauch des linken Ventrikels und geringer Anstieg des myokardialen Durchflusses) kam es im wesentlichen nach Ketamin zu einem Anstieg der Glucose-Utilisation. Die Ergebnisse werden diskutiert.

## Summary

The effects of 5 mg/kg ketamine on coronary blood flow (CBF), myocardial oxygen consumption ($M\dot{V}O_2$) and myocardial uptake of glucose, lactate, pyruvate and free fatty acids (FFA) were investigated on 12 patients before and after induction of anesthesia. Two different metabolic patterns were observed. In the first group coronary blood flow and $M\dot{V}O_2$ increased markedly accompanied by a pronounced utilization of lactate and FFA. In the second group coronary blood flow and $M\dot{V}O_2$ remained almost unchanged and herewith predominantly glucose was utilized by the myocardium.

## Literatur

1. BING, R. J.: Cardiac metabolism. Physiol. Reviews 45, 171 (1965).
2. — Über den Stoffwechsel des intakten Herzens. Verhandl. d. dt. Ges. Kreislaufforschg. 27, 145 (1961).
3. — Der Myokardstoffwechsel. Klin. Wschr. 34, 1 (1956).
4. BERNSMEIER, A., RUDOLPH, W.: Myokardstoffwechsel. Verhandl. d. dt. Ges. Kreislaufforschg. 27, 59 (1961).
5. — — Koronardurchblutung, Sauerstoffverbrauch und Substratversorgung des menschlichen Herzens. Forum cardiologicum 5, 6 (1962).
6. BRETSCHNEIDER, H. J.: Aktuelle Probleme der Koronardurchblutung und des Myokardstoffwechsels. Regensburger ärztl. Fortbildung. 15, 1 (1967).
7. — FRANK, A., KANSOW, E., BERNARD, U.: Über den kritischen Wert und die physiologische Abhängigkeit der Sauerstoffsättigung des venösen Coronarblutes. Pflügers Arch. 264, 399 (1957).
8. — COTT, L., HILGERT, G., PROBST, R., RAU, G.: Gaschromatographische Trennung und Analyse von Argon als Basis einer neuen Fremdgasmethode zur Durchblutungsmessung von Organen. Verhandl. d. dt. Ges. Kreislaufforschg. 32, 267 (1966).
9. CHEN, G.: The pharmacology of Ketamine. Anaesthesiologie und Wiederbelebung. 40, 1 (1969).
10. CORSSEN, G., DOMINO, E. F.: Dissoziative anesthesia: Further pharmacologic studies and first clinical experience with the phencyclidine derivate CI-581. Anesth. Analg. 45, 29 (1966).
11. GETHMANN, J. W., FUCHS, CH., KALBOW, K., KNOLL, D., SPIECKERMANN, P. G., BRETSCHNEIDER, H. J.: Biochemische Befunde am Myokard zum Wirkungsmechanismus von Ketamine. II. Mainzer Ketamine-Symposion, April (1972).
12. HENSEL, I., BRAUN, D., KETTLER, D., KNOLL, D., MARTEL, J., PASCHEN, K.: Untersuchungen zu den Kreislauf- und Stoffwechselveränderungen unter Ketamine-Narkose. Anaesthesist (im Druck).
13. KETTLER, D., EBERLEIN, H. J., SPIECKERMANN, P. G., BRETSCHNEIDER, H. J., HENSEL, I., COTT, L.: Narkosebedingte Veränderungen hämodynamischer Parameter, die den Sauerstoffverbrauch und die Wiederbelebungszeit des Herzens beeinflussen. III. Congr. anaesthesiologiens europaeus. Prag 1970.

14. KETTLER, D.: Hämodynamische Komponenten des myokardialen Energiebedarfs und Sauerstoffversrogung des Herzens bei versciedenen Narkosen. Habilitationsschrift. Göttingen 1971.
15. KREUSCHER, H., GAUCH, H.: Die Wirkung des Phencyclidinderivates Ketamine CI-581 auf das kardiovaskuläre System des Menschen. Anaesthesist 16, 229 (1967).
16. — — Kreislaufanalytische Untersuchungen bei Anwendung von Ketamine am Menschen. Anaesthesiologie und Wiederbelebung. 40, 70 (1969).
17. KÜBLER, W.: Tierexperimentelle Untersuchungen zum Myokardstoffwechsel im Angina-pectoris-Anfall und beim Herzinfarkt. Bibliotheca Cardiologica, Fas. 22, 1 (1969).
18. LANGREHR, D., ALAI, P., ANDJELKOVIC, J.,KLUGE, I.: Zur Narkose mit Ketamine (CI-581): Bericht über erste Erfahrungen in 500 Fällen Anaesthesist 16, 308 (1967).
19. — STOLP, W.: Der Einfluß von Ketamine auf verschiedene Vitalfunktionen des Menschen. (Experimentelle Untersuchungen und klinische Erfahrungen bei 1300 Fällen). Anaesthesiologie und Wiederbelebung 40, 28 (1969).
20. — Dissoziative Anaesthesie durch Ketamine. Aktuelle Chirurgie 4, 61 (1969).
21. MERIN, R. G.: The Relationship between Myocardial Function and Glucose Metabolism in the Halothane-depressed Heart: I. The Effect of Hyperglycemia. Anesthesiology 33, 391 (1970).
22. — II. The Effect of Insulin. Anesthesiology 33, 396 (1970).
23. — BORGSTEDT, H. H.: Myocardial Function and Metabolism in the Methoxyflurane-depressed Canine Heart. Anesthesiology 34, 562 (1971).
24. RAU, G.: Messung der Koronardurchblutung mit der Argon-Fremdgasmethode. Arch. Kreisl.-Forsch. 58, 322 (1969).
25. RUDOLPH, W., HAUER, G., DIETZE, G.: Der Stoffwechsel des menschlichen Herzens unter dem Einfluß von Insulin. Klin. Wschr. 47, 814 (1969).
26. SEIFEN, E., MEHMEL, H.: Anticholinergic effects of ketamine. Fed. Proc. 283 March/April (1971).
27. SONNTAG, H., KETTLER, D., HEISS, H. W., TAUCHERT, M., REGENSBURGER, D., PASCHEN, K.: Coronardurchblutung und myokardialer Sauerstoffverbrauch bei Patienten unter Ketamine. Anaesthesiologie und Wiederbelebung (im Druck).
28. HEISS, H. W., KNOLL, D., REGENSBURGER, D., SCHENK, H.-D., BRETSCHNEIDER, H. J.: Über die Myokarddurchblutung und den myokardialen Sauerstoffverbrauch bei Patienten während Narkoseeinleitung mit Dehydrobenzperidol/Fentanyl oder Ketamine. Z. Kreisl.-Forsch. (im Druck).
29. SPIECKERMANN, P. G., BRAUN, U., HELLBERG, K., KETTLER, D., LOHR, B., NORDECK, E., BRETSCNHEIDER, H. J.: Überlebens- und Wiederbelebungszeit des Herzens während verschiedener Narkosen: Stoffwechsel der energiereichen Phosphate im normothermen ischämischen Myokard. Z. prakt. Anästh. Wiederbeleb. 5, 365 (1970).
30. SZAPPANYOS, G., BEAUMANOIR, A., GEMPERLE, G., GEMPERLE, M., MORET, P.: The effect of ketamine on the cardiovascular and central nervous system. Anaesthesiologie und Wiederbelebung 40, 52 (1969).
31. VIRTUE, R. W., ALANIS, J. M., MORI, M., LAFARGUE, R. T., VOGEL, J. K. H., METCALF, D. R.: An anesthetic agent: 2-orthochloro-phenyl, 2-methylaminocyclohexanone, HCl (CI-581). Anesthesiology 28, 823 (1967).

# Kreislaufveränderungen beim Hund durch intravenöse Anwendung von Ketamin nach α-Receptoren-Blockade

Von K. Peter, W. Dietze, R. Klose und J. Mayr

Bei der Anwendung von Ketamin lassen sich sowohl am Versuchstier [2, 6, 10, 13, 15, 17, 18] als auch am Menschen [5, 6, 12, 13, 14, 20] regelmäßig typische Kreislaufveränderungen beobachten: Eine Steigerung des arteriellen Blutdruckes, ein Anstieg der Herzfrequenz und – mit wenigen Ausnahmen [12, 17, 18, 20] – auch des peripheren Widerstandes. Eine Zunahme des Herzzeitvolumens [12, 14, 18, 20] konnte nicht von allen Untersuchern gefunden werden [15].

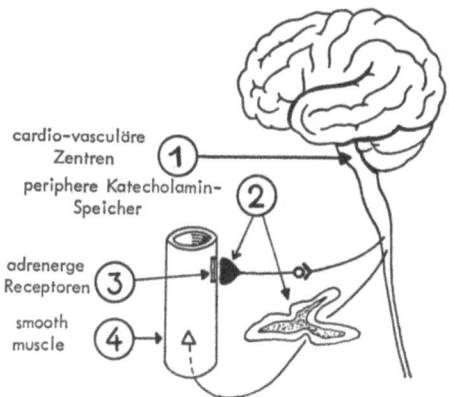

Abb. 1. Mögliche Wirkmechanismen des Ketamin auf das cardio-vasculäre System

Zweifelsohne gleichen diese hämodynamischen Veränderungen einer sympathicoadrenergen Reaktion. Auf welchem Wege Ketamin das kardiovasculäre System in dieser Weise beeinflußt, ist hingegen immer noch Gegenstand der Diskussion. Als mögliche Wirkmechanismen werden vor allem genannt (Abb. 1):

1. Eine Beeinflussung der cerebralen Herz-Kreislaufzentren [3, 4, 7, 16, 19].

2. Eine indirekte Wirkung über eine Katecholaminliberation aus peripheren Speichern, und zwar sympathischen Nervenendigungen und/oder Nebennierenmark [1, 10, 20] bzw. Verhinderung der Aufnahme von Katecholaminen in die Speicher (Cocain-Mechanismus).
3. Ein direkter katecholaminartiger Effekt auf die Receptoren der glatten Gefäßmuskulatur [10] und
4. ein direkter Angriffspunkt des Ketamin am Gefäßmuskel.

In einer tierexperimentellen Studie haben wir zu klären versucht, ob für die Kreislaufveränderungen – insbesondere für den Blutdruckanstieg – die Stimulation $\alpha$-adrenerger Receptoren eine Rolle spielt. Eine Blockierung dieser Receptoren müßte zu einer Aufhebung, zumindest aber zu einer Abschwächung des Ketamin-Effektes führen.

## Methode

Die Untersuchungen erfolgten an wachen, nicht prämedizierten Hunden. Die Tiere wurden 3 Tage vor dem Versuch thorakotomiert. Über das linke Herzohr wurde ein Ventrikelkatheter implantiert.

In die Aorta abdominalis und Vena cava inferior wurden über die Arteria bzw. Vena femoralis PVC-Katheter eingelegt. Alle Katheter waren subcutan zum Rücken nach außen verlegt. Im einzelnen konnten folgende Meßgrößen kontinuierlich aufgezeichnet werden: Der Aortendruck – systolisch und diastolisch – über einen elektromechanischen Druckwandler, die Herzfrequenz ermittelt aus dem EKG, der linke Ventrikeldruck und $dp/dt_{max}$ über den Ventrikeldruck.

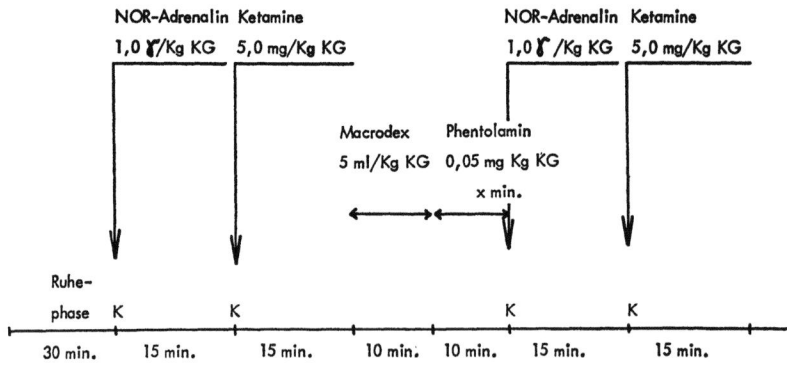

Abb. 2. Versuchsablauf

Die Abbildung 2 zeigt den Versuchsablauf. Nach Abschluß aller Vorbereitungen folgte zunächst eine 30minütige Ruhepause. Zur Auswertung gelangten jeweils die ermittelten Meßwerte unmittelbar vor der Injektion – als Kontrollwert (K) – und 1 min nach der Injektion als Vergleichswert. In den Pausen von 15 min zwischen den einzelnen Messungen erreichte der Blutdruck den Ausgangswert wieder, in einigen Fällen sank er etwas tiefer.

Kreislaufveränderungen beim Hund 49

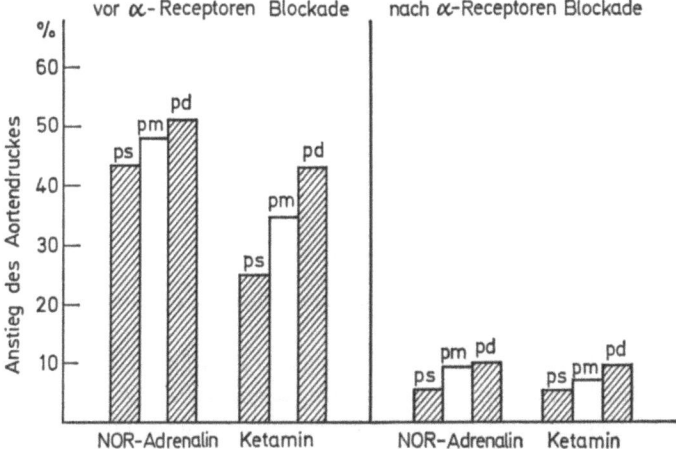

Abb. 3. Anstieg des Aortendruckes (in Prozent des Ausgangswertes) nach Injektion von NOR-Adrenalin u. Ketamin vor und nach α-Receptoren-Blockade

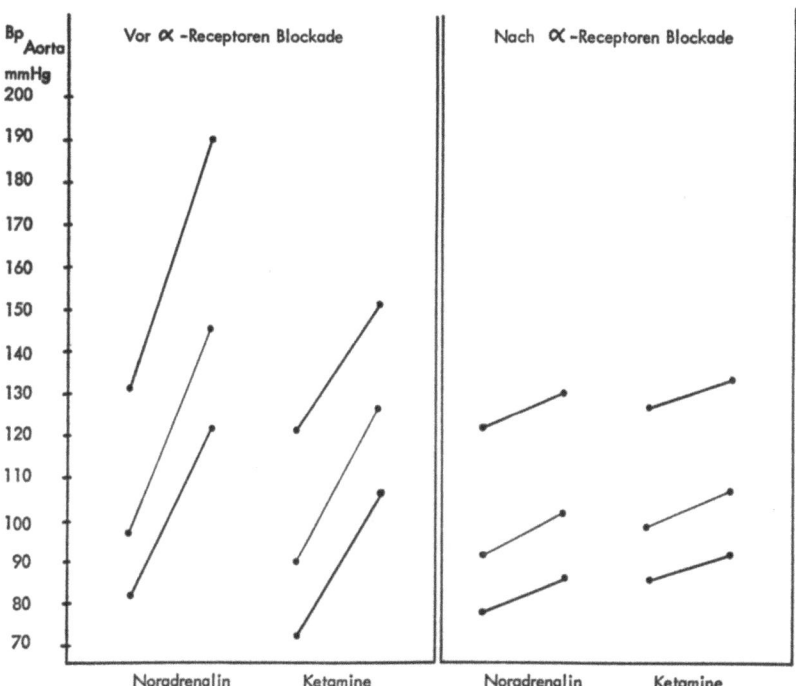

Abb. 4. Mittelwerte der gemessenen Aortendrucke vor und nach α-Receptoren-Blockade

NOR-Adrenalin (NA) wurde den Tieren in einer Menge von 1,0 µg/kg KG verabreicht. Die Ketamin-Dosis betrug 5,0 mg/kg KG. Vor Einleitung der α-Receptorenblockade erhielten die Hunde Dextran (6%) in einer Dosierung von 5 ml/kg KG, um den Kreislauf zu stabilisieren. Vorversuche hatten gezeigt, daß durch die Blockade u. U. eine erhebliche Hypotension resultieren kann. Mit einer Infusionspumpe wurden den Tieren zur α-Receptorenblockade Phentolamin (Regitin) in einer Dosierung von 0,05 mg pro kg KG und Minute während 10 min verabreicht.

## Ergebnisse

Alle Tiere zeigen in den Untersuchungen das gleiche Kreislaufverhalten.

Nach der Injektion von NOR-Adrenalin (1,0 µg/kg KG) steigt der arterielle Mitteldruck um 48,7% über den Ausgangswert (Abb. 3). Das Tier ist also zu einer Druckantwort auf Katecholamine fähig. Die Injektion von 5 mg Ketamin pro kg KG führt ebenfalls zu einem deutlichen Druckanstieg: der systolische Aortendruck steigt im Mittel um 26%, der diastolische um 43%, der Mitteldruck um 36%. Nach Vorbehandlung mit Phentolamin ist anscheinend keine vollständige α-Receptorenblockade eingetreten, wie die Prüfung mit NOR-Adrenalin belegt: Anstieg des Aortendruckes

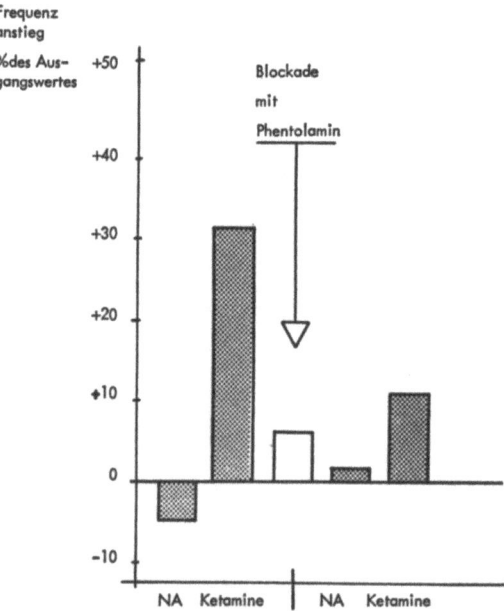

Abb. 5. Anstieg der Herzfrequenz (in Prozent des Ausgangswertes) nach Injektion von NOR-Adrenalin (NA) und Ketamine vor und nach α-Receptoren-Blockade

systolisch im Mittel um 7%, diastolisch um 10% und für den Mitteldruck 10%. Die Drucksteigerung durch Ketamin zeigte bei weitem nicht die Intensität wie vor der α-Blockade. Der systolische Aortendruck steigt im Mittel um 6%, der diastolische um 9% und der Mitteldruck um 7%. In allen Untersuchungen war ein stärkeres Ansteigen des diastolischen Druckes zu beobachten. Die Abbildung 4 zeigt nochmals die Mittelwerte der gemessenen Aortendrucke vor und nach α-Blockade.

Die Herzfrequenz (Abb. 5) steigt unter Ketamin im Mittel um 32% über den Ausgangswert, nach Blockade nur um 11%. Von Bedeutung erscheint uns aber, daß nach der Phentolamin-Infusion – im Gegensatz zum Blutdruck – der Herzfrequenzanstieg bereits von einem deutlich erhöhten Ausgangswert erfolgt. Alle α-Receptorenblocker führen infolge der – wenn auch nur leichten – Hypotension zu einer reflektorischen Tachykardie. Darüber hinaus wird dem Phentolamin dosisabhängig ein positiv chronotroper und inotroper Effekt zugeschrieben [8].

## Diskussion

Der Anstieg von $dp/dt_{max}$ kann nicht als Ausdruck einer möglichen positiv inotropen Wirkung angesehen werden, da unter den gegebenen Versuchsbedingungen am Ganztier andere Faktoren $dp/dt_{max}$ beeinflussen [9, 11].

Unter der Annahme, daß entweder eine Stimulation der α-Receptoren oder eine direkte Wirkung auf die glatte Gefäßmuskulatur zu einer Vasokonstriktion und peripheren Widerstandserhöhung führen kann, lassen sich unsere Befunde folgendermaßen interpretieren:

Ein vorwiegend direkter Angriffspunkt an der Gefäßmuskulatur erscheint unwahrscheinlich, weil dann auch nach α-Receptoren-Blockade eine deutliche Druckantwort erfolgen müßte. Die blutdrucksteigernde Wirkung von Ketamin kann deshalb nur über eine Stimulation α-adrenerger Receptoren erklärt werden. Dies stimmt auch mit den Befunden von CHEN u. Mitarb. [3] und CHANG u. Mitarb. [1] überein, die ebenfalls nach α-Receptorenblockade mit Chlorpromazin, Phenoxybenzamin, Tolazolin und Phentolamin eine Unterdrückung bzw. eine Abschwächung des Blutdruckanstieges nach Ketamin beobachteten.

Die Frage allerdings, ob Ketamin selbst an den α-Receptoren eine katecholaminartige Wirkung entfaltet oder ob es über den Weg endogener Katecholamine wirkt, kann aus diesen Befunden noch nicht beantwortet werden.

### Zusammenfassung

Wache trainierte Versuchstiere (Hunde) zeigen nach α-Receptorenblockade mit Phentolamin eine deutliche Verminderung des arteriellen

Druckanstieges bei intravenöser Anwendung von Ketamin. Es muß daher angenommen werden, daß Ketamin zu einer Stimulation $\alpha$-adrenerger Receptoren an der Gefäßmuskulatur führt.

## Summary

Administration of an $\alpha$-adrenergic blocking agent (Phentolamine) leads to a markedly decrease in arterial pressor response after injection of ketamine in awake, trained dogs.

It is supposed, that cardio-vascular effects of ketamine are caused by stimulating peripheric $\alpha$-receptors.

## Literatur

1. CHANG, P., CHAN, K. E., GANENDRAN, A.: Cardiovascular Effects of 2-(o-chlorophenyl)-2-Methylaminocyclohexanone (CI 581) in Rats Brit. J. Anaesth. **41**, 391 (1969).
2. CHEN, G.: The Pharmacology of Ketamine. In: KREUSCHER, H., Ketamine. Anaesthesiologie und Wiederbelebung 40. Berlin-Heidelberg-New York: Springer 1969.
3. — ENSOR, C. R., BOHNER, B.: An investigation on the sympathomimetic properties of phencyclidine by comparison with cocaine and desoxyephedrine. J. Pharmacol. exp. Ther. **149**, 71–78 (1965).
4. — GLAZKO, A. J., KAUMP, D. H.: Laboratory Summary on CI-581 June 1967, Exper. Therap. Dept. Research Division, Parke, Davis & Co.
5. CORSSEN, G., DOMINO, E. F.: Dissociative Anesthesia: Further Pharmacologic Studies and First Clinical Experience with the Phencyclidine Derivative CI-581. Anesth. Analg. Curr. Res. **45**, 29 (1966).
6. — MIYASAKA, M., DOMINO, E. F.: Changing concepts in Pain Control During Surgery. Dissociative Anesthesia with CI-581. A progress report. Anesth. Analg. Curr. Res. **47**, 746 (1968).
7. DOWDY, E. G., KAYA, K.: Studies of the Mechanism of Cardiovascular Responses to CI-581. Anesthesiology **29**, 931–943 (1968).
8. GOULD, L.: Phentolamine. Amer. Heart. J. **78**, 276–278 (1969).
9. HERPFER, G. E.: Über die Messung der Kontraktionsfähigkeit des Herzmuskels. Meßmethodische Grundlagen und Problematik. Anaesthesist **19**, 35 (1970).
10. ILETT, K. F., JARROTT, B., O'DONNELL, S. R., WANSTALL, J. C.: Mechanism of cardiovascular actions of phencyclidine. Brit. J. Pharmacol. **28**, 73–83 (1966).
11. KRAYENBÜHL, H. P.: Die Dynamik und Kontraktilität des linken Ventrikels. Basel: S. Karger 1969.
12. KREUSCHER, H., GAUCH, H.: Die Wirkung des Phencyclidinderivates Ketamine (CI-581) auf das kardiovasculäre System des Menschen. Anaesthesist **16**, 229 (1967).
13. LANGREHR, D., STOLP, W.: Der Einfluß von Ketamine auf verschiedene Vitalfunktionen des Menschen. (Experimentelle Untersuchungen und klinische Erfahrungen bei 1300 Fällen.) In: KREUSCHER, H. (Hrsg.): Ketamine. Berlin-Heidelberg-New York: Springer 1969.

14. LANGREHR, D., STOLP, W., KLUGE, J., HAAS, A.: Ketamine-Anästhesie für geburtshilflich-gynäkologische Eingriffe Z. prakt. Anästh. Wiederbeleb. 3, 146 (1970).
15. LUTZ, H., PETER, K., JUHRAN, W.: Hämodynamische Reaktionen nach Anwendung von Ketamine Z. prakt. Anästh. Wiederbeleb. 7, 8–13 (1972).
16. MCCARTHY, D. A., CHEN, G., ENSOR, C. R.: Pharmacoligic Studies on CI-581. Medical Summary of Ketalar (CI-581). Parke, Davis & Co. Nov. 22, 1967.
17. SZAPPANYOS, G., BEAUMANOIR, A., GEMPERLE, G., GEMPERLE, M., MORET, P.: The Effect of Ketamine (CI-581) on the Cardiovascular and Central Nervous System. In: KREUSCHER, H.: Ketamine. Berlin-Heidelberg-New York: Springer 1969.
18. TRABER, D. L., WILSON, R. D., PRIANO, L. L.: Differentiation of the Cardiovascular Effects of CI-581. Anesth. Analg. Curr. Res. 47, 769 (1968).
19. — — — Blockade of the Hypertensive Response to Ketamine. Anesth. Analg. Curr. Res. 49, 420–426 (1970).
20. VIRTUE, R. W., ALANIS, J. M., MORI, M., LAFARGUE, R. T., VOGEL, J. H. K., METCALF, D. R.: An Anesthetic Agent: 2-orthochlorophenyl, 2-methylaminocyclohexanone HCl (CI-581). Anesth. 28, 823–833 (1967).

# Kreislaufwirkung von Ketamin

Von H. Junger, R. Schorer, J. Teichmann und H. Unseld

An 17 prämedizierten (50 mg Dolantin bzw. 1,5 ml Thalamonal und 0,5 mg Atropin i.m.; eine halbe Stunde vorher) kreislaufgesunden Patienten im Alter von 25–50 Jahren wurde die Wirkung von Ketamin auf die wichtigsten Kreislaufgrößen untersucht. Die Bestimmung des Herzzeitvolumens mit der Thermodilutionsmethode stand dabei im Vordergrund.

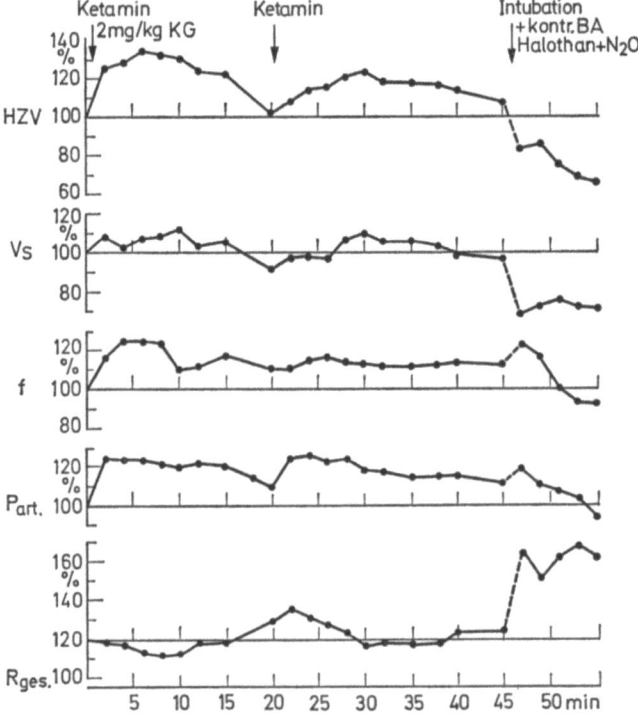

Abb. 1. Mittlere relative Veränderungen der wichtigsten Kreislaufgrößen nach zwei Ketamininjektionen, anschließender Intubation, kontrollierter Beatmung und Übergang auf Halothan-Lachgas-Narkose (HZV = Herzzeitvolumen, $V_s$ = Schlagvolumen, f = Herzfrequenz, $P_{art}$ = arterieller Mitteldruck, $R_{ges}$ = Gesamtkreislaufwiderstand)

Zur Bestimmung der Ausgangswerte wurden solange Messungen durchgeführt, bis nahezu Ruhewerte festzustellen waren. Nach Verabreichung von 2 mg Ketamin/kg KG intravenös innerhalb von 60 sec erfolgte die Messung des Herzzeitvolumens in Abständen von 1 min.

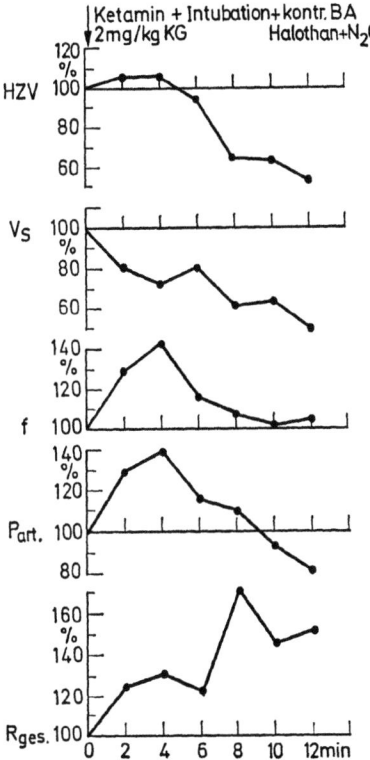

Abb. 2. Mittlere relative Veränderungen der wichtigsten Kreislaufgrößen nach Ketamineinleitung und sofort anschließender Halothan-Lachgas-Narkose und kontrollierter Beatmung, (Abkürzungen s. Abb. 1)

In der ersten Abbildung (Abb. 1) sind die prozentualen Veränderungen von Herzzeitvolumen, Schlagvolumen, Herzfrequenz, arteriellem Mitteldruck und Gesamtkreislaufwiderstand unter Spontanatmung nach zwei Ketamininjektionen im Abstand von 20 min dargestellt. Die Ausgangswerte vor Ketamininjektion wurden = 100% gesetzt.

Nach Einleitung der Ketamin-Anaesthesie kommt es zu einem raschen Anstieg des Herzzeitvolumens um maximal 34%. Dabei ist vor allem die Pulsfrequenz und der arterielle Mitteldruck deutlich erhöht, während das Schlagvolumen nur eine geringe Steigerung aufweist. Der errechnete Kreislaufwiderstand ist leicht erniedrigt.

Im Verlauf von 20 min gehen diese Veränderungen, ausgenommen Pulsfrequenz und arterieller Mitteldruck, nahezu auf ihre Ausgangswerte zurück. Eine zweite Ketamininjektion führt zu gleichgerichteten, aber nicht so stark ausgeprägten Veränderungen der Kreislaufgrößen.

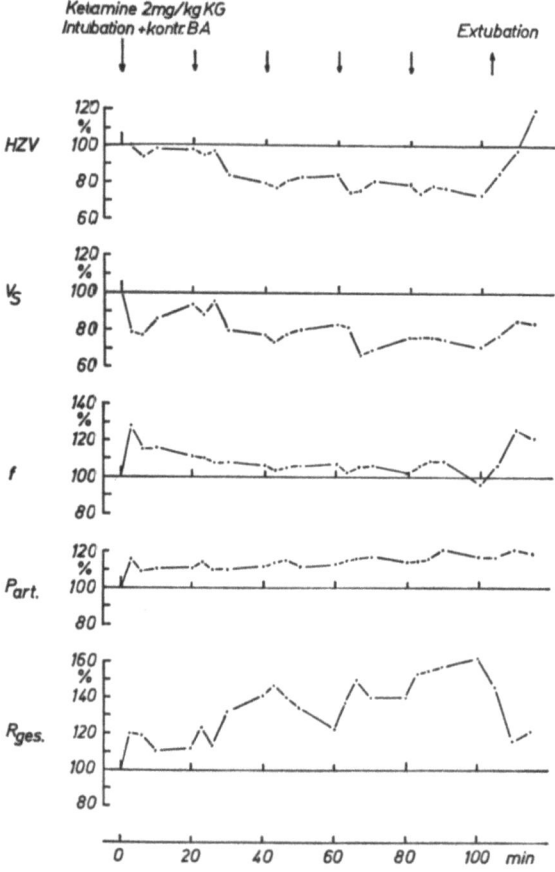

Abb. 3. Mittlere relative Veränderungen des Kreislaufs bei fortlaufender Ketamin-Anaesthesie und kontrollierter Beatmung, (Abkürzungen s. Abb. 1).

Führt man die Anaesthesie 20 min nach der zweiten Injektion von Ketamin mit Halothan-Lachgas unter kontrollierter Beatmung fort, so kommt es bereits innerhalb der ersten 5 min zu einem kontinuierlichen Abfall des Herzzeitvolumens bis auf maximal —34%. Dies geschieht vor allem durch Verminderung des Schlagvolumens. Der nur geringe Abfall des arteriellen Mitteldruckes bedingt eine erhebliche Zunahme des Gesamtkreislaufwiderstandes um 40%.

Wird Ketamin direkt zur Einleitung einer Halothan-Lachgas-Narkose mit kontrollierter Beatmung benutzt (Abb. 2), so wird der Ketamineffekt auf den Kreislauf nach 4–6 min vom Halothaneffekt abgelöst. Besonders auffallend ist die sofortige Abnahme des Schlagvolumens. Ketamin vermag also die Wirkung des Halothans und der künstlichen Beatmung auf den Kreislauf nicht zu kompensieren, sondern es finden sich die gleichen hämodynamischen Veränderungen wie bei Einleitung der Halothan-Narkose, z. B. mit einem Barbiturat.

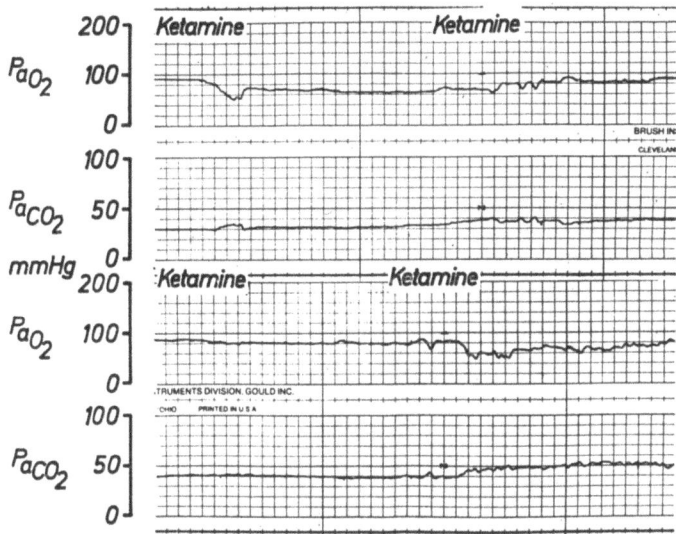

Abb. 4. Verhalten von $Pa_{O_2}$ und $Pa_{CO_2}$ unter Spontanatmung bei Ketaminnachinjektion. Messung mit Massenspektrometer. 34jähriger Patient, Varizen-Operation

Wird dagegen die Narkose mit Ketamin eingeleitet und mit Nachinjektionen im Abstand von 20 min bei gleichzeitiger kontrollierter Beatmung mit einem Lachgas-Sauerstoffgemisch fortgeführt, so ergibt sich ein teilweise anderes Kreislaufverhalten (Abb. 3).

Das Herzzeitvolumen zeigt keine Steigerung, sondern fällt langsam um etwa 20% ab, infolge Verminderung des Schlagvolumens bei leicht erhöhter Herzfrequenz. Der arterielle Mitteldruck bleibt leicht erhöht, woraus sich eine deutliche Zunahme des Gesamtkreislaufwiderstandes errechnet.

Das Verhalten des Gasaustausches unter Ketamin während Spontanatmung wurde mit arteriellen Blutgasanalysen und fortlaufend mit Hilfe der Massenspektrometrie („Medspect MS 8", Scientific Research Instruments Corp., Baltimore) für $O_2$- und $CO_2$-Druck kontrolliert. Die fortlaufende Messung von $Pa_{O_2}$ und $Pa_{CO_2}$ zeigt (Abb. 4), daß es doch zu bemerkenswerten Partialdruckschwankungen nach Ketamin, insbesondere für Sauerstoff, kommt, die sich mit einzelnen Blutgasanalysen nicht ohne weiteres erfassen lassen. Insgesamt läßt sich eine leichte Abnahme des Sauerstoffdruckes bei einer geringfügigen respiratorischen Acidose feststellen. Allerdings kann dies unerhebliche Verschlechterung des Gasaustausches nicht für den so ausgeprägten Anstieg des Herzzeitvolumens verantwortlich sein.

## Zusammenfassung

Das Verhalten des Kreislaufs unter Ketamin-Narkose ist nicht ökonomisch. Die erhebliche Zunahme der Blutstromstärke nach Ketamin während Spontanatmung kann nicht als ein nützlicher Effekt angesehen werden. Sie bedeutet eine unnötige Herausforderung an die Kreislauffunktion, die vom Kreislaufgesunden geleistet werden kann, aber nicht bei Kreislaufinsuffizienz.

Zur Erklärung des Kreislaufverhaltens durch Ketamin während Spontanatmung kann neben dem veränderten Gasaustausch der erhöhte Muskeltonus mit gesteigertem Gesamtsauerstoffverbrauch herangezogen werden.

Dagegen muß bei der fortlaufenden Ketamin-Narkose mit künstlicher Beatmung neben der nutritiven Anpassung des Kreislaufs an einen gedämpften Stoffwechsel im wesentlichen der Effekt der künstlichen Beatmung sowie der Relaxierung in Rechnung gestellt werden.

## Summary

In 17 patients without known cardiovascular disease the influence of ketamine on the most important circulatory parameters has been investigated after premedication. The injection of ketamine, 2 mg/kg bodyweight, resulted in a rapid rise of cardiac output to 34% above control. Pulse rate and mean arterial pressure were also markedly increased while stroke volume showed a slight rise only. A second injection of ketamine after 20 min produced quite similar but less remarkable changes.

If ketamine anesthesia was followed by halothane cardiac output fell by maximally 34%, which was caused mostly by a decrease of stroke volume and a slight fall of mean arterial pressure resulting in a marked increase in total peripheral resistance.

Ketamine injection under controlled ventilation with a nitrous oxide – oxygen mixture produced a slow decrease in cardiac output of 20% because of a fall of stroke volume. Mean arterial pressure and total peripheral resistance were increased.

Gas exchange under ketamine was monitored either by single blood gas analyses or by continuously measuring the arterial tensions of $O_2$ and $CO_2$ with a mass spectrometer. A small decrease in arterial oxygen tension associated with a slight respiratory acidosis was found.

The results of the investigations were discussed.

# Verhalten der Katecholaminspiegel im Blut während intravenöser Narkose mit Ketamin beim Hund

Von K. Peter, F. Altstaedt, G. Hollmann, R. Klose und J. Mayr

Die durch Ketamin bedingten Kreislaufveränderungen gleichen am ehesten der Wirkung von Katecholaminen auf das kardio-vasculäre System, wobei neben der Frequenz und Blutdruckerhöhung insbesondere die Vermehrung des peripheren Widerstandes als Stimulation $\alpha$-adrenerger Receptoren an der Gefäßwand [7] aufgefaßt werden kann. Dabei bleiben als Wirkungsmechanismen zwei Möglichkeiten offen:
1. Ketamin besitzt an den $\alpha$-Receptoren eine direkte katecholaminartige Wirkung
2. Ketamin bewirkt eine Freisetzung endogener Katecholamine bzw. eine Verminderung der Aufnahme in die Speicher [6].

Im letzteren Falle müßte man fordern, daß nach Anwendung der Substanz die Spiegel von Adrenalin und Noradrenalin im Blut erhöht sind. Zur Klärung dieser Frage führten wir unsere Untersuchungen durch.

## Methodik

Die Messungen erfolgten an 6 wachen, nicht prämedizierten Hunden. In einer Voroperation wurde unter Röntgenkontrolle ein PVC-Katheter in die untere Hohlvene bis in die Höhe der Venae renales vorgeschoben. Der Katheter wurde subcutan zum Rücken der Tiere geleitet und zwischen den Schulterblättern fixiert.

An jedem der 6 Tiere wurden 2–3 Tage nach der Operation insgesamt 4 Versuche durchgeführt. Einmal wurden jeweils ein standardisierter Schmerzreiz gesetzt, um eine sichere Erhöhung des Katecholaminspiegels zu erzielen. In den 3 folgenden Versuchen erhielten die Tiere in zufälliger Zuordnung

1. 8–10 ml physiol. Kochsalzlösung als Kontrolle
2. 25 mg/kg KG Thiobarbiturat i.v. und
3. 12,5 mg/kg KG Ketamin i.v.

Die Blutentnahmen erfolgten vor Versuchsbeginn, 1, 5 und 10 min nach Injektion der genannten Substanzen bzw. nach Auslösen des Schmerzreizes. Der chemische Nachweis von Adrenalin und Noradrenalin wurde nach der von ENDEL und HOLLMANN modifizierten Methode [2] von BERTLER und HÄGGENDAL durchgeführt. Der Vorteil dieser Modifikation liegt in der geringen Blutmenge von 1–4 ml, die zur fluorometrischen Bestimmung notwendig sind. Die Nachweisreaktion erfolgt nach der Trihydroxyindolmethode. Der Normalwert bei jungen Hundesäuglingen beträgt nach dieser Methode für Adrenalin und Noradrenalin bis zu 2 ng, bei ausgewachsenen älteren Hunden bis zu 5 ng.

## Ergebnisse (Abb. 1)

Wie aus der Abbildung ersichtlich wird, sind alle Versuchstiere in der Lage auf einen Schmerzreiz mit einer adäquaten Katecholaminausschüttung zu reagieren. Die Plasmaspiegel für Noradrenalin liegen eindeutig über den

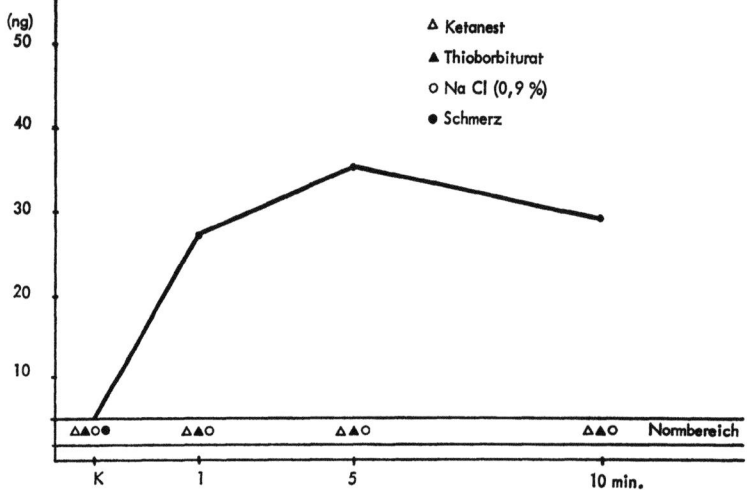

Abb. 1. Verhalten des Noradrenalins nach Injektion von Ketanest, Thiobarbiturat, Kochsalzlösung sowie nach Auslösung einer standardisierten Schmerzreaktion

Normalwerten. Die Manipulationen am Tier und die Injektion von physiologischer Kochsalzlösung bewirken keinen Katecholaminanstieg. Auch die Verabreichung von Ketamin und eines Thiobarbiturates führen zu keiner signifikanten Erhöhung des Plasmakatecholaminspiegels über den gemessenen Zeitraum.

## Diskussion

Die Bestimmungen von Adrenalin und Noradrenalin im Plasma gestalten sich außerordentlich schwierig, da Adrenalin und insbesondere Noradrenalin sehr schnell abgebaut werden und sich deshalb oft dem Nachweis entziehen [5]. Außerdem gelangt Noradrenalin primär in die Gefäßwand und wird erst dann in die Blutbahn abgegeben, wenn es im Überschuß vorliegt. Nicht zuletzt aus diesen Gründen sind Bestimmungen der Katecholaminspiegel, obwohl sie schon 1968 von KREUSCHER angeregt wurden, bisher nur in sehr geringer Zahl durchgeführt worden.

Bei aller Kritik an den derzeitig bekannten Bestimmungsmethoden für Katecholamin im Blut sind wir der Auffassung, daß der fehlende Anstieg (nachweisbare) der Katecholamine folgende Schlußfolgerung erlaubt:

Dem Ketamin kommt auf die Peripherie ein weitgehend direkter katecholaminartiger, an den adrenergen Receptoren angreifender Effekt zu. Diese Auffassung wird gestützt durch neuere Untersuchungen von HENSEL [4] sowie ältere von CHEN [1] und KREUSCHER [3].

## Zusammenfassung

An wachen Versuchstieren wurden die Blutkatecholaminspiegel (Adrenalin und Noradrenalin) nach der von ENDEL und HOLLMANN modifizierten Methode von Bertler und Häggendal bestimmt. Als Testsubstanz wurden Ketamin, Thiobarbiturat, isotonische Kochsalzlösung verwendet. Eine gesicherte Ausschüttung von Katecholaminen wurde über eine standardisierte Schmerzreaktion hervorgerufen. Keine der verwendeten Testsubstanzen führte zu einer nachweisbaren Erhöhung der Katecholaminspiegel im Blut.

## Summary

The blood-levels of catecholamines (epinephrine and norepinephrine) were determined in wake adult dogs with the method of Bertler and Häggendal modified by ENDEL and HOLLMANN. Ketamine, thiobarbiturate and normal saline were applied as test substances. An assured amount of catecholamines was provoked by a standardized pain reaction. None of the used substances resulted in significant augmentation of catecholamines in the blood.

## Literatur

1. CHEN, G., ENSOR, C., BOHNER, B.: The Neuropharmacology of 2(o-chlorophenyl)-2-methylaminocyclohexanone hydrochloride. J. Pharmacol. exp. Ther. **152**, 332 (1966).
2. ENDEL, D., HOLLMANN, W.: Nachweis von Adrenalin und Noradrenalin in kleinen Blutvolumina. Z. klin. Chem. **8**, 77 (1970).
3. KREUSCHER, H., GAUCH, H.: Die Wirkung des Phencyclidinderivates Ketamine (CI-581) auf das kardiovasculäre System des Menschen. Anaesthesist **16**, 229 (1967).

4. HENSEL, I., BRAUN, U., KETTLER, D., KNOLL, D., MARTEL, J., PASCHEN, K., BRETSCHNEIDER, H. J.: Tierexperimentelle Untersuchungen zur Frage der Katecholaminaktivität unter Ketaminnarkose (in diesem Buch S. 63–76).
5. HOLLMANN, G.: Experimentelle Untersuchungen zur Pathophysiologie des hämorrhagischen Schocks im frühen Lebensalter. Habilitationsschrift München 1971.
6. ILETT, K. F., B. JARROT, S. R. O'DONNELL, WARSTALL, J. C.: Mechanisms of Cardiovascular Actions of Phencyclidine. Brit. J. Pharmacol. 28, 73 (1966).
7. PETER, K., DIETZE, W., KLOSE, R., MAYR, J.: Kreislaufveränderungen beim Hund durch intravenöse Anwendung von Ketamine nach α-Rezeptoren Blokkade. II. Mainzer Ketaminsymposion 1972.

# Tierexperimentelle Untersuchungen zur Frage der Katecholaminaktivität unter Ketaminnarkose*

Von I. Hensel, U. Braun, D. Kettler, D. Knoll, J. Martel, K. Paschen und H. J. Bretschneider

Die Injektion von Ketamin führt im Tierexperiment in der Regel zu einem Anstieg des arteriellen Mitteldruckes, der Herzfrequenz, der Coronardurchblutung, des myokardialen $O_2$-Verbrauches und des Gesamt-$O_2$-Verbrauches [3, 4, 12, 13, 18, 23, 24]. Klinische Untersuchungen von Ketamin haben die meisten tierexperimentellen Befunde auch für den Patienten bestätigt [16, 17, 21]. Eine Stimulierung des sympathischen Systems durch Ketamin wäre über folgende Mechanismen denkbar: 1. zentralnervöse Tonisierung des Sympathicus; 2. ganglionäre Erregung des Sympathicus; 3. direkter postganglionärer Angriff im Sinne eines direkten Sympathomimeticums; 4. direkte Stimulierung des Nebennierenmarkes; 5. zentralnervöse Stimulierung des Nebennierenmarkes. Die von VIRTUE u. Mitarb. [24] geäußerte Vermutung, eine sympathomimetische Wirksamkeit von Ketamin über eine Ausschüttung von Katecholaminen aus dem Nebennierenmark müsse als Ursache der genannten Reaktionen angesehen werden, erschien zunächst naheliegend. Der unter 4. aufgeführte Reaktionsweg wurde aber bereits durch die Befunde von TRABER u. Mitarb. [23] weitgehend ausgeschlossen. Die Autoren weisen im Tierexperiment nach, daß nach Prämedikation mit Gangioplegica bei Ketaminnarkose weder ein Blutdruckanstieg noch eine Zunahme der Herzfrequenz auftraten. Im Falle einer direkten Stimulierung des Nebennierenmarkes durch Ketamin hätten auch bei Ganglienblockade die beschriebenen Kreislaufeffekte auftreten müssen. Die Frage nach einer gesteigerten Katecholaminaktivität unter Ketaminnarkose ist damit aber nicht entschieden, sie soll in dieser Arbeit mit anderer Methodik und unter anderen Gesichtspunkten geprüft werden.

## Methodik

Die Versuche wurden an Bastardhunden zwischen 18 und 35 kg KG vorgenommen. Die Fragestellung erforderte eine etwas unterschiedliche Handhabung in der Narkoseführung.

---

* Mit Unterstützung der Deutschen Forschungsgemeinschaft im Rahmen des SFB 89 – Kardiologie – Göttingen

**Gruppe I:** Die Ketaminnarkose wurde 30 min nach Prämedikation von 0,5 bis 1,0 mg Scopolamin mit durchschnittlich 20–25 mg/kg KG Ketamin eingeleitet und mit Nachinjektionen von 5–10 mg/kg in etwa 20 min-Intervallen sowie $N_2O/O_2$-Beatmung (80 %/20 %) unterhalten. An diesem Kollektiv (n = 8) wurde der Gesamt-$O_2$-Verbrauch [6], der Plasmakatecholaminspiegel [25], der freie Fettsäure- [5] und Glucosespiegel, die Elektrolyte [19], der Säure-Basen-Haushalt, der Aortendruck und die Herzfrequenz gemessen.

**Gruppe II:** Die Versuchstiere (n = 7) wurden mit 0,5–1 mg Scopolamin und 1 mg/kg KG Dipiritramide prämediziert, die Narkose 30 min später mit durchschnittlich 10 mg/kg KG Thiopental eingeleitet und mit 0,8 Vol.-% Halothane sowie $N_2O/O_2$-Beatmung fortgesetzt. Nach Abschluß der Katheterisierung erfolgten im steady state die ersten Messungen. Danach wurde Halothan abgestellt und lediglich mit $N_2O/O_2$ (80 %/20 %) etwa 60 min weiterbeatmet. Die darauffolgende Ketaminnarkose wurde durchschnittlich mit 10 mg/kg KG eingeleitet und mit 5–8 mg/kg KG unterhalten. An diesem Kollektiv wurde die Nierendurchblutung [10], der Aortendruck, die Herzfrequenz, dp/dt und das HZV [15] gemessen.

Hinsichtlich weiterer methodischer Einzelheiten verweisen wir auf frühere Publikationen [1, 10, 11, 12, 13].

## Ergebnisse

**A. Gruppe I:** Unter Ketaminenarkose ließ sich an den Versuchstieren eine gegenüber anderen Narkoseverfahren deutliche Erhöhung der Stoffwechsellage nachweisen. Ein relativ gutes Maß zur Abschätzung der aktuellen Stoffwechsellage bildet die $O_2$-Aufnahme des Gesamtorganismus. Die Bestimmung der $O_2$-Aufnahme wurde mit dem Spirometerverfahren nach ENGSTRÖM, HERZOG und NORLANDER durchgeführt [6].

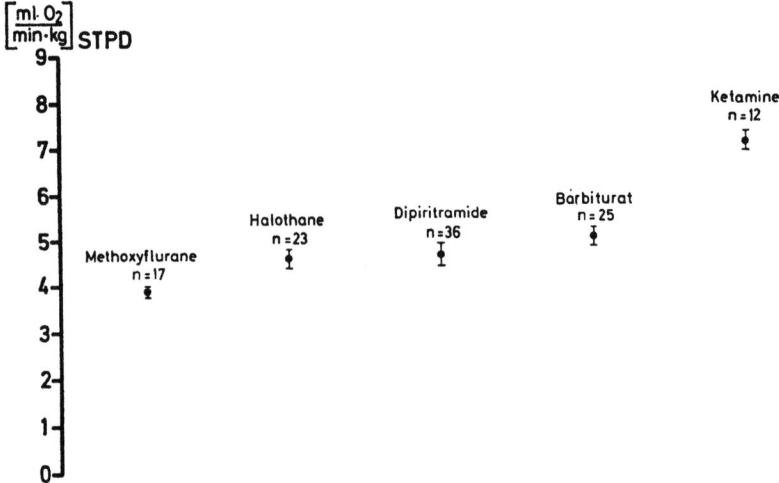

Abb. 1. Gesamt-$O_2$-Verbrauch des Hundes bei verschiedenen Narkosearten unter normothermen Bedingungen. Die Balken markieren den mittleren Fehler des Mittelwertes ($S_{\bar{x}}$)

Die vorliegenden $O_2$-Verbrauchswerte werden angegeben in ml $O_2$ (STPD)/min · kg KG und sind unter Zugrundelegung eines $Q_{10}$ von 1,7 auf eine Tiertemperatur von 37° C umgerechnet. Die Abbildung 1 zeigt eine Gegenüberstellung von mittleren $O_2$-Verbrauchswerten für einige Narkoseverfahren. Der $O_2$-Verbrauch in Ketaminnarkose betrug im Mittel 7,2, in Barbituratnarkose 5,1, in Dipiritramidenarkose 4,7 in Halothannarkose 4,6 ml $O_2$/min · kg KG und war mit 3,9 ml $O_2$/min · kg KG in Methoxyflurannarkose am niedrigsten. Der mittlere $O_2$-Verbrauch von 7,2 ml $O_2$/min · kg KG unter Ketaminnarkose ist gegenüber den übrigen von uns untersuchten Narkoseverfahren deutlich erhöht. Er liegt auch über dem mittleren $O_2$-Verbrauch bei Hunden in Ruhe und im Wachzustand, der nach den Ergebnissen der Arbeitsgruppe BRENDL u. Mitarb. [2] mit etwa 5,6 ml $O_2$/min · kg KG zu veranschlagen ist. Gemessen an der beträchtlichen Steigerungsmöglichkeit des $O_2$-Verbrauches vom Ruhewert aus, die etwa das 10fache betragen dürfte, hat die vorliegende Stoffwechselsteigerung unter Ketaminnarkose zwar keinen besonderen Schweregrad, die vorliegende Stoffwechselsteigerung ist aber groß genug, um den Verdacht einer Katecholamin-

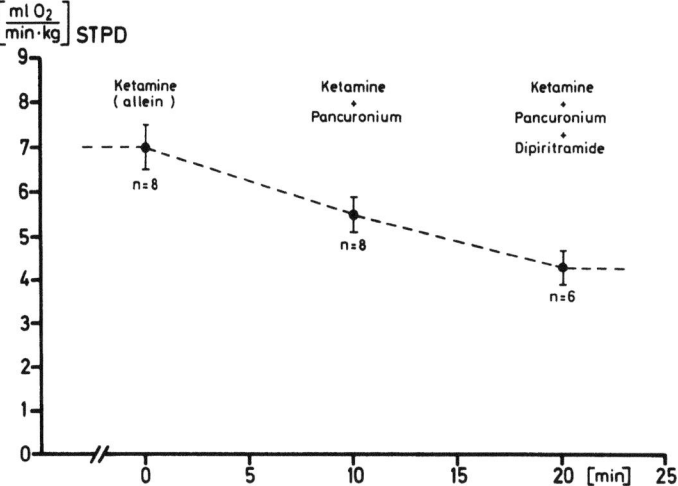

Abb. 2. Sauerstoffverbrauch unter Ketaminnarkose und nach zusätzlicher Gabe eines Muskelrelaxans sowie eines Morphinderivates. Die Balken bezeichnen $S_{\bar{x}}$

freisetzung aufkommen zu lassen. Von den Katecholaminen besitzt vor allem das Adrenalin neben seinen Kreislaufwirkungen einen an fast allen Organsystemen wirkenden stoffwechselsteigernden Effekt. Noradrenalin wirkt qualitativ ähnlich, jedoch dominieren beim Noradrenalin die Kreislaufwirkungen.

Die durch Ketamin induzierte Stoffwechselsteigerung ließ sich jedoch allein durch Applikation eines depolarisationshemmenden Muskelrelaxans auf eine nahezu normale Größe reduzieren (Abb. 2). Bei dem untersuchten Kollektiv von Bastardhunden fiel der Gesamt-$O_2$-Verbrauch unter Ketaminnarkose 10 min nach Gabe von 0,1 mg/kg KG Pancuronium von im Mittel 7,2 auf 5,5 ml $O_2$/min · kg KG ab. Nach zusätzlicher Verabreichung von 1 mg/kg KG Dipiritramide ließ sich der Gesamt-$O_2$-Verbrauch auf 4,3 ml $O_2$/kg KG bzw. 60% des Ausgangswertes senken. Nach diesen Befunden scheiden die Katecholamine zumindest weitgehend für den dargestellten Aspekt der Stoffwechselsteigerung aus. Die Stoffwechselsteigerung unter Ketamin wird möglicherweise von einem erhöhten Muskeltonus zentralnervöser Herkunft ausgelöst [3, 17].

Der Nachweis eines durch Ketamin möglicherweise erhöhten Plasmakatecholaminspiegels sowie eines veränderten Blutzucker- und freien Fett-

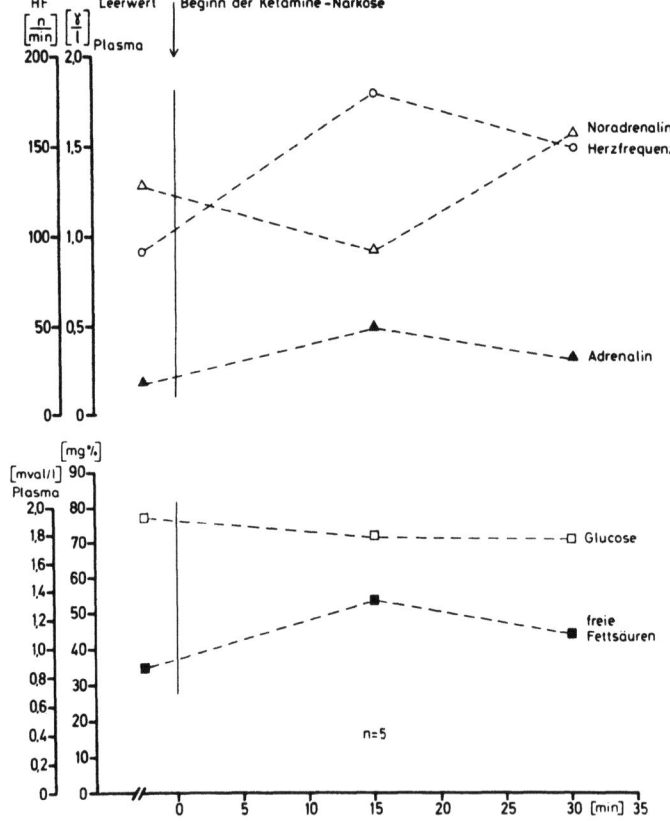

Abb. 3. Verhalten der Herzfrequenz sowie der Plasmakonzentrationen von Noradrenalin, Adrenalin, Glucose und freien Fettsäuren unter Ketaminnarkose

säurespiegels wurde methodisch auf folgendem Wege versucht: Einem Kollektiv von Versuchstieren wurde pränarkotisch wie auch 15 und 30 min nach der Einleitung eine Blutprobe entnommen. Zur Bestimmung der Katecholamine verwendeten wir die 1968 von WEIL-MALHERBE [25] angegebene Methode, für den Nachweis der freien Fettsäuren das Verfahren nach DUNCOMBE [5]. Der Blutzuckernachweis erfolgte im enzymatisch optischen Test.

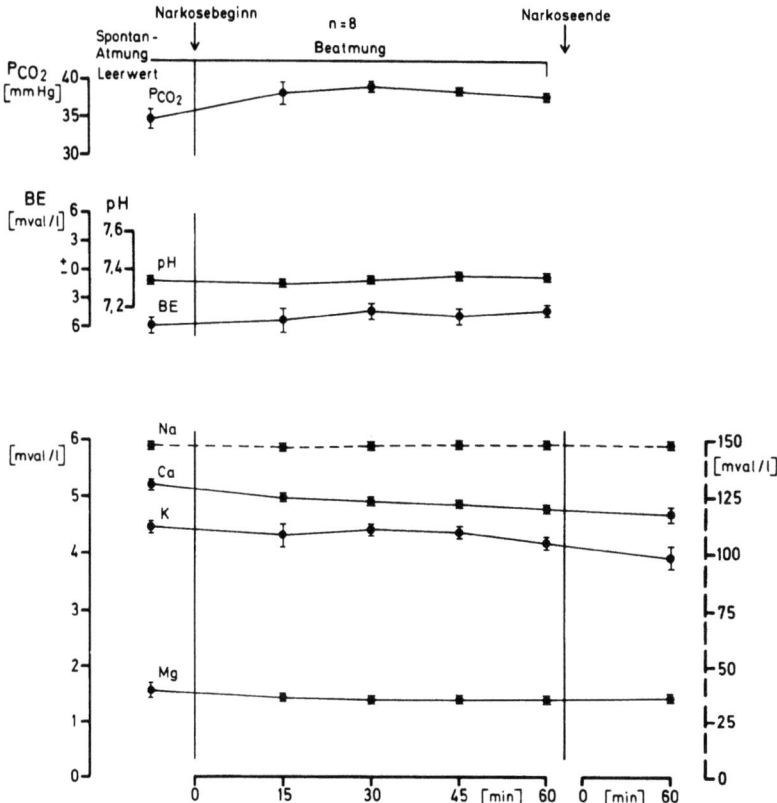

Abb. 4. Im oberen Teil der Abbildung ist das Verhalten von $P_{CO_2}$, pH und Base Excess vor und während der Ketaminnarkose dargestellt. Der untere Teil der Abbildung zeigt die Veränderungen der Serumkonzentrationen von Calcium, Kalium, Natrium und Magnesium vor, während und nach der Narkose

In der Abbildung 3 ist neben den Mittelwerten der bereits genannten Meßgrößen die während der Blutentnahme vorliegende Herzfrequenz eingezeichnet. Die Herzfrequenz stieg im Mittel von dem pränarkotischen Wert von 92/min auf 180/min und fiel zum 30-Minutenwert auf 150/min ab. (Zwischen dem 15- und 30-Minutenwert wurde im Durchschnitt ein arterieller Mitteldruck von 137 mmHg registriert.) Der Noradrenalinspiegel fiel zur gleichen Zeit von seinem Ausgangswert von 1,27 µg/l auf 0,9 µg/l und stieg zum 30-Minutenwert auf 1,5 µg/l an.

Der Adrenalinspiegel stieg von seinem Ausgangswert von 0,17 µg/l auf 0,48 µg/l an und fiel 30 min nach dem Narkosebeginn auf 0,33 µg/l ab. Die Prüfung der Stichproben im Kruskal-Wallis-Test – einer parameterfreien Varianzanalyse – erbrachte auf dem 5%-Niveau für beide Katecholamine keine Signifikanz. Wie aus der Verlaufskurve des Glucosespiegels ersichtlich wird, traten bei dieser Meßgröße keine besonderen Veränderungen auf. Zwischen dem Ausgangswert von 78 mg% und dem 30-Minutenwert lag eine Differenz von —5 mg%. Im Falle einer Ausschüttung von Adrenalin und Noradrenalin aus dem Nebennierenmark hätte ein Blutzuckeranstieg eintreten müssen. Demgegenüber wurde bei den freien (unveresterten) Fettsäuren 15 min nach der Einleitung ein geringfügiger mittlerer Anstieg von 0,9 auf 1,3 mval/l ersichtlich, der beim 30-Minutenwert auf 1,1 mval/l zurückging. Der beschriebene, leichte Anstieg der freien Fettsäuren bildete auf der metabolischen Seite den einzigen Hinweis auf eine möglicherweise vorhandene Katecholaminaktivität. Neben anderen Ursachen führt auch eine Katecholaminfreisetzung zu einer vermehrten Abgabe freier Fettsäuren an das Blut durch Lipolyse aus dem Fettgewebe.

In der Abbildung 4 ist ein Nebenbefund aus dieser Versuchsreihe dargestellt. Im oberen Teil der Abbildung sind die Verlaufswerte von $P_{CO_2}$, pH und base excess, im unteren Teil der Abbildung sind die Verlaufswerte einiger Elektrolyte dargestellt. Der $P_{CO_2}$ betrug pränarkotisch im Mittel 35 mmHg und stellte sich dann gemäß der maschinellen Ventilationsrate auf 38 mmHg ein. Der pränarkotisch gemessene mittlere pH-Wert von 7,35 blieb auch nach Narkoseeinleitung nahezu unverändert, ähnlich verhielt es sich auch mit den Mittelwerten für den base excess.

Die durchgezogenen Kurven für Calcium, Kalium und Magnesium beziehen sich auf die Ordinate links im unteren Teil der Abbildung, für die gestrichelte Natriumkurve gilt die Ordinate rechts im Bild. Von den Elektrolytkonzentrationen fiel als einzige die Calciumkonzentration nennenswert ab, blieb aber – wie auch die übrigen untersuchten Elektrolyte – im Normbereich. Im Normbereich lagen auch die Spätwerte, die 1 Std nach Narkoseende entnommen wurden. Der von der Arbeitsgruppe STRIEGAN, ESCHNER u. MILEWSKI [22] beschriebene Abfall der Kalium- und Magnesiumkonzentration im Serum wurde von uns in keinem Versuch beobachtet.

**B. Gruppe II:** In einer weiteren Versuchsreihe wurde die Wirkung von Ketamin auf Nierendurchblutung, arteriellen Mitteldruck, Herzfrequenz, HZV und dp/dt untersucht.

In der Abbildung 5 ist die Synopsis der genannten Kreislaufgrößen gegen die Zeit aufgetragen. Zum Zeitpunkt 0 wurde im steady state einer Halothannarkose (0,8 Vol.-%) eine Messung vorgenommen, danach der

Tierexperimentelle Untersuchungen zur Frage der Katecholaminaktivität 69

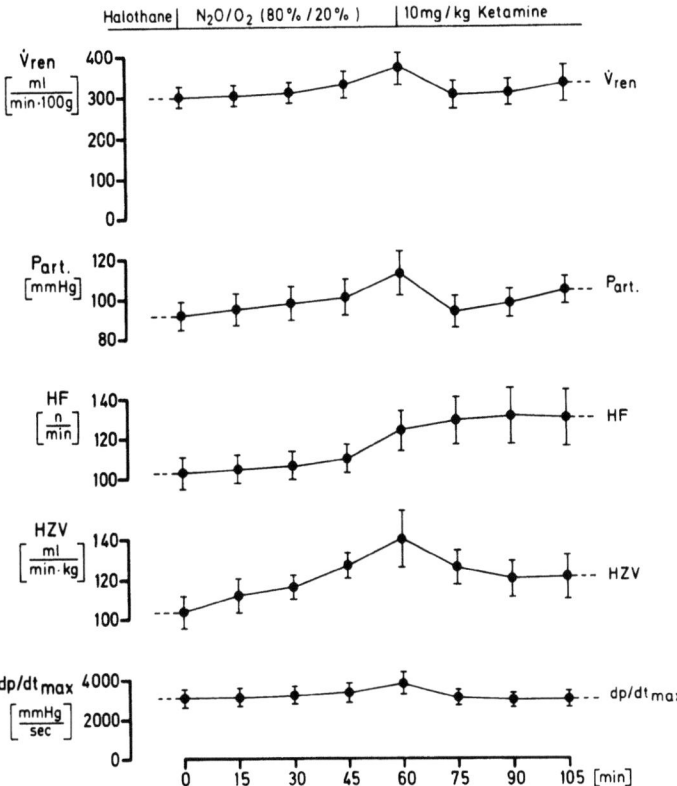

Abb. 5. Die Veränderungen der Nierendurchblutung ($\dot{V}_{ren}$), des arteriellen Mitteldruckes ($P_{art}$), der Herzfrequenz (HF), des Herzminutenvolumens (HZV) und der maximalen Druckanstiegsgeschwindigkeit im linken Ventrikel ($dp/dt_{max}$) im steady state einer Halothannarkose (Zeitpunkt 0), während $N_2O/O_2$-Beatmung und nach Übergang auf eine Ketaminnarkose. Die Balken markieren $S_{\bar{x}}$ ($n = 7$)

Halothanverdampfer abgestellt und in den folgenden 60 min nur noch mit einem $N_2O/O_2$-Gemisch weiterbeatmet. Während dieser Zeit erfolgte als Reaktion auf die abklingende Halothannarkose im Mittel ein Anstieg sämtlicher Kreislaufgrößen: die Nierendurchblutung stieg von 300 auf 370 ml/min · 100 g, der arterielle Mitteldruck von 90 auf 113 mmHg, die Herzfrequenz von 105/min auf 125/min, das HZV von 104 auf 140 ml/min · kg KG und $dp/dt_{max}$ von 3100 auf 3800 mmHg/sec. Im Anschluß an den 60-Minutenwert wurde durch intravenöse Injektion von 10 mg/kg KG Ketamin auf eine Ketaminnarkose übergeleitet. Die Nierendurchblutung stellte sich 15 min danach im Mittel auf 310 ml/min · 100 g und stieg während der folgenden 30 min geringfügig an. Der arterielle Mitteldruck wurde ebenfalls 15 min nach Injektion von Ketamin auf etwa die gleiche Größe

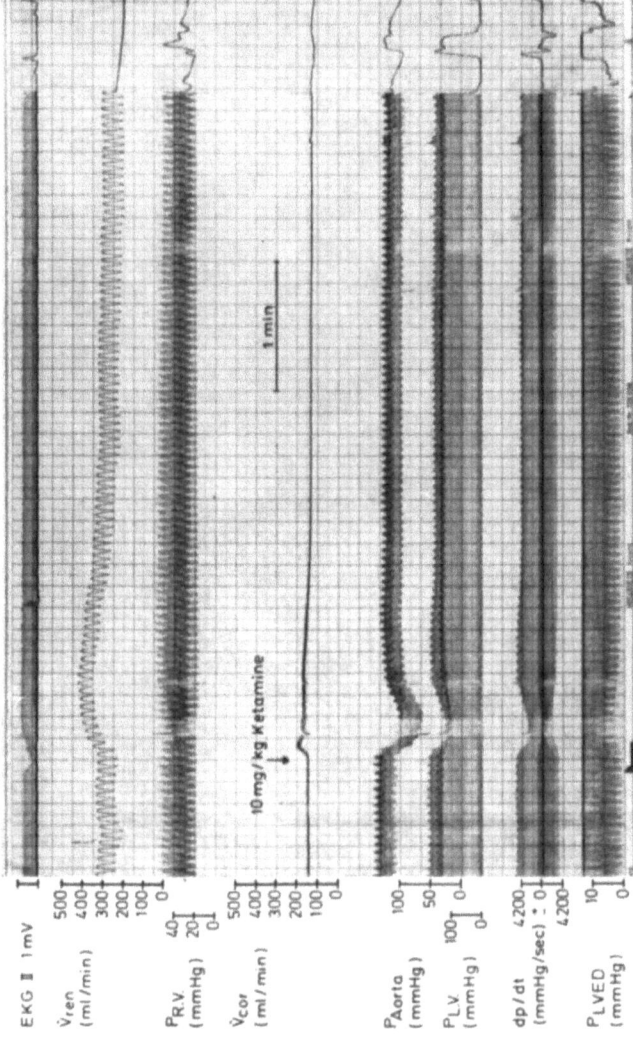

Abb. 6. Kreislaufreaktionen nach Injektion von 10 mg/kg Ketamin am Hund in $N_2O/O_2$-Narkose, Injektionszeitpunkt am unteren Bildrand, Versuch 402. Von oben nach unten: Extremitäten-EKG, Nierendurchblutung ($\dot{V}_{ren}$), Druck in der A. pulmonalis ($P_{R.V.}$), Coronardurchblutung ($\dot{V}_{cor}$), Aortendruck ($P_{Aorta}$), Druck im linken Ventrikel ($P_{L.V.}$). Druckanstiegsgeschwindigkeit im linken Ventrikel (dp/dt) und diastolischer Druck im linken Ventrikel ($P_{LVED}$). Papiervorschub: links 1 mm/sec, rechts 50 mm/sec

wie unter Halothannarkose gesenkt, stieg dann aber im Verlauf der nächsten 30 min um 10 mmHg an. Als einzige der untersuchten Kreislaufgrößen zeigte nach dem Übergang auf Ketamin die Herzfrequenz keinen Abfall, sondern einen weiteren Anstieg. Gegen Ende des Untersuchungszeitraumes stellte sie sich auf etwa 130/min ein. Das HZV nahm in den ersten 30 min nach Ketamin im Mittel von 140 auf 120 ml/min · kg KG ab und veränderte sich danach nicht weiter. Das bedeutet gegenüber dem mittleren Ausgangswert unter Halothan eine Zunahme um 15%. Der Inotropieparameter $dp/dt_{max}$ zeigte 15 min nach Ketamingabe eine Druckanstiegsgeschwindigkeit im linken Ventrikel von 3000 mmHg/sec. Diese Meßgröße blieb im weiteren Verlauf konstant.

Die hämodynamischen Größen aus dieser Versuchsreihe ergaben mit Ausnahme der Frequenzerhöhung und des geringfügigen Druckanstiegs im arteriellen System keinen Hinweis auf eine größere Katecholaminaktivität. In einem solchen Falle wäre wohl insbesondere die Nierendurchblutung deutlicher in Mitleidenschaft gezogen worden. Unmittelbar nach den Injektionen von Ketamin veränderte sich aber die Nierendurchblutung entweder gar nicht oder stieg kurzfristig an.

Die Abbildung 6 zeigte eine Originalregistrierung, auf der von oben nach unten EKG, Nierendurchblutung, Druck in der Art. pulmonalis, Coronardurchblutung, Aortendruck, Druck im linken Ventrikel, dp/dt und enddiastolischer Ventrikeldruck wiedergegeben sind. Die Nierendurchblutung nahm nach der Injektion von Ketamin trotz des vorübergehenden Druckabfalls in der Aorta sogar noch erheblich zu. Die kurzfristige Vasodilatation wurde – wie die Abbildung zeigt – nicht nur an den Nierengefäßen, sondern auch an den Coronargefäßen wirksam.

Insgesamt lassen die Kreislaufbefunde typische Katecholaminwirkungen (an denen quantitativ das Adrenalin überwiegt) wie Erhöhungen des renalen Gefäßwiderstandes und positiv inotrope Wirkung auf das Herz vermissen.

## Diskussion

Der kreislaufanregende Effekt von Ketamin wird in der Anaesthesie teilweise als angenehme Nebenwirkung – besonders bei kreislauflabilen Patienten – empfunden. Der pharmakologische Mechanismus dieser Ketaminwirkung ist bislang noch nicht befriedigend geklärt. Die vorliegenden tierexperimentellen Untersuchungen befassen sich mit der Frage nach einer möglichen Katecholaminaktivität unter Ketaminnarkose. Wegen der nicht ganz problemlosen Methodik des direkten Katecholaminnachweises im Blut wurden zusätzlich Kreislauf- und Stoffwechsel-Größen herangezogen, die erfahrungsgemäß deutliche Veränderungen unter Katecholaminwirkung zeigen.

Die Meßergebnisse der Adrenalin- und Noradrenalinspiegel im Plasma deuteten zwar im Mittel einen leichten Anstieg der Adrenalinkonzentration sowie ein dazu gegensätzliches Verhalten des Noradrenalinspiegels an, die statistische Prüfung erbrachte jedoch für diese Veränderungen keine Signifikanz (Kruskal-Wallis-Test: $p < 0,05$). Dazu ist zu bemerken, daß die derzeit zur Verfügung stehenden fluorometrischen Methoden nur eine grobe Abschätzung der aktuellen Katecholamin-Blutspiegel gestatten. Die methodischen Schwierigkeiten bei der Katecholaminbestimmung entstehen – auch bei optimalen labortechnischen Voraussetzungen – vor allem durch den geringen Abstand des Meßsignals vom Rauschpegel, den relativ schnellen Zerfall der Substanzen und die große Störanfälligkeit des Verfahrens bei geringsten Verunreinigungen. Hinzu kommt, daß auch die pränarkotische Probe mit einer gewissen Unsicherheit belastet ist. Die Venenpunktion (Streckseite des Vorderlaufes) wurde zwar unter Lokalanaesthesie durchgeführt und die Blutentnahme erfolgte erst, wenn sich die Herzfrequenz stabil auf weniger als 100/min eingestellt hatte; es ist aber nicht mit letzter Sicherheit auszuschließen, ob unter diesen „Ruhebedingungen" nicht bereits erhöhte Katecholaminspiegel vorlagen. Der im Mittel relativ niedrige Ausgangswert des Glucosespiegels spricht gegen eine erhöhte Katecholaminaktivität zum Zeitpunkt der Leerwertentnahme. Der nach der Narkoseeinleitung sich darstellende Anstieg der freien (unveresterten) Fettsäuren muß sehr wahrscheinlich als Folge einer pränarkotischen „psychischen Streßexposition" oder der Narkoseeinleitung selbst angesehen werden. Aus einer Untersuchung von KLENSCH [14] geht hervor, daß der Anstieg der (freien) Fettsäurespiegel bei Versuchspersonen im experimentellen Streß erst nach einer Latenzzeit von etwa 15 min einsetzte. Bei den Versuchstieren der Gruppe I wurde nach etwa der gleichen Zeit ein erhöhter Plasmaspiegel der freien Fettsäuren gefunden. Danach tritt trotz Unterhaltung der Ketaminnarkose ein Abfall ein (vgl. Abb. 4). Es liegt insofern nahe, die erhöhten Fettsäurewerte eher als eine Antwort des Vegetativums auf die Narkoseeinleitung anzusehen und diesen Befund nicht als einen spezifischen Effekt des Narkoticums selbst einzuordnen. Im Streß und unter NA-Infusion kommt es bis zu einem 8fachen Anstieg der freien Fettsäuren (u. a. FEIGELSON u. Mitarb. [7]), während unter Ketamin nur ein mäßiger Anstieg der freien Fettsäuren auftrat.

Die kardiovasculären Wirkungen von Ketamin ließen sich besonders gut an der Gruppe I bei Anwendung von Ketamin als Monoanaestheticum darstellen. Nach vorangegangener Halothannarkose (Gruppe II) waren Druck- und Frequenzsteigerungen unter Ketamin im Mittel deutlich geringer (vgl. Abb. 3 u. 5). Im Verlauf der abklingenden Halothannarkose stiegen Nierendurchblutung, arterieller Mitteldruck, Herzfrequenz, HZV und $dp/dt_{max}$ in unterschiedlichem Ausmaß an. Nach Injektion von Ketamin fielen die genannten Kreislaufgrößen mit Ausnahme der Herzfrequenz wieder ab. Die Nierendurchblutung folgte während des gesamten Beob-

Tierexperimentelle Untersuchungen zur Frage der Katecholaminaktivität 73

achtungszeitraumes proportional dem mittleren Aortendruck, während der renale Gefäßwiderstand ($\bar{P}_{art}$ − 5 mmHg [Verschlußdruck]/$\dot{V}_{ren}$) sich nahezu konstant auf 0,3 mmHg/ml/min · 100 g Organgewicht einregulierte (vgl. Abb. 5). Die bei einzelnen Tieren nach Ketamingabe zu beobachtende Senkung des renalen Gefäßwiderstandes (vgl. Abb. 6) ließ sich für das Gesamtkollektiv nicht verallgemeinern. Andererseits muß aus dem Verhalten des renalen Gefäßwiderstandes (der im Mittel nach Ketamingabe kaum beeinflußt wurde) und dem relativ niedrigen Absolutwert gefolgert werden, daß auch in dieser Hinsicht kein Anhalt für eine nennenswerte Katecholaminaktivität gegeben ist.

Der Gesamtwiderstand ($\bar{P}_{art}$ − 10 mmHg [Verschlußdruck]/HZV) war 15 min nach Injektion von Ketamin um 10% vermindert, hatte aber nach weiteren 30 min die gleiche Größenordnung wie unter Halothannarkose erreicht. Insofern zeichnet sich in der Abbildung 5 ein nicht streng zum mittleren Aortendruck proportionaler Abfall des HZV ab.

Die maximale Druckanstiegsgeschwindigkeit im linken Ventrikel nahm nach Injektion von Ketamin im Mittel von 3800 auf 3000 mmHg/sec ab. Der stärkste Abfall von $dp/dt_{max}$ setzte unmittelbar nach der Injektion von Ketamin ein. Dieser stärkere Inotropieverlust trat im therapeutischen Dosisbereich meist nur flüchtig auf. In der Regel stellte sich $dp/dt_{max}$ schon nach etwa 1 min auf ein neues steady state ein (vgl. Abb. 6). Aus dem Verhalten von $dp/dt_{max}$ nach Ketamingabe läßt sich zusammengenommen eine negativ inotrope Wirkung und eine negative Beeinflussung der Kontraktilität ableiten (vgl. Abb. 5). Der durch Absinken des diastolischen Aortendruckes, d. h. durch Verminderung der „Nachspannung" (afterload) auftretende Inotropieverlust dürfte annähernd durch die einsetzende Frequenzinotropie kompensiert werden. Da der enddiastolische Ventrikeldruck, d. h. die „Vorspannung" (preload) durch Ketamingabe im Mittel unbeeinflußt blieb, muß von dem Absinken des $dp/dt_{max}$ nach Ketamingabe auf eine negative Beeinflussung der Kontraktilität geschlossen werden. Dieser Befund steht in Übereinstimmung mit den Ergebnissen anderer Autoren am isolierten Herzmuskel [8, 9].

Die vorliegenden Kreislaufbefunde sprechen deutlich gegen eine direkte oder auch indirekte sympathicomimetische Wirkung von Ketamin. Eine Katecholaminfreisetzung auf indirektem Wege würden die Nieren mit einer Erhöhung des renalen Gefäßwiderstandes beantworten, dieser bleibt im Untersuchungszeitraum aber nahezu konstant. Desgleichen muß aufgrund der im Mittel negativ inotropen Wirkung von Ketamin die Auffassung abgelehnt werden, daß Ketamin selbst sympathicomimetisch wirksam sei. Die Stoffwechseldaten unterstützen diese Interpretation. Als Ursache der beobachteten Effekte, besonders der Frequenzerhöhung, könnte ein von SEIFEN und MEHMEL [20] angegebener anticholinergischer Effekt von Ketamin diskutiert werden.

## Zusammenfassung

Die Frage nach einer möglichen Steigerung der Katecholaminaktivität unter Ketaminnarkose wurde an 2 Gruppen von intakten Bastardhunden untersucht. In dem einen Kollektiv (Gruppe I, n = 8) wurden vor und während einer standardisierten Ketaminnarkose Blutproben entnommen und die Plasmaspiegel von Adrenalin, Noradrenalin, freien (unveresterten) Fettsäuren, Glucose und Elektrolyten gemessen. Außerdem wurden Aortendruck, Herzfrequenz und Säure-Basen-Haushalt bestimmt. In einer weiteren Versuchsserie (Gruppe II, n = 7) wurden Nierendurchblutung, Aortendruck, Herzfrequenz, dp/dt und HZV im steady state unter Halothannarkose, reiner $N_2O/O_2$-Narkose und Ketaminnarkose gemessen.

Im Mittel zeigte sich bei der Gruppe I weder ein signifikanter Anstieg der Katecholamine im Plasma (Kruskal-Wallis-Test: $p < 0,05$) noch eine nennenswerte Veränderung des Glucosespiegels unter Ketaminnarkose. Lediglich die freien Fettsäuren stiegen vorübergehend geringfügig an. Der im Mittel deutlich erhöhte Gesamt-$O_2$-Verbrauch unter Ketaminnarkose ließ sich durch Gabe eines depolarisationshemmenden Muskelrelaxans auf eine annähernd normale Größe reduzieren. Bei den Versuchstieren der Gruppe II zeigten sich unter Ketamin im Mittel keine Veränderungen am renalen Gefäßwiderstand. Am Myokard wirkte Ketamin negativ inotrop.

Anhand der vorliegenden Ergebnisse kann eine direkte oder indirekte stärkere sympathomimetische Wirkung von Ketamin weitgehend ausgeschlossen werden.

## Summary

To get information, if there is an increase in the activity of catecholamines during ketamine anesthesia, 2 groups of intact mongrel dogs were investigated.

In the first group plasma concentration of epinephrine, norepinephrine, FFA, glucose, and electrolytes before and during a standard procedure of ketamine-anesthesia were measured in 8 dogs. Furthermore aortic pressure, heart rate, and acid-base-balance were determined.

In the second group (7 dogs) renal blood flow, aortic pressure, heart rate, dp/dt, and cardiac output were determined during a steady state of a halothane-, $N_2O$-, and ketamine-anesthesia.

No significant increase in concentration of catecholamines in plasma nor greater changes in arterial concentration of glucose were found in group I. There was a small increase of FFA for a limited time. Increase in total oxygen consumption was remarkable, but disappeared as soon as a muscle relaxant was given.

In the second group no changes in renal vascular resistance were observed. Myocardial contractility was depressed.

These findings exclude a sympathomimetic action of ketamine directly and indirectly as well.

## Literatur

1. Braun, U., Hensel, I., Kettler, D., Lohr, B.: Der Einfluß von Methoxyflurane, Halothane, Dipiritramide, Barbiturat und Ketamine auf den Gesamtsauerstoffverbrauch des Hundes. Anaesthesist **20**, 369 (1971).
2. Brendel, W., Koppermann, E., Thauer, R.: Der respiratorische Stoffwechsel in Narkose. Ein Beitrag zur Frage des Minimalumsatzes. Pflügers Arch. ges. Physiol. **259**, 177 (1954).
3. Chen, G.: The pharmakology of ketamine. Anaesthesiologie und Wiederbelebung. Bd. **40**, 1. Berlin-Heidelberg-New York: Springer 1969.
4. Dowdy, E., Kaya, K.: Studies of the mechanism of cardiovascular responses to CI-581. Anesthesiology **29**, 931 (1968).
5. Duncombe, W. G.: Clin. chim. Acta **9**, 122 (1964).
6. Engström, G. G., Herzog, P., Norlander, O.: A method for the continuous measurement of oxygen consumption in the presence of inert gases during controlled ventilation. Acta anaesth. scand. **5**, 115 (1961).
7. Feigelson, E. B., Pfaff, W. W., Karmen, A., Steinberg, D.: The role of plasma free acids in development of fatty liver. J. clin. Invest. **40**, 2171 (1961).
8. Fischer, K.: Die Wirkung von Ketamine auf den Herzmuskel. Anästh. Inform. **6**, 187 (1971).
9. Goldberg, A. H., Keane, P. W., Phear, W. P. C.: Effects of ketamine on contractile performance and excitability of islated heart muscle. J. Pharmacol. exp. Ther. **175**, 388 (1970).
10. Hensel, I., Bretschneider, H. J.: Pitot-Rohr-Katheter für die fortlaufende Messung der Koronar- und Nierendurchblutung im Tierexperiment. Arch. Kreisl.-Forsch. **62**, 249 (1970).
11. — Braun, U., Kettler, D., Knoll, D., Martel, J., Paschen, K.: Untersuchungen über Kreislauf- und Stoffwechselveränderungen unter Ketamine-Narkose. Anaesthesist **21**, 44 (1972).
12. Kettler, D., Cott, L. A., Hensel, I., Spieckermann, P. G., Eberlein, H. J., Bretschneider, H. J.: Narkosebedingte Veränderungen hämodynamischer Parameter, die den Sauerstoffverbrauch und die Überlebens- und Wiederbelebenszeit des Herzens beeinflussen. Vortrag 36-03 auf dem III. Europ. Kongr. f. Anaesthesiologie in Prag. Aug./Sept. (1970)
13. — — — Martel, J., Paschen, K., Bretschneider, H. J.: Der Sauerstoffverbrauch des linken Ventrikels bei Aether-, Halothane-, Methoxyflurane-, Ketamine- und Piritramidnarkose sowie Neuroleptanalgesie. Vortrag auf der XII. gemeins. Tgg. der Österreichischen, Deutschen und Schweizerischen Gesellschaften für Anaesthesiologie und Reanimation vom 1. bis 3. September 1971 in Bern.
14. Klensch, H.: Blutkatecholamine und -fettsäuren beim Streß durch Rauchen und durch körperliche Arbeit. Z. Kreisl.-Forsch. **10**, 1035 (1966).
15. Kochsiek, K., Kleinsorg, H., Schütz, R. M., Gerstenberg, E.: Technik und Anwendung der Kälteverdünnungsmethode zur Diagnose von Herzfehlern. Klin. Wschr. **40**, 415 (1962).
16. Kreuscher, H., Gauch, H.: Kreislaufanalytische Untersuchung bei Anwendung von Ketamine am Menschen. Anaesthesiologie und Wiederbelebung **40**, 52. Berlin-Heidelberg-New York: Springer 1969.

17. LANGREHR, D., STOLP, W.: Der Einfluß von Ketamine auf verschiedene Vitalfunktionen des Menschen. Anaesthesiologie und Wiederbelebung, **40**, 25. Berlin-Heidelberg-New York: Springer 1969.
18. LUTZ, H., PETER, K., JUHRAN, W.: Hämodynamische Reaktionen nach Anwendung von Ketamine. – Eine tierexperimentelle Studie. Z. prakt. Anästh. **7**, 8 (1972).
19. PASCHEN, K.: Eine neue Mikromethode zum spezifischen Nachweis von Natrium, Kalium, Calcium und Magnesium in einer einzigen Serumverdünnung. Dtsch. med. Wschr. **51**, 2570 (1970).
20. SEIFEN, E., MEHMEL, H.: Anticholinergic effects of ketamine. Fed. Proc. (1971).
21. SONNTAG, H., KETTLER, D., HEISS, H. W., TAUCHERT, M., REGENSBURGER, D., PASCHEN, K., BRETSCHNEIDER, H. J.: Coronardurchblutung und myokardialer Sauerstoffverbrauch bei Patienten unter Ketamine. Vortrag Nr. 15 auf der XII. gem. Tgg. der Österreichischen, Deutschen und Schweizerischen Ges. f. Anaesthesiologie und Reanimation 1971 in Bern.
22. STRIEGAN, R., MILEWSKI, P., ESCHNER, J.: Beeinflussung der Aufwachphase nach Ketamin-Anaesthesie durch das Magnesium-Ion. Vortrag 21/07 auf dem III. Europ. Kongr. f. Anaesthesiologie in Prag, Aug./Sept. (1970).
23. TRABER, D. L., WILSON, R. D., PRIANO, L. L.: Blockade of the hypertensive response to ketamine. Anesth. Analg. Curr. Res. **49**, 420 (1970).
24. VIRTUE, R. M., ALANIS, J. M., MORI, M., LAFARQUE, R. T., VOGEL, J. H. K., METCALF, D. R.: An anesthetic agent: 2-orthochlorophenyl, 2-methylamino cyclohexanone HCL (CI-581). Anesthesiology **28**, 823 (1967).
25. WEIL-MALHEBRE, H., BIGELOW, L. B.: The fluorometric estimation of epinephrine and norepinephrine: An improved modification of the trihydroxyindole method. Analyt. Biochem. **22**, 321 (1968).

# Tierexperimentelle Untersuchungen zum Mechanismus der pulsfrequenz- und blutdrucksteigernden Wirkung des Ketamins

Von H. Montel, K. Starke und H. J. Schümann

Die für ein Narkosemittel ungewöhnlichen positiven Kreislaufeffekte des Ketamins haben dazu geführt, daß seinen Wirkungen auf das vegetative Nervensystem besonderes Interesse entgegengebracht wird. So wird vielfach diskutiert, daß Ketamin direkt oder indirekt sympathomimetisch wirken könnte (CHANG u. Mitarb., 1969; LUTZ u. Mitarb. 1972). Ziel unserer Arbeit war, näheren Aufschluß über die Wirkung von Ketamin auf das periphere sympathische Nervensystem zu erhalten.

## Methoden

**1. Isoliertes Kaninchenherz:** Isolierte Kaninchenherzen mit erhaltenen postganglionären sympathischen Nerven wurden nach der Methode von HUKOVIĆ und MUSCHOLL (1962) präpariert und mit Tyrode-Lösung durchströmt. Die Bestimmung der durch Sympathicusreizung hervorgerufenen Noradrenalinabgabe sowie der Aufnahme infundierten Noradrenalins ins Herz wurde durchgeführt, wie früher beschrieben (STARKE u. Mitarb. 1972)

**2. Isolierter Aortenstreifen des Kaninchens:** Die Kontraktionen von Spiralstreifen aus der Aorta thoracica von Kaninchen, in Tyrode-Lösung suspendiert, wurden mittels eines isotonischen Schreibhebels auf einem Rußkymographen aufgezeichnet. Die Belastung der Streifen betrug 2,5 g, die Äquilibrierungszeit mindestens 3 Std.

**3. Narkotisierte Katze:** Femoralis-Blutdruck, Pulsfrequenz und Nickhautkontraktion von pentobarbitalnarkotisierten Katzen wurden auf einem Hellige-Vielfachschreiber registriert. Ketamininfusionen und Adrenalinjektionen erfolgten über zwei getrennte Katheter in die Vena cava.

## Ergebnisse und Diskussion

**1. Isoliertes Kaninchenherz:** Ketamin wurde in die Aortenkanüle in Endkonzentrationen von $10^{-5}$ bis $3,2 \times 10^{-4}$ M infundiert. Während sich dabei die Schlagfrequenz nicht wesentlich änderte, wurde die Kontraktions-

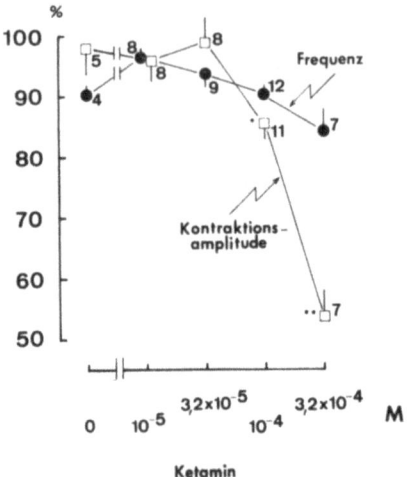

Abb. 1. Wirkung von Ketamin auf Schlagfrequenz und Kontraktionsamplitude isolierter Kaninchenherzen. Ketamin wurde in den angegebenen Endkonzentrationen in die Aortenkanüle infundiert. Frequenz und Amplitude 10 min nach Beginn der Infusion wurden in Prozent der Werte vor der Infusion berechnet. $\bar{x} \pm s_{\bar{x}}$. Die Zahl der Versuche ist neben den Symbolen angegeben. Signifikante Unterschiede von den Kontrollen (Ketamin-Konzentration = 0): *P < 0,05; **P < 0,001

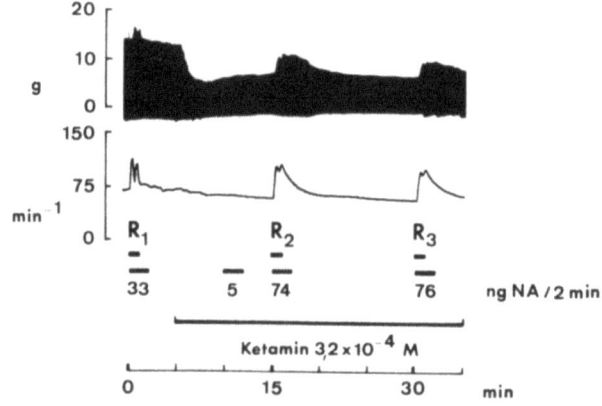

Abb. 2. Wirkung von Ketamin auf ein isoliertes Kaninchenherz. Registriert sind (von oben nach unten): die mit Hilfe eines Dehnungsmeßstreifens gemessene Kontraktionsamplitude (Vorbelastung 10 g); die Herzfrequenz; die in 2-min-Proben des Perfusats gemessene Noradrenalinabgabe. Die postganglionären sympathischen Nerven wurden alle 15 min jeweils 1 min lang gereizt (8 mA, 3 msec, 5 Hz)

amplitude durch höhere Konzentrationen vermindert (Abb. 1). Damit gibt es am Kaninchenherzen keinen Anhaltspunkt für eine direkte sympathomimetische Wirkung des Ketamins. Besonders hervorzuheben ist, daß Ketamin in keiner Konzentration die spontane Noradrenalinabgabe signifikant erhöhte. Sie betrug in Kontrollversuchen $1,5 \pm 0,6$ ng/min (N = 8), in Gegenwart von Ketamin ($3,2 \times 10^{-4}$ M) $2,5 \pm 0,1$ ng/min (N = 3). Eine Freisetzung von Noradrenalin durch Ketamin, also eine indirekte sympathomimetische Wirkung, wie sie CHANG u. Mitarb. (1969) für die Ratte postulierten, ist demnach am Kaninchenherzen nicht nachweisbar.

In einer weiteren Versuchsreihe wurde der Einfluß des Ketamins auf die Reaktion des Herzens auf Sympathicusreizung untersucht. Abbildung 2 zeigt ein typisches Experiment. In Gegenwart von Ketamin dauert die durch Sympathicusreizung ausgelöste Erhöhung von Herzfrequenz und Amplitude wesentlich länger als vorher, und der Ausstrom von Noradrenalin aus dem Herzen ist mehr als verdoppelt.

In Konzentrationen bis $3,2 \times 10^{-5}$ M veränderte Ketamin die positiv chronotrope Wirkung der Sympathicusreizung nicht; durch höhere Konzentrationen wurde die Dauer der Frequenzsteigerung signifikant verlängert (Abb. 3). Auch die während der Reizung erreichte Frequenzhöhe war in einigen Versuchen in Gegenwart von Ketamin gesteigert.

In Konzentrationen bis $3,2 \times 10^{-5}$ M veränderte Ketamin die positiv inotrope Wirkung der Sympathicusreizung nicht. Da größere Konzentra-

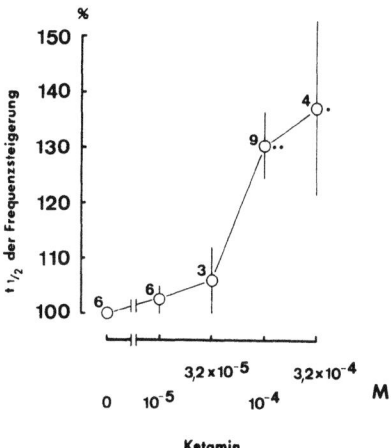

Abb. 3. Wirkung von Ketamin auf die Dauer der Frequenzsteigerung isolierter Kaninchenherzen bei Sympathicusreizung. Die sympathischen Nerven wurden in jedem Versuch zweimal jeweils 1 min lang stimuliert ($R_1$, $R_2$). Die Halbwertzeit der durch $R_2$ ausgelösten Frequenzsteigerung ist in % der Halbwertzeit der durch $R_1$ ausgelösten Frequenzsteigerung berechnet. Die Zahl der Versuche ist neben den Symbolen angegeben. $\bar{x} \pm s_{\bar{x}}$. Signifikante Unterschiede von den Kontrollen: *P < 0,05; **P < 0,005

tionen die *spontane* Amplitude verminderten, war eine Auswertung der Amplitudenreaktion auf Sympathicusreizung problematisch und wurde nicht durchgeführt.

Ketamin erhöhte konzentrationsabhängig die durch Sympathicusreizung hervorgerufene Abgabe von Noradrenalin ins Perfusat (Abb. 4); bereits in einer Konzentration von $10^{-5}$ M war Ketamin signifikant wirksam, durch eine Konzentration von $3,2 \times 10^{-4}$ M wurde die Abgabe, verglichen mit Kontrollversuchen, mehr als verdoppelt.

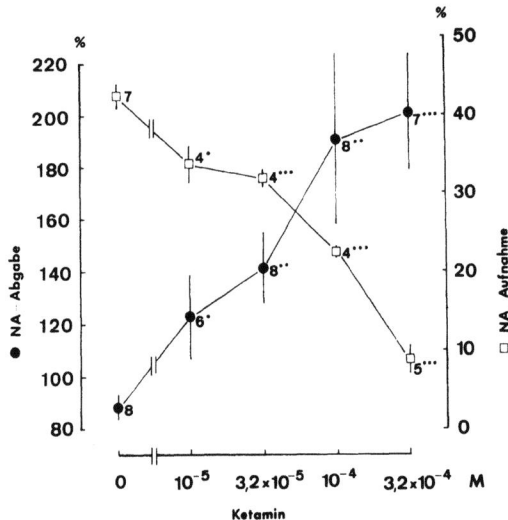

Abb. 4. Wirkung von Ketamin auf die Noradrenalin-Aufnahme und die reizbedingte Noradrenalin-Abgabe isolierter Kaninchenherzen. Aufnahmeversuche (□): Noradrenalin wurde 10 min lang in einer Endkonzentration von 10 ng/ml in die Aortenkanüle infundiert. Die während der Passage durch die Coronargefäße aus der Durchströmungsflüssigkeit entfernte Noradrenalinmenge ist in Prozent der infundierten Menge berechnet. Ketamin wurde 10 min vor und während der Noradrenalininfusion infundiert. - Abgabeversuche (●): Die sympathischen Nerven wurden in jedem Versuch zweimal stimuliert ($R_1$, $R_2$). Die durch $R_2$ ausgelöste Noradrenalinabgabe ins Perfusat ist in Prozent der durch $R_1$ ausgelösten Abgabe berechnet. $-\bar{x} \pm s_{\bar{x}}$. Die Zahl der Versuche ist neben den Symbolen angegeben. Signifikante Unterschiede von den Kontrollen: *$P < 0,05$; **$P < 0,005$; ***$P < 0,001$

Diese Erhöhung kann verursacht sein entweder durch eine Vermehrung der Noradrenalin-Freisetzung pro Stimulus aus dem Inneren der Nervenendigungen, oder durch eine Hemmung der Inaktivierung des freigesetzten Noradrenalins innerhalb des Herzens. Freigesetztes Noradrenalin wird innerhalb des Herzens in geringem Ausmaß durch enzymatischen Abbau, ganz überwiegend aber durch Wiederaufnahme in die sympathischen Neurone inaktiviert. Auch exogenes, in der Aortenkanüle infundiertes Noradrenalin wird während der Passage durch die Coronargefäße großenteils in die adrenergen Nerven aufgenommen und so aus dem Perfusionsmedium entfernt (LINDMAR und MUSCHOLL, 1964). Zur Untersuchung der Ursache der Steigerung der reizbedingten Noradrenalinabgabe in Gegenwart von Ketamin wurde deshalb der Einfluß von Ketamin auf die Aufnahme von exogenem Noradrenalin untersucht.

In Kontrollversuchen wurden 43% des in einer Endkonzentration von 10 ng/ml infundierten Noradrenalins aus der Durchströmungsflüssigkeit entfernt (Abb. 4). Ketamin verursachte eine konzentrationsabhängige Hemmung der Aufnahme. Wie die reizbedingte Abgabe bereits durch $10^{-5}$ M Ketamin signifikant gesteigert wurde, so wurde die Noradrenalinaufnahme durch dieselbe Ketaminkonzentration signifikant gehemmt, und mit einer zunehmenden Abgabesteigerung war eine zunehmende Aufnahmehemmung verbunden (Abb. 4).

Dieses Wirkungsmuster – Steigerung der reizbedingten Reaktionen des Erfolgsorgans und der durch Sympathicusreizung hervorgerufenen Noradrenalinabgabe bei gleichzeitiger Hemmung der neuronalen Aminaufnahme – hat Ketamin mit dem Cocain gemeinsam. Der Schluß liegt nahe, daß Ketamin durch cocainähnliche Hemmung der neuronalen Aufnahme die extracelluläre Noradrenalinkonzentration erhöht und damit zu verstärkter Wirkung führt.

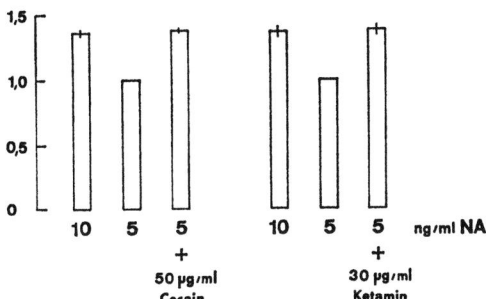

Abb. 5. Verstärkung der Wirkung des Noradrenalins auf den isolierten Aortenstreifen des Kaninchens durch Cocain und Ketamin. In jedem Versuch wurde Noradrenalin in den angegebenen Konzentrationen in Abständen von 15 min der Badflüssigkeit zugesetzt und nach 5 min wieder ausgewaschen. Cocain (N = 4) oder Ketamin (N = 6) wurden 5 min vor der zweiten Gabe von 5 ng/ml Noradrenalin zugesetzt. Die Höhe der durch 5 ng/ml Noradrenalin *vor* Zusatz von Cocain oder Ketamin ausgelösten Kontraktion wurde gleich 1 gesetzt. Ohne Applikation der verstärkenden Pharmaka blieben die Reaktionen auf Noradrenalin gleich. $\bar{x} \pm s_{\bar{x}}$

**2. Isolierter Aortenstreifen des Kaninchens:** Auch am isolierten Aortenstreifen des Kaninchens beeinflußten Cocain und Ketamin die Wirkung des Noradrenalins in gleicher Weise (Abb. 5). Durch die gewählten optimalen Konzentrationen von Cocain und Ketamin wurden die durch

5 ng/ml ausgelösten Kontraktionen so verstärkt, daß sie Reaktionen auf 10 ng/ml Noradrenalin bei unbehandelten Aorten entsprachen. Kleinere wie größere Konzentrationen von Cocain und Ketamin waren weniger wirksam. Für eine direkte oder indirekte sympathomimetische Wirkung des Ketamins bieten auch diese Versuche keinen Anhaltspunkt.

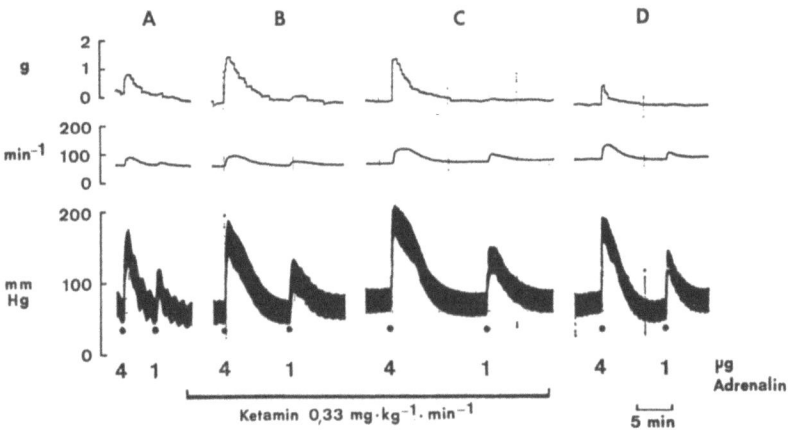

Abb. 6. Einfluß von Ketamin auf die Nickhaut-, Pulsfrequenz- und Blutdruckwirkungen intravenös injizierten Adrenalins bei der Katze. Die Katzen wurden mit Pentobarbital narkotisiert. Registriert wurden (von oben nach unten): Nickhautspannung (Vorbelastung 2 g), Pulsfrequenz und Blutdruck. Die Abstände zwischen den vier gezeigten Versuchsabschnitten betrugen: 50 (A–B), 70 (B–C) und 60 (C–D) min

3. **Narkotisierte Katze:** Eine Steigerung der Katecholaminwirkung durch Ketamin ließ sich auch in vivo nachweisen. Abbildung 6 zeigt einen typischen von 5 Versuchen an narkotisierten Katzen. Sowohl die Höhe wie die Dauer der durch Andrenalin ausgelösten Nickhautkontraktion, Pulsfrequenz- und Blutdrucksteigerung waren während einer Infusion von 0,33 mg/kg/min Ketamin deutlich gesteigert. 1 Std nach Absetzen der Infusion war die Ketaminwirkung an der Nickhaut aufgehoben, an Puls und Blutdruck dagegen teilweise erhalten.

4. **Zusammenfassende Besprechung:** Diese Versuche sprechen gegen eine direkte oder indirekte sympathomimetische Wirkung des Ketamins. Dagegen läßt sich an isolierten Organen wie am Ganztier in vivo ein cocainähnlicher Effekt demonstrieren. Die chemische Analyse zeigt, daß die Noradrenalinaufnahme in sympathische Nerven gehemmt ist; Messung der Reaktionen von Effektororganen ergibt, daß manche Wirkungen sowohl exogener als auch freigesetzter endogener Katecholamine verstärkt sind. Seit langem ist bekannt, daß Cocain im Gegensatz zu anderen Lokalanaesthetica in kleinen bis mittleren Dosen eine ausgesprochene Blut-

drucksteigerung und Tachykardie hervorruft (POULSSON-CHRISTIANIA, 1920). Es ist zu vermuten, daß der hier nachgewiesene cocainähnliche Effekt die positiven Kreislaufwirkungen des Ketamins mitverursacht.

## Summary

The effect of ketamine on adrenergic nerves was investigated in the isolated perfused rabbit heart, the isolated rabbit aortic strip, and the cat in vivo. In the rabbit heart, ketamine in concentrations of up to $3.2 \times 10^{-4}$ M did not significantly change the spontaneous overflow of noradrenaline. In contrast, is augmented the overflow of noradrenaline induced by stimulation of the Nn. accelerantes, $3.2 \times 10^{-4}$ M causing a twofold increase. All concentrations of ketamine which enhanced the stimulation-induced overflow of noradrenaline simultaneously inhibited the removal of exogenous infused noradrenaline (final concentration, 10 ng/ml) from the perfusion fluid. – Ketamine (30 $\mu$g/ml) and cocaine (50 $\mu$g/ml) increased the contraction of rabbit aortic strips in response to 5 ng/ml noradrenaline to a similar degree. – In anesthetized cats; ketamine (0.33 mg/kg/min) potentiated the effects of 4 and 1 $\mu$g adrenaline, injected intravenously, on blood pressure, heart rate and nictitating membrane. – It is concluded that ketamine causes a cocaine-like inhibition of the uptake of catecholamines across the neuronal membrane. This action accounts for the increase of the effect of endogenous as well as exogenous catecholamines in the presence of ketamine. The cocaine-like effect of ketamine may contribute to the rise of blood pressure and heart rate caused by this anesthetic agent.

## Literatur

CHANG, P., CHAN, K. E., GANENDRAN, A.: Cardiovascular effects of 2-(o-chlorophenyl)-2-methylaminocyclohexanone (CI-581) in rats. Brit. J. Anaesth. 41, 391–395 (1969).

HUKOVIĆ, S., MUSCHOLL, E.: Die Noradrenalin-Abgabe aus dem isolierten Kaninchenherzen bei sympathischer Nervenreizung und ihre pharmakologische Beeinflussung. Naunyn-Schmiedeberg's Arch. exp. Path. Pharmak. 244, 81–96 (1962).

LINDMAR, R., MUSCHOLL, E.: Die Wirkung von Pharmaka auf die Elimination von Noradrenalin aus der Perfusionsflüssigkeit und die Noradrenalinaufnahme in das isolierte Herz. Naunyn-Schmiedeberg's Arch. exp. Path. Pharmak. 247, 469–492 (1964).

LUTZ, H., PETER, K., JUHRAN, W.: Haemodynamische Reaktionen nach Anwendung von Ketamine – Eine tierexperimentelle Studie. Z. prakt. Anästh. 7, 8–13 (1972).

POULSSON-CHRISTIANIA, E.: Die Cocaingruppe. In: HEFFTER, A. (Hrsg.): Handbuch der experimentellen Pharmakologie, Band 2, 103–179. Berlin: Springer 1920.

STARKE, K., WAGNER, J., SCHÜMANN, H. J.: Adrenergic neuron blockade by clonidine: comparison with guanethidine and local anesthetics. Arch. int. Pharmacodyn. 195, 291–308 (1972).

# Neuere Kreislaufuntersuchungen unter Ketamin*

Von W. F. List und A. H. Anton

Die Wirkung von Ketamin auf die systolischen Zeitintervalle, die Anspannungszeit (pre ejection period = PEP) und die Auswurfzeit (left ventricular ejection time = LVET) wurde an 20 Patienten zwischen 41 und 72 Jahren unblutig gemessen. Bei einer Registriergeschwindigkeit von 125 mm/sec wurde synchron EKG, Phonokardiogramm und die Carotispulskurve registriert (Abb. 1). Die Werte für die Anspannungszeit ergaben sich aus der

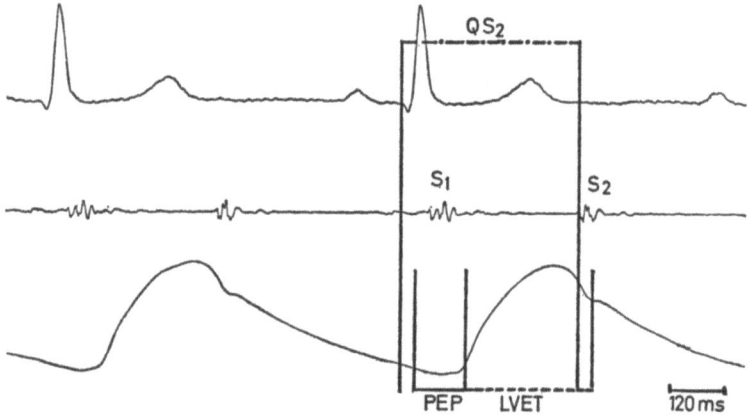

Abb. 1. Simultane Registrierung von EKG, Herzton und Carotispulskurve. Die Anspannungszeit wird aus der Formel PEP = (Q–$S_2$)–LVET errechnet werden

Formel PEP = $QS_2$-LVET. $QS_2$ stellt die Dauer der elektromechanischen Systole von Q Beginn im EKG bis zum Beginn des zweiten Herztones ($S_2$), dem Schluß der Aortenklappe dar, LVET die Auswurfzeit vom steilen Anstieg der Carotiskurve bis zur dikroten Einsenkung. Die Dauer der systolischen Zeitintervalle ist frequenzabhängig. Normalwerte können aus der von WEISSLER und GARRARD [1] angegebenen Regressionsgleichung errechnet werden.

---

* Diese Arbeit wurde vom Fond zur Förderung der Wissenschaftlichen Forschung (Projekt 1512) gefördert.

PEP (M)  = 131 — 0,4 F    M = männlich
PEP (W)  = 133 — 0,4 F    W = weiblich
LVET (M) = 413 — 1,7 F    F = Frequenz
LVET (W) = 418 — 1,6 F

Für jeden PEP und LVET-Wert wurden die Mittel aus mindestens 10 Schlägen errechnet. Die Fehlerbreite der Methode beträgt $^1/_2$ mm oder 4 msec.
Die Untersuchung wurde zwischen 8 und 11 Uhr an liegenden Patienten durchgeführt. Die Prämedikation bestand aus i.m. Dolantin 1–2 mg/kg und Atropin 0,1 mg/10 kg, etwa 45–60 min vor der Untersuchung. Das präoperative EKG war, außer altersbedingten Myokardschäden, bei allen Patienten ohne Befund. Nach Registrierung der Ausgangswerte bekamen die Patienten 3 mg/kg Ketamin langsam i.v. verabreicht. Bei 14 Patienten wurden die systolischen Zeitintervalle nach Eintreten der RR-Erhöhung, also etwa 3 min nach der Ketamin-Injektion, neuerlich bestimmt (s. Tab.).

## Ergebnisse und Diskussion

Der Blutdruck und die Pulsfrequenz erhöhte sich bei allen Patienten deutlich. Die Auswurfzeit LVET zeigte sich nach der Ketamingabe bei allen Patienten deutlich verlängert.

Der Quotient Anspannungszeit–Auswurfzeit war nach 3 min bei den meisten Patienten verkürzt, was eine Verbesserung der Myokardfunktion andeutet. Die aufgrund der regelmäßig eingetretenen Blutdruckerhöhungen erwartete Verkürzung der Anspannungszeit wurde nur bei einem Teil der Patienten beobachtet. Dieses uneinheitliche Verhalten von PEP veranlaßte uns, bei 6 weiteren Patienten die systolischen Zeitintervalle 1, 3, 5 und 7 min nach der Ketamingabe zu untersuchen (Abb. 2). Aus dieser Abbildung wird ersichtlich, daß die Anspannungszeit PEP in der ersten Minute bei allen Patienten verlängert war. Innerhalb von 3 min, also nach Eintreten der Blutdruck- und Pulserhöhung, kehrte sie in Richtung Ausgangswert zurück oder unterschritt diesen. Die Auswurfzeit LVET war auch bei diesen 6 Patienten von der ersten Minute an verlängert und blieb in der Beobachtungszeit über dem Ausgangswert.

Diese Befunde sprechen nicht für eine katecholaminbedingte Blutdruck- und Pulsfrequenzerhöhung. Nach WEISSLER [1] führen Katecholamine zu einer Verkürzung der Anspannungs- und der Auswurfzeit. Das Verhalten der Anspannungszeit nach Gabe von Ketamin scheint für eine biphasische Wirkung dieses Mittels zu sprechen. Die unmittelbar nach Verabreichung von Ketamin einsetzende negativ inotrope Wirkung, die fast immer auch mit einem geringen Blutdruckabfall einhergeht und eine Verlängerung der

Tabelle. Ausgangswerte der systolischen Zeitintervalle PEP (Anspannungszeit) und LVET (Auswurfzeit) mit ihren Differenzen auf die frequenzbezogenen Normalwerte (in Klammer) und den Unterschieden dieser Differenzen vor und nach i.v. 3 mg/kg Ketamin. Die Berechnung der in Klammer gegebenen Differenzwerte erfolgt aus der Regressionsgleichung [1] auf die Weise, daß für die entsprechende Frequenz und Geschlecht der Normwert berechnet wird, von dem dann die Differenz auf das tatsächlich gemessene systolische Zeitintervall bestimmt wird

| | | Präoperative Werte | | | Werte nach Ketalar 3 mg/kg | | | |
|---|---|---|---|---|---|---|---|---|
| Name Alter Geschlecht | Digit leicht + | PEP ($\Delta$ von Norm) | LVET ($\Delta$ norm) | PEP/ LVET | $\Delta$korr. PEP | $\Delta$korr. LVET | $\Delta$ PEP/ LVET | $\Delta$ Puls freq. min |
| S. A. 74 m | − | 97 (− 2) | 252 (−23) | 0,39 | − 3 | +45 | −0,06 | +33 |
| S. F. 65 m | − | 116 (+13) | 298 (+ 6) | 0,39 | +23 | + 4 | +0,09 | +14 |
| O. R. 64 m | + | 80 (−22) | 274 (−15) | 0,29 | + 5 | +27 | 0 | +21 |
| B. W. 64 m | + | 109 (± 0) | 352 (+31) | 0,31 | + 5 | +26 | 0 | +17 |
| R. E. 60 w | + | 80 (−18) | 288 (+ 9) | 0,28 | + 5 | +47 | −0,05 | +27 |
| P. F. 50 m | + | 85 (−18) | 295 (− 1) | 0,29 | − 5 | +22 | −0,04 | +15 |
| K. T. 50 m | + | 123 (+17) | 293 (−13) | 0,42 | −10 | +47 | −0,12 | +21 |
| R. J. 49 m | − | 99 (+ 1) | 272 (− 2) | 0,36 | 1 | +29 | −0,01 | +19 |
| W. G. 48 m | + | 113 (+ 8) | 299 (− 2) | 0,38 | −11 | +29 | −0,06 | +17 |
| H. A. 47 m | + | 97 (− 1) | 282 (+ 8) | 0,34 | − 9 | +39 | −0,06 | +13 |
| M. R. 47 m | + | 129 (+31) | 274 (+ 2) | 0,47 | −34 | +43 | −0,14 | +53 |
| O. M. 43 m | − | 92 (− 8) | 252 (−28) | 0,37 | − 5 | +44 | −0,07 | +13 |
| K. R. 44 m | − | 93 (− 4) | 272 (+19) | 0,34 | −21 | +23 | −0,11 | +20 |
| S. K. 41 m | + | 92 (−15) | 299 (−10) | 0,31 | +17 | +13 | +0,04 | + 8 |

Anspannungszeit bewirkt und eine stimulierende Wirkung, die die Anspannungszeit wiederum verkürzt. Die verlängerte Auswurfzeit nach Ketamin könnte durch einen erhöhten venösen Rückfluß und ein dadurch vergrößertes Schlag- und Herzminutenvolumen bedingt sein. Nach WEISSLER, HARRIS und SCHOENFELD [2] besteht eine signifikante Korrelation einer Auswurfzeitverlängerung zu einem erhöhten Herzschlag- und Minutenvolumen.

Fingerplethysmographische Untersuchungen an 7 Patienten zeigten eine deutliche Erweiterung der Gefäße und ein erhöhtes Durchflußvolumen, unmittelbar nach der Ketamingabe [3]. Im Vergleich dazu führt Thiopental zu einer signifikanten Verlängerung der Anspannungszeit und des Quotienten PEP/LVET; die Auswurfzeit wurde meist verkürzt [4].

Bei weiteren 8 Patienten, 5 Frauen und 3 Männern zwischen 15 und 67 Jahren wurde versucht, die Katecholaminspiegel vor und nach einer i.v. Dosis von 3 mg/kg Ketamin fluorometrisch (ANTON u. SAYRE [5]) zu bestimmen. Die zweite Blutprobe war bei allen Patienten erst nach Eintreten der Blutdruck- und Pulsfrequenzerhöhung, also etwa 3 min nach der Injektion von Ketamin abgenommen worden. Der Noradrenalinanteil war bei 6 oder 8 Patienten deutlich erhöht, der Adrenalinanteil bei der Mehrzahl der Patienten deutlich vermindert, die Gesamtkatecholamine in den meisten Fällen ebenfalls vermindert. Den deutlichsten Anstieg beider Fraktionen zeigte ein Patient, bei dem arterielles Blut zur Bestimmung verwendet worden war. Bei den übrigen wurde venöses Blut zum Katecholaminnachweis abgenommen.

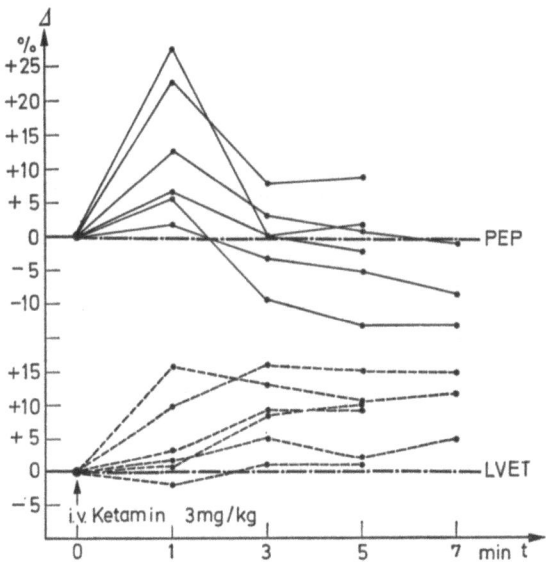

Abb. 2. Perzentuelle Abweichungen der Anspannungszeit (PEP) und Auswurfzeit (LVET) vom Ausgangswert 1, 3, 5 und 7 min nach Gabe von 3 mg/kg Ketamin

## Zusammenfassung

Durch die Bestimmung der systolischen Zeitintervalle konnte vor allem der direkte myokarddepressive Effekt mit der darauffolgenden stimulierenden Wirkung auf die Anspannungszeit dokumentiert werden. Die bei der Katecholaminbestimmung erhobenen Befunde reichen nicht aus, um den recht deutlichen Blutdruckanstieg, der bei allen Patienten gesehen wurde, zu erklären. Die Messungen der systolischen Zeitintervalle ergaben auch keinen Hinweis auf eine katecholaminbedingte Veränderung der Anspannungs- und Auswurfzeit. Die Möglichkeit, daß ein Katecholamineffekt auf die Anspannungszeit durch die negativ inotrope direkte Wirkung von Ketamin teilweise maskiert wurde, kann jedoch nicht ausgeschlossen werden.

## Summary

The action of ketamine on the systolic time intervals, the preejection phase (PEP) and left ventricular ejection time (LVET) was investigated in 20 patients between 41–72 years with a noninvasive technique. 3 mg/kg ketamine increased LVET in all patients significantly, PEP was prolonged immediately after i.v. administration, after the blood pressure (BP) increase PEP decreased and was below the preoperative value in most patients.

In 8 patients blood catecholamine levels were estimated. Norepinephrine rose between 10–60% in 6 patients after ketamine, epinephrine and total catecholamines decreased in most patients. From these studies and the systolic time intervals changes it is concluded that catecholamines did not play a significant role in the cardiac stimulating action of Ketamin.

## Literatur

1. WEISSLER, A. M., GARRAD, C. L.: Systolic time intervals in cardiac disease. Modern Concepts of Cardiovascular Disease 40, 1–8 (1971).
2. — HARRIS, W. S., SCHOENFELD, C. D.: Bedside technics for the evaluation of ventricular function in man. Amer. J. Cardiol. 23, 577–583 (1969).
3. LIST, W. F., CASCORBI, H. F.: Unveröffentlichte Daten.
4. — HIOTAKIS, K., GRAVENSTEIN, J. S.: Die Wirkung von Thiopental auf die systolischen Zeitintervalle. Anaesthesist 21, 388–390 (1972).
5. ANTON, A. H., SAYRE, D. F.: A study of the factors affecting the aluminium oxyde-trihydroxyindole procedure for the analysis of catecholamines. J. Pharmacol. exp. Ther. 138, 360 (1962).

# Vergleichende Untersuchungen zur Succinylcholin-Bradykardie bei Kindern

Von W. Dick und H. Kreuscher

Gerade im Kindesalter ist der Depolarisationsblocker Succinylbischolin eines der am häufigsten verwendeten Muskelrelaxantien.

In zunehmendem Maße wurde und wird jedoch über unerwünschte, ja z. T. gefährliche Nebenwirkungen der Succinylcholinapplikation berichtet [6, 7, 8, 14, 17, 18, 25, 27].

Die klinisch imponierendste Nebenwirkung der Substanz ist die sog. Succinylcholin-Bradykardie, die bei weitem am häufigsten nach der zweiten oder weiteren Injektionen auftritt, gelegentlich jedoch auch bereits nach der ersten Applikation beobachtet wurde [1, 17, 22, 25, 29].

Nach wie vor lassen sich diese Nebenerscheinungen der Succinylapplikation nicht eindeutig erklären, eine Reihe von Faktoren werden jedoch für ihre Entstehung in Erwägung gezogen.

Die vordergründigste Ursache könnte die cholinerge Wirkung der Substanz sein [11, 14, 29].

Besonders dramatische Zwischenfälle wurden bei Kindern mit Verbrennungen beobachtet [2, 3, 17, 20, 21, 23].

Ebenso treten vermehrt Arrhythmien beim Zusammentreffen von Succinylcholin und Digitalis auf. Schließlich wird heute vorwiegend eine massive Verschiebung von Kalium aus dem Intracellulärraum in den Extracellulärraum für die Bradykardie verantwortlich gemacht [22, 23, 24, 26, 27].

Es ist bekannt, daß das Ausmaß der Succinylcholin-Bradykardie unter Umständen auch von der zur Narkoseeinleitung verwendeten Substanz (z. B. Barbiturat, Inhalationsanaesthetica usw.) beeinflußt werden kann [9, 12, 19, 22].

Während Halothan regelmäßig eine Verlangsamung der Pulsfrequenz auslöst, bewirkt das Barbiturat Trapanal u. U. eine initiale Pulssteigerung. Die gleichen Eigenschaften werden in besonderem Maße dem Ketanest nachgesagt [3, 4, 5, 13, 16, 26, 28].

Es stellte sich daher die Frage, ob durch eine Substanz, die eine deutlich positiv chronotrope Wirkung entfaltet, wie etwa Ketanest, die Succinylcholin-Bradykardie verhindert oder in ihrem Ausmaß reduziert werden kann.

## Krankengut und Methodik

45 Kinder im Alter zwischen 2 und 9 Jahren wurden nach dem Randomisierungsverfahren in 3 Gruppen zu je 15 Patienten unterteilt. Es wurden nur solche Kinder ausgewählt, die keinerlei kardiovasculäre Störungen, Störungen im Elektrolyt- und Säure-Basen-Haushalt oder ähnliches aufwiesen. Die Kinder standen zur Operation einer Leistenhernie, einer Hydrozele oder Phimose an. Alle Kinder erhielten zur Prämedikation 0,015 mg pro kg KG Atropin i.m. 30 min vor Beginn der Narkoseeinleitung.

In der Gruppe I erfolgte die Anaesthesieeinleitung mit 2 mg pro kg KG Ketanest i.v.; in der Gruppe II mit 5 mg pro kg KG Trapanal i.v. und in der Gruppe III mit 1 % Halothan bei $N_2O/O_2$-Spontanatmung über die Maske.

Unmittelbar nach Wirkungseintritt der drei verschiedenen Substanzen wurde 1 mg pro kg KG Succinylcholin i.v. injiziert. Während und im Anschluß an die Succinylcholinapplikation wurde das Extremitäten-EKG (Ableitung 1) über 2 min fortlaufend aufgezeichnet.

Nach weiteren 2 min wurden erneut 0,5 mg pro kg KG Succinylcholin intravenös nachinjiziert; auch hier wurde das EKG während und nach der Injektion über 2 min fortlaufend registriert.

Während des gesamten Injektions- und Registrierzeitraumes wurden die Kinder ausschließlich mit reinem Sauerstoff beatmet.

Zur Abklärung der eingangs aufgeführten Fragestellung wurden die folgenden Parameter des EKG-Verlaufes ausgewertet:
1. (Meßzeitpunkt 0), Herzfrequenz, PQ-Dauer, QRS-Dauer und QT-Dauer vor der Narkoseeinleitung.
2. (Meßzeitpunkt K bzw. T bzw. H), Herzfrequenz, PQ-Dauer, QRS-Dauer und QT-Dauer unmittelbar nach der Narkoseeinleitung.
3. (Meßzeitpunkt S 1), Herzfrequenz, PQ-Dauer, QRS-Dauer und QT-Dauer während und unmittelbar nach der ersten Succinylcholin-Injektion.
4. (Meßzeitpunkt S 2), Herzfrequenz, PQ-Dauer, QRS-Dauer und QT-Dauer während und unmittelbar im Anschluß an die zweite Succinylcholin-Injektion.

Rhythmusstörungen aller Art wurden gesondert erfaßt.

Innerhalb der Untersuchungsgruppen lagen verbundene Stichproben vor; die statistische Auswertung wurde daher nach dem t-Test mit verbundenen Stichproben durchgeführt.

Der Differenzvergleich zwischen den 3 Gruppen wurde nach dem T-Test mit unverbundenen Stichproben vorgenommen.

## Ergebnisse

### Gruppe I (Abb. 1)

Unmittelbar im Anschluß an die intravenöse Injektion von 2 mg pro kg KG Ketanest verhielt sich die Herzfrequenz gegenüber den Ausgangswerten praktisch unverändert, PQ-Zeit, QRS- und QT-Dauer waren nicht statistisch auffällig oder signifikant verändert.

Die intravenöse Injektion von 1 mg Succinylcholin pro kg KG hatte ebenfalls keinen Einfluß auf die registrierten Parameter.

Die Nachinjektion von 0,5 mg pro kg KG Succinylcholin i.v. wurde von einem Abfall der mittleren Herzfrequenz von 126 pro Minute auf 93 pro

Minute gefolgt. Diese Änderung der Herzfrequenz um rund 26% war statistisch signifikant.

Während PQ-Zeit und QRS-Dauer keine statistisch relevanten Änderungen erkennen ließen, zeigte sich eine ebenfalls signifikante Verlängerung der QT-Dauer.

Bei 2 Kindern traten vorübergehend ventriculäre Extrasystolen auf, in einem Fall kam es zu einer kurzfristigen Asystolie.

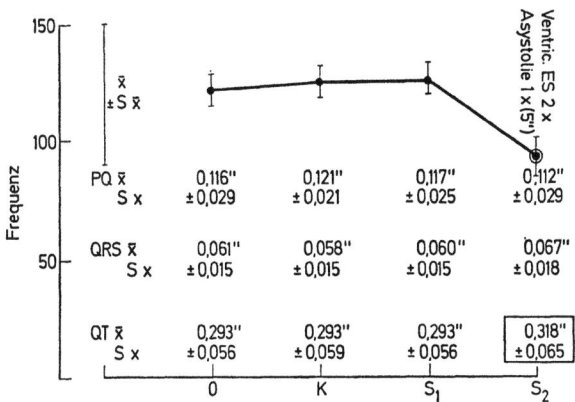

Abb. 1. Verhalten der Herzfrequenz, der PQ-, QRS- und QT-Dauer nach Injektion von Ketanest und Succinylcholin. x̄ = Mittelwert, sx = Standardabweichung des Mittelwertes, sx̄ = Mittlere Abweichung des Mittelwertes. Die eingerahmten Werte sind statistisch signifikant.
Meßzeitpunkt 0 = Ausgangswert, Meßzeitpunkt K = Ketanest-Injektion, Meßzeitpunkt S 1 = 1. Succinylcholin-Injektion (1 mg pro kg i.v.), Meßzeitpunkt S 2 = Nachinjektion von Succinylcholin (0,5 mg pro kg KG i.v.)

### Gruppe II (Abb. 2)

Die intravenöse Injektion von 5 mg pro kg KG Trapanal hatte einen statistisch auffälligen Anstieg der Herzfrequenz von 120 pro Minute auf 134 pro Minute zur Folge. PQ-Zeit, QRS- und QT-Dauer zeigten keine statistisch auffälligen Differenzen.

Die Erstinjektion von Succinylcholin brachte gegenüber den vorhergehenden Messungen keine Veränderungen der Herzfrequenz, der PQ-, QRS- oder QT-Zeit.

Die Nachinjektion von 0,5 mg pro kg KG Succinylcholin i.v. hatte wiederum einen statistisch signifikanten Abfall der Herzfrequenz von 127 auf 95 pro Minute, = 25%, zur Folge. Auch hier ging die Frequenzabnahme bei konstanter PQ- und QRS-Dauer mit einer statistisch signifikanten Verlängerung der QT-Dauer einher.

2 Kinder zeigten ventriculäre Extrasystolen, 1 Kind einen kurzfristigen Bigeminus und wiederum 1 Kind eine passagere Asystolie.

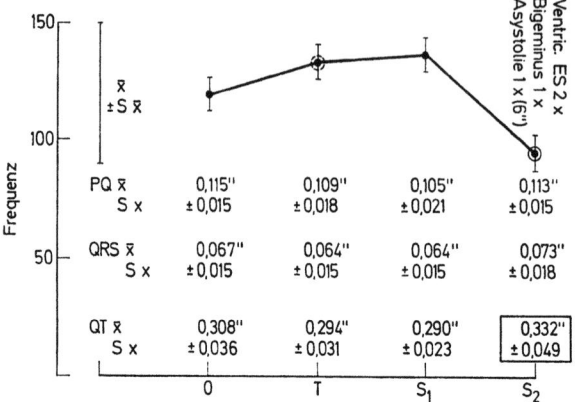

Abb. 2. Verhalten der Herzfrequenz, der PQ-, QRS- und QT-Dauer nach Trapanal- und Succinylcholin-Injektion. Die eingerahmten Werte zeigen statistisch signifikante Veränderungen an. Meßzeitpunkt 0 = Ausgangswert, Meßzeitpunkt T = Trapanal-Injektion, Meßzeitpunkt S 1 = 1. Succinylcholin-Injektion, Meßzeitpunkt S 2 = 2. Succinylcholin-Injektion (s. Abb. 1)

### Gruppe III (Abb. 3)

In dieser Gruppe wurden keine Ausgangswerte vor der Anaesthesieeinleitung registriert. Die Erstinjektion von Succinylcholin bei einer Halothan-Konzentration von 1 Vol.-% führte zu einer geringfügigen, statistisch jedoch nicht relevanten Abnahme der Herzfrequenz, die immerhin bei unveränderter PQ- und QRS-Dauer mit einer statistisch auffälligen Verlängerung der QT-Dauer verbunden war.

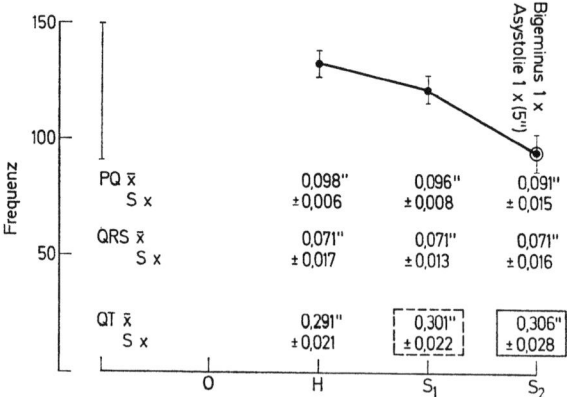

Abb. 3. Verhalten der Herzfrequenz, der PQ-, QRS- und QT-Dauer nach Halothan-Einleitung und Succinylcholin-Injektion. Die gestrichelt eingerahmten Werte geben statistisch auffällige Veränderungen, die durchgehend eingerahmten Werte statistisch signifikante Veränderungen wieder

Untersuchungen zur Succinylcholin-Bradykardie bei Kindern 93

Die Nachinjektion von Succinylcholin bewirkte auch in dieser Gruppe einen statistisch signifikanten Abfall der Herzfrequenz von 133 auf 95 pro Minute, verbunden mit einer statistisch signifikanten Verlängerung der QT-Dauer, während PQ- und QRS-Zeit wiederum unverändert blieben.

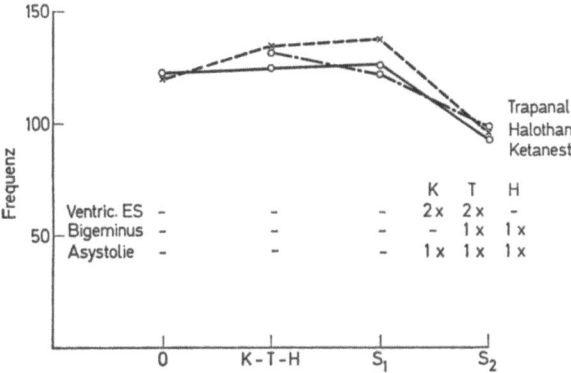

Abb. 4. Vergleichende Darstellung des Frequenzverhaltens bei den Kombinationen Ketanest–Succinylcholin, Trapanal–Succinylcholin und Halothan–Succinylcholin.
Meßzeitpunkt 0 = Ausgangswert, Meßzeitpunkt K–T–H = Applikation von Ketanest bzw. Trapanal bzw. Halothan, Meßzeitpunkt S 1 und S 2 = (s. Abb. 1)

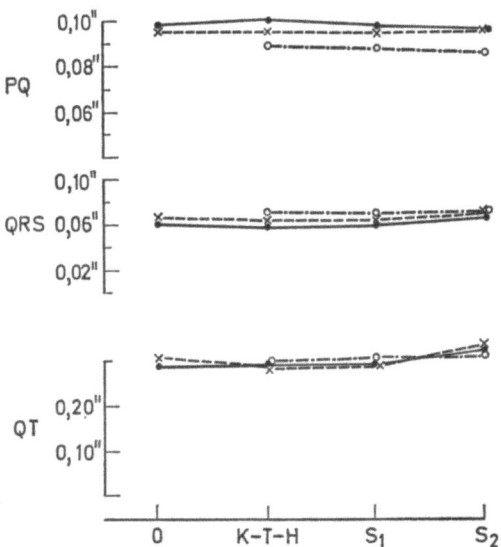

Abb. 5. Vergleichende Darstellung der PQ-, QRS- und QT-Zeiten nach den Kombinationen Ketanest–Succinylcholin, Trapanal–Succinylcholin und Halothan–Succinylcholin. Kennzeichnung der Meßpunkte (s. Abb. 4)

In einem Falle trat ein flüchtiger Bigeminus, in einem weiteren Falle eine vorübergehende Asystolie auf.

Vergleicht man das Verhalten der Herzfrequenz sowie der einzelnen EKG-Zeiten zwischen den 3 untersuchten Gruppen (Abb. 4 u. 5), so kann festgestellt werden, daß bezüglich der Fragestellung der Untersuchungen kein Unterschied besteht. In allen 3 Gruppen änderte sich die Herzfrequenz nach der ersten Succinylcholin-Applikation praktisch nicht, die zweite Injektion war jedoch in allen Fällen von einer signifikanten Abnahme der Herzfrequenz gefolgt. Dabei bestehen im Ausmaß der festgestellten Veränderungen keine statistisch zu sichernden Unterschiede.

Ventriculäre Extrasystolen traten in Gruppe I und II je zweimal, Asystolien in jeder Gruppe jeweils einmal auf.

Der Verlauf der PQ-, QRS- und QT-Zeiten läßt bei Gegenüberstellung der Mittelwerte zwischen den einzelnen Gruppen ebenfalls keine statistisch zu sichernden Unterschiede erkennen.

## Diskussion

Die Ergebnisse der vorliegenden Untersuchungen lassen zunächst die Feststellung zu, daß die intravenöse Injektion von Ketanest bei Kindern nicht notwendigerweise mit einer Tachykardie bzw. einem Anstieg der Pulsfrequenz gegenüber den Ausgangswerten beantwortet wird. Hingegen führt die Injektion von 5 mg pro kg KG Trapanal zu einem deutlichen Anstieg der Pulsfrequenz gegenüber den Ausgangswerten. Da alle Kinder bezogen auf ihr Körpergewicht mit der gleichen Menge Atropin prämediziert wurden, läßt sich dadurch die Vermutung ausschließen, die fehlende Pulsfrequenzsteigerung nach der Ketanest-Injektion sei durch die vorhergehende Atropin-Prämedikation mit ihrer positiv chronotropen Wirkung bedingt.

Die mittleren Ausgangsfrequenzen zwischen 120 und 123 ließen jedoch andererseits auf eine ausreichende Atropin-Prämedikation schließen.

Unsere Untersuchungen bestätigen weiterhin in einem gewissen Bereich die allgemeine klinische Erfahrung, daß die erste Succinylcholin-Applikation bei genügender medikamentöser anticholinerger Vorbereitung in der Regel nicht zu einer Bradykardie führt. Sie bestätigen aber ebenso die allgemeine klinische Erfahrung, daß die Nachinjektion von Succinylcholin vielfach mit einem starken Abfall der Pulsfrequenz verbunden ist.

Für klinische Belange ist daraus abzuleiten, daß selbst bei adäquater, zeit- und dosisgerechter anticholinerger Medikation mit Atropin eine Succinylcholin-Bradykardie im Anschluß an die zweite Injektion nicht auszuschließen ist, ja sogar in den meisten Fällen erwartet werden muß.

Dadurch wird u. a. die Forderung von STEPHEN, AHLGREN u. BENNETT [23] unterstrichen, daß mit der gleichen Injektion, mit der Succinylcholin zugeführt wird, jeweils auch Atropin appliziert werden sollte, unabhängig davon, ob eine anticholinerge Prämedikation stattgefunden hat oder nicht.

Diese Feststellung ist um so wichtiger, als auch bei einer primär vorliegenden relativen Tachykardie, die über die Notwendigkeit einer Atropin-Medikation hinwegtäuschen könnte, eine Succinylcholin-Bradykardie nicht auszuschließen ist.

Der einzig möglich erscheinende Schutz gegen Zwischenfälle kardiovasculärer Art aufgrund der Succinylcholin-Applikation ohne die zusätzliche Gabe von Atropin ist die intramuskuläre Injektion.

Im Sinne der eingangs aufgezeigten Fragestellung muß davon ausgegangen werden, daß selbst Substanzen (z. B. Trapanal), die initial zu einer eindeutigen Herzfrequenzsteigerung führen und denen eine gewisse Schutzwirkung gegenüber der Succinylcholin-Bradykardie nachgesagt wird [9], letztlich nicht sicher in der Lage sind, die Nebenwirkungen der Substanz zu verhindern.

Erst recht eine Substanz, der zwar eine positiv-chronotrope Wirkung zugesprochen wird, wie das Ketanest, die aber schon initial in unseren Untersuchungen keine Änderung der Herzfrequenz bewirkt, ist deshalb nicht in der Lage, die sekundäre Succinylcholin-Bradykardie zu verhindern oder auch nur in ihrem Ausmaß zu reduzieren.

Eine „Schutzwirkung" des Ketanest für die Ausbildung oder Ausprägung der Succinylcholin-Bradykardie besteht folglich nicht.

Wenn auch die vergleichende Darstellung der Herzfrequenzverläufe (Abb. 4) den Anschein erweckt, daß die Erstinjektion von Succinylcholin zu einem Abfall der Herzfrequenz führt, so ist dieser Unterschied einmal statistisch nicht zu sichern, zum andern spielt hier wahrscheinlich bereits die negativ chronotrope Wirkung des Halothans hinein, ohne daß zusätzlich dafür die Erstinjektion von Succinylcholin angeschuldigt werden muß.

Ernsthafte Rhythmusstörungen traten bei insgesamt 9 von 45 Kindern auf, d. h. bei jedem 5. Kind. 3 von insgesamt 45 Kindern, das entspricht einer Relation von 1:15, zeigten sogar kurzfristige Herzstillstände.

Unter allem Vorbehalt kann aus den vorliegenden Untersuchungsergebnissen die Folgerung abgeleitet werden, daß die einmalige intravenöse Injektion von Succinylcholin in der Regel nicht zu Änderungen der Herzfrequenz oder zu Arrhythmien führt.

Jede Nachinjektion von Succinylcholin löst jedoch in einem hohen Prozentsatz der Fälle einen erheblichen Abfall der Herzfrequenz aus und führt zu Rhythmusstörungen, auch wenn die anticholinerge Prämedikation dosis- und zeitgerecht erfolgte.

Daraus läßt sich nur die Forderung ableiten, daß wiederholte Succinylcholin-Injektionen beim Kind, womöglich, zu vermeiden sind. Sind sie den, noch indiziert, so sollte unseres Erachtens der Anregung von STEPHEN-

AHLGREN u. BENNETT [23] gefolgt werden, mit der Succinylcholingabe Atropin in der gleichen Spritze zu applizieren.

Darüber hinaus steht für länger dauernde Eingriffe im Kindesalter der wesentlich gefahrloseren Applikation nicht depolarisierender Relaxantien (Methylcurarin oder Alloferin) nichts im Wege.

## Zusammenfassung

An 45 Kindern im Alter zwischen 2 und 9 Jahren wurde in 3 Gruppen die Frage untersucht, ob Ketanest aufgrund seiner positiv chronotropen Wirkungen im Vergleich zu Trapanal und Halothan in der Lage ist, die sogenannte Succinylcholin-Bradykardie zu verhindern.

In der ersten Gruppe (Ketanest–Succinylcholin) zeigten sich weder nach der Injektion von Ketanest noch nach der Erstinjektion von 1 mg pro kg KG Succinylcholin i.v. Änderungen der Herzfrequenz, der PQ-, QRS- oder QT-Dauer. Die Nachinjektion von 0,5 mg pro kg KG Succinylcholin war von einem signifikanten Abfall der Herzfrequenz mit Anstieg der QT-Dauer verbunden.

In der zweiten Gruppe (Trapanal–Succinylcholin) war die Trapanal-Injektion von einer statistisch auffälligen Zunahme der Herzfrequenz begleitet, die erste Injektion von Succinylcholin hatte keinen Einfluß auf die untersuchten Parameter, die Nachinjektion war wiederum mit einem statistisch signifikanten Abfall der Herzfrequenz und einer Verlängerung der QT-Dauer verbunden.

In der dritten Gruppe (Halothan–Succinylcholin) war die Nachinjektion von Succinylcholin durch die gleichen Veränderungen (Herzfrequenz und QT-Dauer) gekennzeichnet.

Daraus ist abzuleiten, daß ein theoretisch diskutierbarer Schutzeffekt gegenüber der Succinylcholin-Bradykardie für Ketanest nicht besteht. Da die Zweitinjektion von Succinylcholin immer mit einem erheblichen Frequenzabfall verbunden war, zusätzlich bei jedem 5. Kind Rhythmusstörungen und bei jedem 15. Kind ein kurzfristiger Herzstillstand auftrat, wird vor der Nachinjektion von Succinylcholin ohne gleichzeitige Atropin-Medikation gewarnt. Bei lang dauernden Operationen sollte mehr auf nicht depolarisierende Relaxantien übergegangen werden.

## Summary

Ketamine has a positive-chronotropic effect on the heart.

Investigations were made in 45 children, comparing ketamine with thiopentone and halothane, with regard to a possible prevention of bradycardia caused by repeated application of succinylcholine.

As well in the test group as in the control groups no significant effect was observed: ketamine has no preventing action on the so called succinylcholinebradycardia.

## Literatur

1. BARRETO, R. S.: Effect of intravenously administered succinylcholine upon cardiac rate and rhythm. Anesthesiology **21**, 401 (1960).
2. BIRCH, A. A., MITCHELL, G. D., PLAYFORD, G. A., LANG, C. A.: Changes in serum potassium response to succinylcholine following trauma. J. Amer. med. Ass. **210**, 490 (1969).
3. BUSH, G. H.: The use of muscle relaxants in burnt children. Anaesthesielogy **19**, 231 (1964).
4. CHEN, G., GLATZKO, A. J., KAUMP, D. H.: Laboratory summary on CI 581. June 1967, Exp. Therap. Dept. Res. Dir. Parke, Davis & Co.
5. — The pharmacology of ketamine. In: KREUSCHER, H., Ketamine, **40**, S. 1. Anaesthesiologie und Wiederbelebung. Berlin-Heidelberg-New York: Springer 1969.
6. CHURCHILL-DAVIDSON, H. C.: Suxamethonium (succinylcholine) chloride and muscle pains. Brit. med. J. I. 74 (1954).
7. CODY, J. R.: Muscle rigidity following administration of succinylcholine. Anesthesiology **29**, 159 (1968).
8. COOPERMAN, L. H.: Succinylcholine-induced hyperkalemia in neuromuscular desease. J. Amer. med. Ass. **213**, 1867 (1970).
9. DROH, R., HORST, J.: Der Einfluß von Succinylbischolin auf die Herzinsuffizienz nach Barbituraten. Anaesthesist **17**, 301 (1968).
10. EVERS, W., RACZ, G. B., DOBKIN, A. B.: A study of plasma potassium and electrocardiographic changes after a single dose of succinylcholine. Canad. Anaesth. Soc. J. **16**, 273 (1969).
11. GALINDO, A. H., DAVIS, T. B.: Succinylcholine and cardiac excitability. Anesthesiology **23**, 32 (1962).
12. GAUTHIER, J., BOSOMWORTH, P., PAGE, D., MOORE, F., HAMELBERG, W.: Effect of endotracheal intubation on electrocardiographic patterns during halothane anesthesia. Anesth. Analg. **41**, 466 (1962).
13. GEMPERLE, G. N., GEMPERLE, H., SZAPPANYOS, G.: Klinische Erfahrungen mit Ketamine in der Kinderchirurgie. In: KREUSCHER, H., Ketamine, **40**, S. 206. Anaesthesiologie und Wiederbelebung. Berlin-Heidelberg-New York: Springer 1969.
14. KATZ, R. L., BIGGER, J. T.: Cardiac arrhythmias during anesthesia and operation. Anesthesiology **33**, 193 (1970).
15. KREUSCHER, H., GAUCH, H.: Kreislaufanalytische Untersuchungen bei Anwendung von Ketamine am Menschen. In: KREUSCHER, H., Ketamine, **40**, S. 52. Anaesthesiologie und Widerbelebung. Berlin-Heidelberg-New York: Springer 1969.
16. LANGREHR, D., STOLP, W.: Der Einfluß von Ketamine auf verschiedene Vitalfunktionen des Menschen. In: KREUSCHER, H., Ketamine, **40**, S. 25. Anaesthesiologie und Wiederbelebung. Berlin-Heidelberg-New York: Springer 1969.
17. LEIGH, M. D., MCCOY, D. D., BELTON, M. K., LEWIS, G. B.: Bradycardia following intravenous of succinylcholinchloride to infants and children. Anesthesiology **18**, 698 (1957).

18. LIST, W., CESNIK, H.: Muskelkaliumveränderungen nach Succinylcholinchlorid. Wien. klin. Wschr. **82**, 761 (1970).
19. PHILIPS, H. S.: Physiologic changes noted with the use of succinylcholine chloride, as a muscle relaxant during endotracheal intubation. Anesth. Analg. **33**, 165 (1954).
20. SCHANER, P. J., BROWN, R. L., KIRKSEY, TH. D., GUNTHER, C. R., RITCHEY, C. R., GRONERT, G. A.: Succinylcholineinduced hyperkalemia in burned patients. Anesth. Analg. **48**, 764 (1969).
21. SMITH, R. M.: Anesthesia for infants and children. C. V. Mosby Company, Saint Louis 1968.
22. STARK, P.: Cardiovasculäre Störungen und Hyperkaliämie nach Succinylcholin. Anaesthesist **20**, 458 (1968).
23. STEPHEN, C. R., AHLGREN, E. W., BENNETT, E. J.: Elements of pediatric anesthesia. Springfield/Illinois: Charles C. Thomas-Verlag 1970.
24. TAMMISTO, T., AIRAKSINEN, M. M.: Increase of creatine kinase activity in serum as sign of muscular injury caused by intermittently administered suxamethonium during halothane anaesthesia. Brit. J. Anaesth. **38**, 510 (1966).
25. TELFORD, J., KEATS, A. S.: Succinylcholine in cardiovascular surgery of infants and children. Anesthesiology **18**, 841 (1957).
26. VIRTUE, R. W., ALANIS, J. M., MORI, M., LAFARQUE, R. T., VOGEL, J. H. K., METCALF, D. R.: An anesthetic agent: 2-ortho-chlorophenyl, 2-methylaminocyclohexanone − HCL (CI 581). Anesthesiology **28**, 823 (1967).
27. WEINTRAUB, H. D., HEISTERKAMP, D. V., COOPERMAN, L. H.: Changes in plasma potassium concentration after depolarizing blockers in anaesthetized man. Brit. J. Anaesth. **41**, 1048 (1969).
28. WESTHUES, G.: Klinische Erfahrungen mit der intramuskulären Anwendung von Ketamine bei Kindern. In: KREUSCHER, H., Ketamine, **40**, S. 209. Anaesthesiologie und Wiederbelebung. Berlin-Heidelberg-New York: Springer 1969.
29. WILLIAMS, E. H., DEUTSCH, S., LINDE, H. W., BOULLOGH, J. W., DRIPPS, R. D.: Effects of intravenously administered succinylcholine on cardiac rate, rhythm an arterial pressure in anesthetized man. Anesthesiology **22**, 947 (1961).

# Untersuchungen zur Wirkung von Ketamin im experimentellen hämorrhagischen Schock

Von J. B. Brückner, D. Patschke, A. Reinecke und J. Tarnow

## Einleitung

Der Mangel an exakten Kriterien zur differenzierten Beurteilung von Extremsituationen in der Anaesthesiologie bedeutet oft eine erhebliche Unsicherheit in der Beantwortung der Frage nach Indikation und Dosierung verschiedener Pharmaka z. B. im schweren Trauma, bei der Sepsis und in der Geriatrie. Die Schwierigkeit, den Schweregrad eines Schockzustandes oder das Risiko eines operativen Eingriffs sicher abzugrenzen, führen auch beim Versuch der Antwort auf die Frage, inwieweit eine Basismedikation den Ablauf einer Extremsituation modifizieren kann, zu Schwierigkeiten. Bei Fehlen harter Daten führt dann die individuelle Erfahrung des Arztes dazu, daß viele verschiedene Pharmaka schon für die Therapie, z. B. des schweren Schocks, empfohlen wurden. Die geschilderten Vorbehalte treffen in besonderem Maße für die Anwendung von Anaesthetica im Schocksyndrom zu, wobei allerdings die Diskrepanz zwischen dem Umfang der Schockliteratur und den wenigen bisher vorhandenen Untersuchungen über die Wechselwirkungen zwischen einer Narkose und dem Schock überrascht [1, 18, 35, 41, 51].

In dieser Arbeit soll über experimentelle Untersuchungen zu zwei verschiedenen Fragestellungen berichtet werden:

1. Wie verläuft ein Schocksyndrom, das sich erst *während* einer Ketaminnarkose entwickelt, im Vergleich zu anderen Anaesthesieverfahren?
2. Welche hämodynamischen Reaktionen sind nach einer Ketamineinzeldosis *im manifesten* hämorrhagischen Schock zu erwarten?

## Methodik

Die Untersuchungen wurden an 48 Bastardhunden beiderlei Geschlechts im Gewicht zwischen 19 und 38 kg durchgeführt. Bei 5 Versuchstieren wurde die Narkose mit Fentanyl, bei 12 Tieren mit Pentobarbital, und bei 7 Tieren mit Ketamin (Ketanest) intravenös eingeleitet. Alle Versuchstiere erhielten nach der Einschlaf-Dosis des jeweiligen Anaestheticums zusätzlich 2,0 mg Alloferin intravenös injiziert. Danach wurden die Tiere intubiert und bis Versuchsende mit einem Engström-Respirator (ER 300) und Sauerstoff kontrolliert beatmet. Die Beatmung wurde so einreguliert, daß die über ein Beckman-Oxymeter gemessene inspiratorische Sauerstoffkonzentration über 95 % lag und das mit einem Ultrarot-Absorptionsspektrometer (URAS IV) kontinuierlich gemessene $CO_2$ endexspiratorische Werte um 4,5 Vol.-% aufwies.

Bei 5 Versuchstieren wurde nach einer Einleitung mit im Mittel 5,2 mg/kg Pentobarbital die Narkose mit einer inspiratorischen Halothankonzentration von 0,5 Vol.-% unterhalten (Halothanvapor). Die Kontrolle der Halothankonzentration erfolgte über ein hinter dem URAS geschaltetes Narkometer. Bei den anderen Versuchstieren wurde während der Präparationszeit, die etwa 90 min betrug, die Narkose durch fraktionierte kleine Gaben des jeweiligen Einleitungs-Anaestheticums unterhalten. Bis zum Entblutungsbeginn wurden im Mittel 0,03 mg/kg · Std Fentanyl, 12,0 mg/kg · Std Ketamin und 14,9 mg/kg · Std Pentobarbital gegeben. Atmeten die Tiere gegen den Respirator an, so wurden kleinere Relaxansmengen nachinjiziert. Bis zu Beginn der Entblutung erhielten die Versuchstiere im Mittel 0,12 mg/kg · Std Alloferin.

Während des eigentlichen Schockversuches erhielten die Versuchstiere mit Ausnahme der Halothangruppe (konstante Halothankonzentration von 0,5 Vol.-%) keinerlei weitere Anaesthetica oder Relaxantien mehr zugeführt.

Während des gesamten Versuches wurde die Sauerstoffaufnahme mit dem EHN-Spirometer [12] gemessen. Alle dabei erhaltenen Werte wurden auf 37° C Körpertemperatur ($Q_{10}$: 1,7), STPD [10], geschlossenes System und ml/kg · min umgerechnet. Die inspiratorische Sauerstoffkonzentration wurde in kurzen Intervallen kontrolliert. Die vor Entblutungsbeginn während eines Zeitraumes von 20 min gemessene mittlere Sauerstoffaufnahme des Versuchstieres diente als Ausgangswert zur Berechnung der während der hypovolämischen Phase eingegangenen Sauerstoffschuld. Zur Messung des arteriellen und venösen Druckes wurden Katheter über Seitenäste der Arteria und Vena brachialis in die Aorta ascendens bzw. in die Vena cava superior nahe der Einmündung in den rechten Vorhof vorgeschoben.

Bei einem Teil der Versuchstiere wurden zusätzlich unter Röntgenkontrolle über Seitenäste der Arteria femoralis ein Thermoelement in die Aorta descendens, ein weiterer Druckkatheter und ein Kathetertipmanometer (Statham P 866 oder Millar PC 350) in den linken Ventrikel eingelegt. Über die Vena femoralis schoben wir einen weitlumigen Injektionskatheter in den rechten Vorhof und einen weiteren Druckmeßkatheter in den Hauptstamm der Arteria pulmonalis vor. Zur Messung des Aorten-, Venen-, Pulmonalis- und des enddiastolischen linksventriculären Drucks wurden Druckwandler vom Typ Bell und Howell CEC, Typ 4-327-L223 oder Statham Typ P 23 Db und Hellige-Verstärker vom Typ MA 20601001 benutzt. Als Verstärker für das Kathetertipmanometer diente ein Statham SP 1400. Ein in diesen Verstärker eingebauter Differentiator (RC-Glied – Firma Schubart, Wiesbaden) bildete aus der linksventriculären Druckkurve die erste Ableitung dp/dt, die zu jedem Zeitpunkt der Ventrikelcontraction die entsprechende Druckanstiegsgeschwindigkeit angibt.

Ein elektromagnetischer Flußmesser wurde um eine Arteria brachialis gelegt. Zur Messung der Durchblutung (BBF) wurde das System Statham SP 2202 (Flußmesser mit Pulsfeldcharakteristik und elektrischem Nullabgleich) benutzt. Die verwendeten Meßköpfe wurden vorher am Durchströmungsmodell geeicht.

Die Entblutung erfolgte über einen großlumigen in eine Arteria femoralis eingelegten Katheter, die Retransfusion über einen venösen Katheter.

Der arterielle und venöse Druck, ein bis drei EKG-Standardableitungen ggf. auch die Drucke in der Arteria pulmonalis (P. art. Pulm.) und im linken Ventrikel ($P_{LV}$), der linksventriculäre enddiastolische Druck ($P_{LVED}$), die Druckanstiegsgeschwindigkeit im linken Ventrikel (dp/dt), der Blutfluß in der Arteria brachialis

(BBF) wurden auf einem 8-Kanal-Pigmentschreiber (EK21, Firma Hellige, Freiburg) fortlaufend registriert. Das Herzzeitvolumen (HZV) wurde mit der Thermodilutionsmethode in der Modifikation nach SLAMA-PIIPER [21, 43] ermittelt (Meßgerät BN 6560, Firma Fischer, Göttingen und Kipp-Kompensationsschreiber). Der periphere Gesamtwiderstand errechnete sich aus dem Quotienten mittlerer Aortendruck minus 10 Torr mittlerer „closing pressure" und dem HZV (ml/kg · min).

Während des Versuches wurden in Intervallen die Parameter des Säurebasenstatus (pH, $P_{CO_2}$, $P_{O_2}$, Standard Bicarbonat und Base Excess) nach der Astrup-Methode bestimmt und nach SEVERINGHAUS [42] korrigiert. Bestand vor der Entblutung eine stärkere metabolische Acidose, so erfolgte eine therapeutische Korrektur.

Zu Beginn der Entblutung wurden 3,0 mg/kg Heparin injiziert und jeder Hund erhielt, über die Versuchsdauer gleichmäßig verteilt, 750–1000 ml 10 %ige Glucose infundiert.

Nach der Präparation der Gefäße und einer Kontrollperiode von etwa 20–30 min wurde das Versuchstier mit 100 ml/min in ein Reservoir entblutet, bis ein arterieller Mitteldruck von 35 mmHg erreicht war. Durch weitere fortlaufende Entnahme kleinerer Blutmengen wurde dieser Druck danach konstant gehalten. Von einem – im Einzelversuch zeitlich variierenden Punkt an – „uptake-Beginn" ist dieses jedoch nur durch langsame Retransfusion aus dem Reservoir möglich. Die Niederdruckphase wurde dann solange ausgedehnt, bis 25 % des maximalen Entblutungsvolumens aus dem Reservoir an das Versuchstier zurückgegeben waren. Zu diesem Zeitpunkt – „25 % uptake" – wurde die im Reservoir noch befindliche restliche Blutmenge dem Tier zurückgepumpt (100 ml/min). Jedes Versuchstier erhielt am Ende der Retransfusion als Ausgleich der Blutentnahmen für Laborbestimmungen noch 50–100 ml 6 %iges Dextran infundiert. Es schloß sich eine 3stündige Beobachtungsphase an. Danach wurden die noch lebenden Versuchstiere getötet und seziert. Bei 8 Versuchstieren wurde die Narkose mit 18,0 mg/kg Propanidid eingeleitet. Nach Intubation und Relaxierung wurde die Anaesthesie während der Präparation der Gefäße mit 0,5 Vol-% Halothan unterhalten. Danach wurde gewartet, bis in der Exspirationsluft mit dem Narkometer kein Halothan mehr nachzuweisen war. Zur Aufrechterhaltung einer Analgesie erhielten die Versuchstiere 0,5–1,0 mg/kg Piritramid i.v. injiziert. Danach injizierten wir 4 Versuchstieren in Abständen von jeweils 15–20 min 1,0; 5,0 und 10,0 mg/kg Ketamin und 4 weiteren Versuchstieren 1,0; 3,0 und 5,0 mg/kg Thiopental intravenös (Kontrollwerte). Nach jeder Injektion wurde in Abständen von 1, 3, 5 und 10 min das HZV bestimmt. Danach wurden die Versuchstiere wie beschrieben entblutet. Die Niederdruckphase wurde solange ausgedehnt, bis *10% des maximalen Entblutungsvolumens* zurückgegeben waren. Dann wurde die im Reservoir befindliche Restblutmenge retransfundiert. 30 min nach Ende der Retransfusion wurden Thiopental und Ketamin in gleicher Weise wie in der Kontrollphase geprüft.

Bei 4 weiteren Versuchstieren wurden zu verschiedenen Zeiten nach Retransfusion bei 25 % Uptake die Kreislaufwirkungen von 10 mg/kg Ketamin geprüft.

Eine statistische Interpretation der gewonnenen Daten erfolgte entweder mit dem Kruskal-Wallis-Test, einer parameterfreien Varianzanalyse oder mit dem zwei Stichproben-t-Test bei unpaarigen Beobachtungen aus Summen.

In dieser Arbeit werden die Ergebnisse aller Experimente – bedingt durch die Zeitbegrenzung des Vortrages – nur teilweise, d. h. unter besonderer Berücksichtigung der Ketaminversuche, beschrieben.

## Ergebnisse

Abbildung 1 zeigt den Ablauf eines Einzelversuches in Ketaminanaesthesie. Schon 30 min nach Beginn der Entblutung mußte Blut aus dem Reservoir an das Versuchstier zurückgegeben werden, um einen arteriellen Mitteldruck von 35 mmHg zu halten („uptake"). 25 % des maximalen Ent-

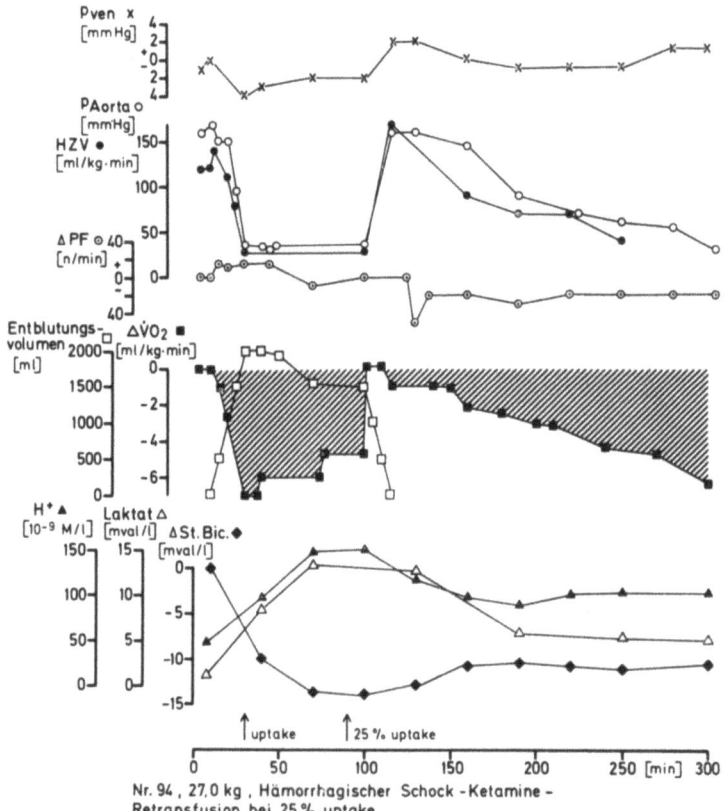

Abb. 1. Darstellung des verwendeten Schockmodells am Beispiel eines Einzelversuches in Ketamin-Mononarkose. Eine eingegangene Sauerstoffschuld wurde schraffiert dargestellt. Weitere Einzelheiten im Text

blutungsvolumens waren 60 min nach Beginn der Blutaufnahme retransfundiert, dann wurde das restliche noch im Reservoir befindliche Blut schnell zurückgegeben. Die hypovolämische Phase (Entblutungsbeginn bis Ende Retransfusion) dauerte 90 min, wobei für 70 min ein mittlerer Aortendruck von 35 mmHg gehalten werden konnte. Während der hypovolämischen Phase ging das Versuchstier eine Sauerstoffschuld von 211 ml/kg ein und es entwickelte sich eine metabolische Acidose. Auffallend war, daß unter Ketamin die Versuchstiere bei Entblutungsbeginn bereits tachykard waren und während der Zentralisation meist nicht mehr mit einer Pulsfrequenzsteigerung reagierten. Nach Retransfusion kommt es zu einer temporären Kreislaufverbesserung, die Sauerstoffaufnahme übersteigt jedoch nicht den Kontrollwert. Relativ schnell vermindern sich danach arterieller Druck und HZV wieder und das Versuchstier geht eine weitere Sauerstoffschuld ein.

Tabelle 1. Die mittleren Zeiten ($\bar{x} \pm s_{\bar{x}}$) in Minuten für die Intervalle Entblutungsbeginn–uptake (t-uptake), uptake–25% uptake sowie die Dauer der hypotensiven Phase bei einem arteriellen Mitteldruck von 35 Torr (t-$\bar{P}$ Aorta 35 Torr) in den verschiedenen Versuchsgruppen

|  | n | t-uptake | t-uptake bis 25% uptake | t-$\bar{P}$ Aorta 35 Torr |
|---|---|---|---|---|
| Pentobarbital | 7 | 81,0 ± 4,7 | 104,4 ± 12,0 | 170,0 ± 16,8 |
| Halothane | 5 | 88,2 ± 12,0 | 136,6 ± 31,0 | 214,6 ± 29,8 |
| Fentanyl | 5 | 69,6 ± 9,6 | 153,8 ± 31,6 | 208,8 ± 25,4 |
| Ketamin | 7 | 52,4 ± 7,8 | 74,3 ± 8,7 | 109,6 ± 12,1 |
| Ketamin/Piritramid | 5 | 85,6 ± 6,8 | 17,4 ± 1,6[a] | 95,2 ± 6,4 |
| Ketamin/Droperidol | 6 | 101,8 ± 13,3 | 111,2 ± 19,4 | 208,4 ± 16,3 |
| Ketamin/Phenoxybenzamine | 7 | 195,7 ± 23,7 | 191,1 ± 45,2 | 378,7 ± 52,5 |

[a] In der Ketamin-Piritramid-Gruppe wurde die mittlere Zeit zwischen uptake und 10% uptake angegeben

Die mittleren Zeiten bis „uptake" für das Intervall „uptake- bis 25% uptake" sind für alle Versuche in Tabelle 1 zusammengestellt. In Abbildung 2 werden die mittleren Zeiten für die von den Versuchstieren tolerierten Niederdruckphase (35 mmHg Aortenmitteldruck) dargestellt. Im Kruskal-Wallis-Test waren die beobachteten Unterschiede zwischen den Ketamin-, Pentobarbital-, Ketamin/Droperidol-, Ketamin/Phenoxybenzamin-Gruppen sowie den Ketamin-, Pentobarbital-, Halothan- und Ketamin/Phenoxybenzamin-Gruppen mit p < 0,01 signifikant, während für die Fentanyl-, Halothan- und Ketamin-Droperidoltieren die Nullhypothese nicht abzulehnen war.

Tabelle 2 zeigt die mittleren Kontrollwerte der Sauerstoffaufnahme vor Entblutungsbeginn für die einzelnen Versuchsgruppen getrennt. Die beobachteten Unterschiede zwischen den Versuchstieren in Ketamin-, Fentanyl-, Ketamin/Piritramid-, Pentobarbital- und Halothan-Versuchstieren waren im Kruskal-Wallis-Test mit p < 0,01 signifikant. Eine Vorbehand-

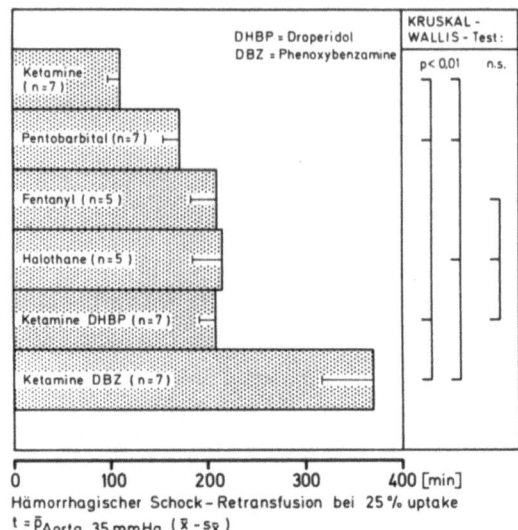

Abb. 2. Die mittleren Zeiten ($\bar{x} \pm s_{\bar{x}}$) der hypotensiven Phase (Mitteldruck in der Aorta: 35 mmHg) bei den verschiedenen Anaesthetica-Kombinationen

lung mit Droperidol oder Phenoxybenzamin änderte die Sauerstoffaufnahme der Versuchstiere unter Ketamin im Vergleich zur Mononarkose nicht.

In Tabelle 3 wurde die mittlere Sauerstoffschuld pro Stunde für die einzelnen Beobachtungsintervalle der verschiedenen Schockversuche zusammengestellt. Die Fentanyl-Tiere gingen pro Zeiteinheit die geringste Sauerstoffschuld von den untersuchten Monoanaesthetica in der hypovolämischen Phase ein. Unter den mit Phenoxybenzamin vorbehandelten

Tabelle 2. Kontrollwerte der Sauerstoffaufnahme (Mittelwerte ± Standardabweichung des Mittelwertes) in den verschiedenen Versuchsgruppen vor Entblutungsbeginn

|  | n | $\dot{V}_{O_2}$ Kontrolle (ml/kg · min) |
|---|---|---|
| Pentobarbital | 7 | 6,3 ± 0,4 |
| Halothan | 5 | 5,4 ± 0,3 |
| Fentanyl | 5 | 5,1 ± 0,3 |
| Ketamin | 7 | 7,7 ± 0,6 |
| Ketamin/Piritramid | 5 | 5,6 ± 0,4 |
| Ketamin/Droperidol | 6 | 7,6 ± 0,5 |
| Ketamin/Dibenzyline | 7 | 6,5 ± 0,6 |

Tabelle 3. Die mittlere Sauerstoffschuld pro Zeiteinheit während der einzelnen Phasen des Schockversuches und bei verschiedenen Anaesthesiekombinationen. Mittlere Sauerstoffschuld (ml/kg · Std)

|  | n | Hypovolämische Phase bis uptake upt.–25% uptake |  | Nach Retransfusion 1. Std | 2. Std | 3. Std |
| --- | --- | --- | --- | --- | --- | --- |
| Fentanyl | 7 | −124,0 | −110,4 | + 8,7 | − 4,6 | − 34,7 |
| Barbiturat | 7 | −139,4 | −144,2 | − 24,4 | − 54,2 | − 60,8 |
| Halothan | 5 | − 92,6 | −112,2 | − 18,3 | − 56,3 | − 68,5 |
| Ketamin | 7 | −151,0 | −162,5 | −104,8 | −156,5 | −166,3 |
| Ketamin/ Droperidol | 6 | −160,7 | −182,5 | − 32,1 | − 85,1 | − 65,7 |
| Ketamin/ Dibenzyline | 7 | − 84,0 | −147,2 | − 30,1 | − 67,2 | − 60,9 |

Versuchstieren war die pro Zeiteinheit kumulierende Sauerstoffschuld bis „uptake" deutlich gegenüber der Ketaminmononarkosegruppe vermindert. Nach Retransfusion zeigten die Versuchstiere der Fentanylgruppe anfangs sogar eine geringe überschießende Sauerstoffaufnahme, während unter Ketamin im Mittel pro Stunde eine weitere Sauerstoffschuld zwischen 100 und 150 ml/kg eingegangen wurde.

Die Abbildung 3 gibt den Verlauf des arteriellen Mitteldruckes nach Retransfusion in den drei Versuchsgruppen Ketamin, Pentobarbital und

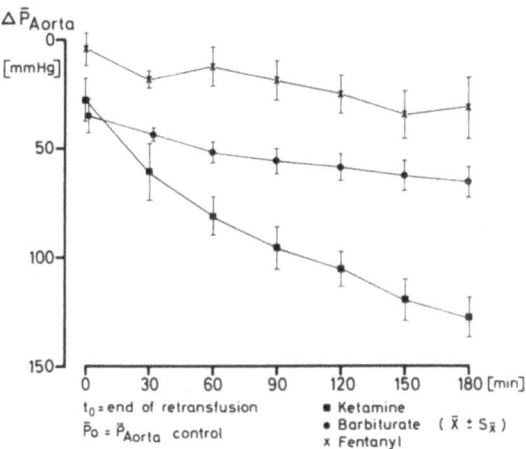

Abb. 3. Das Verhalten des arteriellen Mitteldruckes ($\bar{x} \pm s_{\bar{x}}$) 3 Std nach Retransfusion bei 25% uptake in Ketamin-, Pentobarbital- und Fentanylanaesthesie. Als Vergleichswert für den $\Delta \bar{P}$ Aorta diente der mittlere Aortendruck vor Entblutungsbeginn

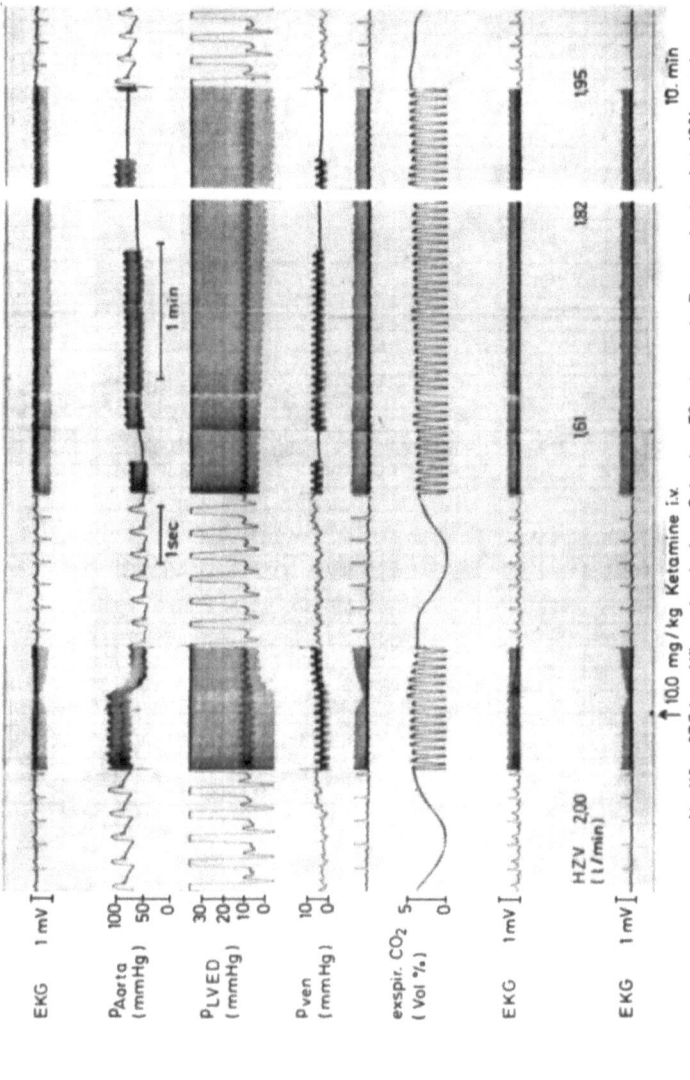

Abb. 4. Die Wirkung einer Einzeldosis (10 mg/kg) Ketamin im mittelschweren hämorrhagischen Schock (70 min nach Retransfusion bei 10% uptake) auf den Aortendruck ($P_{Aorta}$), den enddiastolischen Druck im linken Ventrikel ($P_{LVED}$) und den Venendruck ($P_{VEN}$)

Fentanyl wieder. Bei allen Tieren war eine zunehmende Kreislaufverschlechterung zu beobachten. Die Geschwindigkeit, mit der eine arterielle Hypotension sich ausbildete war jedoch in den drei Serien unterschiedlich. Während in der Fentanyl-Gruppe die Kreislaufverschlechterung nur angedeutet ist, konnte bei den Versuchstieren in Ketaminnarkose bis 3 Std. nach Retransfusion schon eine ausgeprägte arterielle Hypotonie beobachtet werden. Die Nullhypothese kann für die hier dargestellten Unterschiede mit $p < 0.01$ abgelehnt werden. Das Kreislaufverhalten der Versuchstiere der Ketamin/Droperidol-, Ketamin/Phenoxybenzamin- und der Halothangruppe nach Retransfusion ähnelte im Verlauf der Ketaminmononarkosegruppe.

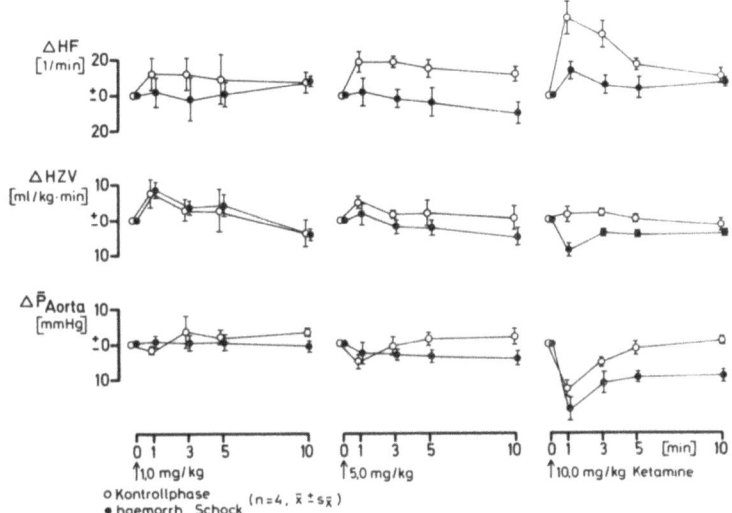

Abb. 5. Das Verhalten der Herzfrequenz ($\Delta$HF), des Herzzeitvolumens ($\Delta$HZV) und des mittleren Aortendruckes ($\Delta\bar{P}_{Aorta}$) nach 1,0, 5,0 und 10,0 mg/kg Ketamine im mittleren hämorrhagischen Schock (Retransfusion bei 10% uptake) sowie vergleichend dazu die entsprechenden Werte der Kontrollperiode ($\bar{x} \pm s_{\bar{x}}$)

Das Versuchsende (3 Std nach Retransfusion) überlebten unter Ketamin, Ketamin/Droperidol und Halothan jeweils 3, in der Ketamin/Phenoxybenzamingruppe 4, unter Fentanyl und Pentobarbital dagegen alle Versuchstiere.

Ein Beispiel für die Wirkung einer Ketamin-Einzelinjektion im manifesten Schock zeigt die Abbildung 4. 70 min nach Retransfusion *bei 10% uptake* wurden 10 mg/kg Ketamin intravenös injiziert. Unmittelbar danach kam es zu einem Abfall des arteriellen Drucks sowie des Herzminutenvolumens. 10 min nach der Injektion erreicht das HZV wieder den Ausgangswert, während Schlagvolumen und arterieller Mitteldruck noch erniedrigt bleiben.

In den Abbildungen 5 u. 6 wurden die beobachteten Kreislaufveränderungen nach 1,0, 5,0 und 10,0 mg/kg Ketamin im mittelschweren (*Retransfusion schon bei 10% uptake*) hämorrhagischen Schock sowie vergleichend dazu die Kontrollwerte zusammengefaßt dargestellt. Nach der Injektion von 10,0 mg/kg Ketamin kommt es in der Kontrollperiode zu einer markanten Tachykardie, während im Schock dieser Effekt nur ange-

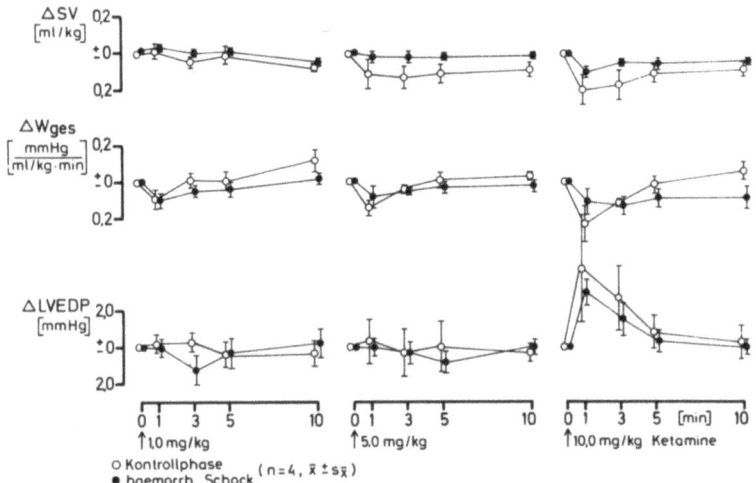

Abb. 6. Das Verhalten von Herzschlagvolumen ($\Delta$SV), peripherem Gesamtwiderstand ($\Delta W_{ges}$) und enddiastolischem Druck im linken Ventrikel ($P_{LVED}$) nach 1,0, 5,0 und 10,0 mg/kg Ketamin im mittelschweren hämorrhagischen Schock (Retransfusion bei 10% uptake) sowie vergleichend dazu die entsprechenden Werte der Kontrollperiode ($\bar{x} \pm s_{\bar{x}}$)

deutet ist. In beiden Versuchsperioden fiel unmittelbar nach der hohen Ketamindosis der arterielle Mitteldruck ab; im Schock, bedingt durch die fehlende Pulsfrequenzsteigerung auch das Herzminutenvolumen. Die Kreislaufdepression ist bis zu 10 min nach der Injektion nachweisbar. Nach der 10,0 mg/kg Dosis war etwa für 3–5 min eine Erhöhung des linksventriculären enddiastolischen Drucks nachweisbar.

Mit Ausnahme der besonders hervorgehobenen Befunde nach der 10,0 mg/kg Ketamin Dosis fanden sich, sowohl in der Kontrollphase, als auch im Schock, beim Vergleich von Thiopental und Ketamin keine wesentlichen Unterschiede im Kreislaufverhalten [34].

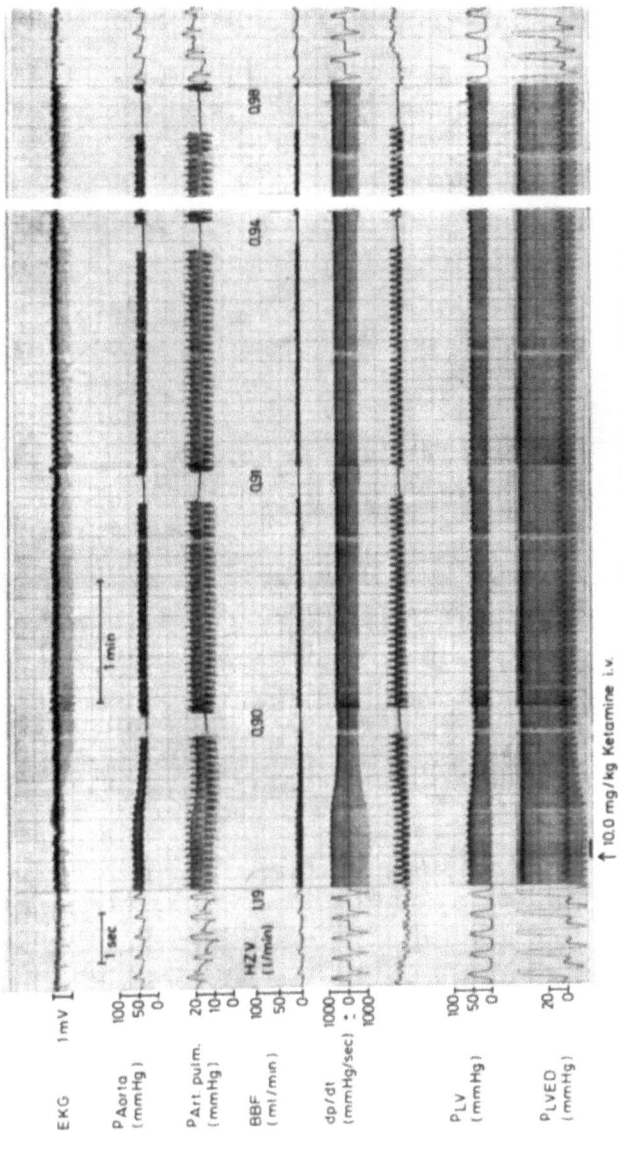

Abb. 7. Die Wirkung einer Ketamin-Einzeldosis (10,0 mg/kg) auf den Aortendruck ($P_{Aorta}$), den Druck in der Arteria pulmonalis ($P_{Art.\ pulm}$), den Blutfluß in der Arteria brachialis (BBF), den Venendruck ($P_{ven}$), die Druckanstiegsgeschwindigkeit (dp/dt), den Druck ($P_{LV}$) und den enddiastolischen Druck ($P_{LVED}$) im linken Ventrikel im schweren Schock (45 min nach Retransfusion bei 25 % uptake)

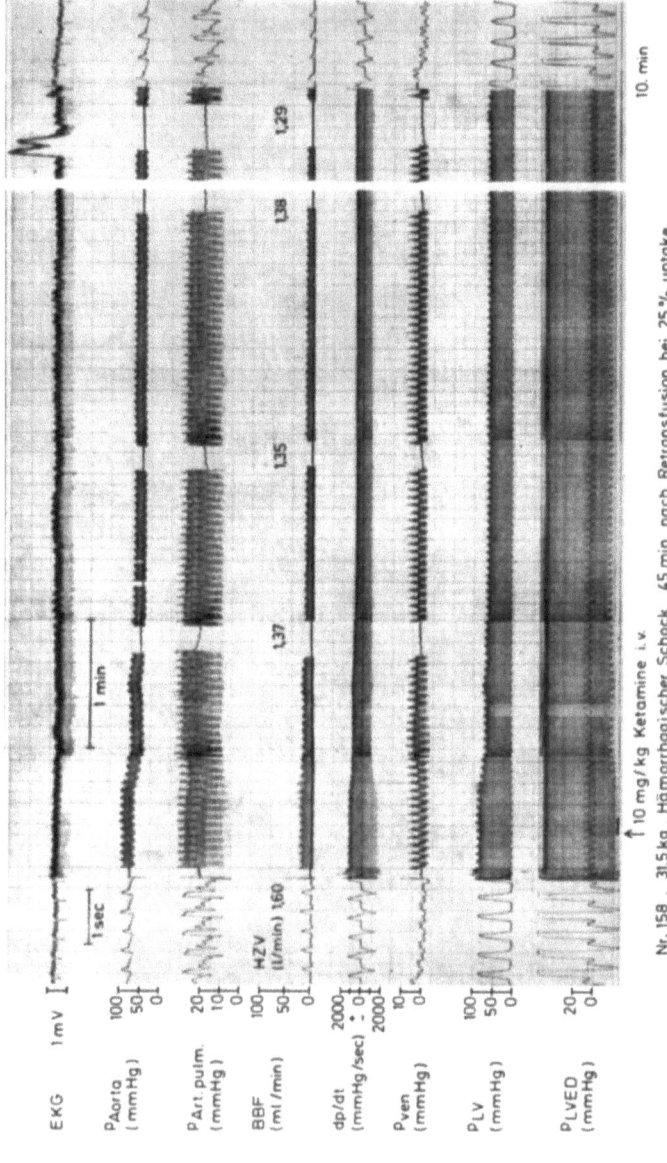

Abb. 8. Die Wirkung einer Ketamin-Repetitions-Dosis (10,0 mg/kg) auf den Aortendruck ($P_{Aorta}$), den Druck in der Arteria pulmonalis ($P_{Art.\ pulm}$), den Blutfluß in der Arteria brachialis (BBF), den Venendruck ($P_{ven}$), die Druckanstiegsgeschwindigkeit (dp/dt), den Druck ($P_{LV}$) und den enddiastolischen Druck ($P_{LVED}$) im linken Ventrikel im schweren Schock (70 min nach Retransfusion bei 25 % uptake)

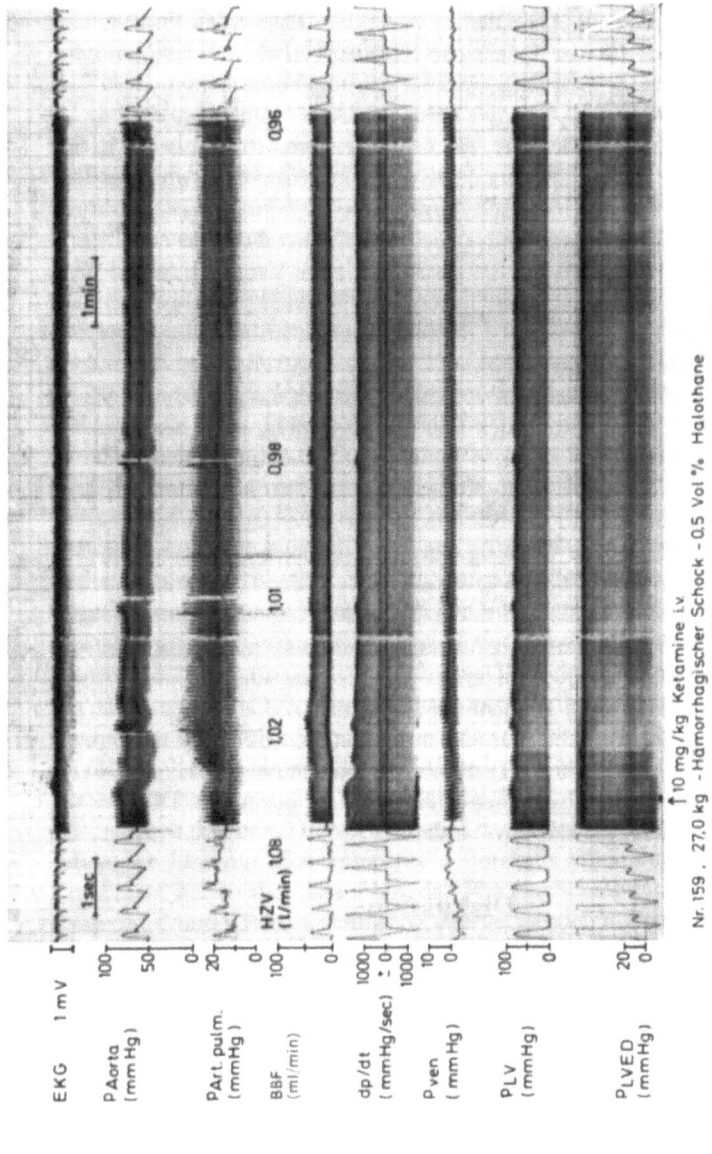

Abb. 9. Die Wirkung einer Ketamin-Einzeldosis (10,0 mg/kg) auf den Aortendruck ($P_{Aorta}$), den Druck in der Arteria pulmonalis ($P_{Art.\,pulm}$), den Blutfluß in der Arteria brachialis (BBF), den Venendruck ($P_{ven}$) die, Druckanstiegsgeschwindigkeit (dp/dt), den Druck ($P_{LV}$) und den enddiastolischen Druck ($P_{LVED}$) im linken Ventrikel im schweren Schock (180 min nach Retransfusion bei 25 % uptake)

Für das schwere Schocktrauma (Retransfusion bei 25% uptake) bereitet das dargestellte unterschiedlich schnelle Auftreten einer Kreislaufinsuffizienz im verwendeten Versuchsmodell erheblich Schwierigkeiten, innerhalb der geprüften Anaesthesieverfahren homogene Gruppen für eine Testung von Medikamenten und Anaesthetica zu bilden. Es werden deshalb hier nur Einzelbefunde für das spezifische Kreislaufverhalten eines Versuchstieres im schweren Schock nach einer Ketamininjektion demonstriert.

Die Abbildungen 7 u. 8 zeigen Beispiele der Wirkung von 10,0 mg/kg Ketamin bei einem Versuchstier, das nach der Retransfusion bei 25% uptake eine relativ schnell einsetzende Kreislaufinsuffizienz entwickelte. Der arterielle Druck weist 45 min nach Retransfusion zwar mit einer Amplitude von 100/70, sowie einem mittleren Druck von 80 Torr durchaus noch Werte im unteren Normalbereich auf, das dp/dt max ist im Vergleich zu den Werten vor Entblutung von 2100 mmHg/sec auf 1400 mmHg/sec abgefallen und das HZV (Abfall 4,12 l/min auf 1,6 l/min) deutlich im pathologischen Bereich. Die Muskeldurchblutung ist auf 25% des Kontrollwertes vermindert. Nach der Injektion von Ketamin verschlechtern sich die gemessenen Werte erheblich. Der Aortenmitteldruck fällt auf 45 mmHg, dp/dt max auf 800 mmHg/sec und das HZV auf 1,35 l/min. Eine Erholungstendenz nach 10 min ist nicht erkennbar. Eine Repitionsdosis des Anaestheticums (Abb. 8) bringt das Versuchstier in die Nähe des Kreislaufversagens.

Abbildung 9 zeigt die Wirkung einer Ketamininjektion (10 mg/kg) 180 min nach Retransfusion bei 25% uptake (Dauer der Hypotension bei 35 mmHg Aortenmitteldruck: 235 min!). Nach der Ketamininjektion kommt es zu einem Abfall des mittleren Aortendrucks um 10 mmHg, und des dp/dt max von 1900 auf 1400 mmHg/sec. Der Contractilitätsparameter zeigt im weiteren Verlauf keine Tendenz zur Besserung. Auffallend sind auch der Anstieg des enddiastolischen Drucks im linken Ventrikel und des Drucks in der A. pulmonalis nach der Testdosis von Ketamine. Das HZV wird infolge einer nur leichten Frequenzsteigerung wenig beeinflußt. Die Muskeldurchblutung bleibt nahezu unverändert.

## Diskussion

Bei unseren Versuchen wurde ein Schockmodell gewählt, das es gestattet, die hypovolämische Phase bis zum Erreichen eines definierten Schweregrades innerhalb des progressiven Schocks auszudehnen [3–5, 39]. Präparatorische Notwendigkeiten, unterschiedliches Tiermaterial, die Freilegung von Gefäßen, das Einlegen von Kathetern, kontrollierte Ventilation mit Sauerstoff sowie die notwendige Heparinisierung waren als das Trauma beeinflussende, wenn auch konstante Störfaktoren vorhanden. Die Deutung der Ergebnisse muß sich daher primär auf das verwendete Schockmodell und die Versuchstierart beschränken.

Unsere Ergebnisse zeigen, daß Anaesthetica die Hypoxietoleranz eines Versuchstieres im hämorrhagischen Schock unterschiedlich beeinflussen können. Bei konstanter Dauer der hypovolämischen Phase wäre aufgrund unserer Befunde zu erwarten, daß die Versuchstiere in Abhängigkeit vom verwendeten Basisanaestheticum nach Retransfusion sehr unterschiedliche Schweregrade des Schocksyndromes entwickeln.

Bei einer durch ein Blutvolumendefizit verursachten Hypotension kommt es infolge der Perfusionsminderung verschiedener Gewebe und Organe zu einer Hypoxie vieler Zellen. Nicht so sehr die absolute Größe der Hypoxie, sondern die Summe der dadurch hervorgerufenen Zellschädigungen des Gesamtorganismus ist letztlich der die Schockprognose limitierende Faktor [39]. Mit zunehmender Hypoxiedauer verliert der Organismus die Fähigkeit, das eingegangene Sauerstoffdefizit wieder auszugleichen. (Übergang vom progressiven in den irreversiblen Schock [8, 16, 27, 39]). In unserem Versuchsmodell werden die in der Frühphase der Hypovolämie einsetzenden Gegenregulationen z. T. verhindert, (konstanter arterieller Mitteldruck) so daß die entstehende Vasoconstriction den Zustand des Versuchstieres nicht bessern kann. Die Hypoxietoleranz des Versuchstieres kann deshalb nur durch eine Erhöhung des Sauerstoffangebotes und/oder eine Senkung des $O_2$-Bedarfes des Organismus erfolgen, wenn die schockauslösende Ursache weiter besteht. Bei unseren Versuchen wurde das pulmonale Sauerstoffangebot durch kontrollierte Ventilation mit Sauerstoff konstant gehalten. Eine Verbesserung des Angebotes an die Organe und Zellen des Organismus war nur möglich, wenn die Versorgung der Körperperipherie verändert werden konnte. Die Besserung der Hypoxietoleranz der Versuchstiere in Ketaminmononarkose durch eine Vorbehandlung mit den α-Blockern Droperidol und Phenoxybenzamin ist deshalb in diesem Sinne zu interpretieren und bestätigt Ergebnisse anderer Untersucher [13, 26, 29, 30–32, 46, 51, 52]. Auch für die Versuchstiere in Halothan-, Pentobarbital- und Fentanylnarkose wäre eine Vergrößerung der Hypoxietoleranz durch Sympathicolytica möglich. Die verwendete Droperidol-Dosis ließ nach den Angaben der Literatur eine komplette α-Blockade erwarten. Die erhaltenen Ergebnisse weisen aber darauf hin, daß Phenoxybenzamine im Vergleich zu Droperidol unter Berücksichtigung der verwendeten Dosen eine stärkere sympathicolytische Aktivität in der hypovolämischen Phase entwickelte.

Die gemessenen unterschiedlichen Werte für die Sauerstoffaufnahme des Versuchstieres in der Kontrollphase bestätigten Angaben in der Literatur [2–5, 17, 37, 38]. Durch eine Muskelrelaxierung läßt sich die unter Ketamin gesteigerte $O_2$-Aufnahme senken, was darauf hinweist, daß die Steigerungsrate des Stoffwechsels im Versuchstier zu Lasten eines erhöhten Muskeltonus geht, der wiederum zentral nervös bedingt ist [17]. Der Befund, daß eine Minderung des unter Ketamin erhöhten Basisumsatzes auch durch Kombination mit Morphin-Derivaten erreichbar ist, weist allerdings auf das Vorhandensein eines weiteren Mechanismus hin. Eine Erhöhung des Katecholaminspiegels scheint nach neueren Befunden nicht verantwortlich für die Steigerung der Sauerstoffaufnahme zu sein [17].

Der erhöhte Sauerstoffbedarf des Versuchstieres unter Ketamin führte so in der hypovolämischen Phase pro Zeiteinheit zu einer größeren Sauerstoffschuld. Vorhandene Kompensationsmechanismen, wie z. B. erhöhte Sauerstoffausschöpfung reichen nicht aus, und es ist auch nicht anzunehmen, daß bei Verminderung des $O_2$-Angebotes der Organismus die Stoffwechselaktivität auf einen Spargang umschaltet, so daß der Sauerstoffmehrbedarf ungedeckt blieb.

Ketamin wirkt auf das Myokard im negativ inotropen Sinne [19, 20]. Am isolierten Herzen war dieser Effekt allerdings erst bei höherer Dosierung nachweisbar [14]. Die unmittelbar nach Injektion zu beobachtende Contractilitätsminderung und der Druckabfall in der Aorta werden jedoch meist schnell von einer Stabilisierung des Kreislaufs, verbunden mit Normalisierung bzw. Steigerung des HZV und des Aortendrucks, bei auftretender Tachykardie und einer Abnahme des Schlagvolumens kompensiert [6, 9, 11, 22–25, 28, 45, 47–50]. Die Coronardurchblutung und die myokardiale Sauerstoffaufnahme steigen an, während die coronarvenöse Sättigung abnimmt [19, 20]. Wir vermuten, daß der schlechtere Wirkungsgrad der Herzarbeit unter Ketamin, im Vergleich z. B. zu den untersuchten Morphinderivaten, die von GUYTON und CROWELL [8, 16] bereits in der Frühphase des Schocks nachgewiesene latente Herzinsuffizienz beeinflußt.

Ketamin ist wegen seiner Blutdruck stabilisierenden Eigenschaft, die offenbar nicht auf dem Wege einer direkten oder indirekten sympathicomimetischen Stimulation, sondern über eine anticholinergische Wirkung [40, 48] zu erklären ist, bei hypotonen Patienten und zur Einleitung einer Anaesthesie im Schock empfohlen worden [25, 36]. Nach unseren Befunden kann aber vermutet werden, daß Ketamin im Schock ähnliche Kreislaufwirkungen wie Barbiturate hat. Besonders bei höheren Dosen ist eine deutliche Minderung der myokardialen Contractilität zu erwarten. Im Schockzustand mit der obligatorischen Tachykardie konnte bei unseren Versuchstieren die Minderung des dp/dt max nicht mehr durch eine Frequenzsteigerung kompensiert werden und es kam zu einem Abfall sowohl des mittleren Aortendrucks, als auch des HZVs. Im schweren Schockzustand wird durch die Zentralisation das Ausmaß der Kreislaufinsuffizienz oft erheblich verschleiert (arterieller Druck im Normbereich). Die Applikation und unvorsichtige Dosierung eines Anaestheticums mit negativ inotroper Wirkung kann hier eine akute Dekompensation zur Folge haben. Im schweren Schock sollten deshalb möglichst Pharmaka, die neutrale Wirkungen auf die myokardiale Contractilität besitzen, eine Vasodilatation induzieren und die Herzfunktion z. B. durch Frequenzsenkung ökonomisieren, Anwendung finden.

## Zusammenfassung

1. Im standardisierten hämorrhagischen Schock wurde der Einfluß des Basisanaesthesieverfahrens (Ketamin, Pentobarbital, Halothan, Fentanyl, Droperidol-Ketamin, Pritramid-Ketamin, Phenoxybenzamin-Ketamin) auf die Hypoxietoleranz des Versuchstieres untersucht. In 45 Experimenten an kontrolliert beatmeten Hunden konnte gezeigt werden, daß sowohl die Zeit bis zu Beginn der Blutaufnahme aus dem Reservoir, als auch das Intervall bis zur Aufnahme von 25 % des maximalen Entblutungsvolumens vom Basisanaestheticum abhängig waren. Die mittleren Zeiten für die Dauer der hypotensiven Phase ($\bar{P}_{Aorta}$ 35 mmHg) betrugen 110 min (Ketamin), 171 min (Pentobarbital), 209 min (Fentanyl) und 215 min (Halothan). Eine Vorbehandlung mit Alpha-Receptorenblockern (Droperidol bzw. Phenoxybenzamin) verlängerte unter Ketaminanaesthesie diese Zeiten bis auf 208 bzw. 379 min.

2. Die Kontrollwerte der Sauerstoffaufnahme unter Ketamin lagen mit 7,7 ml/kg · min über denen der anderen untersuchten Anaesthetica. Während der Hypovolämie gingen alle Versuchstiere eine Sauerstoffschuld ein. Nach Retransfusion entwickelten alle Versuchstiere eine zunehmende Kreislaufinsuffizienz, die in der Fentanylgruppe verzögert einsetzte, und eine weitere Sauerstoffschuld.

3. Bei 12 Versuchstieren wurden der Einfluß von Thiopental (1,0; 3,0; und 5,0 mg/kg) und Ketamin (0,5; 1,0; 3,0; 5,0 und 10,0 mg/kg) auf verschiedene Kreislaufparameter (Herzfrequenz, Aortendruck, Herzminutenvolumen, Schlagvolumen, Gesamtwiderstand, dp/dt max, enddiastolischer Druck im linken Ventrikel, Druck in der Arteria pulmonalis und Muskeldurchblutung) zu verschiedenen Schweregraden des progressiven Schocks untersucht. Beide Anaesthetica zeigten keine wesentlichen Unterschiede in ihrer Wirkung auf die untersuchten Kreislaufgrößen. Lediglich nach 10,0 mg/kg Ketamin kam es im Schock zu einer Kreislaufdepression.

## Summary

1. 45 controlled ventilated mongrel dogs were bled until a mean arterial pressure of 35 mmHg was reached. Hypotension was continued until 25% uptake of the maximum shed volume occured. At this time the blood was reinfused and the animal was investigated for 3 h. The influence of barbiturates, ketamine halothane, fentanyl-piritramid, ketamine-droperidol and ketamine-phenoxybenzamine of the time interval until uptake of the reservoir blood and till 25% uptake, the oxygen debt during the hypotension and the circulatory response after retransfusion of the shed blood were measured.

2. The mean interval uptake was 52 min in the ketamine-group, 70 min under fentanyl, 81 min under pentobarbital, 88 min under halothane and

86 min under ketamine-piritramid. Up to this point the animals underwent a mean oxygen debt of 151 ml/kg · h (ketamine), 139 ml/kg · h (pentobarbital) 124 ml/kg · h (fentanyl), 110 ml/kg · h (ketamine-piritramid) and 93 ml/kg · h (halothane). 25% uptake was reached after a further 74 min (ketamine 104 min (pentobarbital), 154 min (fentanyl) and 137 min (halothane) corresponding to further mean oxygen debt per hour of 163 ml/kg (ketamine), 144 ml/kg (pentobarbital), 110 ml/kg (fentanyl) and 112 ml/kg (halothane). The ischemic tolerance and the circulatory response after retransfusion were clearly better in the fentanyl – as opposed in the pentobarbital, ketamine and halothane-group. A preatreatment with droperidol and phenoxybenzamine in the ketamine-group produced a significant extension of the hypovolemic phase as opposed to the ketamin-monoanesthesia.

3. The effect of ketamine and thiopental on hemodynamic parameters at several degrees of progressive hemorrhagic shock was studied in 12 dogs after retransfusion of the shed blood. The circulatory response of equal doses of thiopental and ketamine before blood shed and after retransfusion was compared. 1.0; 3.0; and 5.0 mg/kg thiopental and 0.5; 1.0; 3.0; 5.0 and 10.0 mg/kg ketamine were tested. Thiopental and ketamine did not deteriorate the cardiovascular depression in shock additionally. Only 10.0 mg/kg ketamine caused a marked circulatory depression in hemorrhagic shock.

**Literatur**

1. BEECHER, H. K., McCARELL, J. D., EVANS, E. J.: A study of shock delaying action of the barbiturates. Ann. Surg. **116**, 658 (1942).
2. BRAUN, U., HENSEL, I., KETTLER, D., LOHR, B.: Der Einfluß von Methoxyflurane, Halothane, Dipiritramide, Barbiturat und Ketamine auf den Gesamtsauerstoffverbrauch des Hundes. Anaesthesist **20**, 369 (1971).
3. BRÜCKNER, J. B., GETHMANN, J. W., PATSCHKE, D., REINECKE, A., ZOHLEN, U., EBERLEIN, H. J.: Variation der Ischämietoleranz im experimentellen hämorrhagischen Schock durch Barbiturate, Ketamine, Fentanyl und Beatmung. In: Advances in Anaesthesiology and Respiration, p. 105. Prag: Avicenum Verlag 1972.
4. — BRÜCKNER, U., EBERLEIN, H. J., GETHMANN, J. W., PATSCHKE, D., REINECKE, A.: Beeinflussung der Hypoxie-Toleranz im hämorrhagischen Schock durch Anaesthetika. Vortrag: 5. Internationales Symposion über die Neuroleptanalgesie, Bremen 1971 (im Druck).
5. — — — — — — Über die Beeinflussung der Hypoxie-Toleranz im tierexperimentellen hämorrhagischen Schock durch Anaesthetika. Vortrag Deutsch-Österr.-Schweizer-Anaesthesiekongress Bern 1971.
6. CHEN, G.: The pharmakology of ketamine. Anaesthesiologie und Wiederbel., Bd. **40**, S. 1. Berlin-Heidelberg-New York: Springer 1969.
7. CORSSEN, G. and P. CHODOFF: Neurolept. Analgesia. Clinical Anaesthesia **2**, 137 (1965).
8. CROWELL, J. W., GUYTON, A. C.: Cardiac deterioration in shock: II. The irreversible stage. In: HERSHEY, S. G. (Ed.): „Shock", p. 13. Boston: Little Brown and Co. 1964.

9. CORSSEN, G., DOMINO, F.: Dissociative Anesthesia: Further Pharmacologic Studies and First Clinicall Experience with the Phencyclidine Derivative CI-581. Anesth. Analg. Curr. Res. 45, 29 (1966).
10. Dokumenta Geigy: Wissenschaftliche Tabellen, Geigy AG, Basel (1968).
11. DOWDY, E. G., KAYA, K.: Studies of the Mechanism of Cardiovascular Responses to CI-581. Anesthesiology 29, 931 (1968).
12. ENGSTRÖM, G. G., HERZOG, P., NORLANDER, O.: A method for the continuous measurement of oxygen consumption in the presence of inert gases during controlled ventilation. Acta anaesth. scand. 5, 115 (1961).
13. GEMPERLE, M.: Behandlungsmöglichkeiten des Schockpatienten mit Droperidol. In: HENSCHEL, W. F., Neuroleptanalgesie Klinik und Fortschritt, S. 187. Stuttgart: Schattauer 1967.
14. GOLDBERG, A. H., KEANE, P. W., PHEAR, W. P.: Effects of Ketamine on contractile performance and excitability of isolated heart muscle. J. Pharmacol. exp. Ther. 175, 388 (1970).
15. GREGERSEN, M. J.: Experimental studies on traumatic and hemorrhagic shock. Amer. N. Y. Acad. Sci. 49, 354 (1948).
16. GUYTON, A. C., CROWELL, J. W.: Cardiac deterioration in Shock: Its progressive nature. In: HERSHEY, S. G. (Ed.): Shock, p. 1. Boston: Little Brown and Company 1964.
17. HENSEL, I., BRAUN, U., KETTLER, D., KNOLL, D., MARTEL, J., PASCHEN, K.: Untersuchungen über Kreislauf- und Stoffwechselveränderungen unter Ketamin-Narkose. Anaesthesist 21, 44 (1972).
18. HERSHEY, S. G.: Predisposing action of anesthetic agents on the vascular responses in hemorrhagic shock. Surg. Gynec. Obstet. 89, 469 (1949).
19. KETTLER, D., COTT, L., HENSEL, I., SPIECKERMANN, P. G., EBERLEIN, H. J., BRETSCHNEIDER, H. J.: Narkosebedingte Veränderungen hämodynamischer Parameter, die die Überlebens- und Wiederbelebungszeit des Herzens beeinflussen können. In: Advances in Anesthesiology and Respiration, p. 302. Prag: Avicenum Verlag 1972.
20. — HELLIGE, G., HENSEL, I., MARTEL, J., PASCHEN, K., BRETSCHNEIDER, H. J.: Der Sauerstoffverbrauch des linken Ventrikels bei Aether-, Halothane-, Methoxyflurane-, Ketamine- und Piritramidnarkose sowie Neuroleptanalgesie. Vortrag auf der XII. gemeins. Tgg. der Österreichischen, Deutschen und Schweizerischen Gesellschaften für Anaesthesiologie und Reanimation, September 1971 in Bern.
21. KOCHSIEK, K., KLEINSORG, H., SCHÜTZ, R. M., GERSTENBERG, E.: Technik und Anwendung der Kälteverdünnungsmethode zur Diagnose von Herzfehlern. Klin. Wschr. 40, 415 (1962).
22. KREUSCHER, H., GAUCH, H.: Die Wirkung des Phencyclidinderivates Ketamine (CI-581) auf das kardiovasculäre System des Menschen. Anaesthesist 16, 229 (1967).
23. — — Kreislaufanalytische Untersuchung bei Anwendung von Ketamine am Menschen. Anaesthesiologie und Wiederbelebung, Bd. 40, S. 52. Berlin-Heidelberg-New York: Springer 1969.
24. MCCARTHY, D. A., CHEN, G., KAUMP, D. H., ENOR, C.: General anesthetic and other pharmacological properties of 2-(O-Chlorphenyl)-2-Methylamino Cyclohexanone HCl (CI-581) J. New Drugs 5, 21 (1965).
25. LANGREHR, D., STOLP, W.: Der Einfluß von Ketamine auf verschiedene Vitalfunktionen des Menschen. Anaesthesiologie und Wiederbelebung, Bd. 40, S. 25. Berlin-Heidelberg-New York: Springer 1969.

26. LILLEHEI, R. C., LILLEHEI, C. W., GRISMER, J. T., LEVY, M. J.: Plasma catecholamines in open-heart Surgery; the prevention of their pernicious effects by pretreatment with dibenzyline. Surg. Forum 14, 269 (1963).
27. — LONGERBEAM, J. K., BLOCH, J. H., MANAX, W. G.: The nature of experimental irreversible shock with its clinical application. In: HERSHEY, S. G. (Ed.): „Shock", p. 139. Boston: Little Brown and Co. 1964.
28. LUTZ, H., PETER, K., JUHRAN, W.: Hämodynamische Reaktionen nach Anwendung von Ketamine – Eine tierexperimentelle Studie. Z. prakt. Anästh. 7, 8 (1972).
29. LOTZ, F., BECK, L., STEVENSON, J. A. F.: The influence of adrenergic blocking agents on metabolic events in hemorrhagic shock in the dog. Canad. J. Biochem. 33, 741 (1955).
30. NICKERSON, M.: Drug therapy of Shock, Shock, Ciba-International Symposion, p. 351–370. Berlin-Göttingen-Heidelberg: Springer 1962.
31. — Vasoconstriction and Vasodilatation in shock. In: HERSHEY, S. G. (Ed).: „Shock", p. 227. Boston: Little Brown and Co. 1964.
32. NOYES, H. E., SANFORD, J. P., NELSON, R. M.: Effect of chlorpromazine and dibenzyline on bacterial toxins. Proc. Soc. exp. Biol. 92, 617–621, (1951).
33. PATSCHKE, D., REINECKE, A., BRÜCKNER, U., EBERLEIN, H. J., GETHMANN, J. W., BRÜCKNER, J. B.: A Study of the effect of anaesthetics on the tolerance of ischemie in experiemental hemorrhagic shock, p. 99. Proceedings of the Tenth Congress of the Scandinavian Society of anaesthesiologist, Lund 1971.
34. — — TARNOW, J., EBERLEIN, H. J., BRÜCKNER, J. B.: Tierexperimentelle Untersuchungen über die Kreislaufwirkungen von Ketamin und Barbiturat im hämorrhagischen Schock. Anaesthesist (im Druck).
35. PENDER, J. W., ESSEX, H. E.: A study of traumatic shock under certain anesthetic agents. Anesthesiology 4, 247 (1943).
36. PETER, K., KLOSE, R., LUTZ, H.: Ketanest zur Narkoseeinleitung beim Schock. Z. prakt. Anästh. 6, 396 (1970).
37. REINECKE, A., BRÜCKNER, U., PATSCHKE, D., BRÜCKNER, J. B.: Vergleichende Untersuchungen der Kreislaufwirkungen von Dehydrobenzperidol und Phenoxybenzamin im hämorrhagischen Schock. Vortrag: 5. Internationales Symposion über die Neuroleptanalgesie, Bremen 1971 (im Druck).
38. ROLLY, G., MALCOLM-THOMAS, VAN AKEN, J.: Le metabolisme an cours des anaesthesies du Ketalar. Anesth. Analg. Reanim. 27, 315 (1970).
39. ROTHE, C. F.: Oxygen defizit in hemorrhagic shock in dogs. Amer. J. Physiol. 214, 436 (1968).
40. SEIFEN, E., MEHMEL, H.: Anticholinergic effects of ketamine. Fed. Proc. 48, 438 (1971).
41. SEELEY, S. F., ESSEX, H. E., MANN, F. C.: Comparative studies on traumatic shock under ether and under sodium amital anesthesia. Ann. Surg. 104, 332 (1936).
42. SEVERINGHAUS, J. W.: Blood gas calculator. J. appl. Physiol. 21, 1108 (1966).
43. SLAMA, H., PIIPER, J.: Direktanzeigendes Rechengerät zur Bestimmung des Herzzeitvolumens mit der Thermo-Injektionsmethode. Z. Kreisl.-Forsch. 53, 322 (1964).
44. SPIECKERMANN, P. G., BRAUN, U., HELLBERG, K., LOHR, B., KETTLER, R. D., NORDECK, E., BRETSCHNEIDER, H. J.: Überlebens- und Wiederbelebungszeit des Herzens während Ketamine-Barbiturat- und Halothan-Narkose. Z. prakt. Anäst. 5, 365 (1970).
45. STANLEY, V., HUNT, J., WILLIS, K. W., STEPHEN, C. R.: Cardiovascular and Respiratory Function with CI-581. Anesth. Analg. Curr. Res. 47, 760 (1968).

46. WILSON, R. F., JABLONSKI, D. V., THOL, A. P.: The usage of Dibenzyline in clinical shock. Surgery, **56**, 172 (1964).
47. TRABER, D. L., WILSON, R. D., PRIANO, L. L.: Differentiation of the Cardiovascular Effects of CI-581. Anesth. Analg. Curr. Res. **47**, 769 (1968).
48. — — — Blockade of the hypertensive response to ketamine. Anesth. Analg. Curr. Res. **49**, 420 (1970).
49. — — — A Detailed Study of the Cardiopulmonary Response to Ketamine and its Blockade by Atropine. South. Med. J. **63**, 1077 (1970).
50. VIRTUE, R. M., ALANIS, J. M., MORI, M., LAFARQUE, R. T., VOGEL, J. H. K., METCALF, D. R.: An anesthetic agent: 2-orthochlorophenyl, 2-methylamino cyclohexanone HCl (CI-581). Anesthesiology **28**, 823 (1967).
51. ZIEROTT, G.: Die medikamentöse Beeinflussung der Schocktoleranz im Tierexperiment und ihre klinische Bedeutung. Helv. chir. Acta **35**, 639 (1968).
52. — Die Bedeutung der adrenergen Blockade für den hämorrhagischen Schock. Anaesthesiologie und Wiederbelebung **52**, (1971).

# Hämodynamische Veränderungen im Schock bei intravenöser Narkoseeinleitung mit Ketamin

Von K. Peter, W. Dietze, B. Frey, R. Klose und J. Mayr

Zahlreiche Untersuchungen haben sich mit der Aufklärung des Wirkmechanismus [2, 3, 6, 7, 8, 11, 15] und des Wirkungsprofils [9, 10] von Ketamin beschäftigt. Dabei wurde aus den Untersuchungen am Ganztier sowie aus den klinischen Untersuchungen am Menschen wegen des kreislaufstabilisierenden Effektes [8, 9, 12, 13] der Substanz die Indikation bei Risiko- und Schockpatienten abgeleitet. Dem widersprechen die zahlreichen Untersuchungen, die vornehmlich am Herz-Lungenpräparat [1, 4] sowie am isolierten Papillarmuskel [5] durchgeführt wurden und gezeigt haben, daß diese Substanz negativ inotrop, negativ chronotrop wirkt und zudem den Sauerstoffverbrauch des Myokard anhebt. Eigene Untersuchungen am wachen Tier haben das Wirkungsprofil dieser Substanz weiter aufgeklärt [10], ohne jedoch eine Aussage über dessen Anwendung im Schock zu erlauben. Aus diesem Grunde führten wir Untersuchungen am Modell des wachen Ganztieres unter Schockbedingungen durch.

## Methodik

Thorakotomierten Versuchshunden wurden elektromagnetische Durchflußmeßsonden (JVM) chronisch an der Aorta thoracica implantiert. Der arterielle sowie zentral-venöse Blutdruck wurde direkt blutig bestimmt. Die freien Enden der Sonden und Katheter wurden subcutan durch einen Hauttunnel zum Rücken der Tiere geleitet und in Höhe der Schulterblätter nach außen geführt und dort fixiert. Die hämodynamischen Messungen führten wir nach Abheilung aller operativer Maßnahmen etwa 3–4 Tage später durch. Im einzelnen ermittelten wir direkt bzw. rechnerisch

Aortenblutdruck
Herzfrequenz
Aortendurchfluß
Schlagvolumen
peripheren Gefäßwiderstand sowie
zentral-venösen Druck

Die in beschriebener Weise vorbereiteten Tiere wurden wach aus einem über das linke Herzrohr eingeführten Ventrikelkatheter innerhalb 15 min bis zu einem Aortenmitteldruck von 60 mmHg entblutet. An die 15minütige Entblutungsphase schloß sich eine halbstündige Schockphase an, in der durch kontrollierte Nachentblutung und Retransfusion der bei Ende der Entblutungsphase erreichte

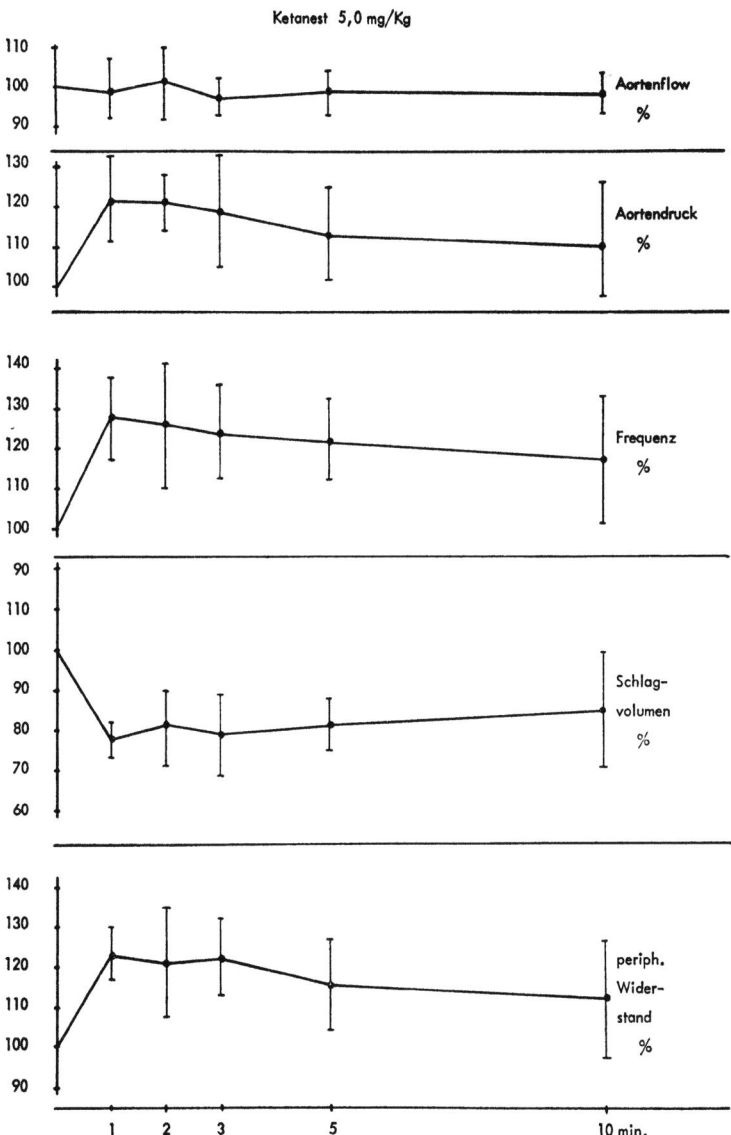

Abb. 1. Verhalten von Aortenblutdruck, Herzfrequenz, Aortendurchfluß, Schlagvolumen und peripherem Gefäßwiderstand nach intravenöser Narkoseeinleitung mit Ketamin (5 mg/kg KG) am wachen schockierten Versuchstier (Hund). Vertrauensbereich = 95 %

arterielle Mitteldruck von 60 mmHg aufrechterhalten wurde. Am Ende der 30-minütigen Schockphase wurden sämtliche direkt meßbaren Parameter aufgezeichnet und diese Werte gleich 100 % gesetzt, um damit für die weiteren Berechnungen und Messungen die Bezugspunkte zu haben. Die Substanz Ketanest wurde innerhalb 30 sec in einer Dosierung von 5 mg/kg KG i.v. appliziert.

## Ergebnisse (Abb. 1)

Der Aortendurchfluß verändert sich nur minimal im Verlauf der 10-minütigen Beobachtungszeit, die Unterschiede sind statistisch nicht signifikant. Der Aortenblutdruck erhöht sich in der ersten Minute um 22%, der Anstieg vom Kontrollwert zum 1-Minutenwert ist hoch signifikant, Unterschiede vom 1–10-Minutenwert lassen sich nicht sichern. Die Herzfrequenz erhöht sich signifikant um 28% in der ersten Minute, innerhalb der Beobachtungszeitpunkte 1, 2, 3, 5 und 10 min ergeben sich keine Unterschiede. Das Schlagvolumen verringert sich bereits bis zum ersten Beobachtungszeitpunkt um 22%, die Unterschiede von der ersten bis zur fünften Minute sind untereinander nicht unterschiedlich, jedoch sämtlich hoch signifikant unterschiedlich zum Kontrollwert. Der periphere Widerstand erhöht sich bereits 1 min nach Injektionsende um 23%, auch hier sind entsprechend der statistischen Auswertung die Werte zu den Beobachtungszeitpunkten 1, 2, 3 und 5 min in sich nicht signifikant unterschiedlich, jedoch sämtlich signifikant gegenüber dem Kontrollwert vor Versuchsbeginn.

## Diskussion

Auch am schockierten Tier sind demnach bereits in der ersten Minute auffällige Veränderungen am kardio-vasculären System nachweisbar. So erhöht sich die Herzfrequenz, der Aortenblutdruck sowie der periphere Gefäßwiderstand signifikant gegenüber dem Ausgangswert. Das Herzminutenvolumen bleibt unverändert, das Schlagvolumen verringert sich signifikant und bleibt über den gesamten Beobachtungszeitraum hinweg vermindert. Wir möchten die Abnahme des Schlagvolumens auf zwei Faktoren zurückführen:

1. auf die durch die Erhöhung des peripheren Widerstandes bedingte gestiegene Nachbelastung,
2. auf die durch die Tachykardie bedingte verminderte diastolische Füllungszeit.

Die extreme Erhöhung der Herzfrequenz scheint die verminderte Förderleistung des Herzens gerade auszugleichen.

Wenngleich bei klinischen Schocksituationen mit Ketamin günstige Erfahrungen gesammelt werden konnten, muß unter Berücksichtigung unserer neuen Befunde die Anwendung von Ketamin in solchen Situationen problematisch erscheinen, weil man im Schock eine durch die Verminderung der Sauerstoffträger bedingte relative Einschränkung der Coronarreserve unterstellen wird und auch die Bedeutung der Herzfrequenz bezüglich des myokardialen Sauerstoffverbrauchs nicht außer acht lassen kann.

## Zusammenfassung

An trainierten wachen Hunden wurden unter den Bedingungen des hämorrhagischen Schocks folgende Kreislaufparameter während intravenöser Narkoseeinleitung mit Ketamin bestimmt:
Aortendurchfluß (HZV)
Aortenblutdruck
Herzfrequenz
Schlagvolumen
peripherer Gefäßwiderstand
An den schockierten Tieren waren auffällige Veränderungen am kardiovasculären System nachweisbar, der Aortenblutdruck, die Herzfrequenz sowie der periphere Gefäßwiderstand erhöhten sich signifikant. Das Herzminutenvolumen blieb unverändert, das Schlagvolumen verringerte sich signifikant gegenüber den Ausgangswerten.

## Summary

Under the conditions of hemorrhagic shock the following variables were measured in trained, awake dogs during intravenous administration of ketamine:
Cardiac output
Aortic pressure
Heart rate
Stroke volume
Peripheral vascular resistance
Remarkable cardiovascular changes were seen in the shocked animals. Mean aortic pressure, heart rate and peripheral vascular resistance increased significantly. Cardiac output remained unchanged, stroke volume decreased significantly from the initial level.

## Literatur

1. VAN ACKERN, K., DEUSTER, J. E., MAST, G. J.: Akute Minderung der Kontraktilität des Warmblütermyocards durch Ketamin (im Druck).
2. CHEN, G.: The pharmacology of Ketamine. In: KREUSCHER, H. (Hrsg.): Ketamine. Berlin-Heidelberg-New York: Springer 1969.
3. DOWDY, E. G., KAYA, K.: Studies of the mechanism of cardiovascular responses to CI-581. Anesthesiology 29, 931 (1968).

4. FISCHER, K.: Die Wirkung von Ketamine auf den Herzmuskel. Anästh. Inform. **6**, 187 (1971).
5. GOLDBERG, A. H., KEANE, P. W., PHEAR, W. P. C.: Effects of Ketamine on contractile performance and excitability of isolated heart muscle. J. Pharmacol. exp. Ther. **175**, 388 (1970).
6. ILLETT, K. F., JARROTT, B., O'DONNELL, S. R., WANSTALL, J. C.: Mechanism of cardiovascular actions of 1-(1-Phenylcyclohexyl)Piperidine Hydrochloride (Phencyclidine). Brit. J. Pharmacol. **28**, 73 (1966).
7. KETTLER, D., COTT, L., HENSEL, I., EBERLEIN, H. J., SPIEKERMANN, P. G., BRETSCHNEIDER, H. J.: Vortrag Nr. 36/03 III. Europ. Kongreß f. Anästhesiologie, Prag 1970.
8. KREUSCHER, H., GAUCH, H.: Die Wirkung des Phencyclidinderivates Ketamine (CI-581) auf das kardiovasculäre System des Menschen. Anaesthesist **16**, 229 (1967).
9. LANGREHR, D., STOLP, W.: Der Einfluß von Ketamine auf verschiedene Vitalfunktionen des Menschen: Experimentelle Untersuchungen und klinische Erfahrungen bei 1300 Fällen. In: KREUSCHER, H. (Hrsg.): Ketamine. Berlin-Heidelberg-New York: Springer 1969.
10. LUTZ, H., PETER, K., JUHRAN, W.: Hämodynamische Reaktionen nach Anwendung von Ketamine. Z. prakt. Anästh. **7**, 8 (1972).
11. OYAMA, T., MATSUMOTO, F., KUDO, T.: Effects of Ketamine on Adrenocortical Function in Man. Anesth. Analg. Curr. Res. **49**, 697 (1970).
12. PETER, K., KLOSE, R., LUTZ, H.: Ketanest zur Narkoseeinleitung beim Schock. Z. prakt. Anästh. **6**, 396 (1970).
13. PODLESCH, I., ZINDLER, M.: Erste Erfahrungen mit dem Phencyclidinderivat Ketamine (CI-581), einem neuen intravenösen und intramuskulären Narkosemittel. Anaesthesist **16**, 299 (1967).
14. TRABER, D. L., WILSON, R. D., PRIANO, L. L.: Differentiation of the Cardiovascular Effects of CI-581. Anesth. Analg. Curr. Res. **47**, 760 (1968).
15. — — — A Detailed Study of the Cardiopulmonary Response to Ketamine and Its Blockade by Atropine. South. Med. J. **63**, 1077 (1970).

# Durch Ketamin bedingte Veränderungen des Herzminutenvolumens bei Patienten unter Neuroleptanalgesie

Von B. Niedermeier und K. Roosen, E. Fessl-Alemany

Kreislaufuntersuchungen während Ketamin-Mononarkosen und während verschiedener Inhalationsnarkosen, bei denen Ketamin zur Einleitung verwendet wurde, sind von mehreren Untersuchern sowohl im Tierexperiment als auch beim Menschen vorgenommen worden (CHEN, CORSSEN, DOWDY, HENSEL, KREUSCHER, LANGREHR, LENNARTZ, SZAPPANYOS u.a.).
In der Thorax- und Abdominalchirurgie, häufiger jedoch bei diagnostischen Eingriffen in der Neurochirurgie, ist es wünschenswert, eine Ketamin-Narkose im Anschluß an eine Neuroleptanalgesie durchzuführen. DOWDY u. Mitarb. berichteten über negativ inotrope Wirkungen des Ketamin bei Vorliegen einer Basisnarkose. Wir stellten uns deshalb die Frage, wie sich speziell ein neurochirurgisches Patientengut mit z. T. vorliegenden Störungen der zentralregulatorischen Mechanismen verhält.

## Methode

An zehn mit Druckluft assistiert beatmeten Patienten bestimmten wir das Herzminutenvolumen mit der Farbstoffverdünnungsmethode unter gleichzeitiger Kontrolle von Blutdruck, Puls, Elektrokardiogramm, Venendruck, Blutgasen und Urinausscheidung. Das Durchschnittsalter der Patienten betrug 28 Jahre.
Nach Bestimmung der Leerwerte erfolgte die Einleitung der Neuroleptanalgesie mit durchschnittlich 0,15 mg/kg DHB und 0,005 mg/kg Fentanyl. Eine Prämedikation wurde nicht gegeben. Nach 60 Minuten injizierten wir 2 mg/kg Ketanest i.v. Bei denselben Patienten wurden die Messungen am folgenden Tag unter alleiniger Ketamine-Narkose durchgeführt.

## Ergebnisse

Fünf Minuten nach Einleiten der Neuroleptanalgesie kommt es zu einem rapiden Abfall des systolischen und diastolischen Druckes (s. Abb. 1). Auch die Blutdruckamplitude ist zu diesem Zeitpunkt um 35% kleiner als der Ausgangswert. Während sich der Blutdruck nach weiteren fünf Minuten erholt, erreicht die Herzfrequenz jetzt – zehn Minuten p. inj. – ihren tiefsten Wert. Das Herzminutenvolumen sinkt ebenfalls und beginnt erst nach 30

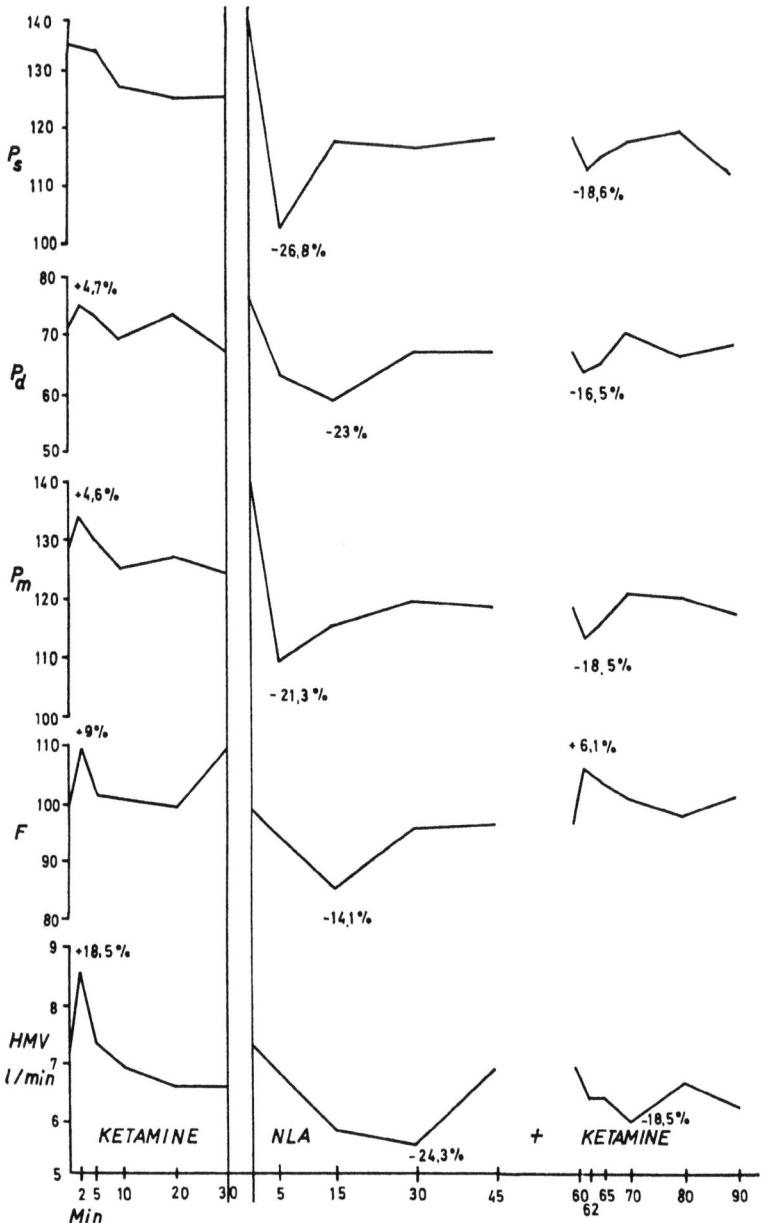

Abb. 1. Das Verhalten von Blutdruck, Herzfrequenz und Herzminutenvolumen unter Ketamin (2 mg/kg i.v.) und Kombination von Neuroleptanalgesie und Ketamin

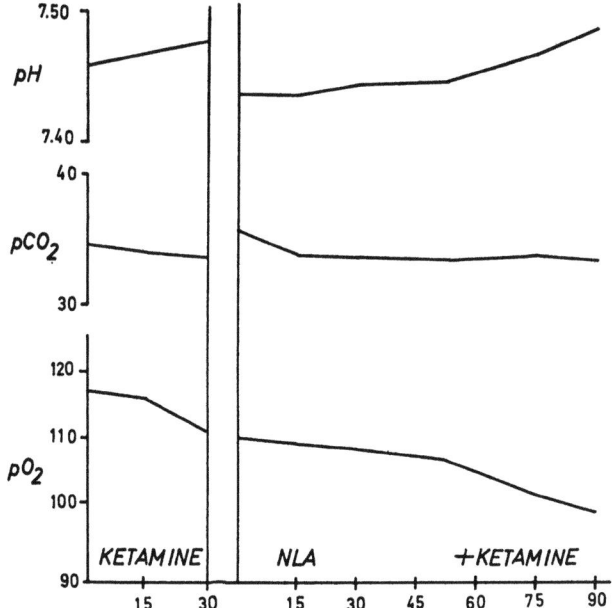

Abb. 2. Der zentrale Venendruck unter Ketamin (2 mg/kg i.v.) und Kombination von Neuroleptanalgesie und Ketamin

min wieder anzusteigen. Weder Blutdruck, noch Puls oder Herzminutenvolumen haben nach einer Stunde ihre Ausgangswerte wieder erreicht.

Zu diesem Zeitpunkt injizierten wir 2 mg/kg Ketanest i.v. Bereits zwei Minuten später sinken Blutdruck und Herzminutenvolumen erneut ab, erreichen jedoch nicht annähernd die niedrigen Werte, die wir unter der Neuroleptanalgesie beobachtet haben. Nur die Herzfrequenz steigt zu diesem Zeitpunkt an, fällt aber in den weiteren 20 min wieder ab. Sie bleibt jedoch insgesamt gegenüber dem Leerwert erhöht. Der Abfall des Herzminutenvolumens beträgt gegenüber dem Ausgangswert 18,5%, gegenüber dem

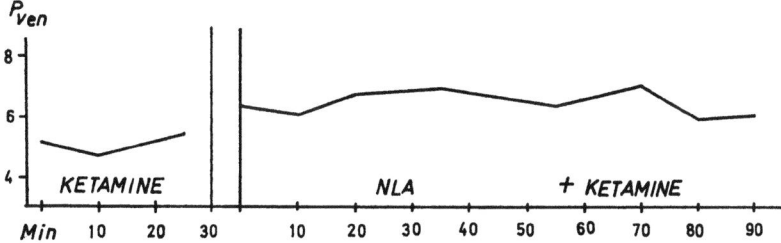

Abb. 3. Die Veränderungen der Blutgase unter Ketamin (2 mg/kg i.v.) und Kombination von Neuroleptanalgesie und Ketamin

Tabelle. Mittelwerte mit mittlerer Streuung

*Mittelwerte* (n = 10)

| | Leer-werte | Ketanest 2 mg/kg | | | | | Leer-werte | Neuroleptanalgesie | | | + Ketanest | | | |
|---|---|---|---|---|---|---|---|---|---|---|---|---|---|---|
| | | 2 min | 5 min | 10 min | 20 min | 30 min | | 15 min | 30 min | 45 min | 2 min | 5 min | 10 min | 20 min | 30 min |
| syst. Blutdr. | 135,2 ±3,17 | 134,4 ±6,75 | 133,9 ±6,30 | 126,9 ±6,15 | 125,9 ±6,47 | 126,0 ± 7,0 | 139,4 ±5,12 | 118,0 ±5,62 | 117,0 ±6,20 | 118,5 ±5,42 | 113,5 ±5,72 | 115,5 ±5,89 | 115,5 ±6,26 | 118,5 ±5,08 | 113,6 ±6,47 |
| diast. Blutdr. | 70,6 ±3,59 | 73,9 ±4,83 | 73,1 ±5,58 | 68,7 ±4,40 | 72,5 ±4,95 | 67,0 ±7,61 | 76,0 ±3,25 | 58,5 ±5,18 | 67,0 ±5,21 | 67,0 ±5,21 | 63,5 ±4,42 | 64,5 ±5,49 | 70 ±5,70 | 66 ±5,01 | 67,9 ±5,28 |
| mittl. art. Blutdr. | 134,1 ±6,31 | 134,1 ±6,31 | 130,3 ±6,45 | 124,7 ±6,57 | 126,5 ±6,50 | 123,9 ±5,23 | 138,7 ±5,29 | 115,0 ±4,81 | 119,0 ±6,25 | 117,9 ±6,15 | 113,0 ±4,63 | 114,8 ±5,42 | 120,1 ±4,45 | 118,6 ±4,31 | 116,2 ±8,20 |
| Fre-quenz | 100 ±5,29 | 109 ±9,34 | 102 ±9,30 | 101 ±9,74 | 98 ±9,48 | 109 ±10,25 | 99 ±5,81 | 85 ±9,37 | 95 ±8,07 | 96 ±8,14 | 105 ±7,33 | 103 ±5,89 | 100 ±8,27 | 97 ±4,38 | 100 ±8,23 |
| venöser Blutdr. | 5,15 ±1,01 | | | 4,72 ±0,79 | | 5,45 ± 0,72 | 6,37 ±0,78 | 6,79 ±0,65 | 7,01 ±0,65 | 6,44 ±0,91 | | | 7,10 ±0,80 | 6,03 ±0,86 | 6,15 ±0,65 |
| HMV l/min | 7,2 ±0,37 | 8,5 ±0,73 | 7,3 ±0,97 | 6,9 ±1,05 | 6,6 ±1,05 | 6,6 ±1,19 | 7,2 ±0,87 | 5,8 ±0,91 | 5,5 ±0,84 | 6,8 ±0,96 | 6,3 ±0,01 | 6,3 ±0,63 | 5,9 ±0,97 | 6,5 ±1,16 | 6,1 ±0,74 |
| $P_{O_2}$ | 117,4 ±5,45 | | | 116,0 ±7,32 | | 111,8 ± 8,90 | 110,1 ±7,57 | 109,4 ±6,38 | 108,5 ±5,51 | 107,1 ±7,89 | | | 101,4 ±8,38 | | 99,1 ±8,22 |
| | 34,7 | | | 133,9 | | 31,8 | 35,8 | 34,0 | 34,0 | 33,7 | | | 33,8 | | 33,8 |
| $P_{CO_2}$ | 3,0 ±7,46 | | | ±2,39 7,47 | | ± 3,41 7,48 | ±2,69 7,44 | ±2,68 7,44 | ±4,90 7,45 | ±2,64 7,45 | | | ±3,56 7,47 | | ±2,89 7,49 |
| pH | ±0,02 | | | ±0,01 | | ± 0,01 | ±0,02 | ±0,01 | ±0,01 | ±0,02 | | | ±0,02 | | ±0,02 |

letzten Wert unter Neuroleptanalgesie 13,5%. Der zentralvenöse Druck bleibt während der ganzen Zeit unverändert (s. Abb. 2). Im Elektrokardiogramm zeigen sich keine Auffälligkeiten. Auch die Diurese wird nicht wesentlich verändert. Die Blutgase werden nur gering beeinflußt (s. Abb. 3).

Die Werte unter alleiniger Ketamin-Narkose zeigen nur andeutungsweise die für dieses Anaestheticum charakteristischen Anstiege von Blutdruck, Puls und Herzminutenvolumen, die maximalen Steigerungen sind dabei nach 2 min zu beobachten. Auch hier gibt es keine Auffälligkeiten im Elektrokardiogramm, keine Beeinflussung der Diurese und nur geringe Verschiebungen der Blutgaswerte.

## Diskussion

Bei der Beurteilung dieser Ergebnisse muß man die besondere zentral bedingte Kreislaufsituation unseres Patientengutes berücksichtigen. Diese könnte der Grund für die weniger ausgeprägte und kürzer anhaltende Kreislaufwirkung des Ketamin sein, wie sie z. B. KREUSCHER und LANGREHR gefunden haben. Der nach den Untersuchungen von MONTEL, STARKE und SCHÜMANN beschriebene cocain-ähnliche Effekt des Ketamin kann nur zu positiven Kreislaufveränderungen führen, wenn Noradrenalin im Extracellulärraum vorhanden ist. Ob bei zentralnervösen Regulationsstörungen der Reiz zur Noradrenalin-Freisetzung gedämpft ist, müssen weitere Untersuchungen klären.

Nach dem DHB haben wir die gleichen Veränderungen nachgewiesen wie andere Autoren an einem nicht ausgesuchten Patientengut.

Nach SCHORER senkt das DHB das Herzzeitvolumen um 19%, wir fanden mit 24,3% einen ähnlichen Wert.

Bei Fortsetzung der Neuroleptanalgesie mit Ketamin ist die bekannte kreislaufsteigernde Wirkung des Ketanest mit Ausnahme einer geringen Erhöhung der Herzfrequenz nicht festzustellen. Diese kann damit erklärt werden, daß bei der unter DHB eingetretenen Alpha-Blockade der die Noradrenalin-Wirkung verstärkende Ketamin-Effekt nur da wirksam werden kann, wo die Noradrenalin-Wirkung über Beta-Receptoren vermittelt wird.

## Schlußfolgerung

Bei normotonen herzgesunden Patienten können wir Ketamin auch in der Neurochirurgie sowohl als Mononarkoticum als auch im Anschluß an eine Neuroleptanalgesie einsetzen. Eine kreislauffördernde Wirkung ist bei Gabe von Ketamin nach DHB nicht festzustellen.

## Zusammenfassung

Die Beeinflussung des kardio-vasculären Systems bei Verwendung von Ketamin zur Einleitung einer Halothan- bzw. Neuroleptanalgesie ist mehrfach untersucht worden. Ausgehend von der Tatsache, daß in der Thorax- und Abdominalchirurgie, häufiger aber bei diagnostischen Eingriffen in der Neurochirurgie, die Fortsetzung einer Neuroleptanalgesie mit Ketamin als wünschenswert erscheint, wurden wir zu folgenden Untersuchungen veranlaßt: Unter Kontrolle von Blutdruck, Puls, Elektrokardiogramm, Venendruck und Messungen der Urinausscheidung sowie der Blutgase bestimmten wir das Herzzeitvolumen mit der Farbstoffverdünnungsmethode. Diese Versuche wurden bei denselben Patienten unter alleiniger Ketamin-Narkose, unter Neuroleptanalgesie und Kombination von Neuroleptanalgesie und Ketamin vorgenommen.

## Summary

In Neurosurgery, diagnostic procedures done under ketamine-anesthesia frequently within hours follow operative interventions as trepanations of the skull and drainage of the ventricular system, which usually are performed under Neuroleptanesthesia.

For this reason, in 10 airventilated neurosurgical patients the changes in heart-rate, systolic and diastolic arterial and central venous pressure as well as cardiac output were investigated.

1. following ketamine (2 mg/kg i.v.) as the monoanesthetic agent

and 2. following Neuroleptanesthesia (0.15 mg/kg Droperidol + 0.005 mg/kg Fentanyl i.v.) and additional ketamine application (2 mg/kg i.v.) 60 min later.

It was found that the well known effects of ketamine were minimal in this special group of patients, if the drug was used as monoanesthetic. Under Neuroleptanalgesia, cardiac output was decreased. When ketamine followed, a further depression was noted.

## Literatur

CHEN, G.: The pharmacology of ketamine. Anaesthesiologie und Wiederbelebung **40**, 1 (1969).

CORSSEN, G. et al.: Ketamine, its place in anesthesia for neurosurgical diagnostic procedures. Anesth. Analg. **48**, 181 (1969).

— Changing concepts in pain control during surgery: dissociative anesthesia with CI 581. Anesth. Analg. Curr. Res. **47**, 746 (1968).

DAWSON, B. et al.: Effects of ketamine on canine cerebral blood flow and metabolism: modification by prior administration of thiopental. Anesth. Analg. Curr. Res. **50**, 443 (1971).

DOWDY, E. G., KAYA, K.: Studies of the mechanism of cardiovascular responses to CI 581. Anesthesiology **29**, 931 (1968).

GARDNER, A. E. et al.: Cerebrospinal-fluid pressure during dissociative anesthesia with ketamine. Anesthesiology 35, 226 (1971).
HENSEL, I. et al.: Untersuchungen über Kreislauf- und Stoffwechselveränderungen unter Ketamine-Narkose. Anaesthesist 21, 44 (1972).
HEGGLIN, R. et al.: Kreislaufdiagnostik mit der Farbstoffverdünnungsmethode. Stuttgart: Thieme 1962.
KREUSCHER, H., GAUCH, H.: Die Wirkung des Phencyclidinderivates Ketamine (CI 581) auf das cardiovasculäre System des Menschen. Anaesthesist 8, 229 (1967).
LANGREHR, D.: Dissoziative Anaesthesie durch Ketamine. actuelle chirurgie 2, (1969).
LENNARTZ, H. et al.: Vergleichende tierexperimentelle Untersuchung der Herz- und Kreislaufdynamik von Ketamin, Propanidid und Baytinal. Anaesthesist 19, 252 (1970).
LUTZ, H. et al.: Hämodynamische Reaktionen nach Anwendung von Ketamine Z. prakt. Anästh. 1, 8 (1972).
SCHMIDT, K., SCHUBERT, G. M.: Über das Verhalten des Kreislaufs bei der zentrogenen Blutdrucksteigerung (Cushing-Reflex), als Folge von Hirndruck und Hirnödem. Neurochirurgia 10, 142 (1967).
— REINHARDT, B.: Zum Verhalten des Blutvolumens und des Kreislaufs vor und nach neurochirurgischen Operationen. Anaesthesist 18, 285 (1969).
SCHORER, R.: Die Messung des Herzzeitvolumens während der Anaesthesie mit der Thermo-Injektionsmethode und direkt anzeigendem Rechengerät. Anaesthesist 18, 273 (1969).
SZAPPANYOS, G. et al.: The utilization of ketamine as an agent of induction combined with neuroleptanalgesia. Anaesthesiologie und Wiederbelebung 40, 182 (1969).
TRABER, D. L. et al.: Blockade of the hypertensive response to ketamine. Anesth. Analg. Curr. Res. 49, 420 (1970).

# Der Einfluß der Ketaminanaesthesie auf die Nierendurchblutung

Von D. Patschke, J. B. Brückner, A. Reinecke, P. Schmicke, J. Tarnow und H. J. Eberlein

## Einleitung

Als mögliche Ursache für die Wirkungen von Ketamin auf die Hämodynamik werden eine Steigerung des Sympathicotonus [5], aber auch eine Parasympathicolyse [12, 13] diskutiert, während nach neueren Publikationen [1, 9] eine ketaminbedingte Katecholaminfreisetzung weniger in Frage zu kommen scheint. Nachdem zahlreiche Untersuchungen über den Einfluß von Ketamin auf den Gesamtkreislauf vorliegen [2, 4, 5, 6, 8, 11], prüften wir im Tierexperiment die Wirkung dieser Substanz auf einen Teilkreislauf am Beispiel der Nierendurchblutung. Weiterhin versuchten wir zu klären, ob eine Vorbehandlung mit einem Alpha-Receptorenblocker einen evtl. Ketamineffekt im Sinne einer renalen Vasoconstriction beeinflußt.

## Methodik

Die Untersuchungen wurden an 8 nicht prämedizierten Bastardhunden beiderlei Geschlechtes im Gewicht von 25–32,5 kg vorgenommen. Die Narkose wurde mit 3,0 mg/kg Piritramid intravenös eingeleitet und unter kontrollierter Normoventilation (Engström Respirator, Uras M) mit einem Lachgas-Sauerstoff-Gemisch von 70/30 Vol.-% sowie bis zum Versuchsbeginn mit kleineren fraktionierten Piritramidgaben (im Mittel 0,07 mg/kg · Std) unterhalten.

Unter Röntgenkontrolle führten wir über die Arteria femoralis ein Thermoelement, Druckmeßkatheter und ein Katheter-Tip-Manometer (Statham P866) in die Aorta bzw. in den linken Ventrikel ein, sowie über die Vena femoralis einen weitlumigen Injektionskatheter in den rechten Vorhof. Druckwandler (Bell-Howell CEC Typ 4-327-L223) und Verstärker (Hellige) bzw. ein RC-Differentiator (Statham SP1 400 Verstärker) ermöglichten die Messung des Aorten- und des enddiastolischen linksventriculären Druckes ($P_{LVED}$) bzw. der linksventriculären Druckanstiegsgeschwindigkeit dp/dt. Das Herzzeitvolumen (HZV) wurde mit der Kälte-Verdünnungsmethode nach Slama-Piiper (Meßgerät BN 6560, Firma Fischer, Göttingen) ermittelt. Zur Bestimmung der Nierendurchblutung

(RBF) wurde die rechte Nierenarterie von einem Flankenschnitt aus freigelegt und nahe der Aorta von einem elektromagnetischen Flußmesser (Meßapparatur Statham SP 2202) umschlossen. Der Meßkopf wurde vor Versuchsbeginn an einem Durchströmungsmodell geeicht. Der Fluß wurde auf 100 g Nierengewicht umgerechnet. Der periphere Gesamt- bzw. der Nierenwiderstand errechnet sich aus dem Quotienten mittlerer Aortendruck minus 10 mmHg mittlerer „closing pressure" und dem HZV/kg bzw. RBF/100 g · min. Bestand vor Versuchsbeginn eine metabolische Acidose so erfolgte eine entsprechende Korrektur mit Natriumbicarbonat.

Vor und nach einer Alpha-Receptorenblockade mit 0,5 mg/kg Droperidol (DHBP) i.v. wurde den Tieren 5,0 und 10,0 mg/kg Ketamin innerhalb von 5 sec i.v. injiziert. 30 sec, 1, 3, 5, 10, 20 und 30 min nach jeder Injektion der Testsubstanz wurden die Kreislaufmessungen vorgenommen. Die statistische Prüfung der Ergebnisse erfolgte mit dem Student-t-Test aus paarigen Einzelwerten.

## Ergebnisse

Tabelle 1 u. 2 zeigen den Einfluß von 5,0 mg/kg Ketamin auf die Hämodynamik des Hundes vor und nach 0,5 mg/kg Droperidol. Da sich die

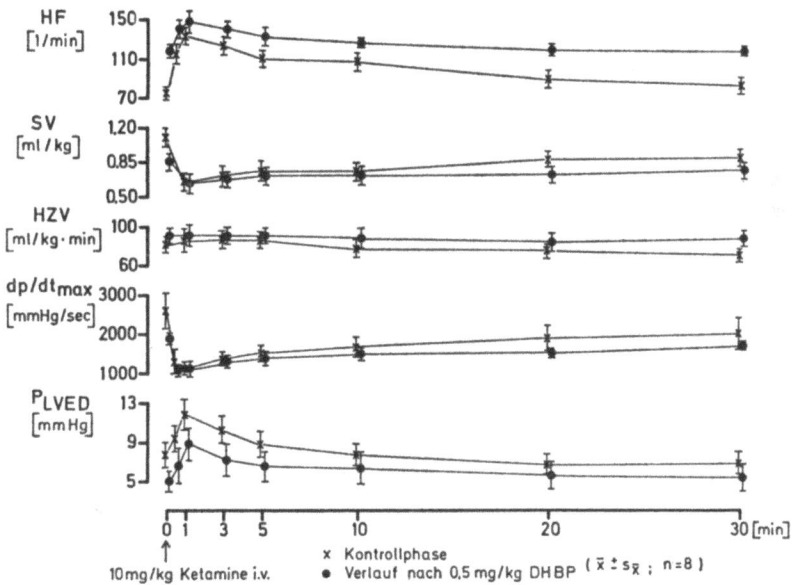

Abb. 1. Einfluß von 10 mg/kg Ketamin auf Herzfrequenz (HF), Schlagvolumen (SV), Herzzeitvolumen (HZV), maximale Druckanstieggeschwindigkeit im linken Ventrikel (dp/dt$_{max}$) und linksventriculären enddiastolischen Druck vor (× — — — ×) und nach (● — — — ●) einer Vorbehandlung mit 0,5 mg/kg Droperidol (DHBP) ($\bar{x} \pm s_{\bar{x}}$, n = 8)

Tabelle 1. Verhalten der Herzfrequenz, des Schlagvolumens, des Herzzeitvolumens, der maximalen linksventriculären Druckanstiegsgeschwindigkeit, des enddiastolischen Druckes, des periph. Gesamtwiderstandes, des mittleren Aortendruckes, der Nierendurchblutung und des renalen Widerstandes vor (Kontrollwert) und 30 sec, 1, 3, 5, 10, 20 und 30 min nach 5,0 mg/kg Ketamin ($\bar{x} \pm s_{\bar{x}}$, n = 8)

| | Kontrollwert | 30 sec | 1 min | 3 min | 5 min | 10 min | 20 min | 30 min |
|---|---|---|---|---|---|---|---|---|
| HF [n/min] | 86 ± 7 | 110 ± 5 | 110 ± 6 | 106 ± 5 | 102 ± 6 | 94 ± 8 | 81 ± 8 | 80 ± 6 |
| SV [ml/kg] | 1,21 ± 0,14 | — | 1,01 ± 0,14 | 0,98 ± 0,12 | 1,01 ± 0,11 | 1,01 ± 0,10 | 1,04 ± 0,10 | 1,08 ± 0,10 |
| HZV [ml/kg · min] | 101,5 ± 6,7 | — | 109,5 ± 14,6 | 101,5 ± 9,7 | 99,7 ± 8,1 | 91,0 ± 7,5 | 81,2 ± 6,3 | 85,0 ± 7,9 |
| dp/dt$_{max}$ [mmHg/sec] | 2485 ± 222 | 2150 ± 284 | 1870 ± 298 | 2071 ± 256 | 2271 ± 340 | 2285 ± 367 | 2500 ± 443 | 2150 ± 212 |
| P$_{LVED}$ [mmHg] | 7 ± 1 | 8,7 ± 1,3 | 8,8 ± 1,4 | 7,4 ± 1,2 | 6,6 ± 1,1 | 6,4 ± 1,0 | 6,4 ± 1,2 | 6,7 ± 1,5 |
| W$_{ges}$ [mmHg/ml/kg · min] | 1,15 ± 0,13 | — | 1,11 ± 0,29 | 1,07 ± 0,13 | 1,09 ± 0,11 | 1,19 ± 0,13 | 1,30 ± 0,14 | 1,30 ± 0,14 |
| P$_{Aorta}$ [mmHg] | 122 ± 7 | 116 ± 5 | 108 ± 6 | 111 ± 4 | 113 ± 3 | 112 ± 5 | 110 ± 5 | 114 ± 6 |
| RBF [ml/100 g · min] | 353 ± 42 | 338 ± 36 | 302 ± 36 | 308 ± 45 | 313 ± 47 | 321 ± 46 | 321 ± 48 | 319 ± 48 |
| W$_{ren}$ [mmHg/ml/100 g · min] | 0,35 ± 0,04 | 0,34 ± 0,05 | 0,36 ± 0,04 | 0,38 ± 0,05 | 0,40 ± 0,07 | 0,38 ± 0,06 | 0,36 ± 0,06 | 0,39 ± 0,07 |

Tabelle 2. Kreislaufwirkungen von 5,0 mg/kg Ketamin nach Vorbehandlung mit 0,5 mg/kg Dehydrobenzperidol. Abkürzungen wie in Tabelle 1 ($\bar{x} \pm s_{\bar{x}}$ n = 8)

| | Kontrollwert | 30 sec | 1 min | 3 min | 5 min | 10 min | 20 min | 30 min |
|---|---|---|---|---|---|---|---|---|
| HF [n/min] | 105 ± 7 | 123 ± 7 | 126 ± 6 | 121 ± 7 | 119 ± 7 | 115 ± 6 | 108 ± 5 | 107 ± 6 |
| SV [ml/kg] | 0,94 ± 0,13 | — | 0,82 ± 0,12 | 0,81 ± 0,12 | 0,82 ± 0,1 | 0,79 ± 0,11 | 0,86 ± 0,1 | 0,90 ± 0,13 |
| HZV [ml/kg · min] | 95 ± 9,3 | — | 101,7 ± 13,9 | 94 ± 9,9 | 94,2 ± 8,7 | 89,5 ± 10,1 | 91,1 ± 8,5 | 93 ± 9,5 |
| dp/dt$_{max}$ [mmHg/sec] | 2085 ± 182 | 1507 ± 151 | 1550 ± 204 | 1671 ± 197 | 1742 ± 224 | 1746 ± 164 | 1914 ± 159 | 1921 ± 152 |
| P$_{LVED}$ [mmHg] | 5,6 ± 1,3 | 5,7 ± 1,3 | 7,4 ± 1,5 | 6,2 ± 1,3 | 5,6 ± 1,3 | 5,4 ± 1,3 | 5,1 ± 1,2 | 5,7 ± 1,4 |
| W$_{ges}$ [mmHg/ml/kg · min] | 1,1 ± 0,15 | — | 0,98 ± 0,14 | 1,11 ± 0,15 | 1,11 ± 0,12 | 1,17 ± 0,14 | 1,12 ± 0,12 | 1,12 ± 0,13 |
| P$_{Aorta}$ [mmHg] | 105 ± 3 | 97 ± 2 | 97 ± 2 | 105 ± 3 | 107 ± 2 | 105 ± 2 | 105 ± 3 | 105 ± 2 |
| RBF [ml/100 g · min] | 310 ± 30 | 313 ± 32 | 304 ± 31 | 301 ± 30 | 303 ± 28 | 315 ± 29 | 322 ± 30 | 294 ± 30 |
| W$_{ren}$ [mmHg/ml/100 g · min] | 0,33 ± 0,03 | 0,3 ± 0,04 | 0,31 ± 0,04 | 0,34 ± 0,04 | 0,35 ± 0,04 | 0,32 ± 0,03 | 0,32 ± 0,03 | 0,35 ± 0,04 |

Kreislaufwirkungen bei beiden Testdosen nur quantitativ unterscheiden, beschränken wir uns auf die Besprechung des Kreislaufverhaltens nach 10,0 mg/kg Ketamin.

Vor der Alphablockade (Abb. 1) stieg die Herzfrequenz von 76 auf 132 Schlägen pro Minute an (p < 0,001), während das Schlagvolumen von 1,10 auf 0,65 ml/kg signifikant (p < 0,0025) abfiel. Daraus ergibt sich ein geringfügiger Anstieg des HZV. Als Ausdruck einer myokardialen Contractilitätsminderung sank dp/dt max von 2600 auf 1200 mmHg/sec signifikant (p < 0,01) ab. Der enddiastolische linksventriculäre Druck stieg von 8 auf 12 mmHg (p < 0,01) an. Die maximalen Änderungen traten innerhalb der 1. Minute auf.

10–30 min nach der Injektion waren alle Ausgangswerte wieder erreicht, die durch eine nachfolgende Alpha-Receptorenblockade z. T. erheblich verändert wurden (Tab. 3): Die Herzfrequenz stieg nach Droperidol signifikant (p < 0,005) an, Schlagvolumen, dp/dt max $P_{LVED}$ fielen ab. Eine erneute Ketamininjektion führte zu ähnlichen Kreislaufreaktionen, wie bei der Kontrollgruppe ohne Vorbehandlung mit Droperidol.

Tabelle 3. Einfluß von 0,5 mg/kg Dehydrobenzperidol (DHBP) auf die Hämodynamik des Hundes. Dargestellt sind die Kontrollwerte der verschiedenen Kreislaufgrößen vor der 10,0 mg/kg Ketamininjektion ($\bar{x} \pm s_{\bar{x}}$, n = 8)

| | Kontrollwert | Kontrollwert nach DHBP | Signifikanz |
|---|---|---|---|
| HF [n/min] | 76 ± 5 | 108 ± 5 | 0,0005 |
| SV [ml/kg] | 1,10 ± 0,09 | 0,86 ± 0,10 | 0,0025 |
| HZV [ml/kg · min] | 81,4 ± 7,2 | 90,2 ± 7,4 | ns |
| dp/dt$_{max}$ [mmHg/sec] | 2614 ± 489 | 1921 ± 152 | ns |
| P$_{LVED}$ [mmHg] | 7,8 ± 1,2 | 5,0 ± 1,0 | 0,0025 |
| W$_{ges}$ [mmHg/ml/kg · min] | 1,34 ± 0,13 | 1,11 ± 0,11 | 0,05 |
| P$_{Aorta}$ [mmHg] | 113 ± 4 | 105 ± 3 | ns |
| RBF [ml/100 g · min] | 298 ± 36 | 312 ± 27 | ns |
| W$_{ren}$ [mmHg/ml/100 g · min] | 0,39 ± 0,06 | 0,32 ± 0,03 | 0,05 |

Der periphere Gesamtwiderstand fiel unmittelbar nach 10,0 mg/kg Ketamin kurzfristig (p < 0,025) von 1,34 auf 1,03 mmHg/ml/kg · min ab und stieg später wieder an. 30 min nach der Injektion lag er mit 1,49 mmHg/ml/kg · min sogar über dem Ausgangswert (Abb. 2). Aus dem unwesentlichen Anstieg des HZVs und der deutlichen Verminderung des Gesamtwiderstandes resultierte ein Abfall (p < 0,0025) des mittleren Aortendruckes von 112 auf 88 mmHg. 5 min nach den Injektionen war der Kontrollwert wieder erreicht. Eine Vorbehandlung mit DHBP änderte das

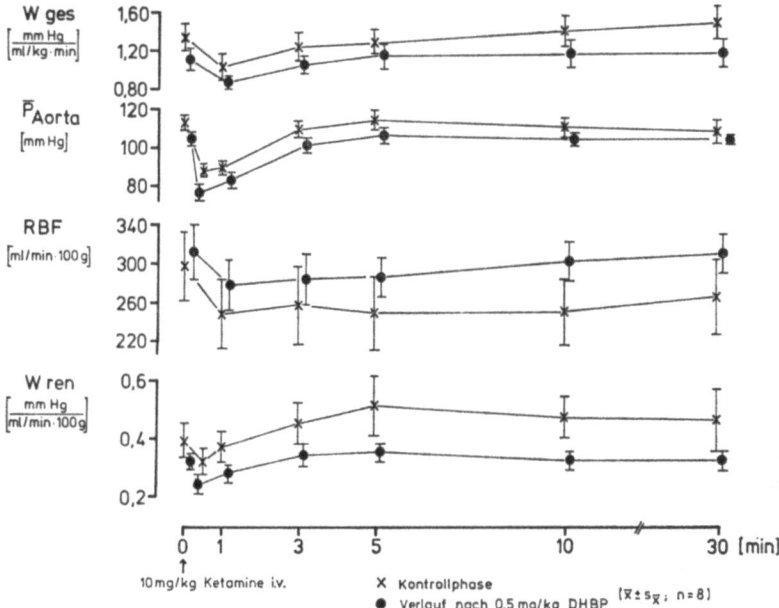

Abb. 2. Einfluß von 10 mg/kg Ketamin auf peripheren Gesamtwiderstand ($W_{ges}$), mittleren Aortendruck ($\bar{P}_{Aorta}$), Nierenfluß (RBF) und renalen Gefäßwiderstand vor (× − − − ×) und nach (● − − − ●) einer Vorbehandlung mit 0,5 mg/ kg Droperidol (DHBP) ($\bar{x} \pm s_{\bar{x}}$, n = 8)

Verhalten des peripheren Gesamtwiderstandes und des Aortendruckes nach erneuter Injektion von 10,0 mg/kg Ketamine nicht.

Die Nierendurchblutung sank parallel zum Systemdruckabfall von 300 auf 250 ml/100 g · min signifikant (p < 0,0025) für etwa 20 min ab. Der renale Gefäßwiderstand verhielt sich biphasisch: Er sank zunächst kurzfristig von 0,39 auf 0,32 (p < 0,01) ab, stieg dann aber bis zur 5. min auf 0,51 mmHg/ml/100 g · min signifikant (p < 0,05) über den Ausgangswert an und blieb weiterhin erhöht. Nach einer Vorbehandlung mit Droperidol (DHBP) fielen im Vergleich zur Kontrollgruppe der RBF wesentlich weniger stark ab und erreichte schon nach 5 min wieder den Ausgangswert. Der renale Gefäßwiderstand fiel kurzfristig signifikant (p < 0,01) ab, ohne jedoch im weiteren Verlauf den Ausgangswert zu überschreiten, wie dies in der Kontrollgruppe der Fall war.

## Diskussion

Die empfohlene intravenöse Menschendosis für eine Anaesthesie mit Ketamin liegt bei 3,0–5,0 mg/kg. Beim Hund müssen nach unseren Erfahrungen [8] jedoch für eine ausreichende Narkosetiefe höhere Dosen von 5,0–10,0 mg/kg verwendet werden. Hämodynamisch bewirkten diese Dosen vor und nach einer Alpha-Receptorenblockade mit Droperidol eine signifikante Kreislaufdepression, die an der Abnahme des Schlagvolumens und des Inotropieparameters dp/dt max, sowie an dem Anstieg des $P_{LVED}$ meßbar war. Parallel mit einem Blutdruckabfall, der zwar die untere Autoregulationsgrenze der Nierendurchblutung von etwa 70–80 mmHg [7, 10] nicht unterschritt, verminderte sich der RBF wahrscheinlich zunächst druckpassiv. Im weiteren Verlauf blieb der Nierenfluß vermindert, da trotz des wieder normalisierten Blutdruckes der renale Gefäßwiderstand inzwischen über den Ausgangswert angestiegen war. Unter Droperidol dagegen erfolgte die Verminderung der Nierendurchblutung weniger deutlich und nur in der frühen Phase nach der Ketamin-Injektion druckpassiv, weil offenbar die Alpha-Receptoren blockierende Wirkung von Droperidol (DHBP), die nach Janssen [3] nach einer Dosierung von 30–40 µg/kg einsetzt, eine spätere Zunahme des renalen Gefäßwiderstandes verhinderte. Die Abnahme der Nierendurchblutung um etwa 17% nach 10 mg/kg Ketamin beruht also vermutlich in der späten Phase auf einer leichten renalen Vasokonstriktion. Die Frage bleibt allerdings offen, ob dieser Befund auf einer unmittelbar ketamininduzierten Katecholaminfreisetzung oder auf einer körpereigenen Gegenregulation auf den akuten Blutdruckabfall zurückzuführen ist.

## Zusammenfassung

Im Tierexperiment wurde der Einfluß von Ketamin auf die Nierendurchblutung geprüft.

Die Tiere (Hunde, n = 8) wurden unter Normventilation mit einem Lachgas-Sauerstoff-Gemisch von 70/30 Vol.-% und kleinen Piritramiddosen narkotisiert. Vor und nach einer Alpha-Receptorenblockade mit 0,5 mg/kg Droperidol wurden den Tieren 5,0 und 10,0 mg/kg Ketamin rasch i.v. injiziert. Nach jeder Injektion wurde über einen Zeitraum von 30 min intermittierend folgende Parameter gemessen: Pulsfrequenz, mittlerer Aortendruck, linksventriulärer enddiastolischer Druck, Herzzeitvolumen (Kälte-Verdünnungsmethode), dp/dt max und die Nierendurchblutung (elektromagnetische Flußmessung).

10,0 mg/kg Ketamin führten parallel zu einem Systemdruckabfall zu einer signifikanten Verminderung des Nierenflusses von etwa 17%, der 20 min erniedrigt blieb. Der Nierenwiderstand erhöhte sich nach anfänglichem Abfall über den Ausgangswert. Eine Vorbehandlung mit dem Alpha-Receptorenblocker Droperidol bedingte eine nur geringe Änderung des Nierenflusses, der innerhalb von 5 min zum Kontrollwert zurückkehrte, während der renale Widerstand nur kurzzeitig abfiel ohne den Kontrollwert zu überschreiten.

Den Gesamtkreislauf beeinflußte vor und nach der Alpha-Receptorenblockade diese Dosis im Sinne einer passageren Kreislaufdepression.

## Summary

The effect of ketamine on the renal blood flow was studied in dogs. Unpremedicated dogs (n = 8) were induced with 3 mg/kg piritramide intravenously and normoventilated with a mixture of 70% $N_2O$ and 30% $O_2$. Effective anesthetic doses of ketamine (5.0 and 10.0 mg/kg) were administered to the dogs, with and without pretreatment with 0.5 mg/kg droperidol. After each injection following hemodynamic parameters were measured and calculated, respectively at 30 sec, 1, 3, 5, 10, 20 and 30 min intervals: heart rate, aortic pressure, left ventricular enddiastolic pressure, cardiac output (thermodilution method), stroke volume, total peripheral resistance, renal blood flow (electromagnetic flowmeter) and renal vascular resistance.

Parallel with a short but significant decrease of blood pressure renal blood flow was 17% diminished over a period of 20 min. Renal artery resistance decreased first and increased later above preinjection level. After pretreatment with droperidol renal blood flow changed insignificantly and returned to control value within 5 min, whereas renal resistance showed just a short diminution. Hemodynamic data obtained by the present study indicate with and without pretreatment with droperidol a circulatory depression.

## Literatur

1. Hensel, I., Braun, U., Kettler, D., Knoll, D., Martel, J., Paschen, K.: Untersuchungen über Kreislauf- und Stoffwechselveränderungen unter Ketaminenarkose. Anaesthesist 21, 44 (1972).
2. Ilett, K. F., Jarrot, B., O'Donnell, S. R., Wanstall, J. C.: Mechanism of cardiovascular actions of phencyclidine. Brit. J. Pharmacol. 28, 73 (1966).
3. Janssen, P.: Diskussionsbeitrag. In: Neue klinische Aspekte der Neuroleptanalgesie, S. 228. Stuttgart-New York: Schattauer 1970.
4. Kreuscher, H., Gauch, H.: Kreislaufanalytische Untersuchungen bei Anwendung von Ketamine am Menschen. In: Ketamine. Anaesthesie und Wiederbelebung, Bd. 40. Berlin-Heidelberg-New York: Springer 1969.
5. Langrehr, D.: Klinische und experimentelle Erfahrungen mit der dissoziativen Anaesthesie durch Ketamine. Akt. Chir. 4, 71 (1969).
6. Lutz, H., Peter, K., Juhran, W.: Hämodynamische Reaktionen nach Anwendung von Ketamine. Z. prakt. Anästh. 7, (1972).
7. Ochwadt, B.: Zur Selbststeuerung des Nierenkreislaufs. Pflügers Arch. ges. Physiol. 262, 207 (1956).
8. Patschke, D., Reinecke, A., Tarnow, J., Eberlein, H. J., Brückner, J. B.: Tierexperimentelle Untersuchungen über die Kreislaufwirkungen von Ketamine und Barbiturat im hämorrhagischen Schock. Anaesthesist (im Druck).

9. Peter, K., Lutz, H., Altstaedt, F.: Untersuchungen über das Verhalten der Katecholamine im venösen Blut bei Anwendung von Ketamine. Anaesthesist (im Druck).
10. Reichmann, W.: Über die Regulation der Nierendurchblutung. Arch. Kreisl.-Forsch. **49**, 133 (1966).
11. Szappanyos, G., Beaumanoir, A., Gemperle, G., Gemperle, M., Moret, P.: The effect of ketamine on the cardiovascular and central nervous system. In: Ketamine, Anaesthesie und Wiederbelebung, Bd. **40**. Berlin-Heidelberg-New York: Springer 1969.
12. Traber, D. L., Wilson, R. D., Priano, L. L.: Blockade of the hypertensive response to ketamine. Anaesth. Analg. **49**, 420 (1970).
13. — — — The effect of beta-adrenergic blockade on the cardiopulmonary response to ketamine. Anaesth. Analg. **49**, 604 (1970).

# Der Einfluß von Ketamin auf Herzzeitvolumen, Nierenzeitvolumen und Nierenfunktion

Von H. Kreuscher, H. A. Baar, K. Böhm-Jurkovic und D. Fischer

Der Einfluß von Ketamin auf die Durchblutung einzelner Organe und Organsysteme steht immer wieder im Mittelpunkt von Diskussionen, weil diese Substanz ungewöhnliche Wirkungen auf das kardio-vasculäre System hat.

Aus dem Blickwinkel der urologischen Transplantationschirurgie besteht ein Interesse, zu erfahren, welche Wirkung Ketamin auf die Nierendurchblutung und -funktion hat.

Es wurde deshalb eine Untersuchungsserie an 6 Hunden begonnen, von der wir uns einigen Aufschluß zu dieser Frage erhoffen. Die vorgelegten Ergebnisse sind als vorläufige Mitteilung zu verstehen.

## Methode

Die Hunde wurden mit Brevimytal (2 mg/kg) narkotisiert und unter Succinylcholin (1 mg/kg) endotracheal intubiert. Mit $N_2O-O_2$ (2:1 l/min) wurde bei kontrollierter Beatmung eine Analgesie unterhalten. Die endexspiratorische $CO_2$-Konzentration wurde mit dem URAS kontrolliert und bei 4 Vol.-% konstant gehalten. Anschließend wurden Katheter in die Vena cava superior und Aorta ascendens sowie in die Arteria subclavia eingelegt. Die Herzminutenvolumenbestimmung erfolgte mit der Farbstoffverdünnungstechnik unter Verwendung von Cardiogreen und dem Atlas Cardiognost in Verbindung mit einem HMV-Computer. Die arteriellen Drucke wurden mit einem Statham-Druckwandler in Verbindung mit einem Trägerfrequenzverstärker (Electronics for Medicine) gemessen und fotoelektrisch registriert. Um den Stamm der Arteria renalis einer Seite wurde die elektromagnetische Flowprobe eines Statham-Multiflow-Gerätes gelegt. In den Ureter der zu untersuchenden Niere wurde ein Katheter dicht gegen die Wand schließend eingeführt und der produzierte Urin aufgefangen. Folgende Parameter wurden gemessen:

Arterieller Druck
Herzfrequenz
Herzzeitvolumen
Nierenzeitvolumen
Urinmenge und Elektrolyte

Zunächst wurden die Ausgangswerte der zu messenden Parameter bestimmt. Wenn sich diese konstant verhielten, wurden 5 mg/kg Ketamin in 1%iger Lösung im Verlaufe von 60 sec i.v. injiziert. Messungen der genannten Parameter wurden 1, 2, 5, 7, 15, 20, 25 und 30 min nach beendeter Injektion durchgeführt.

## Ergebnisse

### 1. Herzfrequenz und arterieller Mitteldruck

1 min nach Beendigung der Injektion steigt die Herzfrequenz um 10% an, um nach 4 min den Ausgangswert leicht zu unterschreiten. Der arterielle Mitteldruck fällt 1 min nach Ende der Injektion um 25% und hält sich ziemlich konstant über die gesamte Meßperiode von 30 min (Abb. 1).

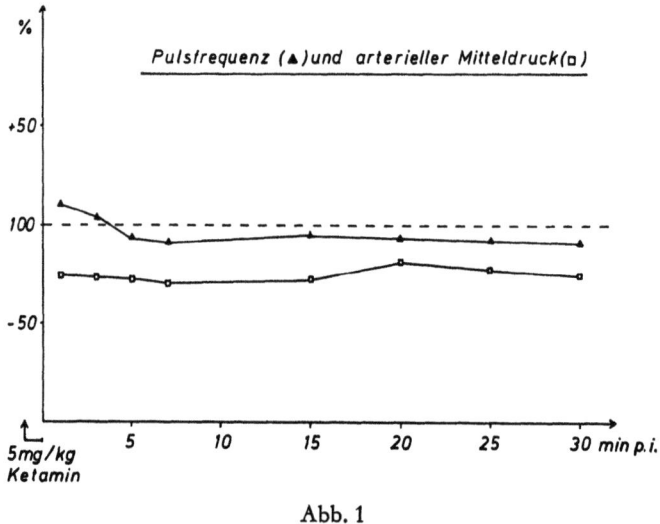

Abb. 1

### 2. Herzschlag und Herzminutenvolumen

Schlag- und Minutenvolumen verhalten sich gleichsinnig, d. h. beide fallen gegenüber dem Ausgangswert ab und erreichen 5 min nach der Injektion ihren Tiefststand mit —35% (HSV) und —45% (HMV) (Abb. 2).

### 3. Herzminuten- und Nierenminutenvolumen

Herz- und Nierenzeitvolumen verhalten sich ebenfalls gleichsinnig. Das Herzzeitvolumen zeigt jedoch einen deutlich stärkeren Abfall (max. —45%) als das Nierenzeitvolumen (max —15%) (Abb. 3).

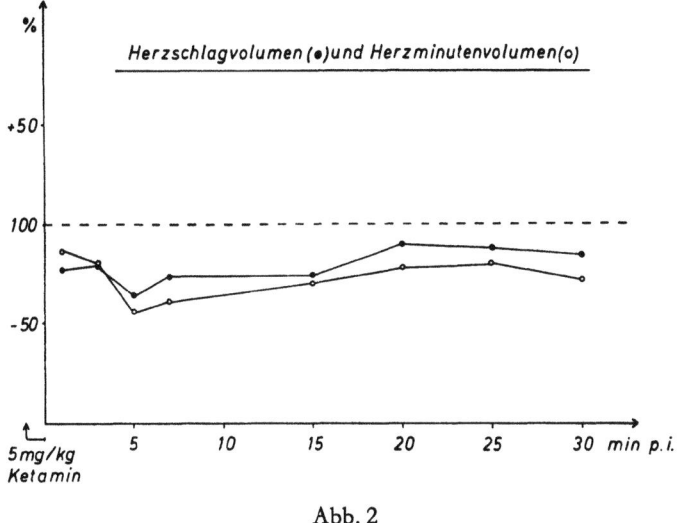

Abb. 2

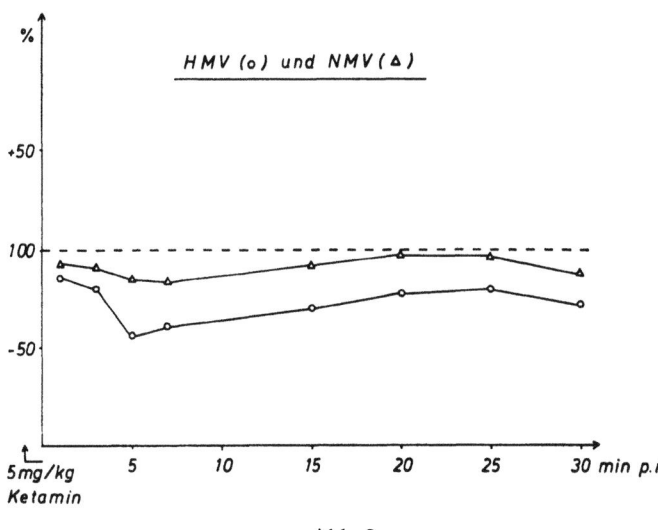

Abb. 3

## 4. Nierenminutenvolumen und Urinproduktion

Die Urinproduktion nimmt während der Meßperiode unter Ketaminwirkung gegenüber dem Ausgangswert um 15% ab. Die Elektrolytkonzentrationen im Urin nehmen ebenfalls ab, und zwar Natrium um 32%, Kalium um 24%, Calcium um 12,5% und Chlor um 10% (Abb. 4).

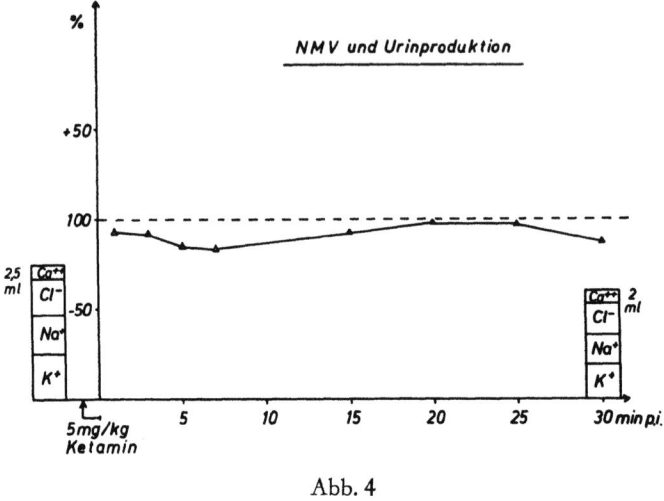

Abb. 4

## Diskussion

Die Ergebnisse dieser Untersuchungen zeigen, daß während einer Ketamin-Narkose beim Hund kurz nach der intravenösen Injektion von 5 mg/kg Ketamin eine Kreislaufdepression eintrat. Dieser Befund steht zunächst im Widerspruch mit den bisher bekannten Beobachtungen sowohl am Tier als auch beim Menschen [3, 4, 5].

Lediglich am isolierten Herzen wurde eine negativ-inotrope Wirkung des Ketamins beobachtet [1, 2]. Bei den hier vorliegenden Untersuchungen befanden sich die Tiere jedoch in oberflächlicher Stickoxydul-Analgesie. Hierdurch bestanden vor der Ketamin-Applikation relativ hohe Kreislaufwerte. Die Ketamin-Injektion vertiefte die Anaesthesie und führte dadurch zu einer Senkung der erhöhten Ausgangswerte. Die arterielle renale Durchblutung verhielt sich in ihrer abfallenden Tendenz wie das Herzzeitvolumen, jedoch um 30% geringer. Dies könnte Ausdruck eines unvollständig funktionierenden oder behinderten Autoregulationsmechanismus sein. Die anschließend für Transplantationszwecke entfernten Nieren zeigten jedoch keine Erhöhung der Perfusionswiderstände. Die Urinausscheidung nahm um den gleichen Prozentsatz ab, wie die Nierendurchblutung und dürfte auch direkt von ihr abhängig sein. Einen etwas stärkeren Abfall zeigten die Konzentrationen für Natrium und Kalium. Ob diese Erscheinung mit einer Wirkung des Ketamins auf die tubuläre Rückresorption oder einer Minderung der vor der Injektion bestandenen katabolen Stoffwechsellage zusammenhängt, kann hier nicht beantwortet werden. Im Hinblick auf die Fragestellung für die durchgeführten Untersuchungen konnten wir feststellen, daß Ketamin beim Hund keine Wirkung auf die Nieren erkennen ließ, die die Transplantationsfähigkeit dieses Organs beeinträchtigen könnte.

## Summary

In 6 mongrel dogs the influence of 5 mg/kg ketamine i.v. on heartrate, cardiac output, arterial mean pressure, renal blood flow and urinary output as well as electrolyte concentrations in the urin was investigated. The observed decrease of the circulatory parameters immediately after ketamin injection has been discussed as a tendency to normalization of a increased level before the application of ketamine.

The results of this investigation demonstrate, that ketamine has no discernable effect on the kidney of dogs, which could minimize the properties of this organ for transplantation.

## Literatur

1. Dowdy, E. G., Kaya, K.: Studies of the mechanism of cardiovascular responses to CI-581. Anesthesiology 29, 931 (1968).
2. Fischer, K.: Die Wirkung von Ketamin auf den Herzmuskel. Anaesth. Inform. 6, 187 (1971).
3. Kreuscher, H., Gauch, H.: Kreislaufanalytische Untersuchungen bei Anwendung von Ketamin am Menschen. In: „Ketamin", Anaesthesiologie und Wiederbelebung, Bd. 40. Berlin-Heidelberg-New York: Springer 1969.
4. Langrehr, D., Stolp, W.: Der Einfluß von Ketamin auf verschiedene Vitalfunktionen des Menschen. In: „Ketamin", Anaesthesiologie und Wiederbelebung, Bd. 40. Berlin-Heidelberg-New York: Springer 1969.
5. Szappanyos, G., Beaumanoir, A., Gemperle, G., Gemperle, M., Moret, P.: The effect of Ketamine (CI-581) on the cardiovascular and central nervous system. In: „Ketamin", Anaesthesiologie und Wiederbelebung, Bd. 40. Berlin-Heidelberg-New York: Springer 1969.

# Methodik
## zur gaschromatographischen Bestimmung von Ketamin im Blut

Von J. Wieber und J. Hengstmann

Bisherige Mitteilungen zur Pharmakokinetik von Ketamin beschränken sich auf spärliche Angaben über Untersuchungen mit der tritiummarkierten Substanz [1] bzw. basieren auf der Verwendung einer fluorimetrischen Methode, welche keine befriedigende Trennung der Grundsubstanz von ihren Metaboliten erlaubt [2]. Genaue Aussagen zur Pharmakokinetik einer Substanz werden jedoch nur möglich bei Verwendung einer spezifischen und, insbesondere bei lipophilen Anaesthetica mit großem Verteilungsvolumen, hochempfindlichen Nachweismethode. Hier soll eine gaschromatographische Methode zum Nachweis von Ketamin in Körperflüssigkeiten beschrieben werden, die diese Voraussetzungen erfüllt.

Wie Dill u. Mitarb. [2] gezeigt haben, läßt sich Ketamin mit Heptan aus alkalisiertem Milieu nahezu quantitativ extrahieren. Wir konnten diese Beobachtung bestätigen; mit Pentan oder Cyclohexan als Extraktionsmittel war die Ausbeute mit 20 bzw. 40% erheblich schlechter. Die von Dill u. Mitarb. [2] vorgeschlagene Reextraktion in verdünnte Salzsäure und anschließende erneute Extraktion in Äthylendichlorid bewährte sich uns nicht. In dem hierbei gewonnenen Extrakt konnten keine nennenswerten Mengen an unverändertem Ketamin gaschromatographisch nachgewiesen werden. Wir ziehen deshalb zur Extraktion ausschließlich n-Heptan (20 ml) vor, das in gleichem Volumen zu alkalisiertem (pH 11–12) und 1:1 mit aqua dest. verdünntem Serum (10 ml) zugegeben wird. Nach 10minütigem Rühren mit einem Magnetrührer wird das Extraktionsgemisch zur besseren Phasentrennung 5 min bei 4000 Upm zentrifugiert. Die organische Phase wird quantitativ abpipettiert, mit 0,05 ml konzentrierter Ameisensäure versetzt und am Rotationsverdampfer eingetrocknet. Der Rückstand wird in 2 ml Methanol-Triäthylamin (95:5) gelöst und in einem Spitzglas erneut auf ca. 20–30 $\mu$l eingeengt. Wir benutzen einen Gaschromatographen der Firma Bodenseewerk Perkin Elmer, Modell F 20, mit Flammenionosationsdetektor. Zur Vermeidung von katalytischen Reaktionen ist es unbedingt erforderlich, Glasverdampfer und Glassäule zu verwenden. Die gewundene Glassäule ist 2 m lang und hat einen Innendurchmesser von 0,17 cm.

Die Säulenfüllung besteht aus 0,5% Polyäthylenglykol 20000 M auf mit Säure gewaschenem und mit DMCS behandeltem Trägermaterial Chromosorb G (80–100 mesh). Die Chromatographie wird nach einer isothermen Vorphase von 4 min temperaturprogrammiert durchgeführt (90, 180, 3° C/min). Die Einspritzblocktemperatur beträgt 250° C. Der Gasfluß ist auf 30 ml/min $N_2$, 34 ml/min $H_2$ und 250–300 ml/min synthetische Luft eingestellt. Der Gehalt an Ketamin in der jeweiligen Probe wird über eine Berechnung der Peak-Relation mit Methyldiphenylamin als innerem Standard ermittelt. Methyldiphenylamin wird in einer Stammlösung (0,2 mg/ml) in Propanol-Wasser (20:80) angesetzt.

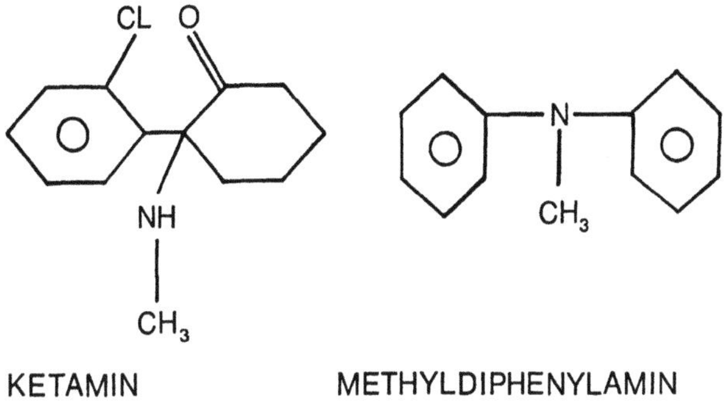

KETAMIN   METHYLDIPHENYLAMIN

Abb. 1a

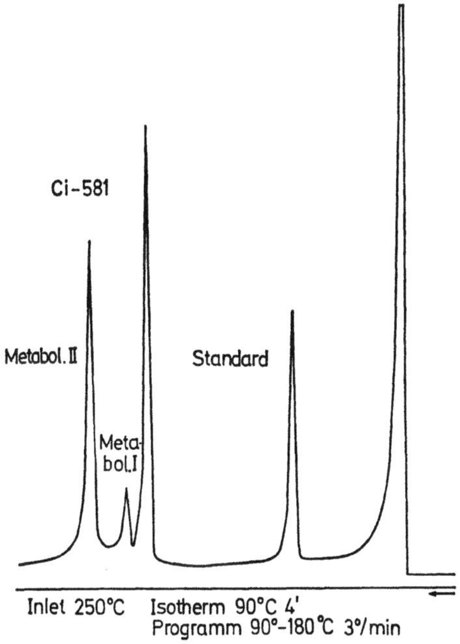

Ci-581

Metabol. II  Standard

Metabol. I

Inlet 250°C Isotherm 90°C 4'
     Programm 90°-180°C 3°/min

Abb. 1b

Die Abbildung 1 zeigt ein typisches Chromatogramm von Ketamin und den beiden Metaboliten. Es handelt sich bei diesen Metaboliten um das durch N-Demethylierung entstandene freie Amin (Metabolit I) sowie um das Cyclohexan-Derivat von Ketamin (Metabolit II). Die Retentionszeiten betragen für Ketamin 23,6 min, für Metabolit I 25,4 min, für Metabolit II 28,8 min und für Methyldiphenylamin 10,4 min bei einem Papiervorschub

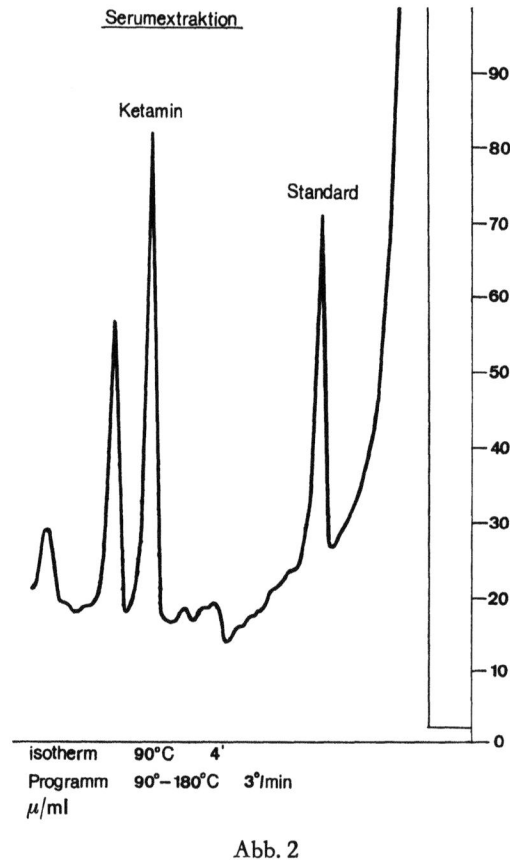

Abb. 2

von 0,5 cm/min. Außer dem dealkylierten und dem oxydierten ist die Entstehung von 2 weiteren Metaboliten wahrscheinlich, die durch eine m- bzw. p-Hydroxylierung am Cyclohexanonring charakterisiert sind. Diese Derivate sind jedoch nicht heptanextrahierbar und werden bei der beschriebenen Aufarbeitung nicht miterfaßt. Ihre Extraktion erfolgt durch Äther.

Abbildung 2 zeigt das Chromatogramm nach einer Serumextraktion mit einer zugesetzten Konzentration von 1 μg Ketamin pro ml Serum. Ein in der angegebenen Weise aufgearbeitetes Leerserum weist keine nen-

Methodik zur gaschromatographischen Bestimmung von Ketamin 149

nenswerten mit Ketamin oder dem Standard interferierenden Verunreinigungen auf.

Abbildung 3 zeigt die Eichkurve, die nach Zugabe verschiedener Mengen Ketamin zu jeweils gleichen Mengen Standard, gelöst in Heptan, erhalten wird. Die Flächen unter den entsprechenden Banden werden nach der von Condal-Bosch [3] angegebenen Weise bestimmt. Über einen Bereich bis 500 µg Ketamin pro ml verläuft die Eichkurve linear. Die flacher verlaufende Kurve wird bei Zugabe von gleichen Mengen Ketamin und Standard zu Serum erhalten. Aus der Gegenüberstellung beider Funktionen wird eine 60% Wiederfindung (Recovery) errechnet. Da von 20 ml n-Hep-

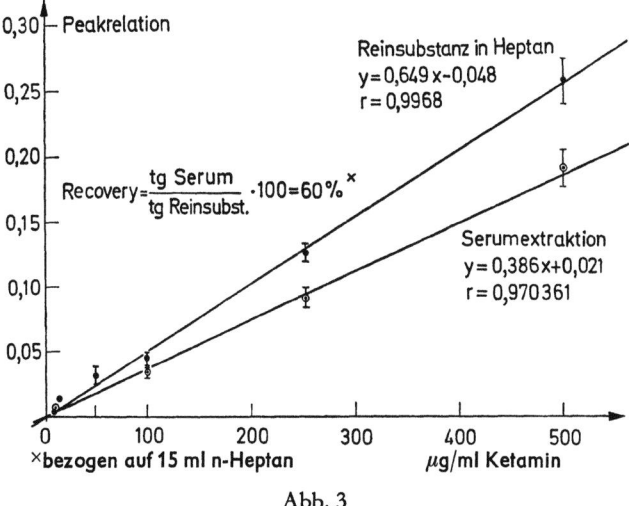

Abb. 3

tan nur 15 ml abpipettiert wurden, beträgt die Recovery für das Gesamtvolumen 80%. Die untere Nachweisgrenze der Methode liegt bei 0,05 µg/ml Serum. Zur Identifizierung [4] von Ketamin wurden weitere Säulen verwendet (XE 60, SE 30, SE 52, OV 225), bei denen jeweils identische Retentionszeiten der extrahierten Substanz mit authentischem Ketamin gemessen wurden.

Es ist geplant, mit der beschriebenen Methode pharmakokinetische Parameter von Ketamin zu ermitteln. Weiterhin soll der Frage nachgegangen werden, ob bzw. in welchem Ausmaße es zu einer diaplacentaren Passage von Ketamin kommt, um das Risiko beim Einsatz der Substanz in der Geburtshilfe besser abschätzen zu können. Nach bisherigen orientierenden Untersuchungen liegen bei einer Dosierung von 1,5

## Zusammenfassung

Es wird eine empfindliche und spezifische Methode zum Nachweis von Ketamin in Körperflüssigkeiten beschrieben, die sich auf die Extraktion in Heptan und die gaschromatographische Bestimmung gründet. Die untere Nachweisgrenze für Ketamin liegt bei 0,05 µg/ml Serum. Die Recovery beträgt 80%. Die Methode ist in gleicher Weise geeignet zur Bestimmung zweier heptanextrahierbarer Metaboliten von Ketamin.

## Summary

A sensitive and specific method for the determination of ketamine in biological materials is described based on solvent extraction into n-heptane and gas-liquid chromatigraphy using a Perkin-Elmer gas chromatograph, model F20. The lower limit of detection for ketamine is 0.05 µg/ml of serum, the recovery is 80%. This method is also suitable for the determination of the N-dealkylated and the cyclohexene derivative of ketamine, since these metabolites can be easily separated from ketamine.

Wir danken für die Unterstützung vom Bodenseewerk-Perkin Elmer (Dr. Jentzsch und Dr. Kolb).

## Literatur

1. CHANG, T., SAVORY, A., ALBIN, M., GOULET, R., GLAZKO, A. J.: Clin. Res. **18**, 597 (1970).
2. DILL, W. A., CHUCOT, L., CHANG, T., GLAZKO, A. J.: Anesthesiology **34**, 73 (1971).
3. KAISER, R.: Chromatographie in der Gasphase IV. Band, 1969, Hochschultaschenbücher-Verlag.
4. CHANG, T., DILL, W. A., GLAZKO, A. J.: Fed. Proc. **24**, 268 (1965).

# Podiumsdiskussion: Ketamin und Kreislauf

Leiter: **D. Langrehr**
Teilnehmer: **J. B. Brückner** (Berlin), **R. Dudziak** (Düsseldorf), **K. Fischer** (Kiel), **M. Johnstone** (Manchester), **D. Kettler** (Göttingen), **K. Peter** (Mannheim) und **R. Schorer** (Tübingen)

**Langrehr:** Ich eröffne hiermit die Podiums-Diskussion zum Kreislaufthema des Vormittags. Uns ist die Aufgabe gestellt, die Vielzahl der bisher bekannten Befunde zur Herz-Kreislaufwirkung des Ketamin zusammenzufassen und Ausmaß, Mechanismen sowie Wertigkeit für die praktisch-klinischen Belange zu subsummieren. Dementsprechend wollen wir uns vorwiegend auf Befunde am Menschen stützen und das Tierexperiment dort heranziehen, wo aus methodischen Gründen eine Zusammenhangsklärung nicht anders möglich ist.

Lassen Sie mich vor jedem der 9 Diskussionspunkte zunächst eine kurze Zusammenfassung des Bekannten geben.

## 1. Myokardcontractilität

Der Begriff der Inotropie als Maß für Änderungen der Contractionskraft des Myokards wird klassischerweise aus einer Seitenverschiebung der Kurven der isotonischen und isometrischen Maxima (Unterstützungszuckung) des isolierten Ganzherzens abgelesen. Die Technik ist mit erheblichen Schwierigkeiten belastet und wird selten verwendet (Starling-Franksches Arbeitsdiagramm).

Die größte praktische Bedeutung hat danach die Messung der Druckanstiegsgeschwindigkeit an denervierten Herzpräparaten (dp/dt max, Langendorff, Starling) oder die Kraft-Spannungsentwicklung isolierter Muskelpräparate (Vorhofstreifen, Trabecularmuskel).

Um beim Menschen während komplexer Kreislaufveränderungen von pre- und afterload möglichst unabhängig zu werden, sind neben der Registrierung linksventriculärer Druckabläufe mit enddiastolischen Druckwerten Indices wie dp/dt max/IP verwendet worden. Das Aufnähen von Strain-gauge-Streifen hat in diesem Zusammenhang keine quantitativen Aussagen ermöglicht.

Tabelle 1. Tierexperimentelle Befunde zur direkten Myokardwirkung des Ketamin sowie Umrechnung auf äquivalente i.v. Dosierungen beim Menschen, die zur negativen Inotropie führen

| Autor | Spez. | Präp. | Parameter | Depression äquiv. i.v. Dos. Mensch | pos. inotr. | Anmerk. |
|---|---|---|---|---|---|---|
| McCarthy 1966 | Hund | Herz-Lungen | HZV, Leistungsind. | 5 mg/kg ∅<br>25 mg/kg minim.<br>50 mg/kg 50 % | ∅ | wache Tiere |
| Chen u. Mitarb. 1966 | Hund | Ganztier | dp/dt, endd. HZV | > 10 mg/kg | ∅ | |
| Chen u. Mitarb. 1966 | Kaninchen | Langendorff | Coronarflow Kontr. Ampl. | > 6 mg/kg | ∅ | |
| Goldber, Keane, Phear 1969 | Ratte | li. Ventr. Trab. M. | force-tension | > 8 mg/kg | ∅ | $10^{-5}$–$3,3 \times 10^{-3}$ M getestet |
| Dowdy, Kaya 1968 | Kaninchen | Langendorff | dp/dt$_{max}$ force-tension | > 7 mg/kg | ∅ | $5,6 \times 10^{-5}$–$3,5 \times 10^{-4}$ M getestet |
| Traber, Wilson, Priano 1968 | Hund | Herz-Lungen | HZV, Freq. | > 50 mg/kg | ∅ | 1000 ml Vol. Kein Abbau, ab 100 µg/ml Depression |
| Traber, Wilson, Priano 1970 | Hund | Ganztier | dp/dt, endd. HZV | > 10 mg/kg | ∅ | auch n. Ganglienblockern nicht stärker |
| Lennartz, Zindler Herpfer 1970 | Katze | Ganztier | dp/dt$_{max}$ endd. | > 10 mg/kg | ∅ | Isoproterenol-Wirkung nicht gesteigert |
| Fischer 1970 | Katze | Herz-Lungen | dp/dt, endd. HZV, Drucke Aorta, Vorhof | > 10 mg/kg | ∅ | 1–20 mg/100 ml getestet |
| Sommer, Ofterdinger 1971 | Meerschweinchen | Papillar-Muskel | force-tension | > 8 mg/kg | ∅ | Ooubain verbessert Depression, $10^{-6}$–$10^{-3}$ M |

Nach hohen Ketamin-Dosen kommt es in wenigen Minuten zu einer vergleichsweise homogenen Verteilung der Substanz und auch ihrer Metaboliten in den Organen (DILL u. Mitarb., 1963; Ratte, 50 mg/kg, oral). Die Konzentrationsunterschiede zwischen Myokard und Plasma sind gering, der Plasmaspiegel kann als Maß dienen. Aus Befunden von GLAZKO, der mit Kollegen der Frauenklinik Cleveland über den diaplacentaren Durchgang arbeitet, kann gefolgert werden, daß 1 mg/kg Ketamin i.v. Einzeldosis einem Spitzenwert von 1 $\mu$g/ml Plasma entspricht (respektive 2–4 mg/kg = 2–3 $\mu$g/ml). Diese Spitzenwerte sind nach wenigen Minuten auf die Hälfte abgefallen. Danach ist es möglich, die experimentellen Befunde auf äquivalente klinische Dosierungen umzurechnen. Die Tabelle 1 zeigt tierexperimentelle Befunde von 10 Autoren, die übereinstimmend zu dem Schluß kommen, daß eine negativ inotrope Wirkung (direkte Myokarddepression) beim Menschen unterhalb von 6–8 mg/kg i.v. Einzeldosis Ketamin nicht zu erwarten ist. Eine positiv inotrope Wirkung, etwa bei geringeren Dosierungen, konnte von keinem der Autoren gefunden werden.

Alle bekannten Narkotica zeigen in Abhängigkeit von der Dosis diesen negativ inotropen Effekt, der wahrscheinlich über den Calcium-Mechanismus der Membran angreift. Die gebräuchlichen Inhalationsnarkotica zeigen z. B. bei MAC 1,5 im Durchschnitt Myokarddepressionen bis zu 50% (mit Ausnahme des Äthers), die allerdings im intakten Organismus durch vermehrte myokardiale Katecholaminaufnahme z. T. kompensiert werden. Demgegenüber ist auch im Vergleich mit anderen i.v. Narkotica (Barbiturate) die fehlende Myokarddepression nach Ketamin-Einzeldosen (5–6 mg/kg), die etwa 1 Std Anaesthesie bedeuten, als vergleichsweise sehr günstig anzusehen, was der großen therapeutischen Breite der Substanz entspricht.

Meine erste Frage an Herrn FISCHER: Sind Sie mit dieser Zusammenfassung der verschiedenen Befunde einschließlich Ihrer eigenen schönen Untersuchungen einverstanden?

**Fischer:** Ja, ich bin damit durchaus einverstanden. Ich möchte noch betonen, daß man aus diesen Herz-Lungen-Präparaten aber keine weiterreichenden klinischen Rückschlüsse ziehen sollte. Die Standardisierung des Präparates geht eben nur dahin, daß wir preload und afterload relativ konstant halten, die Frequenz z. B. aber nicht beeinflussen können; diese Einschränkung muß ich für das Präparat machen.

**Langrehr:** Nur sind diese Präparationen die einzige Möglichkeit, die reine negativ inotrope Wirkung per definitionem einigermaßen exakt zu erfassen.

**Dudziak:** Ich möchte eine kleine Anmerkung machen: das Herz-Lungen-Präparat ist bekannt dafür, daß es sich immer am Rande der Dekompensation befindet, meist ist der enddiastolische Druck sehr hoch (20 bis 25 mmHg). Glauben Sie nicht, daß in einer solchen Situation das von Ihnen jeweils getestete Narkoticum schon bei einer niedrigen Dosierung eine negativ-inotrope Wirkung haben kann?

**Fischer:** Ich muß Ihnen da leider widersprechen, Herr DUDZIAK. Diese Herzen sind vielleicht nicht besonders leistungsstark, andererseits liegen sie nicht am Rande der Insuffizienz. Unser Herz-Lungen-Präparat der Katze läßt sich so einstellen, daß sowohl der enddiastolische linksventrikuläre Druck wie auch der rechte Vorhofsdruck zwischen 2–5 mmHg liegen. Das spricht keinesfalls für eine Insuffizienz, desgleichen sprechen die maximalen Ventrikeldruckanstiegsgeschwindigkeiten bei Kontrolltestungen von Präparaten mit positiv inotroper Wirkung (Katecholamine) nicht für eine Insuffizienz. Es lassen sich sehr wohl positiv inotrope und chronotrope Wirkungen erzielen (Äther in kleinen und mittleren Dosisbereichen).

**Langrehr:** Herr WIEBER hat mit seiner sehr schönen gaschromatographischen Bestimmungsmethode einen Spitzenwert von 1 µg/ml Serum gezeigt. Ich würde gern fragen: war das ein menschliches Serum und nach welcher i.v. Dosierung?

**Wieber:** Diese Bestimmung betraf das Serum einer 80,5 kg schweren Patientin nach 1,5 mg/kg Ketamin i.v.

**Langrehr:** Vielen Dank, Herr WIEBER. Ich wollte das nur als Ergänzung zu den Befunden von LITTLE u. GLAZKO feststellen – es findet sich hier also eine gute Übereinstimmung in der Größenordnung. Wir kommen danach zum nächsten Punkt.

## 2. Systemblutdruck, Pulsfrequenz, pulmonaler und venöser Druck

Nach der i.v. Applikation von Ketamin kommt es beim Menschen im allgemeinen zum Anstieg des systolischen und diastolischen Blutdrucks sowie der Pulsfrequenz mit einem Maximum in der 3. Minute und Rückkehr zum Ausgangsniveau nach 10–20 min. In 926 Fällen des eigenen Materials fanden sich Mittelwerte der maximalen Veränderungen von 17,5% systolischem, 18% diastolischem Druckanstieg und 19% Pulsfrequenzanstieg. Läßt man die Fälle mit unverändertem Blutdruck und Pulsfrequenz ebenso wie Fälle von Druck- und Frequenzabfall unberücksichtigt, erhöhen sich die Werte für die mittlere maximale Steigerung aller drei Werte auf ca. 25%.

Die Abbildung 1 zeigt die prozentuale Verteilung verschieden starker Blutdruck und Pulsfrequenzsteigerungen an 504 für die amerikanische Arzneimittelkommission (FFDA) dokumentierten Fällen. Es ist daraus weiter zu entnehmen, daß in der 3. Minute in ca. 5% der Fälle der Druck und in 15% die Frequenz unverändert bleibt (gestrichelte Säulen), daß in ca. 5% der Druck und in 12% die Frequenz abfallen (schwarze Säulen links) und daß in weniger als 5% der Fälle Druck und Frequenz excessive Steigerungen um bis zu 100% zeigen (schwarze Säulen, rechts, Ziffer 5).

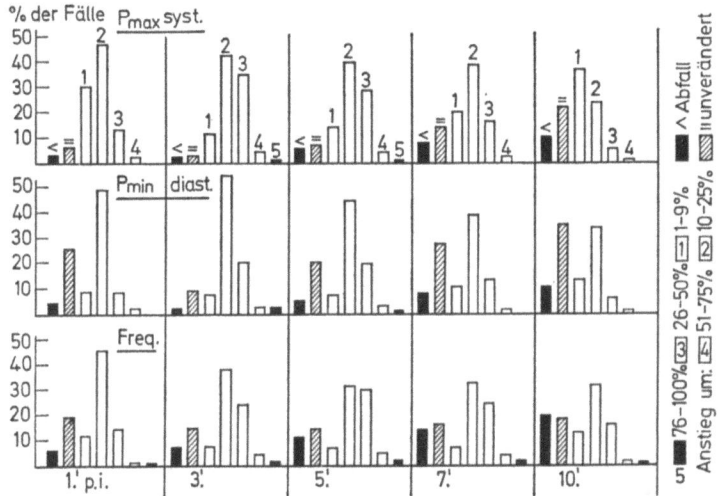

Abb. 1. Prozentuale Verteilung der verschiedenen Blutdruck- und Pulsfrequenzveränderungen in der 1.–10. Minute nach 1–6 mg/kg Ketamin i.v. bei 504 Fällen, 80% davon mit Atropinprämedikation, 92% Mononarkose; <: Abfall; =: keine Änderung; 1–5: Anstieg um 1–100% vom Ausgangswert

Eine gelegentlich im Tierexperiment gefundene stärkere diastolische als systolische Druckerhöhung (deutliche Zunahme des peripheren Widerstandes) ist beim Menschen im allgemeinen nicht beobachtet worden. Synchrone Anstiege des zentralvenösen Druckes um 4–8 cm $H_2O$ wurden teilweise beobachtet (SPAMPINATO, KREUSCHER, VIRTUE), teils nicht gefunden (TELIVUO).

Wir fanden bei 4 Patienten unter Mononarkose und $O_2$-Beatmung keinen Druckanstieg in der A. pulmonalis, aus den größeren Kollektiven von Herz-Katheteruntersuchungen sind jedoch gelegentlich Druckerhöhungen – auch in der Lungenstrombahn – beobachtet worden. Wir kommen auf diesen Punkt gleich zurück.

Auf den Blutdruckverlauf haben Dosierungen zwischen 1–6 mg/kg i.v. und Injektionsgeschwindigkeit keinen wesentlichen Einfluß. Die i.m.

Applikation – meist höherer Dosen – führt zu geringfügig verzögerter und verlängerter Reaktion mit etwa gleichem Maximum. Hohe Ausgangsfrequenzen – mit oder ohne Atropin – lassen eine weitere Frequenzsteigerung vermissen. Eine Prämedikation in üblicher Dosierung verändert die Blutdruck- und Pulsfrequenzreaktion nicht wesentlich (DUNDEE, SADOVE). Dagegen subsummieren sich bei den verschiedensten Kombinationsnarkosen naturgemäß die Effekte der anderen Drogen mit denen des Ketamin. Die höchsten prozentualen maximalen Blutdrucksteigerungen finden sich in unserem Material bei Hypertonie und bei Hypotonie, die höchsten maximalen Frequenzsteigerungen nach sehr niedrigen Ausgangsfrequenzen junger herzgesunder Patienten. Die jüngst nach Thyreostatika-Dauermedikation mitgeteilten starken Blutdruckanstiege, die als spezifisch für diese Patienten angesehen wurden, gehen nicht über das Maß auch sonst gelegentlich beobachteter excessiver Steigerungen hinaus.

Meine erste Frage an Herrn GEMPERLE betrifft seine Erfahrungen hinsichtlich der Druckerhöhung in der A. pulmonalis.

**Gemperle:** Die pulmonale Druckerhöhung geht mit der Systemblutdruckerhöhung häufig parallel und entspricht etwa ebenfalls einer Änderung um 20%.

**Brückner:** Obwohl wir hier vorwiegend über Befunde am Menschen sprechen, möchte ich anmerken, daß wir bei höheren Ketamindosierungen am Hund neben dem Anstieg des enddiastolischen linksventriculären Druckes auch einen A. pulmonalis Druckanstieg beobachten konnten.

**Schorer:** Wir müssen bei Betrachtung der Druck- und Frequenzänderungen zwischen Ketamin-Spontanatmung und Ketamin-künstliche Beatmung unterscheiden. Bei Spontanatmung finden sich stärkere Änderungen, etwa um 25% Blutdrucksteigerung und ebenso 25% Frequenzsteigerung, wie eben von Herrn LANGREHR angegeben. Bei Beatmung sehen wir in Ketamin-Monoanaesthesie nur eine Drucksteigerung um etwa 10% und eine Frequenzsteigerung um etwa 5–10%. Übergang auf Fluothane Kombinationsnarkose nach Ketamin-Einleitung führt zur raschen Abnahme der Frequenz auf das Ausgangsniveau und zu ausgeprägtem Blutdruckabfall, wie auch sonst typisch für Fluothane.

**Peter:** Zur Frage der Bedeutung der Spontanatmung und Beatmung für das Ausmaß der Druck- und Frequenzsteigerung möchte ich auf die Tatsache hinweisen, daß mit der Beatmung ja meist die Verwendung anderer Narkotica verbunden ist, also keine reine Ketamin-Wirkung vorliegt. So zeigen z. B. wache Hunde nach Ketamin einen sehr viel stärkeren Blutdruck und Frequenzanstieg als narkotisierte Tiere, deren Ausgangswerte schon vor Ketamin dann auch viel höher lagen.

**Langrehr:** Darf ich Herrn Foldes bitten, zur Bedeutung der Prämedikation für das Blutdruckverhalten das Résumee einer Studie mitzuteilen.

**Foldes:** We have studied 5 groups of patients, but with regard to circulatory effects, the first 3 groups are identical, so that these, about 120 subjects, had nothing else than atropine premedication; the second group received 75 $\mu$g/kg droperidol, which is about 5 mg/70 kg, 6 min before we started anesthesia and the last group received in addition to droperidol a small dose of fentanyl. All these patients were outpatients, entering the hospital for an early termination of pregnancy and they all had to leave the hospital in about 3 h after the end of the procedure. Ages, weights, duration of anesthesia and the mg/kg ketamine requirements were singularly uniform. The induction dose of ketamine was 2.5 mg/kg administered intravenously over 30 sec and if during anesthesia more was needed, they received $^1/_3$ of the initial dose. I would like to point out that just taking an unpremedicated patient into an operating room caused a significant increase in the pulse rate. Positioning alone increased the systolic blood pressure in every patient too. In summary, I would like to say that the administration of a small dose of droperidol offered significant protection against ketamine induced increase in pulse rate but no protection against the ketamine induced elevation of systolic and diastolic blood pressure. I would like to emphasize that the selected dose of droperidol was small because we were afraid of orthostatic hypotension at the time of discharge. With the doses used this was not encountered.

**Langrehr:** Vielen Dank, Herr FOLDES, diese Befunde stimmen ja recht gut mit denen von SADOVE u. Mitarb. überein. Unser nächster Punkt:

## 3. Herzzeitvolumen und peripherer Widerstand

Synchron mit den Blutdruck- und Pulsfrequenzänderungen steigt das Herzzeitvolumen beim Menschen vorwiegend aufgrund der gesteigerten Herzfrequenz an. Mittlere Maximalwerte liegen in relativ guter Übereinstimmung von 8 Autoren bei etwa 30% Steigerung. Der errechnete periphere Widerstand ist dabei gleichbleibend, leicht vermindert oder leicht erhöht, das Schlagvolumen im wesentlichen unverändert. Alle Befunde sprechen gegen eine Blutdruckerhöhung beim Menschen einfach auf dem Boden einer peripheren Widerstandszunahme. Bemerkenswert ist die Tatsache, daß bei Risikopatienten und alten Menschen (GRIBOMONT, SCHAER und FREY) dieser HZV-Anstieg ausbleibt oder nur angedeutet ist ebenso wie der Pulsfrequenzanstieg. Ich möchte zunächst Herrn SCHORER fragen, ob er mit dieser Zusammenfassung einverstanden ist?

**Schorer:** Wie wir heute gezeigt haben, kommt es unter Spontanatmung zu einem HZV-Anstieg um ca. 34%. Es ist die Frage, worauf kann man diese HZV-Zunahme zurückführen? Ich würde sagen, vielleicht auf eine einfache nutritive Anpassung an einen vermehrten $O_2$-Verbrauch. Das HZV steigt nach einer zweiten Injektion nicht so stark an. Ein ganz anderes Verhalten ergibt sich bei Nachinfektion unter künstlicher Beatmung: hier steigt das HZV nicht an. Diese Patienten sind relaxiert, der Muskeltonus herabgesetzt und die $O_2$-Aufnahme sicher vermindert. Dementsprechend fehlt die HZV-Steigerung.

**Langrehr:** Wir versuchen hier ja in erster Linie die Ketamin Monoanaesthesie-Wirkungen herauszustellen. Verständlicherweise ändert sich unter Kombinationen oder Relaxation und Beatmung die Situation. Ich möchte nur anmerken, daß für einen ähnlich ausgeprägten Blutdruck, Pulsfrequenz und HZV-Effekt bei Nachinjektionen eine entsprechende Latenz mit Rückkehr zu den Ausgangswerten Voraussetzung ist. Andernfalls, etwa bei Nachinjektion auf dem Gipfel der Wirkung, kommt es zu keinen weiteren Anstiegen. Herr BRÜCKNER!

**Brückner:** Eine Frage an Herrn Schorer: Haben Sie beobachtet, ob der HZV-Anstieg bei Spontanatmung die narkotische Wirksamkeit von Ketamin überdauert oder geht das parallel?

**Schorer:** Die Wirkung hält etwa 20 min an, danach ist das HZV wieder am Ausgangswert, auch bei der zweiten Injektion.

**Langrehr:** Das entspricht bei 2 mg/kg in etwa der narkotischen Wirkung. Herr KREUSCHER, sind Sie mit dieser Zusammenfassung auch einverstanden?

**Kreuscher:** Ich habe dazu eigentlich keinen weiteren Kommentar. Die bisher bekannten Befunde führen übereinstimmend zu diesem Schluß.

**Langrehr:** Ich würde gern das Auditorium fragen, ob zu den bisher abgehandelten drei Punkten noch Unklarheiten bestehen? – Wenn das nicht der Fall ist, kommen wir zu

## 4. Herzarbeit und Coronardurchblutung

Entsprechend der gesteigerten Druck- und Volumenarbeit ist eine vermehrte Herzarbeit und Herzleistung nötig mit entsprechender Vermehrung der myokardialen $O_2$-Aufnahme. Die Abbildung 2 zeigt dementsprechend im Mittel bei 8 Patienten 5 min nach 2 mg/kg Ketamin i.v. (mittleres Maximum der Veränderungen) einen Anstieg der Arbeitsbelastung um 30% und einen Leistungsanstieg um 45%, da das Schlagvolumen praktisch unverändert bleibt, vornehmlich auf dem Boden von Druck und Frequenzsteigerung.

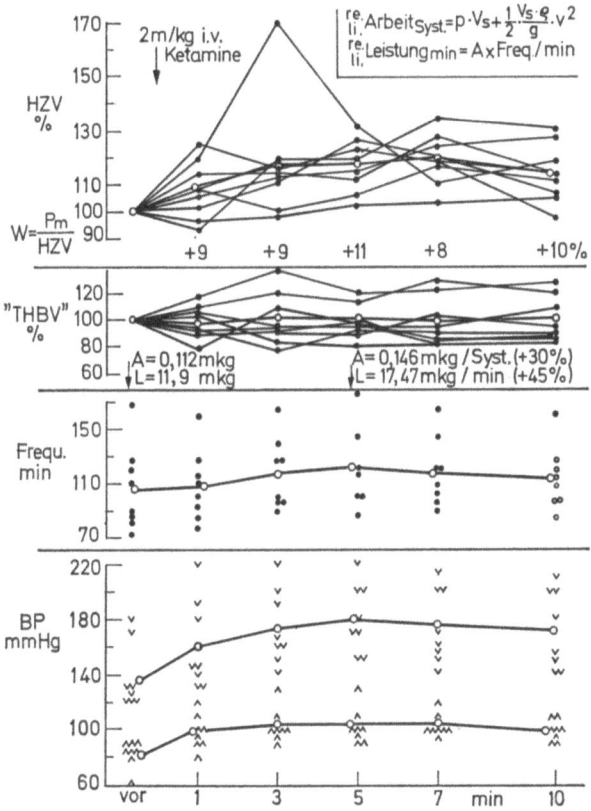

Abb. 2. Verhalten von HZV, thorakalem Blutvolumen, Herzfrequenz, Blutdruck und peripherem Widerstand bei 8 kreislaufgesunden Patienten nach 2 mg/kg Ketamin i.v. in den ersten 10 min. Farbstoffverdünnungsmethode. Herzarbeit $A_{syst} = p \cdot V_s + V 1/2\, V_s \varrho/g \cdot v^2$ und Herzleistung $L = A \cdot Freq/min$ vor Ketamin und während des mittleren Maximums (5. Minute) der Veränderungen

Diese Steigerungen sind für einen herzgesunden Patienten vergleichsweise gering, könnten bei Einschränkung der myokardialen Leistungsreserve und der Coronarreserve jedoch zu Schwierigkeiten führen. Die Coronardurchblutung wird beim Menschen (SONNTAG) und beim Hund (PETER) entsprechend erhöht, eine zusätzliche medikamentöse Coronardilatation ist möglich (KETTLER, PETER), die Reaktionsfähigkeit des Coronarsystems, etwa auf Adenosin, ist nicht beeinträchtigt. Ich möchte Herrn KETTLER fragen, sehen Sie diese Größenordnung der Arbeitsbelastungszunahme für kritisch an, etwa auch im Hinblick auf die weit höhere Belastung derselben Patienten während der Aufwachphase aus einer längeren Narkose?

**Kettler:** Wenn in der Literatur von Herzarbeit gesprochen wird, so ist immer die äußere Herzarbeit gemeint, d. h., das Produkt aus systolischem Druck und Zeitvolumen/Gewichtseinheit. Diese äußere Herzarbeit ist eigentlich die einzige Größe, die wir im physikalischen Sinne als Arbeit betrachten können, sie korreliert aber schlecht zum $O_2$-Verbrauch, weil nach SARNOFF, EVANS und MATSUOKA für den $O_2$-Verbrauch gegenüber Druckentwicklung und Schlagfrequenz die Volumenarbeit praktisch zu vernachlässigen ist. Aus einer Publikation von BRETSCHNEIDER zu diesen Zusammenhängen geht hervor: Betrachtet man isoliert den Effekt der Herzfrequenz (konstanter Druck) für die myokardiale $O_2$-Bedarfssteigerung, so kommt es bei einer auf $1/_6$ eingeschränkten Coronarreserve während einer Frequenzsteigerung über 100/min zur sog. $O_2$-Verbrauchsmangelschere, d. h., der $O_2$-Bedarf übersteigt das durch die Coronardurchblutung gewährleistete $O_2$-Angebot. Das gilt für diese extremen Einschränkungen der Coronarreserve, wie sie wohl nur selten vorliegen werden. Bei Einschränkung der Coronarreserve auf $1/_3$, eine eher praktisch zu erwartende Größenordnung, gibt es keine Problematik. Betrachtet man isoliert den Einfluß der Drucksteigerung (konstante Frequenz) auf die myokardiale $O_2$-Bedarfssteigerung, so ergibt sich bei Drucksteigerungen über 180 mmHg ein Mißverhältnis zwischen $O_2$-Angebot und $O_2$-Bedarf für die auf $1/_6$ eingeschränkte Coronarreserve. Es gilt also für alle Drogen, die eine Druck und/oder Frequenzsteigerung bewirken (Atropin, Arterenol, Ketamin usw.), daß die Parameter betroffen sind, die eine energetische Belastung des Myokards darstellen.

**Langrehr:** Die auf diesen Abbildungen experimentell auf $1/_3$ und auf $1/_6$ eingeschränkte Coronarreserve, die das Auftreten des Mißverhältnisses zwischen Bedarf und Angebot von $O_2$ veranschaulicht, ist im Falle unserer Patienten ja leider meist nur ein Verdacht und nicht meßbar. Ich möchte Herrn SONNTAG fragen: Haben Sie aus Ihren 12 Fällen einen Anhalt dafür, daß beim Menschen diese Leistungssteigerung z. B. bei latenter oder manifester Myokard- bzw. Coronarinsuffizienz erbracht wird ohne eine entsprechende Erhöhung der Coronardurchblutung bzw. der myokardialen $O_2$-Aufnahme?

Und die zweite Frage: Wiesen die 7 Patienten mit nur geringer Veränderung der Coronardurchblutung gegenüber den anderen 5 Patienten Besonderheiten auf, oder war das eine zufällige Verteilung?

**Sonntag:** Die Coronarreserve verstehen wir als Quotient aus maximaler Coronardurchblutung und Ausgangsdurchblutung. Wir haben die Coronarreserve bei diesen 12 Patienten nicht bestimmt. Entsprechende Ergebnisse liegen aus unserem Institut bereits vor. Unsere Patienten waren herzgesund (Varizen, epigastrische Hernien, Lungentumoren). Herzkranke oder solche mit Herzfehlern wurden nicht untersucht. Wir haben maximale $O_2$-Verbräuche von 31 ml/min · 100 g gemessen. Hinzufügen möchte ich, daß nach unseren Befunden nicht zu entscheiden ist, ob bei erhöhtem $O_2$-Bedarf – neben einem gesteigerten $O_2$-Angebot durch Zunahme des myokardialen Durchflusses – eine zusätzliche $O_2$-Extraktion des Coronarblutes möglich ist. Wir haben bislang keine Patienten mit eingeschränkter Coronarreserve untersucht.

**Langrehr:** Ganz im Gegensatz zum Hund! Meine Frage zielte darauf, ob es für Sie vorstellbar ist, daß ein myokardinsuffizienter Patient durch Atropin oder Ketamin in eine Tachy-Hypertonie getrieben wird, die er nicht leisten kann und die zu einem Herzversagen führt, weil ein solcher Zusammenhang in unserer Erfahrung mit Patienten, die eine hochgradig eingeschränkte myokardiale Leistungsfähigkeit haben, offenbar nicht gegeben ist. Wir kennen allerdings bei solchen Fällen die effektive Coronarreserve auch nicht. Und noch einmal zu den 7 Patienten, die keine deutliche Zunahme ihrer Coronarperfusion zeigten im Gegensatz zu 5 Patienten, mit Anstieg der myokardialen $O_2$-Aufnahme und auch der Coronardurchblutung?

**Sonntag:** Diese Frage, warum die beiden Gruppen so unterschiedlich reagiert haben, kann ich nur mit einer Hypothese beantworten:
Die 7 Patienten mit geringem Anstieg der Coronardurchblutung hatten auch eine wesentlich geringere Ausgangsdurchblutung und geringeren $O_2$-Verbrauch. Vielleicht ist eine unterschiedliche vegetative Ausgangslage dafür verantwortlich, unsere Metabolitenbefunde passen auch in dieses Denkschema.

**Dudziak:** Ich möchte Herrn SONNTAG und Herrn KETTLER fragen: Sie haben bei einem Patienten einen myokardialen $O_2$-Verbrauch von 24 ml/min/100 g gemessen; diesem enorm hohen Verbrauch entspricht nach Ihrer Kurve eine Coronardurchblutung von 150 ml/min. Können Sie erläutern, an welcher Stelle der von Ihnen gezeigten Kurve die Ketamin-Wirkung liegt?

**Kettler:** Das ist eine schwierige Frage, ich würde so sagen: Wenn Ketamin entsprechende Drucksteigerungen zur Folge hatte, ist die Korrelation gegeben, wenn das nicht der Fall ist, kommen für $O_2$-Verbrauchssteigerungen Contractilitätsänderungen und Herzvolumenänderungen in Betracht. Es ist also möglich, daß hier aus technischen Gründen nicht gemessene Größen zur $O_2$-Verbrauchssteigerung führten.

**Dudziak:** Es wäre also denkbar, daß das Herz derjenigen Patienten, die eine hochgradig eingeschränkte Coronarreserve haben, durch starken Anstieg des $O_2$-Verbrauchs in eine $O_2$-Schuld gebracht werden könnte?

**Kettler:** Die Frage: Kann man durch Ketamin einen Patienten mit hochgradig eingeschränkter Coronarreserve in die Anaerobiose treiben, muß mit „ja" beantwortet werden. Das ist möglich, und zwar beziehe ich mich dabei auf die Kalkulation der Abbildung von Herrn LANGREHR über das Verhalten des Systemblutdruckes bei 100 Patienten nach 1–2 mg/kg Ketamin Monoanaesthesie, welche im Firmenprospekt abgedruckt ist. Dabei resultieren Maximalwerte von über 200 mmHg systolischem Druck, obwohl man aus den Punktescharen nicht sicher sagen kann, welcher gesteigerte Wert zu welchem Ausgangswert gehört. Unsere Arbeitsgruppe spricht deshalb ja auch nicht von einer absoluten Kontraindikation, sondern von einer relativen Kontraindikation für solche Patienten. Ich habe dazu aber keine weitere Information, vielleicht kann jemand von Ihnen sagen, ob ein Ketaminanaesthesierter Patient Zeichen einer myokardialen Ischämie aufgewiesen hat?

**Langrehr:** Bei diesen Punktescharen sind die höheren Anstiege im allgemeinen auch den jeweils höheren Ausgangswerten zugehörig. So gehören z. B. die maximalen-systolischen Drucksteigerungen von 200–300 mmHg zu hypertonen Ausgangslagen von 180–190 mmHg. Das alles bezieht sich auf Monoanaesthesie und Spontanatmung und ist ein Grund für unsere frühe Empfehlung von Kombinationen, insbesondere bei in dieser Weise gefährdeten Patienten. Zu Ihrer letzten Frage, Herr KETTLER:
Wenn das Auftreten von Arrhythmien in gewisser Weise als Ausdruck einer myokardialen Ischämie gelten darf, dann haben wir zahlreiche Belege dafür, daß z. B. bei Hypertonikern die initiale Drucksteigerung nach Ketamin-Einleitung nicht von Arrhythmien begleitet wird, während zu späteren Zeiten der Kombinationsgasnarkose (Fluothane) z. B. schmerzreizinduzierte Blutdruckanstiege gleicher Größenordnung fast regelmäßig mit Arrhythmien einhergehen. Excessive Blutdrucksteigerungen sind jedenfalls, wie eingangs gezeigt, selten und sollten und können vermieden werden. Über ihre ungünstigen Auswirkungen im myokardenergetischen Sinne kann ja kein Zweifel sein.

**Fischer:** Obwohl sich Herz-Lungen-Präparat-Befunde nicht ohne weiteres auf die Klinik übertragen lassen, möchte ich noch anmerken, daß wir bei Gegendruckbelastung der Ventrikel durch Starling-Ventile über 120 mmHg unter Ketamineinfluß nach 30 min einen Schlagvolumenabfall unter kritische Werte und einen Zusammenbruch der Hämodynamik erzielen. Steigern wir durch elektrische Reizung die Herzfrequenz über 120/min bei Starling-Gegendrucken von 100 mmHg, kommt es nach 10–15 min zu einem Zusammenbruch auf die gleiche Weise. Vielleicht sollte das zu denken geben für die Anwendung von Ketamin in der Herzchirurgie (Aorten und Pulmonalklappenstenosen).

**Langrehr:** Das entspräche einer diastolischen Druckerhöhung im Sinne einer starken Zunahme des peripheren Widerstandes, die allerdings für die Ketamin-Wirkung im allgemeinen gerade nicht gegeben ist. Aber auf die Frage nach den Indikationen für Risikopatienten und der Chirurgie der Vitien kommen wir sicherlich morgen in Herrn GEMPERLES Pannel noch zurück, für das wir hier nur die grundlegenden Fakten zusammentragen sollen.

## 5. Gesamt-$O_2$-Verbrauch, Myokardialer-$O_2$-Verbrauch, Substratumsatz

Die globale $O_2$-Aufnahme steigt beim Menschen in Ketamin-Mononarkose. Die Abbildung 3 zeigt die Befunde von ROLLY (links) und eigene Messungen (rechts) unter den Bedingungen des $CO_2$-Atemantriebs. Die excessive Steigerung bei einem der Patienten ROLLYs betrifft die chirur-

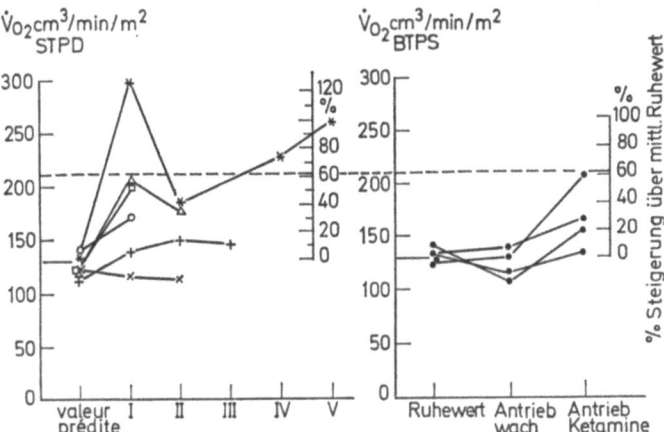

Abb. 3. Gesamt-$O_2$-Aufnahme beim Menschen nach ROLLY u. Mitarb. sowie eigenen Befunden unter Ketamin-Mononarkose und Spontanatmung. Bei den eigenen Befunden (rechts) handelt es sich neben den jeweils individuellen Ruhewerten um solche während eines $CO_2$-Atemantriebs am wachen sowie am Ketamin-anaesthesierten Patienten

gische Versorgung einer Verbrennung. Der Ruhewert ist, wie in den anderen Fällen, aber nicht gemessen, sondern einer Tabelle entnommen. Es ist anzunehmen, daß bei diesem Verbrennungspatienten der Ruhewert (valeur prédite) tatsächlich viel höher lag, ein für Verbrennungsfälle bekannter Zusammenhang.

Diese Steigerung um im Mittel 30% geht nach übereinstimmender Auffassung im wesentlichen auf die Tonuszunahme der Skelettmuskulatur zurück und ist durch Relaxation bei Mensch und Tier zu unterbinden (BRAUN). Eine solche vergleichsweise geringe Zunahme wird sonst noch in der Einleitungsphase der Äthernarkose beschrieben; für Propanidid-Mononarkose, wo sie auch erwartet werden könnte, fehlen bisher Messungen. Ihre ventilatorische und circulatorische Deckung ist – ganz im Gegensatz zu der viel ausgeprägteren $O_2$-Verbrauchsphase in der Aufwachphase nach längeren Narkosen – wohl problemlos. Initiale Apnoen nach Ketamin müssen jedoch auch aus diesem Grunde durch Beatmung überbrückt werden. Die nach unserer Meinung obligatorische Beatmung von Risikopatienten hat hier einen ihrer Gründe.

Der Anstieg des myokardialen $O_2$-Verbrauchs mit Zunahme des Umsatzes aller Substrate entspricht der vermehrten Herzleistung. Die Frage nach der zunächst diskutierten möglichen ketaminspezifischen Entkoppelung der oxydativen Phosphorylierung im Myokard konnte nach den Untersuchungen der Arbeitsgruppe SPIECKERMANN widerlegt werden.

Meine erste Frage geht an Herrn GETHMANN: Ich referiere richtig, ein spezifischer Einfluß des Ketamins auf den Metabolismus der energiereichen Phosphate existiert nicht?

**Gethmann:** Nein, ich glaube, das ging besonders deutlich aus der letzten Abbildung hervor. Es sind keine signifikanten Unterschiede zwischen Ketamin und anderen Anaesthetica nachweisbar, wenn die präischemische Belastung durch eine Kardioplegie ausgeschaltet war.

**Langrehr:** Wie verhalten sich in diesem Zusammenhang die Barbiturate, denen eine Entkoppelung der oxydativen Phosphorylierung nachgesagt wird?

**Gethmann:** Die ATP-Zeit der Barbiturate liegt bei normothermer Ischämie etwa im gleichen Bereich wie bei Ketamin.

**Dudziak:** Ich fand die Vorträge zum $O_2$-Verbrauch sehr interessant, stelle aber fest, daß die Messungen alle unter verschiedenen Bedingungen durchgeführt wurden: z. B. betrug der Blutdruck bei der Barbituratnarkose 85–90 mmHg, bei der Ketamin-Narkose 110–115 mmHg und bei der Halothan-Narkose 60–70 mmHg. Da wir gehört haben, daß der $O_2$-Verbrauch stark vom mittleren Blutdruck abhängig ist, hat man wahrscheinlich bei Barbiturat- bzw. Halothan-Narkose aus diesem Grunde einen niedrigeren $O_2$-Verbrauch gemessen als bei Ketamin.

**Brückner:** Ich muß Ihnen widersprechen. Sicher liegen nicht unbedingt vergleichbare Kreislaufverhältnisse vor, die Halothan-Blutdruck-Mittelwerte lagen aber bei 100 mmHg. Vergleichbare Werte sind schwer zu erzielen, man müßte den Kreislauf ändern und dann ändert sich das ganze Modell. Ich glaube aber nicht, daß die Steigerung der Muskelaktivität allein verantwortlich ist für die Steigerung der Gesamt-$O_2$-Aufnahme. Der Effekt der Senkung bei Kombination von Ketamin mit einem Morphinderivat spricht dafür, daß noch ein weiterer Mechanismus vorhanden sein muß. Für den Vergleich zwischen globaler $O_2$-Aufnahme und $O_2$-Aufnahme einzelner Organe existieren doch wohl nur geringe Beziehungen, weil der Anteil der Organe am Gesamtverbrauch doch im allgemeinen sehr gering ist. Der bei reiner Ketamin-Narkose auftretende Anstieg des Gesamt-$O_2$-Verbrauchs – in Parallele zur Äthernarkose – ist aber doch – besonders bei einer zu erwartenden $O_2$-Mangelsituation – sicher nicht so ganz gut.

**Schorer:** Wenn ich mich richtig erinnere, hatten Sie nicht bei Ihren Untersuchungen ein Basendefizit von —6? Es fragt sich, ob man dabei die $O_2$-Aufnahme einwandfrei messen kann und woher kam diese metabolische Acidose als Ausgangslage bei den Hunden zustande, über eine verminderte periphere Durchblutung?

**Braun:** Wir hatten keine negativen Base-excess-Werte, von einer metabolischen Acidose kann nicht die Rede sein. Wir haben jetzt auch beim Menschen begonnen, den $O_2$-Verbrauch zu messen und dort finden wir in der Tat sowohl bei Penthrane als auch bei NLA während der Narkose negative Base-excess-Werte, aber diese sind nicht ausgeprägt genug, um von einer verminderten peripheren Zirkulation sprechen zu können.

**Langrehr:** Herr Brückner, was Sie zum geringen Anteil einzelner Organe am Gesamt-$O_2$-Verbrauch sagten, gilt wohl für das Myokard, nicht aber für das „Organ"-Skelettmuskulatur. Herr Fischer!

**Fischer:** Ich hätte noch eine Frage an Herrn Braun: Herr Langrehr zitierte Ihre Arbeit, in der Sie schreiben: „Durch eine Relaxierung läßt sich der Gesamt-$O_2$-Verbrauch in den Normbereich zurücksenken." Haben Sie das auch mit den anderen in der gleichen Arbeit untersuchten Narkotica getan?

**Braun:** Ja, wir haben im Tierversuch die Wirkung von Relaxantien auch bei Methoxyfluran, Penthran und Halothan gemessen und da findet sich eben dieser Effekt, den wir für Ketamin und NLA sehen, nicht. Offenbar hat durch diese Gasnarkotica schon eine weitgehende muskuläre Relaxierung stattgefunden.

**Langrehr:** Der erhaltene oder sogar gesteigerte muskuläre Tonus ist ja gerade nur für Ketamin oder auch Droperidol typisch, wenn man von Exzitationsstadien während der Anflutung gasförmiger Narkotica absieht. Herr SCHORER!

**Schorer:** Ich denke, wir müssen die gemessene $O_2$-Aufnahme und den $O_2$-Verbrauch auseinanderhalten. Beide Werte laufen eigentlich im strengeren Sinne nur parallel und können dann gleichgesetzt werden, wenn wir wirklich einen steady-state haben, und das erreichen Sie mal im Tierexperiment oder beim Patienten.

**Braun:** Das ist richtig, und die Bedingungen des steady-state sind für Patienten sehr viel schwieriger zu erzielen als im Tierversuch, wo Sie jede einzelne Bedingung weitgehend selbst wählen können.

**Brückner:** Steady-state heißt doch nach ihrer Meinung wahrscheinlich „gleichbleibende Gesamt-$O_2$-Aufnahme" und die ist im allgemeinen am Ende der Präparationszeit, wenn Sie das Tier nicht aufwachen lassen, erreicht.

**Langrehr:** Und eine gleichbleibend gute Zirkulation sowie eine gleichbleibende Narkosetiefe vorausgesetzt; beides ist unter den Bedingungen der Testung von Narkotica aber eben nur approximativ zu erreichen. Wir kommen dann zum nächsten Punkt:

## 6. Hypoxie-Toleranz, Wiederbelebbarkeit, Schock-Versuche

Um diese ganze Gruppe von Untersuchungen für die morgige Diskussion zusammenzufassen, gehen meine ersten Fragen an Herrn KETTLER: Ist die verminderte Hypoxie-Toleranz und damit die verschlechterte Wiederbelebbarkeit des Herzens unter Ketamin hinreichend durch die der Kardioplegie vorausgehende Situation gesteigerter Leistung (Druck, Frequenz) erklärt? Ist dieser Vorgang als allgemeinverbindlich für jeden in dieser Hinsicht ungünstigen Kreislaufzustand mit Tachykardie und Hypertonie anzusehen? Subsummieren sich in einer solchen Situation Myokarddepressionen ganz allgemein und ist damit ihre Vermeidung vorteilhaft?

**Kettler:** Ich muß alle drei Fragen mit „ja" beantworten. Natürlich ist das alles richtig, Herr LANGREHR. Die spontan vorausgehende oder induzierte hämodynamische Veränderung mit den konsekutiven $O_2$-Bedarfsänderungen manifestiert sich gewissermaßen als Schicksal im Stoffwechsel der energiereichen Phosphate, wenn das Herz dann still steht. Sie konnten aus der Abbildung sehen, in der die Zeiten bis zum Abfall auf 4 $\mu$Mol ATP/g Feuchtgewicht in Abhängigkeit vom vorausgehenden $O_2$-Verbrauch aufgetragen waren, daß zwischen $O_2$-Verbrauch und Ischämietoleranz eine reziproke Beziehung besteht, d. h., je größer der $O_2$-Verbrauch, ganz gleich aus welchen Gründen, um so kürzer ist die Ischämietoleranz.

**Langrehr:** Das wollte ich von Ihnen noch einmal zusammengefaßt haben unter dem Gesichtspunkt des voraufgehenden Kreislaufzustandes ganz allgemein. Wir sind in der glücklichen Lage, den Vater der klinischen Einführung des Ketamin hier zu haben und ich möchte Herrn CORSSEN bitten, über seine und Herrn KIRKLINS große Erfahrungen an ca. 300 Herzen zu berichten gerade im Hinblick auf deren Wiederbelebbarkeit nach Kardioplegie und nachdem längere Zeit am Myokard chirurgisch gearbeitet worden war, unter Ketamin-Mononarkose, Relaxation und Beatmung! Leider ist Herr CORSSEN nicht anwesend, es wird aber morgen im Pannel Gelegenheit sein, diesen Punkt zu besprechen.

Meine nächste Frage geht an Herrn BRÜCKNER: Würden Sie gelten lassen, daß die vorübergehende oder endgültige Wiederbelebbarkeit der Tiere in ihren recht extrem Schockexperimenten wiederum maßgeblich vom Kreislaufzustand vor Beginn der Schockphase – Herzfrequenz, Druck, periphere Perfusion, Myokarddepression – abhängig ist? Das ist deshalb wichtig, weil ein Teil dieser Vorbedingungen in Anbetracht der zur Anwendung kommenden Dosierungen beim Menschen nicht gegeben ist.

**Brückner:** In der Diskussion über die Schockversuche kann man natürlich nicht auf Ergebnisse, die man beim Menschen gewonnen hat, zurückgreifen, besonders nicht, wenn es um die Frage geht, wie sich der Grenzbereich zwischen reversiblem und irreversiblem Schock – an dem wir interessiert waren – noch beeinflussen läßt. Man muß bei diesem extrem Schock (mittlerer Aortendruck von 35 mmHg, 100–200 min lang andauernd) davon ausgehen, daß der Gesamtstoffwechsel eine begrenzende Rolle spielt. Das Modell gestattet keine Zentralisation zur Verbesserung der $O_2$-Versorgung über eine Drucksteigerung. Die Ventilation war konstant maschinell, es bleibt also nur die unterschiedliche Ausgangslage als variabler Faktor übrig, einmal im Hinblick auf die Hämodynamik, die aber im Schock sicherlich eine sekundäre Rolle spielt und zum anderen im Hinblick auf das Stoffwechselgeschehen ($O_2$-Bedarf, $O_2$-Schuld), wodurch letzten Endes die Irreversibilität des Schocks bedingt ist. Die $O_2$-Aufnahme kann unter unseren experimentellen Bedingungen nicht gesteigert werden, die Möglichkeiten einer vermehrten Ausschöpfung sind unter diesen extremen Bedingungen gering.

**Langrehr:** Die Ausgangssituation als entscheidender Punkt für die Frage des zeitlichen Zustandekommens der Irreversibilität: Alle Verbesserungen dieser Ausgangssituation in Ihren Experimenten – Relaxation und Beatmung, Vermeidung eines excessiven kardiostimulatorischen Effektes, Vermeidung von zusätzlichen Myokarddepressionen durch Verminderung der Dosierung – verlängerten die Schocktoleranz. Würden Sie mir im folgenden Gedanken zustimmen können: Nicht eine medikamentspezifische Wirkung, sondern die vorausgehende Kreislauf- und Stoffwechselsituation, die allerdings durch die voraufgehende Anaesthesie-Gesamttechnik entscheidend beeinflußt werden kann, ist für das Ergebnis maßgebend. Im Falle eines hämorrhagischen Schocks beim Menschen verbessert die sofort einsetzende allgemeine konsequente Schocktherapie die schlechte Ausgangssituation kontinuierlich. Die etwa notwendige Narkoseeinleitung bei synchroner Schocktherapie kann sich mit Nutzen einer Substanz bedienen, die potent ist, eine relativ große therapeutische Breite – etwa hinsichtlich der Myokarddepression – besitzt und deren Hauptnebenwirkung, die kardiostimulatorische, in dieselbe Richtung zielt wie die Schocktherapie, nämlich den Blutdruck und die periphere Zirkulation zu steigern, ohne Schwergewicht auf der Erhöhung des peripheren Widerstandes!

**Brückner:** Ja, wenn Sie bereit sind zuzustimmen, daß wir von unterschiedlichen Versuchsansätzen ausgehen. Wir versuchen zu beobachten, wie toleriert ein Versuchstier eine definierte Hypovolämie unter verschiedenen Anaesthetika. Das ist eine andere Ausgangssituation als die ihre beim Menschen, wo sie unter Beatmung und Volumenmangel-Korrektur einen nahezu normalen Blutdruck mit leichter Tachykardie haben und dann eine Narkose einleiten. Man sollte allerdings davon ausgehen, daß Ketamin mit seinen negativ inotropen Wirkungen, auch in geringerer Dosis als von uns appliziert, diesen gerade noch mühsam kompensierten Kreislauf doch in eine Dekompensation treiben kann, was allerdings auch andere Medikamente können.

**Langrehr:** Es konnte für die klinische Normdosis von 1–3 mg/kg bisher allerdings in keiner Untersuchung ein negativ inotroper Effekt nachgewiesen werden.

**Brückner:** Sie haben aber gesagt, daß von 6–8 mg/kg an aufwärts beim normalen Menschen die negativ inotrope Wirkung nachweisbar ist. Ich wage zu behaupten, daß im Zustand der gerade noch aufrecht erhaltenen Kompensation des Kreislaufs im Schock bereits eine Dosis von 2–3 mg/kg ungünstige Effekte haben kann.

**Langrehr:** Ich denke wirklich, daß nach übereinstimmender Auffassung der verschiedenen Experimentatoren zur negativ-inotropen Wirkung an isolierten Präparationen erst ab – vorsichtig formuliert – 6 mg/kg i.v. Einzeldosis eine Myokarddepression beim Menschen zu erwarten ist. Sie wissen vielleicht, daß bei irrtümlichen i.v. Injektionen beim Menschen mehrfach 40 mg/kg appliziert worden sind, ohne ernste Zwischenfälle. Hier haben Sie eine unfreiwillige Dokumentation der therapeutischen Breite. Auf der anderen Seite bin ich persönlich von der großen Bedeutung individueller Dosierungsnotwendigkeiten überzeugt. Ich möchte betonen, daß wir bei kardialen Risikopatienten und solchen im ausgeprägten hämorrhagischen Schock meist nicht mehr als 0,5–1 mg/kg i.v. Einzeldosis appliziert haben.

**Peter:** Das Problem sind ja wohl Patienten, die anaesthesiert und operiert werden müssen, bevor eine ausreichende Schocktherapie durchzuführen war. Diese Zusammenhänge ins Tierexperiment zu übertragen, ist natürlich außerordentlich schwierig. Wenn Hunde über längere Zeit einen Mitteldruck von 60 mmHg haben, wach, ohne Einfluß von Narkose, können sie vielleicht einen gewissen Hinweis geben. Wir fanden nach 5 mg/kg Ketamin einen erheblichen Schlagvolumenabfall, nach 5 mg/kg Trapanal einen starken Frequenzanstieg mit nachfolgendem Blutdruckabfall und Strömungswiderstandsverminderung und ebenso starken Schlagvolumenabfall wie bei Ketamin und nach 1 mg/kg Droperidol und 0,01 mg/kg Fentanyl einen Frequenzabfall sowie eine Tendenz zum aortalen Druckanstieg und Schlagvolumenanstieg. Ich meine, man sollte diese Befunde bei der Indikation zur Schockeinleitung berücksichtigen.

**Langrehr:** Wir sprechen hier in erster Linie vom traumatisch-hämorrhagischen Schock, wenn aber z. B. nach frischem Herzinfarkt ein kardiogener Schock vorliegt, gelten für die meisten Medikamente ganz besonders minimale Dosierungen. Wir müssen aber zum nächsten Punkt kommen, wo jetzt nach den Kreislaufeffekten des Ketamin die möglichen Mechanismen diskutiert werden sollen.

## 7. Nebennierenrinde – Cortisol, Nebennierenmark – Katecholamin

Weil die Corticoide neben einem Einfluß auf die Mikrozirkulation und den Umsatz der energiereichen Phosphate auch das Herzzeitvolumen steigern sollen, seien hier entsprechende Befunde der Arbeitsgruppe OYAMA zur Frage der Aktivierung der Nebennierenrinde als Ausdruck einer Stressreaktion angeführt.

Die Abbildung 4 zeigt eine zusammenfassende graphische Darstellung. Der freie Plasma-Cortisol-Spiegel wurde jeweils vor, während Narkoseeinleitung, während Operation und in der Aufwachphase bei verschiedenen

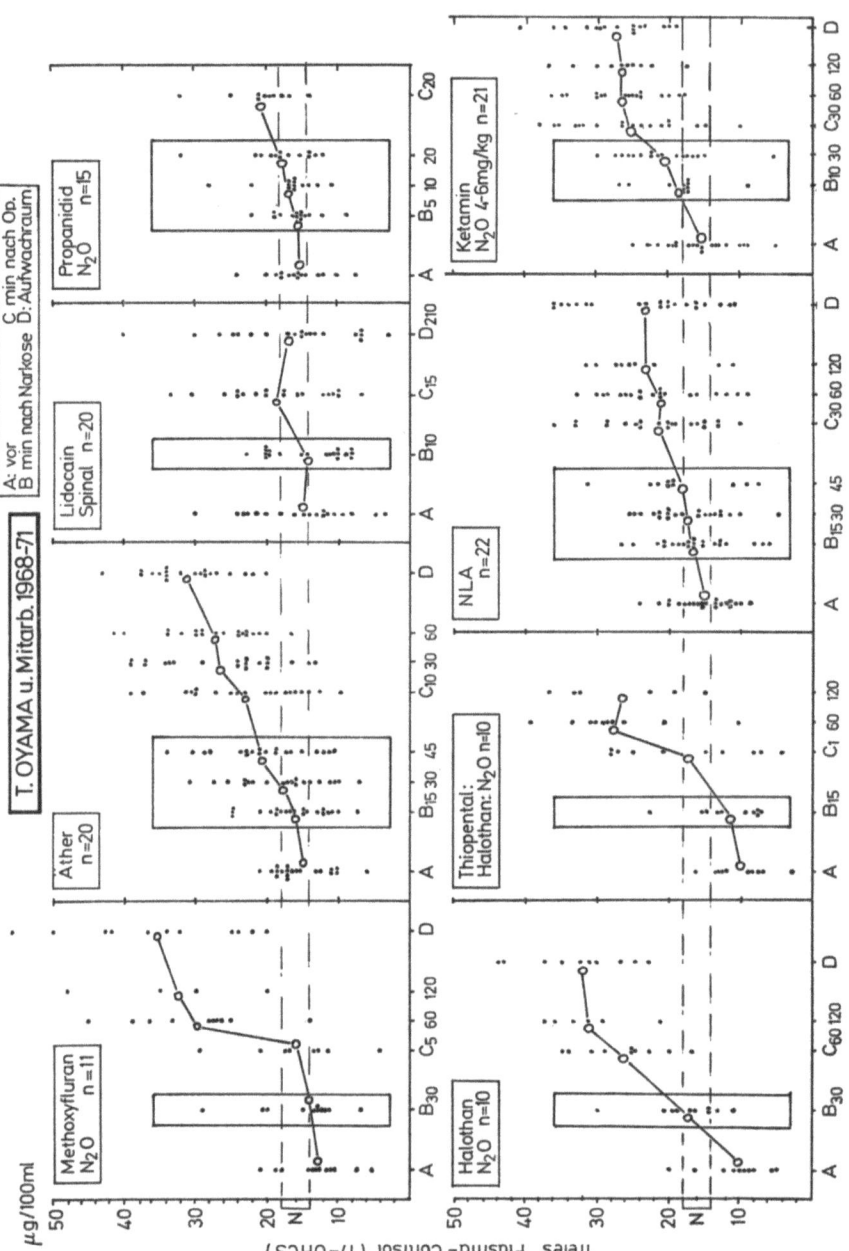

Abb. 4. Zusammenfassende Darstellung der Veränderungen des Plasma-Cortisol-Spiegels während Narkose, Operation, und Aufwachphase bei verschiedenen Narkoseformen. Nach Befunden von T. OYAMA u. Mitarb. 1968-71. A = vor; B = min nach Narkose-

Anaesthesietechniken bestimmt. Während der Operation und in der Aufwachphase fanden sich signifikante Steigerungen des Cortisol-Spiegels bei allen Narkoseformen. Bei Berücksichtigung der normalen Streubreite der Ausgangswerte (A) finden sich während der verschiedenen Narkosevorperioden, einschließlich Ketamin-$N_2O$-$O_2$ (rechts unten, jeweils das umrahmte Feld, B) keine wesentlichen Unterschiede zwischen den einzelnen Kollektiven bei einer insgesamt vielleicht angedeuteten Tendenz zur Steigerung in Narkose überhaupt.

Der zweite Punkt betrifft den Einfluß des Ketamin auf die Katecholamine. CHEN u. Mitarb. fanden keine Änderung des Arterenolgehaltes im Rattenherzen, ein Arterenolisotop war in bezug auf Aufnahme und Abgabe unverändert. CHEN fand an nebennierenlosen Ratten, daß der pressorische Effekt bestehen bleibt. GOETHERT beschrieb nach Ketamin keine Hemmung der Enzyme, d. h. der Katecholaminsynthese in vitro, sowohl was die Dopaminoxydase angeht wie auch die Noradrenalin-Adrenalin-Transferase – im Gegensatz etwa zu Barbituraten und Halothan, die eine Hemmung verursachen. In einer anderen Versuchsanordnung (isolierte Rindernebennieren sowie Meerschweinchen- und Rattenherzen) keine Nebennierenausschüttung von Katecholaminen und keine vermehrte Myokardaufnahme (wie z. B. bei Urethan und Chloroform). Die Standardvergleichsstimulierung der Präparation wurde mit ACTH durchgeführt. Auf diesen Mechanismus der ACTH-Stimulierung hatte Ketamin ebenfalls keinen Einfluß im Sinne der Blockade (wie etwa der Ganglienblocker Trimetaphan oder Penthran, Propanidid und Barbiturate).

STANLEY u. Mitarb. fanden im Urin von menschlichen Versuchspersonen keine Katecholamin-Metaboliten. HENSEL u. Mitarb. stellten bei Hunden fest, daß die Glykolyse nicht vermehrt, die freien Fettsäuren aber einen Anstieg von 40% zeigten. Adrenalin und Noradrenalin waren nicht signifikant vermehrt. PETER hat heute mitgeteilt, daß er bei seinen Hunden keinen Katecholamin-Anstieg über den physiologischen Bereich von 1–4 nanogramm/ml Serum nach Ketamin finden konnte, während eine Schmerzreizstimulierung zu einer entsprechenden Stress-Ausschüttung und zu Werten bis zu 40–50 nanogramm/ml führte.

Herr MONTEL zeigte heute am isolierten Kaninchenherzen, daß die Aufnahme von exogenem Adrenalin durch Ketamine gehemmt wird, und Herr LIST hat bei 10 Patienten über Erhöhungen des Arterenolanteils um 10–60% berichtet, das würde bedeuten von 2 auf 3 nanogramm/ml, während Gesamtkatecholamine und Adrenalinanteil im Serum nach 3 mg/kg Ketamin abfielen.

**List:** Möglicherweise liegt es an der Methodik oder am venösen Blut, welches wir benutzt haben, daß wir keine höheren Spiegel fanden? Bei einem Patienten untersuchten wir arteriell und fanden einen Anstieg.

**Langrehr:** Die Katecholamin-Bestimmungen sind methodisch ja etwas kritisch. Vielleicht bitten wir den Experten, zu den hier mitgeteilten Methodiken etwas auszusagen und zu beurteilen, ob wir nach den vorliegenden Befunden berechtigt sind zu sagen, daß für die kardiozirkulatorische Ketaminwirkung eine Katecholaminausschüttung aus dem Nebennierenmark wohl nicht infrage kommt. Herr Muscholl!

**Muscholl:** Ich glaube, wir brauchen die Methoden nicht kritisch gegenüberzustellen, weil mit allen 3 Methoden praktisch das gleiche herauskam. Bei den Untersuchungen von Herrn Peter ist die Trihydroxyindol-Methode verwandt worden und da war ebenso wie mit der Äthylendiamin-Methode, die Herr Hensel verwendet hat, keine Steigerung der Plasma-Katecholamin-Konzentration gefunden worden. Die relativ geringeren Steigerungen, über die Herr List eben berichtete, hätten von den anderen Untersuchern eventuell auch beobachtet werden können, wenn die Mengen von Katecholaminen nicht gerade an der Nachweisgrenze lägen. Ich glaube, unter klinischen Bedingungen braucht man keine Bedenken zu haben, wenn der Noradrenalinspiegel gegenüber den Ruhewerten um 50, 100, oder sogar vielleicht 200% ansteigt; das ist praktisch immer noch keine *wesentliche* Steigerung. Eine wesentliche Steigerung, nämlich eine auf den zehnfachen Ruhewert, war von Herrn Peter nach Schmerzreizen gefunden worden. Das würde dann bedeuten, daß nach Ketamin weder direkte Ausschüttungen aus der Nebenniere vorkommen noch indirekte sympathomimetische Wirkungen zu konstatieren sind. Vor allem die Versuche von Montel, bei denen man die Noradrenalinausschüttung aus dem Kaninchenherzen sehr genau messen kann, haben ja gezeigt, daß nach Ketamin keine indirekte sympathomimetische Wirkung wie etwa nach Tyramin oder Amphetamin zu beobachten ist.

**Langrehr:** Wir kommen auf indirekte Wirkungen, sympathicomimetische Effekte und dergleichen gleich bei den Blockadeversuchen zurück. Vorab aber noch ein anderer Punkt, der zu einer Theorie geführt hatte.

## 8. Baroceptoren

Ketamin ist ein relativ schwaches Lokalanaestheticum (Chen, Kaninchen-Cornea, 5%ige Lösung). Dementsprechend sind seine endoanaesthetischen Nebeneffekte (Zipf) erst bei relativ hohen i.v. Dosierungen, d. h. entsprechend hohen Receptorkontaktkonzentrationen, nachweisbar.

Wir haben 1967 mitgeteilt, daß langsam adaptierende bronchopulmonale Lungendehnungsreceptoren nach 12,5 mg/kg Ketamin i.v. für 170 sec komplett gelähmt werden und nach 380 sec wieder voll sensibel waren. (25 mg/kg = 270:420 sec; 37,5 mg/kg = 410:900 sec). Die rascher adap-

tierenden tracheo-bronchialen Receptoren (Hustenreflexafferenz) wurden nach 12,5 mg/kg Ketamin i.v. nur für 10 sec komplett desensibilisiert und reagierten nach 60 sec wieder normal (25 mg/kg = 20:120 sec; 37,5 mg/kg = 50:160 sec).
Von daher konnte, etwa im Vergleich mit der Wirkung anderer i.v. Narkotica, schon erwartet werden, daß die sehr rasch adaptierenden kardiovasculären Baroceptoren durch klinische Dosierungen überhaupt nicht oder wenn, höchstens durch Spitzenkonzentration für wenige Sekunden angedeutet desensibilisiert würden.

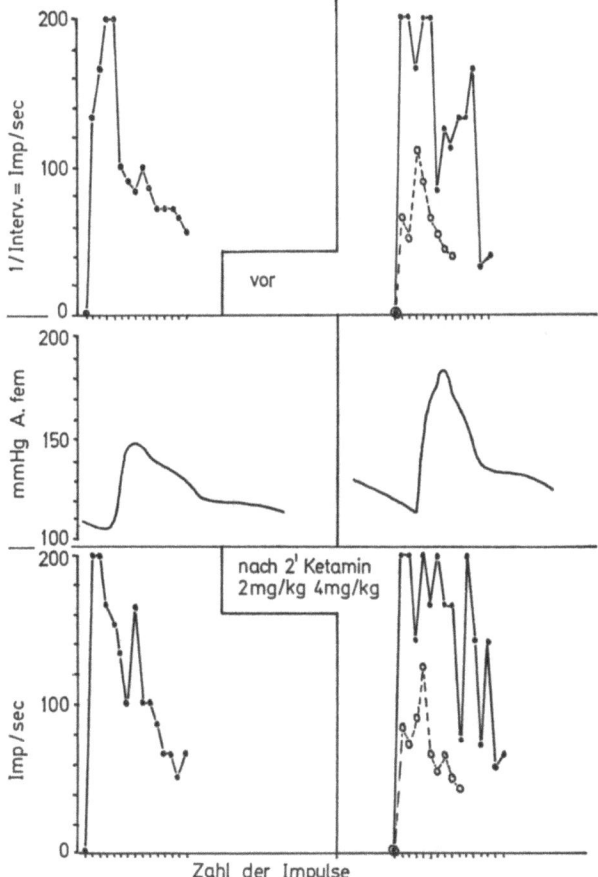

Abb. 5. Katze, 3,5 kg, Nembutal-Basisnarkose, maschinelle Luftbeatmung, afferente Impulse von aortalen Baroceptoren aus dem linken Halsvagus. Impulszahl und Frequenz bei formidentischen Druckabläufen in der A. fem. jeweils vor (oben) und nach (unten) 2 mg/kg Ketamin i.v. (links, ein Receptor) und 4 mg/kg Ketamin i.v. (rechts, zwei Receptoren). Keine Desensibilisierung während der jeweils maximalen Serumkonzentration

So zeigt denn auch die Abbildung 5 nach 2 und 4 mg/kg Ketamin i.v. bei der Katze nach 2 min (und auch zu jedem anderen Zeitpunkt früher oder später) keinerlei Desensibilisierung aortaler Baroceptoren.

Dowdy und Kaya teilten aus cross-circulation-Experimenten zur Aufrechterhaltung der Hirndurchblutung von Hunden bei linksseitig isolierten Carotis-Sinuspräparationen mit Motor-Pulsationsreiz nach 6 mg/kg Ketamin eine etwa 10–15 min! anhaltende, 40–50%ige Desensibilisierung am Massenfilament des Carotis-Sinusnerven mit und begründeten darauf ihre Vorstellung von der Ketamin-Kreislaufwirkung als negativem Depressor-Reflex.

Dies ist nach unseren Befunden und nach den lokalanaesthetischen Qualitäten des Ketamin einfach nicht vorstellbar und möglicherweise durch unterschiedliche Techniken bedingt. Der isolierte druckperfundierte Carotis-Sinus hat einerseits einfacher zu handhabende Erregungsparameter, andererseits sind kleine Kontaktkonzentrationen bei sehr geringem Kontaktvolumen wesentlich schwieriger zu erstellen. Für unsere Versuchsanordnung sind dagegen die realen Kontaktkonzentrationen bei i.v. Applikation durch eine natürliche Verteilung von vornherein gegeben, dafür sind äquivalente Druck-Volumen-Pulskurven als Erregungsparameter vor und nach Drogeneinwirkung im rechten Zeitabstand manchmal schwierig zu erzielen.

Wir halten jedoch die Theorie von der pressorischen Wirkung des Ketamin als negativem Depressorreflex durch vorübergehende Desensibilisierung der Baroceptoren für zumindest nicht im Vordergrund der Wirkung stehend.

Damit kommen wir zu unserem letzten Diskussionspunkt.

## 9. Blockade-Experimente

Mit zunehmender Kenntnis über das Membranverhalten hinsichtlich von Pharmakoreceptoren und Wirkungen verschiedener Medikamente auf die Phasen der Transmitterfreisetzung sind die Verhältnisse sehr kompliziert geworden. Wir haben uns deshalb der freundlichen Mithilfe eines Experten versichert und vielleicht kann uns Herr Muscholl nach Darlegung der erhobenen Befunde ein Resumée zum vermuteten Wirkungsmechanismus des Ketamins geben.

Die Tabelle 2 gibt eine Übersicht über die vorliegenden Ergebnisse der Blockadeversuche.

Illet hatte schon für den Ketamin-Vorläufer Sernyl eine direkte, alpha-adrenergische Wirkung vermutet.

Chang fand nach Alpha-Blockade an der Ratte, daß der Blutdruckanstieg ausblieb.

Tabelle 2. Übersicht der bei verschiedenen Blockadeversuchen hinsichtlich der pressorischen Ketamin-Wirkung erhobenen Befunde

| Autor | Spezies | Subst. | Dosis mg/kg | Wirkung | Ket.-Dosis mg/kg | Ket.-Wirkung-Blockade? RR | Freq. | HZV |
|---|---|---|---|---|---|---|---|---|
| Fujimori u. Mitarb. 1968 | Mensch | Phenoxybenz. Propanolol | 1 ? | α-Block. β-Block. | 2–4 | ↑ ↑↗ | ↗ ↑ | ∅ |
| Fujimori u. Mitarb. 1968 | Mensch | Phenoxy. + Prop. Arfonad | 1 + ? ? | α + β-Block. Gangl.-Block. | 2–4 | ↑ ↑ | ↑ ↑ | ∅ |
| Traber, Wilson 1969 | Hund | Peridur. Leitung | | Efferenz-Block. | 5 10 20 | ↑ | ↑ | ∅ |
| Lennartz, Zindler Herpfer 1970 | Katze | Propanolol | 1 | β-Block. | 1–3 | ↑ | ↑ | ∅ |
| Traber, Wilson, Priano 1970 | Hund | Practolol Propanolol | 2 0,25 | β-Block. (Cor) β-Block. | 5 | ↗ ↑ | ↗ ↑ | ↗ ↗ |
| Traber, Wilson, Priano 1970 | Hund | Hexamethan. | 5 | Gangl. Block. | 5 | ↑ | ↑ | ↑ |
| Traber, Wilson, Priano 1970 | Hund | Atropin | 0,1 l | Vagol. | 5 | ↗ (50%) | ↑ | ↗ (50%) |
| Traber, Wilson, Priano 1971 | Hund | Phentolamin Phent. + Atrop. | 2 2 + 0,1 | α-Block. α-Block. + Vagol. | 5 | ↗ (50%) ↑ | ↗ ↑ | ↗ (20%) ↗ (80%) |
| Sadove u. Mitarb. 1971 | Mensch | Droperidol | 0,06 0,12 0,24 | α-Block. | 2–3 | ↗ ↗ | ↗ ↗ ↗ | ∅ |

FUJIMORI fand beim Menschen klassischerweise nach Alpha-Blockade keinen RR-Anstieg, nach Beta-Blockade keinen Frequenzanstieg und nach Alpha- und Beta-Blockade weder RR- noch Frequenzanstieg, ebenso nicht wie nach Ganglien-Blockade und hielt damit die von CHEN zunächst postulierte Stimulierung kardio-vasculärer rhombencephaler Substrate mit sympathischer Efferenzsteigerung für gegeben.

TRABER und WILSON fanden bei durch Periduralanaesthesie sympathisch deefferentierten Hunden weder Blutdruck- noch Frequenzanstieg und hielten das ebenfalls für ein Argument im Sinne der neuralen, sympathischen Efferenzsteigerung.

LENNARTZ u. Mitarb. sehen nach Alpha-Blockade der Katze weder RR- noch Frequenzsteigerung, allerdings bei hohen Ausgangswerten, die auch nach Ketamin allein keine Änderung aufwiesen.

TRABER u. Mitarb. berichteten über Beta-Blockade beim Hund ohne Effekt und folgerten daraus, daß eine Alpha-adrenerge Stimulierung vorliegen müsse. Die gleiche Gruppe fand nach Ganglienblockade mit Hexamethonium beim Hund eine komplette Blockade des Pressor-Effektes und ebenfalls beim Hund über eine Vagolyse mit sehr hohen Atropindosen (0,1 mg/kg) und entsprechend hohen Ausgangswerten Verminderung des Blutdruckanstiegs um 50%, komplette Blockade des Frequenzanstiegs und Verminderung des HZV-Anstiegs um 50%. Daraus schlossen die Autoren auf eine vagolytische Wirkung des Ketamin, wogegen z. B. das Fehlen einer Ketamin-Protektion gegenüber der Succinylcholin-Bradycardie und dem oculokardialen Reflex spricht.

HENSEL schloß aus dem Verhalten der Nierendurchblutung auf eine ähnliche vagolytische Wirkung.

TRABER u. Mitarb. zeigten dann durch Alpha-Blockade beim Hund den RR-Anstieg um 50% vermindert, die Herzfrequenz unverändert und den HZV-Anstieg um 20% vermindert. Wurde die Alpha-Blockade wieder mit hohen Atropin-Dosen (0,1 mg/kg) kombiniert, konnten Blutdruck- und Frequenzanstieg völlig unterdrückt, der HZV-Anstieg um 80% vermindert werden.

Während CHEN schon früh mitgeteilt hatte, daß Droperidol nur in höchsten Dosierungen (1 mg/kg) den Pressor-Effekt beim Hund unterdrükken kann, fanden SADOVE u. Mitarb. am Menschen in ihrer Prämedikationsstudie, daß unangenehme Aufwacheffekte wohl erheblich gemildert werden können, Kreislaufeffekte jedoch selbst in der höchstdosierten Gruppe (0,24 mg/kg Droperidol) nicht unterbunden werden können, obwohl Droperidol schon in viel geringerer Dosierung ein kompletter Alpha-Blokker sein soll.

Heute haben wir von Herrn GETHMANN gehört, daß Prostigmin zur Blockade der muskarininhibitorischen Wirkung zu einem Ausbleiben der Frequenzsteigerung führt.

Herr PETER hat mitgeteilt, daß die Phentolamin-Alpha-Blockade den Blutdruckanstieg unterdrückt, den Frequenzanstieg nur wenig.

Herr PATSCHKE hat nach 0,5 mg/kg Droperidol keinen wesentlichen Effekt gesehen.

Die Arbeitsgruppe MONTEL hat mit der fehlenden Noradrenalin-Ausschüttung aus den Kaninchenherzen einen Hinweis auf das Fehlen indirekter sympathicomimetischer Wirkungen erbracht.

Um das Bild abzurunden, möchte ich jetzt noch Herrn PETER bitten, zur Frage der elektrophysiologischen Untersuchung der Sympathicus-Efferenz.

**Peter zusammen mit H. Weidinger u. F. Kirchner:** Messungen sympathischer Aktionspotentiale sind meines Wissens bislang noch nicht zur Prüfung sympathischer Aktivitäten der verschiedenen Narkotica durchgeführt worden. Für die eigenen Untersuchungen verwendeten wir drei

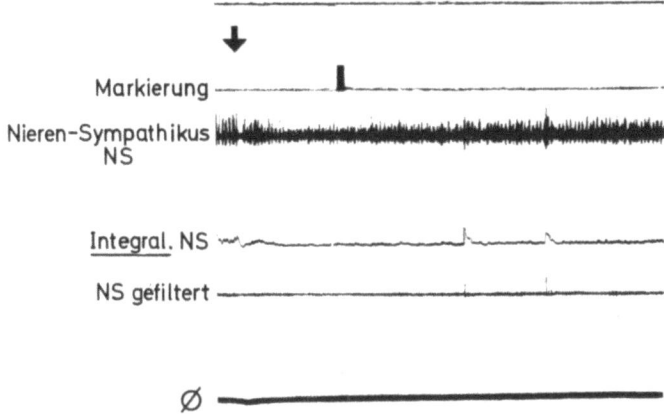

Abb. 6.: Darstellung der Nierensympathikusaktionspotentiale nach Injektion von 4 mg/kg KG Ketamin intravenös bei der Katze, Injektionszeitpunkt siehe schwarzer Pfeil, Ableitungsdauer 30 min

Katzen mit einem mittleren Körpergewicht von 2,7 ± 0,7 kg. Als Narkoticum wurde den Tieren zur Präparation und Meßvorbereitung Pentobarbital (Nembutal) in einer Dosierung von 40 mg/kg KG i.v. injiziert. Bei den Katzen wurde ein Nierensympathicusast freigelegt und nach Abklingen der Nembutalwirkung wurden Aktionspotentiale mit Elektroden aus V 2 A-Stahl abgeleitet. Die Verstärkung der Potentiale erfolgte durch einen Schwarzer-EEG-Verstärker mit einer Empfindlichkeit von 5 $\mu$-Volt pro cm. Die Prüfsubstanz Ketamin wurde den Tieren in einer Dosierung von 4 mg/kg KG intravenös injiziert. Wie aus der Abbildung 6 hervorgeht, werden die sympathischen Aktionspotentiale des Nierensympathicusastes zu keinem Zeitpunkt aktiviert, dies wird besonders deutlich durch Ableitung des Amplitudenfrequenzproduktes (Integral NS). Es zeigen sich in den ersten Sekunden nach Injektion der Substanz geringe Änderungen des Blutdrucks und des Aortenflusses. Wie sich anhand der Amplitude sowie insbesondere – dies sei absichtlich noch einmal betont – des Amplitudenfrequenzproduktes zeigen läßt, ist der Sympathicus über die gesamte Ableitungszeit hinweg (30 min) nicht aktiviert.

**Langrehr:** Wir haben nun also Anhaltspunkte dafür, daß die zunächst postulierte nervale Impulszunahme der rhombencephalen, sympathischen Efferenz wohl nicht gegeben ist, ebensowenig wie eine Nebennierenmarkausschüttung von Katecholaminen oder ein negativer Depressor-Reflex. Damit ist der Wirkungsmechanismus auf die Peripherie der Erfolgsorgane eingeengt. Ich möchte nun Herrn MUSCHOLL bitten uns zu helfen: genügen die bislang erhobenen Befunde hinsichtlich der Präparationen, der verwendeten Blocker und ihrer Dosierungen, um den Ketamin-Wirkungsmechanismus auf einen bestimmten Punkt einzuengen an den Pharmakoreceptoren, an anderen Stellen der Membran, im Ablauf des Transmittermechanismus bzw. seinen verschiedenen Phasen, oder sind noch gezielte andere Untersuchungen nötig?

**Muscholl:** Ja, wenn Sie mich so fragen, genügen im Prinzip natürlich nie die Untersuchungen, die bereits vorliegen; es ist immer gut, wenn man noch mehr hat. Der zweite Teil der Frage: wie gezielt jetzt die Untersuchungen gemacht werden können, ist vielleicht eher positiv zu beantworten. Für mich ist der Befund einer cocainartigen Wirkung des Ketamins, den Herr MONTEL vorgetragen hat, recht überraschend. Nun dürfen die Kliniker nicht vor der „cocainartigen Wirkung" erschrecken; die Pharmakologen bezeichnen damit eine Wirkung, welche zu einer Verstärkung der Effekte der sympathischen Reizung, der spontanen sympathischen Aktivität oder der Injektion von Katecholaminen durch eine Hemmung der physikalischen Bindung von Katecholaminen führt. Wenn ich „cocainartige Wirkung" sage, bedeutet dies nicht, es müsse sich um eine zentralerregende Substanz handeln. Ich glaube, die Charakterisierung von Ketamin als einer cocainartigen Substanz würde sehr viel von dem vorgelegten Tatsachenmaterial erklären können. Zunächst einmal, womit dies nicht im Widerspruch steht: Ketamin hat offenbar keine direkte sympathomimetische Wirkung, es kann aber am Ganztier dazu führen, daß sowohl der Blutdruck als auch die Herzfrequenz ansteigt. Der Blutdruckanstieg, der im wesentlichen über Alpha-Receptoren vermittelt wird, wird durch Alpha-Blocker blockiert; der Herzfrequenzanstieg kann durch Betablocker blockiert werden und durch kombinierte Anwendung von Alpha- und Betablockern kann man die Kreislaufeffekte weitgehend hemmen. Das spricht aber dafür, daß letzten Endes doch endogene Katecholamine für diese Wirkung von Ketamin verantwortlich sind, denn eine direkte sympathomimetische Wirkung ist ja durch die vorgetragenen Versuche weitgehend ausgeschlossen worden. Man könnte weiterhin denken, es handle sich um ein indirektes sympathomimetisches Amin, das peripher zu einer Noradrenalin-Ausschüttung führt. Ich hatte vorhin, als über den Punkt 7 diskutiert wurde, die Gelegenheit wahrgenommen, die Argumente dagegen gleich darzulegen. Nach dem bisher vorliegenden Material ist es also sehr unwahrscheinlich, daß Ketamin eine indirekte sympathomimetische Wirkung, etwa wie Tyramin oder Amphetamin, hat. Dann hatten Sie unter dem Punkt 8 gesagt, und jetzt noch durch die Ergebnisse der Heidelberger Gruppe klargestellt, daß eine Vermehrung der sympathischen Efferenzen durch Ketamin ebenfalls sehr unwahrscheinlich ist.

Nun, wie kann es letzten Endes dazu kommen, daß am Ganztier doch sympathomimetische Wirkungen ausgeübt werden? Ich glaube, das ist jetzt relativ leicht zu erklären. Man könnte annehmen, daß die spontane sympathische Aktivität, die ja immer dann vorliegt, wenn nicht stark narkotisiert oder nicht deefferenziert wurde, in ihrer Wirkung rein peripher durch den cocainartigen Effekt von Ketamin verstärkt wird. Das hat Herr MONTEL sehr gut gezeigt. Wenn man am Herzen eine sympathische Reizung durchführt, wird die Herzfrequenzsteigerung durch Ketamin verstärkt und verlängert; es wird gleichzeitig mehr Noradrenalin abgegeben, nicht etwa durch vermehrte Synthese, sondern einfach dadurch, daß die Wiederaufnahme und damit die Inaktivierung von Noradrenalin gehemmt wird. Ich könnte mir nach dieser Arbeitshypothese vorstellen, daß auch unter klinischen Bedingungen mit einer solchen cocainartigen Wirkung von Ketamin zu rechnen ist. Daraus würde dann folgern: Alle Zustände, bei denen es zu einer vermehrten Ausschüttung von Katecholaminen kommen kann – hämorrhagischer Schock etwa, oder Herzinfarkt – sind ungünstig für die Anwendung von Ketamin, weil dann vor allem der sauerstoffverbrauchende Effekt der Katecholamine weiter gesteigert wird. Wenn aber keine übermäßige Abgabe von Katecholaminen in der Peripherie vorliegt, dürfte die Verstärkung dieses sympathischen Grundtones durch Ketamin nicht sehr stark sein. Meine Anregung an Sie: Die Hypothese wäre jetzt zu prüfen, ob auch unter klinischen Bedingungen mit dieser cocainartigen Wirkung von Ketamin zu rechnen ist.

**Kettler:** Ich habe noch eine Frage: TRABER konnte den Ketamine-Effekt durch Atropin-Vorgabe aufheben. Wie würden Sie den Effekt einer möglichen starken medikamentösen Vagolyse durch Ketamin mit den übrigen Befunden in Einklang bringen?

Es wurde ja zumindest auch diskutiert, daß die Effekte durch ein relatives Überwiegen des spontanen Sympathikotonus zustande kämen, Ketamin also eine atropinähnliche Wirkung hätte.

**Langrehr:** Unter diesen Bedingungen hat man aber beim Blutdruck und vor allem der Frequenz mit hohen Ausgangswerten zu rechnen, die dann einfach nicht mehr weiter gesteigert werden können. Bei hoch Atropinprämedizierten Kindern sehen wir gelegentlich stabile Herzfrequenzen von 140–160/min. Danach kommt es ganz ähnlich durch Ketamin nicht zu weiteren Steigerungen, die Frequenz fällt eher ab, wenn genügend hoch dosiert wird.

**Kettler:** Darf ich meine Anmerkung noch erweitern: wenn beim Hund eine Noradrenalin-Tropfinfusion läuft, wird das Tier bradykard durch die Baroceptorenwirkung. Gibt man jetzt nur wenig Atropin zu, steigen Druck und Frequenz sofort steil an, und man könnte annehmen, daß durch Ketamin etwas ähnliches geschieht, d. h. die normale Katecholaminwirkung verstärkt erst zum Tragen kommt. Ich meine aus diesem einfachen Vergleich, daß es doch mehr eine atropinähnliche Wirkung ist.

**Langrehr:** Die, wie Herr MUSCHOLL gesagt hat, recht gut belegte Vorstellung der cocainartigen Wirkung hat ja diesen gleichen Effekt, nämlich daß die normale Katecholaminwirkung durch Inaktivierungs-Blockade zum stärkeren Tragen kommt.

**N.N.:** Es müßte sich doch leicht feststellen lassen, ob eine vagolytische Wirkung vorliegt, dafür gibt es doch pharmakologische Testversuche.

**Montel:** Zu den Versuchen von TRABER kann man sagen, daß er von einem sehr viel höheren Blutdruckniveau ausgegangen ist und dann nicht absolute Werte verglichen hat, sondern prozentuale Veränderungen. Dabei ergab sich sogar ein Abfall.

**Langrehr:** Vielen Dank Herr MONTEL. Ich möchte Ihnen allen für Ihre große Geduld beim Zuhören danken, ich hoffe, daß wir der uns gestellten Aufgabe wenigstens in etwa haben gerecht werden können, und ich möchte mich ganz besonders bei allen „Pannelisten" für ihre fruchtbare Unterstützung bedanken.
Damit schließe ich die Podiumsdiskussion.

### Literatur

1. BRAUN, U., HENSEL, L., KETTLER, D., LOHR, B.: Der Einfluß von Methoxyflurane, Halothane, Dipiritramide, Barbiturat und Ketamin auf den Gesamtsauerstoffverbrauch des Hundes. Anaesthesist **20**, 369 (1971).
2. BROWN, B. R., CROUT, J. R.: A comparative Study of the effects of five general anesthetics on myocardial contractility. Anesthesiology **34**, 236 (1971).

3. BRÜCKNER, J. B., GETHMANN, J. W., MARQUARD, E., KAZMARCZYK, G., PATSCHKE, D., REINECKE, A., STRUNZ, E., ZOHLEN, U., EBERLEIN, H. J.: Beeinflussung des $O_2$-Defizits im tierexperimentellen hämorrhagischen Schock durch Anästhetika und kontrollierte Beatmung. Abstr. 3. Europ. Kongr. Anästh. Prag 1970.
4. CHANG, T., GLAZKO, A. J.: A gaschromatographic assay for Ketamine in human plasma. Anesthesiology 36, 401 (1972).
5. CHEN, G., GLAZKO, A. J., KAUMP, D. H.: CI 581 revised laboratory summary. Parke Davis Research Division, June 1967 (unpublished).
6. — The Pharmacology of Ketamine. Anaesthesiologie und Wiederbelebung 40, 1 (1969).
7. CLARKE, R. S., KNOX, J. W., DUNDEE, J. W.: The effect of dosage and premedikation on the action of Ketamin. Brit. J. Anaesth. 42, 799 (1970).
8. DICK, W., KREUSCHER, H.: Vergleichende Untersuchungen über die chronotrope Wirkung von Ketamin bei wiederholter Succinylcholingabe. Abstr. 3. Europ. Kongr. Anästh. Prag 1970.
9. DILL, W. A., CHANG, T., PETERSON, L., GLAZKO, A. J.: Metabolic disposition of CI 581 in laboratory animals. Parke Davis Research Division 1963 (unpublished).
10. DOWDY, E. G., KAYA, K.: Studies on the mechanism of cardiovascular responses to CI 581. Anesthesiology 29, 931 (1968).
11. DUNDEE, J. W., BOVILL, J. G., CLARKE, R. S., PANDIT, S. K.: Problems with Ketamine in adults. Anaesthesia 26, 86 (1971).
12. FISCHER, K.: Beeinflussung des myocardialen Kontraktionsstatus durch Ketamine. Abstr. 3. Europ. Kongr. Anästh. Prag 1970.
13. FUJIMORI, M., KITAMURO, Y., NAKAJIMA, M., TZUMITANI, R., SATO, E.: A dissociative anesthetic: CI 581. Jap. J. Anesth. 17, 522 (1968).
14. GÖTHERT, M.: Wirkungen verschiedener Narkotika auf die Katecholaminkonzentrationen in Herz und Nebennieren. Anaesthesist 20, 135 (1971).
15. GOLDBERG, A., KEANE, P., PHEAR, W. C.: Effects of Ketamine on contractile behavior of isolated heart muscle. J. Pharmacol. exp. Ther. 175, 388 (1970).
16. GRIBOMONT, B., VLIERS, A., KESTENS-SERVAYE, Y.: Evaluation of circulation and blood gazes during Ketamine anesthesia for cardiac catheterisation. Abstr. 3. Europ. Kongr. Anästh. Prag 1970.
17. HENSEL, I., BRAUN, M., KETTLER, D., KNOLL, D., MARTEL, J., PASCHEN, K.: Untersuchungen über Kreislauf- und Stoffwechselveränderungen unter Ketamin-Narkose. Anaesthesist 21, 44 (1972).
18. ILLET, K. F., JARROT, B., O'CONNELL, S., WANSTALL, J. C.: Mechanism of cardiovascular actions of Phencyklidine. Brit. J. Pharmacol. 28, 73 (1966).
19. KAPLAN, J. A., COOPERMAN, L. H., Alarming reactions to Ketamine in patients taking Thyroid Medication. Anesthesiology 35, 229 (1971).
20. KETTLER, D., GOTT, L., HENSEL, I., SPIEKERMANN, P. G., EBERLEIN, H. J., BRETSCHNEIDER, H. J.: Narkosebedingte Veränderungen hämodynamischer Parameter, die die Überlebens- und Wiederbelebungszeit des Herzens beeinflussen können. Abstr. 3. Europ. Kongr. Anästh. Prag 1970.
21. KRAYENBÜHL, H. P.: Die Dynamik und Kontraktilität des linken Ventrikels. Basel: S. Karger 1969.
22. KREUSCHER, H., GAUCH, H.: a) Die Wirkung von Ketamin auf das cardiovasculäre System des Menschen. Anaesthesist 16, 229 (1967).
23. — — b) Kreislaufanalytische Untersuchungen bei Anwendung von Ketamin am Menschen. Anaesthesiologie und Wiederbelebung 40, 52 (1969).
24. LANGREHR, D.: Bestimmung relativer HZV mit Farbstoffverdünnungsmethode und Ohreinheit, p. 313. 2. Oxymetrie-Symp. Stuttgart: Thieme 1969.

25. LANGREHR, D.: Rezeptor-Afferenzen im Halsvagus des Menschen. Klin. Wschr. **42**, 239 (1964).
26. — Zur Frage der Rezeptorspezifität endoänästhetischer Wirkungen am Beispiel des Benzononatin. Arch. exp. Path. Pharmakol. **245**, 427 (1963).
27. — ALAI, P., ANDELKOVIC, J., KLUGE, I.: Zur Narkose mit Ketamin: Bericht über erste Erfahrungen in 500 Fällen. Anaesthesist **16**, 308 (1967).
28. LANGREHR, D., STOLP, W.: Der Einfluß von Ketamin auf verschiedene Vitalfunktionen des Menschen. Anaesthesiologie und Wiederbelebung **40**, 25 (1969).
29. LENNARTZ, H., ZINDLER, M., HERPFER, G.: Vergleichende tierexperimentelle Untersuchung der Herz- und Kreislaufdynamik von Ketamin, Propanidid und Baytinal. Anaesthesist **19**, 252 (1970).
30. LUTZ, H., PETER, K., JUHRAN, W.: Hämodynamische Reaktionen nach Anwendung von Ketamin. Z. prakt. Anästh. **7**, 8 (1972).
31. OYAMA, T., KIMURA, K., TAKAZAWA, T., TAKIGUCHI, M., SHIBATA, S.: Effects of Propanidid on Adrenocortical Function in man. Anesth. Analg. Curr. Res. **49**, 39 (1970).
32. — — KUDO, T.: Effects of Ketamin on adrenocortical function in man. Anesth. Analg. Curr. Res. **49**, 697 (1970).
33. — KUDO, T., SHIBATA, S., MATSUMOTO, F.: Effects of Gamma-OH on Plasma Hydrocortison concentration in man. Anesth. Analg. Curr. Res. **47**, 350 (1968).
34. — MATSUKI, A.: Plasma Levels of Cortisol in man during spinal anesthesia and surgery. Canad. Anesth. Soc. J. **17**, 234 (1970).
35. — TAKAZAWA, T.: Effects of diethyl ether anesthesia and surgery on carbohydrate and fat metabolism in man. Canad. Anaesth. Soc. J. **18**, 50 (1971).
36. — TAKIGUCHI, M.: Effects of NLA on adrenocortical function in man. Brit. J. Anaesth. **42**, 425 (1970).
37. — SHIBATA, S., MATSUMOTO, F., MATSUKI, A., KIMURA, K., KUDO, T.: Adrenocortical function related to Methoxyflurane anesthesia and surgery in man. Canad. Anaesth. Soc. J. **15**, 362 (1968).
38. — — — TAKIGUCHI, M., KUDO, T.: Effects of Halothane anesthesia and surgery on adrenocortical function in man. Canad. Anaesth. Soc. J. **15**, 258 (1968).
39. SADOVE, M., HATANO, S., ZAHED, B., REDLIN, T., ROMAN, P.: Clinical study of Droperidol in the prevention of side effects of Ketamine anesthesia. Anesth. Analg. Curr. Res. **50**, 388 (1971).
40. SCHAER, H., FREY, P.: Wirkungen von Ketalar auf verschiedene Kreislaufgrößen von geriatrischen Patienten. Abstr. 3. Europ. Kongr. Anästh. Prag 1970.
41. — L'action de Ketalar sur le differents paramètres circulatoire du vieillard. Med. et. Hyg. (Genève) **936**, 1626 (1970).
42. SOGA, D., BEER, R.: Myokardkontraktilität und Hämodynamik im Verlauf einer Methohexital-Narkose. Anaesthesiologie und Wiederbelebung **57**, 20 (1972).
43. — Myocardkontraktilität und Narkose. Anaesthesist **21**, 165 (1972).
44. SOMMER, K., OFTERDINGER, H.: Zur Wirkung verschiedener Kurznarkotika auf die Kontraktilität und Sinus Frequenz des isolierten Herzens. Abstr. Pharmakol. Kongr. Mainz 1971.
45. SPAMPINATO, N., PICA, M., CUOCOLO, R., RUGGIERO, A., RICCIARDELLI, N,: Influence of Ketamin on respiratory, cardiac, circulatory function and on cerebral activity. Incontri Anest. Rian. Sc. Affini **2**, 1 (1967).
46. SPIECKERMANN, P. G., BRAUN, U., HELLBERG, K., KETTLER, D., LOHR, B., NORDECK, E., BRETSCHNEIDER, H. J.: Überlebens- und Wiederbelebungszeit des Herzens während verschiedener Narkosen. Abstr. 3. Europ. Kongr. Anästh. Prag 1970.

47. STANLEY, V., HUNT, J., WILLIS, K. W., STEPHEN, C. R.: Cardiovascular and respiratory function with CI 581. Anesth. Analg. Curr. Res. **47**, 760 (1968).
48. TELIVUO, L. J., VAISANEN, R.: Clinical experience with CI 581, p. 1192. Progr. Anästhesiol. Amsterdam 1970.
49. TRABER, D. L., WILSON, R. D., PRIANO, L. L.: The effect of $\alpha$-adrenergic blockade on the cardiopulmonary response to Ketamin. Anesth. Analg. Curr. Res. **50**, 737 (1971).
50. — A detailed study of the cardiopulmonary response to Ketamine and its blockade by atropin. South. Med. **63**, 1077 (1970).
51. — Blockade of the hypertensive response to Ketamine. Anesth. Analg. Curr. Res. **49**, 420 (1970).
52. — The effect of $\beta$-adrenergic blockade on the cardiopulmonary response to Ketamine. Anesth. Analg. Curr. Res. **49**, 604 (1970).
53. Differentiation of the cardiovascular effects of CI 581. Anesth. Analg. Curr. Res. **47**, 769 (1968).
54. — — Involvement of the sympathetic nervous system in the pressor response to Ketamin. Anest. Analg. Curr. Res. **48**, 248 (1969).
55. VIRTUE, R. W., ALANIS, J. M., MORI, M., LAFARGUE, R. T., VOGEL, J. H., METCALF, R. R.: An anesthetic agent: CI 581. Anesthesiology **28**, 823 (1967).
56. WILSON, R. D., TRABER, D. L., McCoy, N. R.: Cardiopulmonary effects of CI 581. South. Med. J. **61**, 692 (1968).
57. LITTLE, B., CHANG, T., CHUCOT, L., DILL, A. W., ENRILE, L. L., GLAZKO, A. J., JASSANI, M., KRETSCHMER, H., SWEET, A. Y.: Study of Ketamine as an obstetric anesthetic agent. Am. J. Obstet. Gynecol. **113**, 247 (1972).

# II. Das Verhalten des Nervensystems unter Ketamin

## Der Einfluß von Ketamin auf die Hirndurchblutung beim Menschen

Vergleichende quantitative Messungen der regionalen Hirndurchblutung unter dem Einfluß von Thiopental, Propanidid und Ketamin

Von H. Herrschaft und H. Schmidt

Über das Verhalten der Gehirndurchblutung unter dem Einfluß intravenös applizierbarer Narkosemittel liegen nur wenige Untersuchungen vor. Abgesehen von Thiopental, dessen Einwirkung auf die cerebrale Durchblutung mit verschiedenen Methoden beim Menschen und im Tierexperiment [3, 7, 19, 20, 23, 32, 33, 36, 41] quantitativ bestimmt wurde, sind Untersuchungen über die Veränderung der Hirndurchblutung nach Applikation der anderen in diese Untersuchungsserie einbezogenen Narkotica beim Menschen bisher nicht durchgeführt worden.

Die Kenntnis der hirndurchblutungsverändernden Wirkung intravenös applizierbarer Narkosemittel ist jedoch von großer klinischer Bedeutung. Für den Anaesthesisten stellen die im chirurgischen Krankengut zunehmend älteren Patienten und die Patienten mit cerebralen Durchblutungsstörungen, die einer Narkose zugeführt werden, in bezug auf die Gehirndurchblutung in Allgemeinnarkose ein großes Problem dar. Bekanntlich bleibt die Gehirndurchblutung beim Gesunden unter normalen Verhältnissen von Kreislaufveränderungen weitgehend unbeeinflußt. Sie wird durch Änderungen des cerebralen Gefäßwiderstandes reguliert. Unter den Mechanismen, die diese Autoregulation aufrecht erhalten, hat die arterielle $CO_2$-Spannung die größte Bedeutung. Erst bei stark reduzierter Kreislauffunktion, d. h. bei Blutdruckwerten unter 70 mmHg Mitteldruck und einer um die Hälfte reduzierten Herzleistung versagt der Regulationsmechanismus des Gehirnkreislaufs. Bei Patienten mit cerebralen Durchblutungsstörungen dagegen ist die Gehirndurchblutung je nach Ausprägung des Krankheitsbildes schon primär eingeschränkt. Darüber hinaus fällt sie schon bei Blutdruckwerten, die weit über einem Mitteldruck von 70 mmHg liegen, druckpassiv ab. Über eine durch Narkosemittel induzierte Senkung der Hirndurchblutung droht gerade diesen Patienten eine cerebrale Hypoxie mit allen ihren negativen und teils irreversiblen Folgen. Die Kenntnis des Schweregrades und der Dauer der Einwirkung intravenös applizierbarer Narkosemittel auf die Hirndurchblutung ist daher für die Abschätzung des Narkoserisikos bei allen Patienten mit gestörter cerebraler Durchblutung unerläßlich, wenn ischämische oder hypoxämische cerebrale Gewebsschäden weitgehend vermieden werden sollen.

Für den neuroradiologisch tätigen Neurologen, der zur psychischen Schonung seiner Patienten bei eingreifenden Untersuchungen die Hilfe des Anaesthesisten gern in Anspruch nimmt, ist die Kenntnis der hirndurchblutungsverändernden Wirkung der applizierten Narkosemittel in gleicher Weise von großer Wichtigkeit. In unserem speziellen Fall kommt hinzu, daß die quantitativen Messungen der regionalen Hirndurchblutung in Allgemeinnarkose ausgeführt werden. Die Hirndurchblutungsmessung in Narkose bietet gegenüber der Untersuchung im Wachzustand den großen Vorteil, daß unter gleichbleibenden standardisierten Untersuchungsbedingungen gearbeitet werden kann. Die große Schwankungsbreite und die rasche Veränderungsmöglichkeit des emotionalen Zustandes, die die Meßergebnisse beim wachen Patienten erheblich verfälschen können, sind in

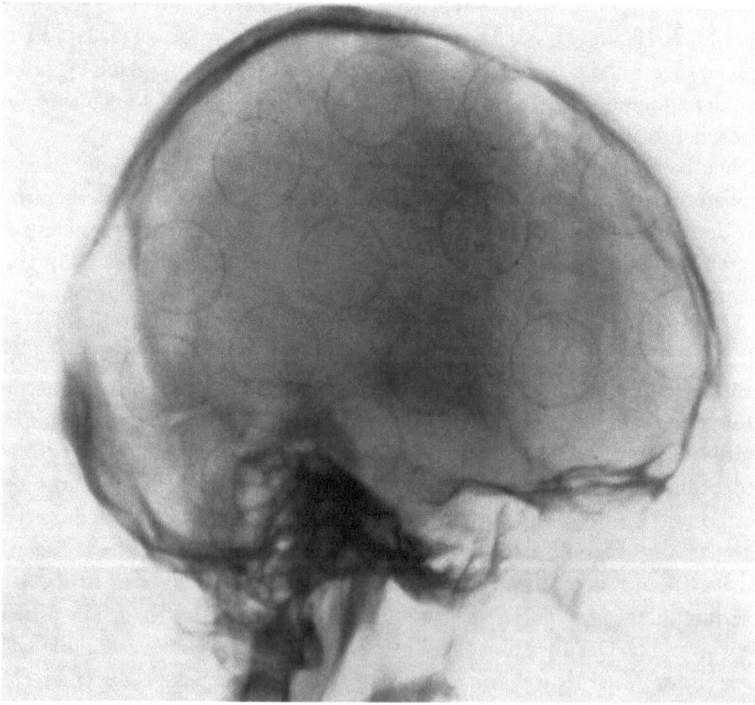

Abb. 1. Darstellung der Meßfelder (Schablone) auf dem seitlichen Röntgenbild des Schädels

Der Einfluß von Ketamin auf die Hirndurchblutung 189

Narkose ausgeschlossen. Die für die Beurteilung der regionalen Hirndurchblutung notwendigen Funktionsuntersuchungen zur Reagibilität der Gehirngefäße auf Veränderungen des arteriellen $CO_2$-Gehaltes beeinträchtigen das Allgemeinbefinden des Patienten in so starker Weise, daß diese im Wachzustand höchstens für 1–2 min und oft gar nicht toleriert werden. In gleicher Weise sind Untersuchungen über den Einfluß von Pharmaka auf die Hirndurchblutung, die mit beträchtlichen unangenehmen subjektiven Nebenwirkungen einhergehen, nicht durchführbar. Schließlich ist für einwandfreie Messungen der regionalen Hirndurchblutung nach der Isotopen-Clearance-Methode die unveränderte Beibehaltung einer einmal eingenommenen bestimmten Kopfstellung des Patienten über einen Zeitraum von 30–45 min erforderlich. Auch diese ist nur bei Durchführung der Untersuchung in Vollnarkose mit Muskelrelaxierung des Patienten sicherzustellen.

## Methodik und Untersuchungsgang

Die quantitative Messung der regionalen Hirndurchblutung wird nach der intraarteriellen Isotopen-Clearance-Methode vorgenommen. Benutzt wird der Meßplatz der Firma Siemens. Er ist an anderer Stelle ausführlich beschrieben [13, 14, 15]. Gegenüber den vergleichbaren herkömmlichen Meßapparaturen bietet er 3 Verbesserungen: Er gestattet 1. aufgrund seiner speziellen Meßsonden-

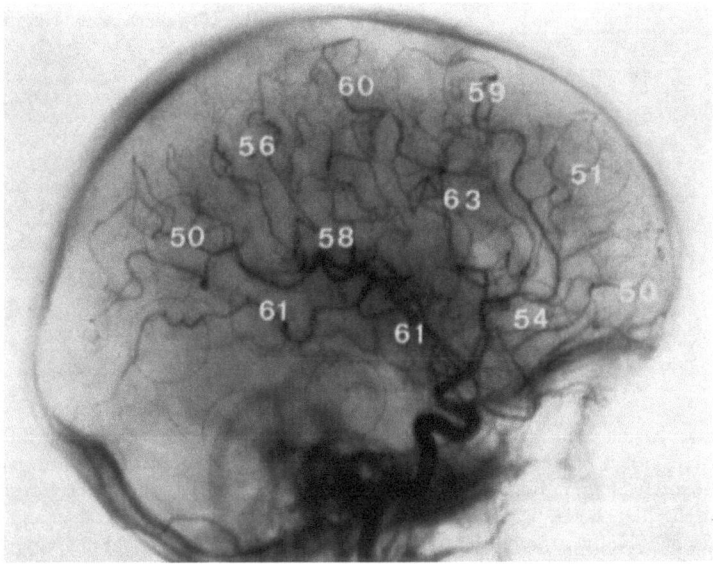

Abb. 2. Projektion der Meßfelder auf das seitliche Carotisangiogramm. Die Zahlen in den Meßfeldern geben die Normalwerte der regionalen Hirndurchblutung (ml/100 g/min – stochastische Analyse) in dem betreffenden Areal wieder

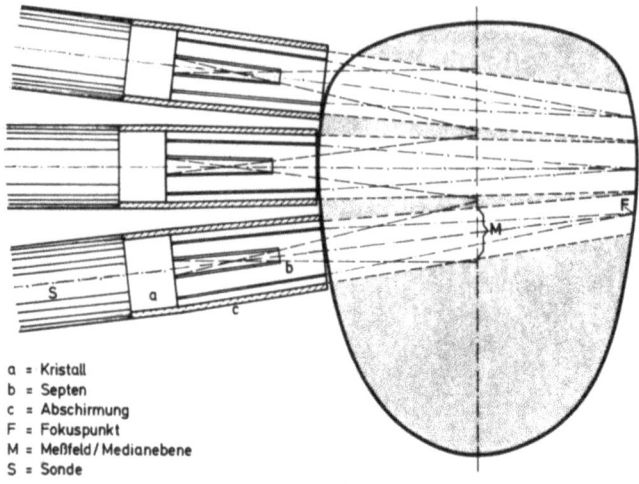

a = Kristall
b = Septen
c = Abschirmung
F = Fokuspunkt
M = Meßfeld / Medianebene
S = Sonde

Abb. 3a

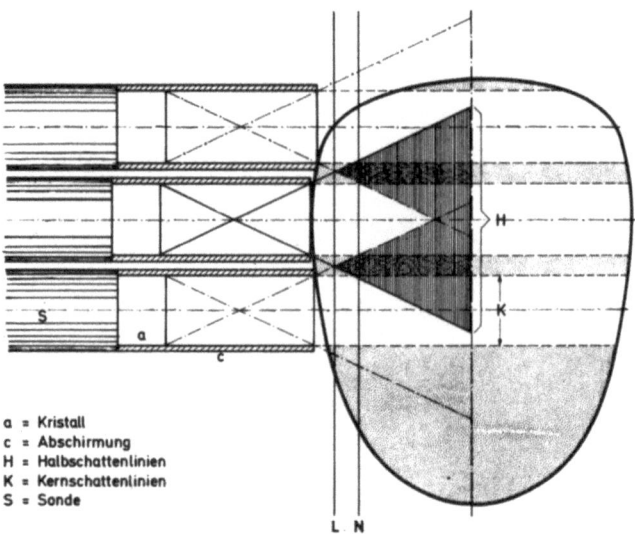

a = Kristall
c = Abschirmung
H = Halbschattenlinien
K = Kernschattenlinien
S = Sonde

Abb. 3b

Abb. 3a u. b. Darstellung der Kern- und Halbschattenbereiche (Meßfelder) von 3 benachbarten Szintillationszählern. a bei sphärisch-geometrischer Anordnung der Meßsonden unter Verwendung von kegelstumpfförmigen Kollimatoren mit eingebauten Septen. Regionale Hirndurchblutungsmessung ohne Überlagerung der Meßfelder. b bei paralleler Anordnung derselben Szintillationszähler mit zylindrischen Kollimatoren und fehlender Ausblendung der Strahlung aus dem Halbschattenbereich. Erhebliche Meßfeldüberschneidungen benachbarter Sonden. L = Überschneidungslinie der Halbschattenanteile benachbarter Sonden. N = Überschneidungslinie des Kernschattens (K) mit den Halbschattenanteilen (H) benachbarter Sonden und Kollimatorblockkonstruktion eine überlagerungsfreie Messung in 10 auf eine Großhirnhemisphäre gleichmäßig verteilten Hirnarealen, 2. eine genaue Zuordnung örtlicher Hirndurchblutungswerte zu den nach Lage und Größe exakt bestimmbaren, zylindrisch geformten Meßräumen innerhalb der Großhirnhemisphäre und 3. durch Verbindung der Hirndurchblutungsmessung mit der cerebralen Angiographie eine Zuordnung und Sichtbarmachung der Meßareale zum Gefäßbild auf dem seitlichen Angiogramm (Abb. 1 u. 2). Größe, Form und Begrenzung der mit unserem Meßplatz erfaßten Hirnareale gibt Abbildung 3a wieder. Im Vergleich dazu und zur Verdeutlichung des Unterschiedes sind die Meßfeldbegrenzungen herkömmlicher Meßapparaturen für die klinische Messung der örtlichen Hirndurchblutung in Abbildung 3b und c dargestellt.

## Untersuchungsgang

Die Untersuchungen werden in Kombinationsnarkose durchgeführt. Als Prämedikation erhalten die erwachsenen Patienten 30 min vor Einleitung der Narkose 0,5 mg Atropin-Sulfat i.m. Die Narkose wird mit Propanidid in einer Dosierung von 5 mg/kg KG und einer Injektionsgeschwindigkeit von 30–45 sec eingeleitet. Unter 50 mg Succinylbischolinchlorid werden die Patienten relaxiert, intubiert und kontrolliert maschinell im halboffenen System beatmet. Um eine Rückatmung weitgehend zu verhindern, benutzen wir das Ambu-E-Ventil [40]. Die Fortführung der Narkose erfolgt mit einem $N_2O/O_2$-Gemisch (6 + 4 l) unter Zusatz von 0,1–0,4 volumenprozentigem Halothan. Die Relaxation wird mit einer 0,2 %igen Succinyl-Dauertropfinfusion aufrecht erhalten. Während der Narkose wird außer dem peripheren arteriellen Blutdruck und der Pulsfrequenz die endexspiratorische $CO_2$-Konzentration mit dem Uras-M überwacht. Die Beatmungsfrequenz und der Beatmungsdruck werden auf einen Uras-Wert von 5,2–5,6 Vol.-% korrigiert. Die exakte Überwachung des arteriellen $P_{CO_2}$, $P_{O_2}$ und pH erfolgt aus dem arteriellen Blut mittels Blutgasanalyse nach der Methode von Astrup unter Verwendung direkter $CO_2$- und $O_2$-Elektroden. 5 min nach erfolgter Narkoseeinleitung wird zunächst bei allen Patienten eine Carotisserienangiographie durchgeführt. Diese erfolgt, um Zirkulationszeitmessungen vornehmen zu können, unter konstanten, standardisierten Bedingungen. Verwendet wird der Hochdruck-Arteriographie-Apparat nach Hettler. Die Injektionszeit beträgt 1,5 sec und der Injektionsdruck 1,5 atü. Als Kontrastmittel benutzen wir das auf eine Temperatur von 37° C erwärmte Urografin 76 %ig in einer Menge von 12 ml. In früheren Untersuchungen konnten wir nachweisen, daß die Angiographie in der von uns angewandten Form die Hirndurchblutung für die Dauer von höchstens 5 min beeinträchtigt (Abb. 4). Seither wird vor der Hirndurchblutungsmessung bei jedem Patienten zunächst eine Carotisserienangiographie in 2 Ebenen vorgenommen. Damit ist die Beurteilung der Hirnstrombahn möglich und die exakte Lage der Punktionskanüle in der Arteria carotis interna überprüfbar. Zur Messung der Hirndurchblutung behält der Patient die für die Angiographie eingenommene Lage auf dem Aot-Wechsler unverändert bei. In die liegende Punktionskanüle werden 1–2 mCi $^{133}$Xe, gelöst in körperwarmer, 0,9 %iger NaCl-Lösung rasch in die Arteria carotis interna injiziert. Die Clearance des Isotops wird regional mit 8 seitlich am Kopf des Patienten angelegten Szintillationszählern über einen Zeitraum von 10 min gemessen. Die erste Messung, die in einem zeitlichen Abstand von mindestens 5 min nach Beendigung der Carotisserienangiographie vorgenommen wird, dient der Ermittlung des „Ruhewertes". 5 min nach Beendigung der ersten Messung wird, nachdem das applizierte Isotop der ersten Messung aus dem Organismus weitgehend eliminiert ist, die zweite Messung nach Verabreichung der zu prüfen-

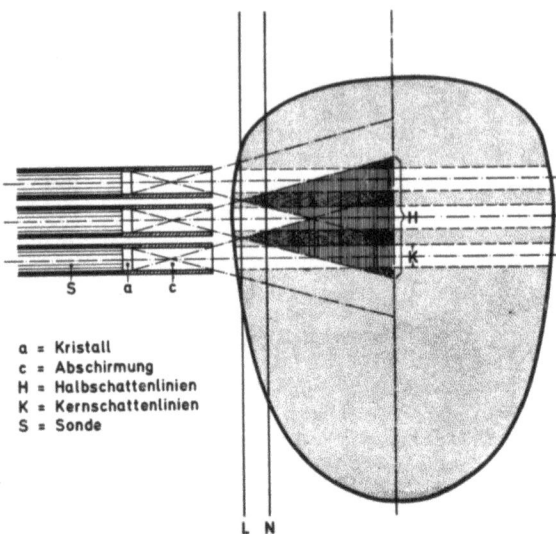

Abb. 3c. Dieselbe Meßanordnung wie in Abbildung 3b, jedoch unter Verwendung von $^1/_2$-Zoll-Kristallen. Verstärkung der Meßfeldüberlagerungen

den Narkosemittel vorgenommen. Jeweils pro kg KG werden appliziert: 2 mg Ketamin, 5 mg Propanidid und 4 mg Thiopental-Natrium. Die Registrierung der Hirndurchblutung nach Verabreichung der Narkosemittel erfolgt im zeitlichen Abstand von 30 sec, 5 min und 10 min nach beendeter intravenöser Injektion. Die Untersuchungen wurden an insgesamt 84 Patienten durchgeführt. Die zahlenmäßige Verteilung auf die 9 verschiedenen Meßserien betrug, aufgeteilt nach den 3 Narkosemitteln, wie folgt:

Ketamin: 30 sec — n = 10; 5 min — n = 8; 10 min — n = 8.
Propanidid: 30 sec — n = 12; 5 min — n = 10; 10 min — n = 8.
Thiopental: 30 sec — n = 10; 5 min — n = 10; 10 min — n = 8.

Die Berechnung der regionalen Hirndurchblutung erfolgte nach den von HOEDT-RASMUSSEN, INGVAR, LASSEN, MEYER, SVEINSDOTTIR und ZIERLER angegebenen Modellen. Die große Zahl anfallender Meßdaten ist nur unter Einsatz einer elektronischen Datenverarbeitung zu bewältigen. Unsere Auswertungen wurden nach dem von SVEINSDOTTIR angegebenen Computer-Programm modofiziert in Fortran für die IBM'-Rechenanlage 360/65 durchgeführt. Dieses Programm liefert für jede Meßsonde folgende Werte:

1. rCBF grau  = regionale Hirndurchblutung der grauen Substanz
2. rCBF weiß  = regionale Hirndurchblutung der weißen Substanz
3. rCBF gesamt = mittlere regionale Gesamtdurchblutung
   berechnet a) nach der 2-Compartment-Analyse
   und b) nach der stochastischen Analyse.

Die Auswertung der Untersuchungsergebnisse wurde nach 2 verschiedenen Gesichtspunkten vorgenommen. Zunächst wurde ein Vergleich der Mittelwerte vor und nach Gabe des Narkosemittels bei ein und demselben Patienten und in-

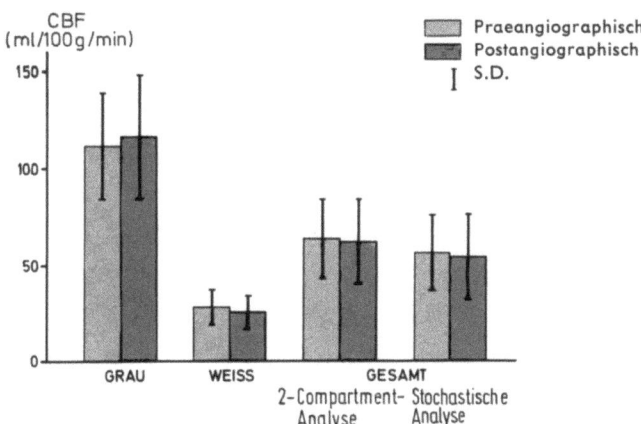

Abb. 4. Der Einfluß der cerebralen Angiographie auf die Hirndurchblutung in Narkose 5 min nach beendeter Injektion von 12 ml Urografin 76 % in die Arteria carotis interna (N = 10 Patienten. Gesamtmittelwerte aus 66 Einzelwerten. $HPa_{CO_2} = 40$ mmHg)

nerhalb eines Patientenkollektives für die Durchblutung der grauen und weißen Substanz sowie für die mittlere Gesamtdurchblutung durchgeführt. Zweitens wurde die Beeinflussung der Hirndurchblutung in der grauen und weißen Substanz und der mittleren regionalen Gesamtdurchblutung in 8 verschiedenen Regionen für ein Patientenkollektiv jeweils vor und nach Gabe des Narkosemittels bestimmt.

Die mathematisch-statistischen Berechnungen erfolgten in der Abteilung für elektronische Datenverarbeitung der Firma Degussa, Frankfurt (Main).[1] Die Prüfung auf Normalverteilung erfolgte nach dem Kolmogoroff-Smirnow-Anpassungstest mit Ergänzung für Schätzwerte nach LILLIEFORS (1967). Der Vergleich der Untersuchungsergebnisse erfolgte nach dem paarweisen T-Test.

## Ergebnisse

Die Veränderung der Hirndurchblutung unter Ketamin, Propanidid und Thiopental-Natrium nach Applikation der zur Einleitung der Narkose üblichen Einzeldosis und Beginn der Durchblutungsmessung 30 sec nach beendeter i.v.-Injektion ist in der Tabelle 1 und in den Abbildungen 5 und 8a–c wiedergegeben. Ketamin hat 30 sec nach beendeter i.v.-Injektion eine Abnahme der Hirnrindendurchblutung um 26,4%, eine Abnahme der Durchblutung in der weißen Substanz um 33,9% und eine Abnahme der mittleren Gesamtdurchblutung um 23,8 (2-Compartment-Analyse)[2] bzw.

---

[1] Herrn Dr. Bachmann, Herrn Krause und Herrn Schlott sei an dieser Stelle für ihre freundliche Unterstützung bei der rechnerischen Auswertung der Untersuchungsergebnisse gedankt.
[2] Nachfolgend als 2-Comp.A. und Stoch.A. abgekürzt.

Tabelle 1. Das Verhalten der Hirndurchblutung unter intravenös applizierbaren Narkosemitteln beim Menschen. Meßbeginn: 30 sec nach beendeter i.v.-Injektion der für die Narkoseeinleitung gebräuchlichen Einzeldosis

| Narkose-mittel | Hirnsub-stanz-anteile | | CBF (ml/100 g/min) Ruhewert | S.D. | Narkose-wert | S.D. | Abnahme in % | APCO₂ Ruhe | APCO₂ Narkose | APO₂ Ruhe | APO₂ Narkose | RR Ruhe | RR Nark. |
|---|---|---|---|---|---|---|---|---|---|---|---|---|---|
| Ketamin (2 mg/kg) n = 10 | grau | a) | 124,20 | 16,40 | 91,56 | 13,40 | 26,38 | 39,3 | 38,0 | 110,6 | 109,8 | 89 | 95 |
| | weiß | b) | 30,16 | 6,30 | 19,91 | 5,80 | 33,98 | | | | | | |
| | gesamt | c) | 63,10 | 14,90 | 42,27 | 11,40 | 33,22 | | | | | | |
| | | d) | 55,07 | 17,20 | 38,51 | 11,20 | 30,07 | | | | | | |
| Propanidid (5 mg/kg) n = 12 | grau | a) | 125,25 | 19,00 | 70,74 | 14,55 | 43,52 | 39,1 | 38,9 | 125,6 | 124,6 | 96 | 95 |
| | weiß | b) | 30,16 | 7,67 | 17,73 | 5,03 | 41,22 | | | | | | |
| | gesamt | c) | 72,19 | 14,96 | 38,54 | 9,26 | 46,62 | | | | | | |
| | | d) | 64,61 | 14,56 | 35,64 | 9,97 | 44,84 | | | | | | |
| Thiopental (4 mg/kg) n = 10 | grau | a) | 114,33 | 18,26 | 65,08 | 11,33 | 43,08 | 38,2 | 37,6 | 127,0 | 125,4 | 107 | 103 |
| | weiß | b) | 27,16 | 5,09 | 15,75 | 5,30 | 42,02 | | | | | | |
| | gesamt | c) | 66,84 | 12,71 | 36,09 | 7,78 | 46,02 | | | | | | |
| | | d) | 58,96 | 12,10 | 33,03 | 6,56 | 43,98 | | | | | | |

a) = 2-Compartment-Analyse
b) = Stochastische Analyse
c) = Berechnung nach der 2-Funktionenanalyse
d) = Berechnung nach der stochastischen Analyse
n = Fallzahl
CBF = Hirndurchblutung (Durchschnittswert der in den Tabellen 22, 12 und 17 pro Fall berechneten Mittelwerte)
APCO₂ = arterieller Kohlensäuredruck (mmHg)
APO₂ = arterieller Sauerstoffdruck (mmHg)
RR = arterieller Mitteldruck (mmHg)
S.D. = Standard-Abweichung
Ruhewert = Basisnarkose (Stickoxydul-Halothan-Analgesie)
Narkose = Basisnarkose (Stickoxydul-Halothan-Analgesie) + i.v. Narkosemittel

Der Einfluß von Ketamin auf die Hirndurchblutung

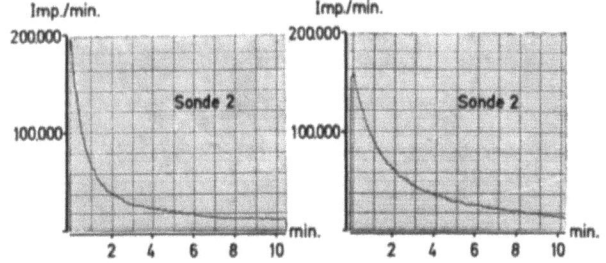

G. M., ♂, 44 J., Ruhedurchblutung    30 sec. nach 150 mg Ketamin

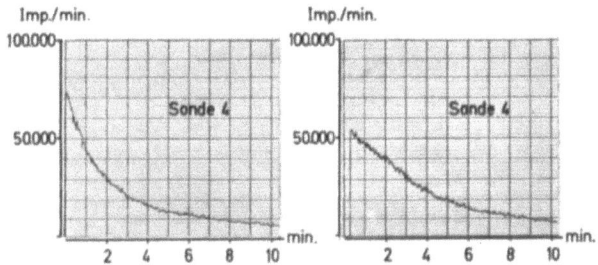

E. J., ♀, 59 J., Ruhedurchblutung    30 sec. nach 400 mg Propanidid

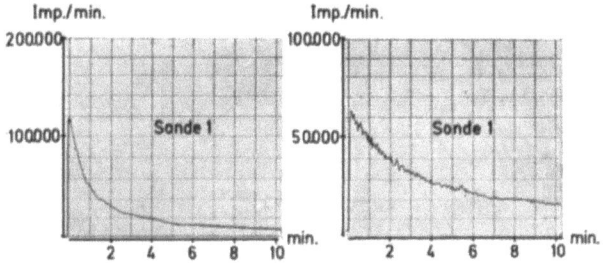

P. N., ♂, 64 J., Ruhedurchblutung    30 sec. nach 250 mg Thiopental

Abb. 5. Lineare Isotopen-Clearance-Kurven der regionalen Hirndurchblutung vor und nach Applikation von Ketamin, Propanidid und Thiopental. Meßbeginn: 30 sec nach beendeter i.v.-Injektion der für die Narkoseeinleitung gebräuchlichen Einzeldosis

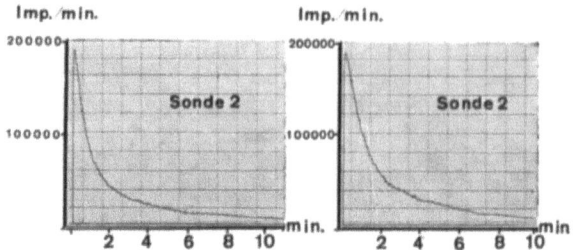

G. R., ♂, 57 J., Ruhedurchblutung   5 min. nach 180 mg Ketamin

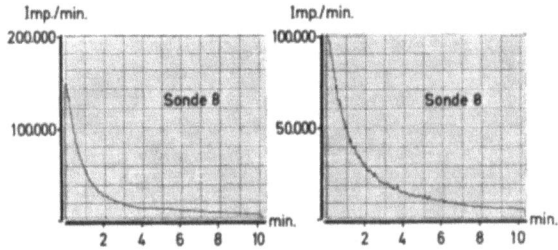

H. G., ♂, 58 J., Ruhedurchblutung   5 min. nach 450 mg Propanidid

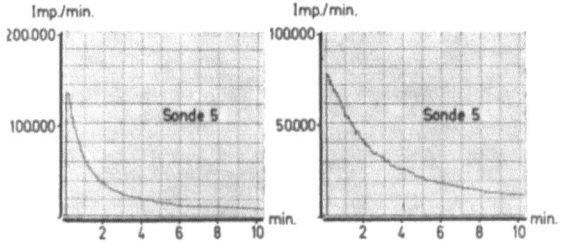

M. S., ♀, 46 J., Ruhedurchblutung   5 min. nach 250 mg Thiopental

Abb. 6. Lineare Isotopen-Clearance-Kurven der regionalen Hirndurchblutung vor und nach Applikation von Ketamin, Propanidid und Thiopental. Meßbeginn: 5 min nach beendeter i.v.-Injektion der für die Narkoseeinleitung gebräuchlichen Einzeldosis

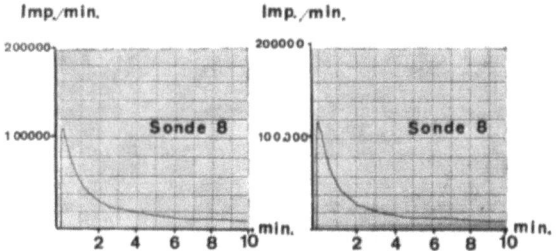

F. M., ♀, 57 J., Ruhedurchblutung   10 min. nach 160 mg Ketamin

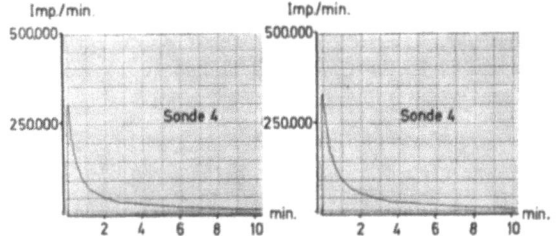

G. E., ♀, 41 J., Ruhedurchblutung   10 min. nach 400 mg Propanidid

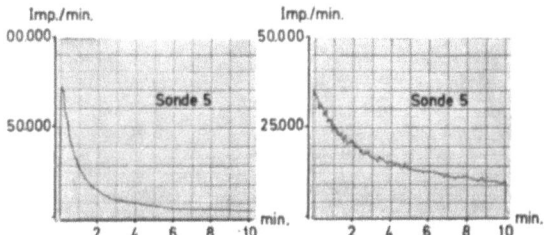

H. R., ♂, 44 J., Ruhedurchblutung   10 min. nach 250 mg Thiopental

Abb. 7. Lineare Isotopen-Clearance-Kurven der regionalen Hirndurchblutung vor und nach Applikation von Ketamin, Propanidid und Thiopental. Meßbeginn: 10 min nach beendeter i.v.-Injektion der für die Narkoseeinleitung gebräuchlichen Einzeldosis

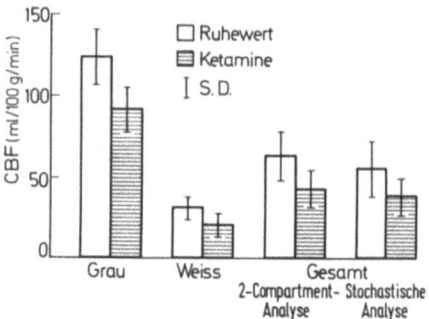

Abb. 8a

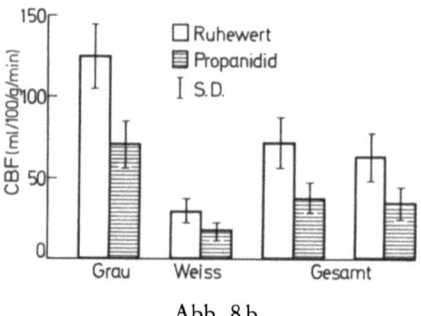

Abb. 8b

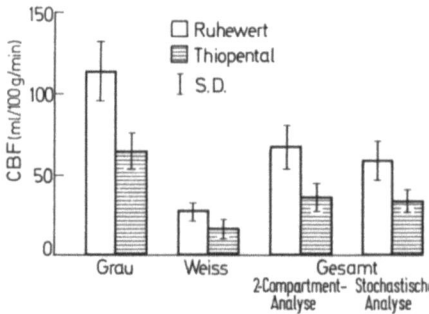

Abb. 8c

Abb. 8a. Abnahme der Hirndurchblutung nach Ketamin (Gesamtmittelwerte (N = 10) 30 sec nach beendeter i.v.-Injektion von 2 mg/kg), b Abnahme der Hirndurchblutung nach Propanidid (Gesamtmittelwerte (N = 12) 30 sec nach beendeter i.v.-Injektion von 5 mg/kg), c Abnahme der Hirndurchblutung nach Thiopental-Natrium (Gesamtmittelwerte (N = 10) 30 sec nach beendeter i.v.-Injektion von 4 mg/kg)

Der Einfluß von Ketamin auf die Hirndurchblutung 199

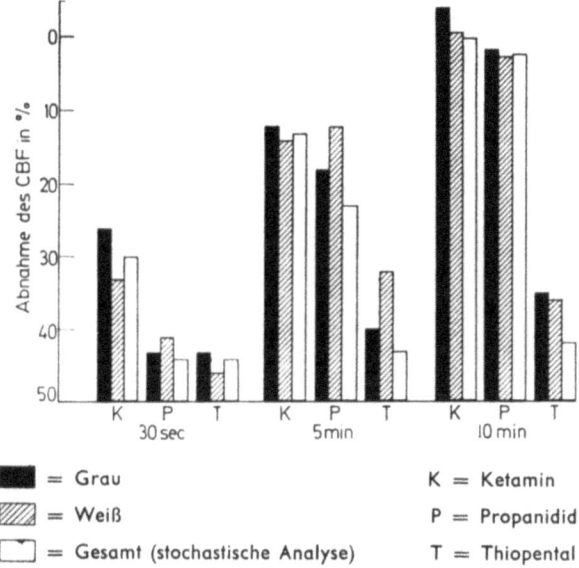

Abb. 9. Abnahme der Hirndurchblutung in den verschiedenen Hirnsubstanzanteilen nach i.v.-Injektion einer Einzeldosis von Ketamin (2 mg/kg), Propanidid (5 mg/kg) Thiopental (4 mg/kg)

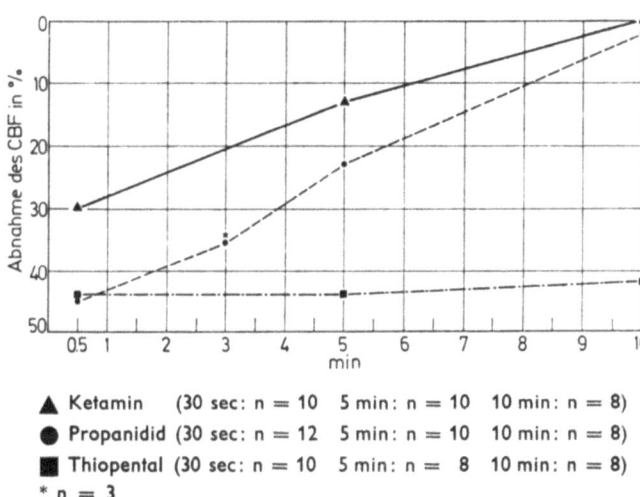

Abb. 10. Das Verhalten der Hirndurchblutung beim Menschen nach i.v.-Injektion einer Einzeldosis von Ketamin (2 mg/kg), Propanidid (5 mg/kg), Thiopental (4 mg/kg) in Abhängigkeit von der Zeit. (Gesamtmittelwert-stochastische Analyse $HPa_{CO_2} = 40$ mmHg, Ruhewert = 100 %)

22,8% (Stochastische Analyse)[3] zur Folge. Propanidid und Thiopental-Natrium verursachen 30 sec nach beendeter i.v.-Injektion des jeweiligen Narkoticums eine wesentlich stärkere Verminderung der Hirnrindendurchblutung. Sie wird unter Propanidid um 43,5 und unter Thiopental-Natrium um 43,1% gesenkt. Die mittlere Gesamtdurchblutung führt unter Propanidid zu einem Abfall von 46,6% (2-Comp. A.) bzw. 44,8 (Stoch. A.) und unter Thiopental-Natrium zu einem Abfall um 46,9% (2-Comp. A.) bzw. 43,9% (Stoch. A.). Die Hirnrindendurchblutung und die mittlere Gesamtdurchblutung des Gehirns werden durch Propanidid und Thiopental-Natrium unmittelbar nach erfolgter intravenöser Injektion des Narkosemittels nahezu in gleichem Maße beeinträchtigt. Die Abnahme der Hirnrinden- und mittleren Gesamtdurchblutung ist bei beiden Narkotica doppelt so hoch als unter Ketamin (Abb. 9).

In Tabelle 2 und den Abbildungen 9 u. 10 ist das Verhalten der Hirndurchblutung unter Ketamin, Propanidid und Thiopental wiedergegeben, wie sie sich bei Registrierung 5 min nach beendeter intravenöser Injektion der jeweiligen Einzeldosis darstellt. Unter Thiopental weisen die nach 5 min registrierten Durchblutungswerte für die graue und weiße Substanz sowie für die mittlere Hirndurchblutung im Vergleich zu den 30 sec-Werten keinen Unterschied auf. Die Hirnrindendurchblutung wird um 40,7%, die Durchblutung der weißen Substanz um 31,7% und die mittlere Gesamtdurchblutung um 46,6% (2-Comp.A.) bzw. 43,9% (Stoch.A.) gesenkt. Im Gegensatz zum Thiopental hat sich unter Propanidid der hirndurchblutungssenkende Effekt im Vergleich zum 30 sec-Wert stark verringert. Bei Beginn der Durchblutungsmessung im Abstand von 5 min nach beendeter i.v.-Injektion von 5 mg/kg Propanidid werden die Hirnrindendurchblutung um 17,9%, die Durchblutung der weißen Substanz um 7,75% und die mittlere Gesamtdurchblutung um 22,3% (2-Comp.A.) bzw. 23,9% (Stoch.A.) vermindert. Dies bedeutet im Vergleich zum 30 sec-Wert eine Verringerung der durch Propanidid bedingten Hirndurchblutungssenkung um annähernd die Hälfte. Der Einfluß von Ketamin auf die Hirndurchblutung bei Registrierung derselben im zeitlichen Abstand von 5 min nach beendeter i.v.-Injektion von 2 mg/kg zeigte sich in einer Abnahme der Hirnrindendurchblutung um 2,1%, der Durchblutung der weißen Substanz um 14,3% und der mittleren Gesamtdurchblutung um 10,8% (2-Comp.A.) und 12,9% (Stoch.A.).

In Tabelle 3 und den Abbildungen 9 und 10 ist die Veränderung der Hirndurchblutung bei Registrierbeginn derselben im zeitlichen Abstand von 10 min nach beendeter intravenöser Injektion der Narkosemittel aufgeführt. Unter Thiopental ist die Hirndurchblutung auch nach 10 min stark gesenkt. Die Abnahme der Hirnrindendurchblutung beträgt 35%, die der weißen

---

[3] Nachfolgend als 2-Comp. A- und Stoch. A. abgekürzt.

Der Einfluß von Ketamin auf die Hirndurchblutung 201

Tabelle 2. Das Verhalten der Hirndurchblutung unter intravenös applizierbaren Narkosemitteln beim Menschen. Meßbeginn: 5 min nach beendeter i.v.-Injektion der für die Narkoseeinleitung gebräuchlichen Einzeldosis

| Narkose-mittel | Hirnsub-stanz-anteile | | CBF (ml/100 g/min) Ruhewert | S.D. | Narkose-wert | S.D. | Abnahme in % | $APCO_2$ Ruhe | Narkose | $APO_2$ Ruhe | Narkose | RR Ruhe | Nark. |
|---|---|---|---|---|---|---|---|---|---|---|---|---|---|
| Ketamin (2 mg/kg) n = 8 | grau | a) | 125,38 | 21,2 | 110,15 | 16,6 | 12,15 | 39,5 | 38,9 | 112,6 | 110,0 | 97 | 101 |
| | weiß | b) | 28,93 | 3,7 | 24,79 | 4,1 | 14,32 | | | | | | |
| | gesamt | c) | 68,24 | 11,2 | 60,85 | 10,5 | 10,83 | | | | | | |
| | | d) | 61,15 | 10,6 | 53,23 | 11,3 | 12,96 | | | | | | |
| Propanidid (5 mg/kg) n = 10 | grau | a) | 130,71 | 18,97 | 107,59 | 19,01 | 17,69 | 41,7 | 40,2 | 109,2 | 114,5 | 109 | 107 |
| | weiß | b) | 28,26 | 5,17 | 26,07 | 4,79 | 7,75 | | | | | | |
| | gesamt | c) | 72,98 | 13,32 | 56,74 | 11,41 | 22,36 | | | | | | |
| | | d) | 64,61 | 11,61 | 49,15 | 10,76 | 23,93 | | | | | | |
| Thiopental (4 mg/kg) n = 10 | grau | a) | 128,69 | 20,94 | 76,24 | 16,31 | 40,76 | 41,1 | 38,9 | 117,4 | 120,6 | 107 | 102 |
| | weiß | b) | 30,42 | 5,14 | 20,78 | 4,40 | 31,69 | | | | | | |
| | gesamt | c) | 77,35 | 13,08 | 41,27 | 9,80 | 46,65 | | | | | | |
| | | d) | 68,27 | 11,73 | 38,29 | 9,26 | 43,92 | | | | | | |

a) = 2-Compartment-Analyse
b) = Stochastische Analyse
c) = Berechnung nach der 2-Funktionen-Analyse
d) = Berechnung nach der stochastischen Analyse
n = Fallzahl
S.D. = Standard-Abweichung
CBF = Hirndurchblutung (Durchschnittswert der in den Tabellen 24, 14 und 19 pro Fall berechneten Mittelwerte).
$APCO_2$ = arterieller Kohlensäuredruck (mmHg)
$APO_2$ = arterieller Sauerstoffdruck (mmHg)
RR = arterieller Mitteldruck (mmHg)
Ruhewert = Basisnarkose (Stickoxydul-Halothan-Analgesie)
Narkosewert = Basisnarkose (Stickoxydul-Halothan-Analgesie) + i.v. Narkosemittel

Tabelle 3. Das Verhalten der Hirndurchblutung unter intravenös applizierbaren Narkosemitteln beim Menschen. Meßbeginn: 10 min nach beendeter i.v.-Injektion der für die Narkoseeinleitung gebräuchlichen Einzeldosis

| Narkose-mittel | Hirnsub-stanz-anteile | | CBF (ml/100 g/min) Ruhewert | S.D. | Narkose-wert | S.D. | Abnahme in % | $APCO_2$ Ruhe | $APCO_2$ Narkose | $APO_2$ Ruhe | $APO_2$ Narkose | RR Ruhe | RR Nark. |
|---|---|---|---|---|---|---|---|---|---|---|---|---|---|
| Ketamin (2 mg/kg) n = 8 | grau | a) | 118,74 | 20,15 | 113,44 | 20,94 | −4,47 | 38,9 | 38,4 | 130,7 | 133,0 | 113 | 116 |
| | weiß | b) | 30,82 | 5,45 | 31,04 | 4,81 | +0,71 | | | | | | |
| | gesamt | c) | 57,57 | 17,72 | 55,21 | 17,76 | −7,57 | | | | | | |
| | | d) | 50,42 | 15,04 | 50,47 | 12,92 | +0,09 | | | | | | |
| Propanidid (5 mg/kg) n = 8 | grau | a) | 107,75 | 21,67 | 109,28 | 22,69 | +1,40 | 38,8 | 38,7 | 122,0 | 116,2 | 99 | 97 |
| | weiß | b) | 24,16 | 5,78 | 24,76 | 5,96 | +2,48 | | | | | | |
| | gesamt | c) | 61,77 | 14,11 | 62,66 | 15,95 | +1,44 | | | | | | |
| | | d) | 54,92 | 13,40 | 56,04 | 14,53 | +2,04 | | | | | | |
| Thiopental (4 mg/kg) n = 8 | grau | a) | 126,61 | 23,60 | 82,20 | 17,91 | 35,08 | 39,8 | 37,8 | 114,1 | 123,5 | 108 | 104 |
| | weiß | b) | 32,28 | 5,76 | 20,34 | 5,50 | 36,98 | | | | | | |
| | gesamt | c) | 75,38 | 14,94 | 43,33 | 13,33 | 42,31 | | | | | | |
| | | d) | 69,05 | 12,51 | 37,91 | 10,44 | 45,10 | | | | | | |

a) = 2-Compartment-Analyse
b) = Stochastische Analyse
c) = Berechnung nach der 2-Funktionen-Analyse
d) = Berechnung nach der stochastischen Analyse
n = Fallzahl
S.D. = Standard-Abweichung
CBF = Hirndurchblutung (Durchschnittswert der in den Tabellen 25, 16 und 21 pro Fall berechneten Mittelwerte)
$APCO_2$ = arterieller Kohlensäuredruck (mmHg)
$APO_2$ = arterieller Sauerstoffdruck (mmHg)
RR = arterieller Mitteldruck (mmHg)
Ruhewert = Basisnarkose (Stickoxydul-Halothan-Analgesie)
Narkosewert = Basisnarkose (Stickoxydul-Halothan-Analgesie) + i.v. Narkosemittel

Substanz 36,9 und die mittlere Gesamtdurchblutung 42,3% (2-Comp.A.) bzw. 45,1 (Stoch.A.). Bei Ketamin und Propanidid hingegen fand sich 10 min nach beendeter i.v.-Injektion von 2 mg/kg bzw. 5 mg/kg kein signifikanter Unterschied zum Ruhewert.

In Abbildung 10 ist die Abnahme der Hirndurchblutung in Prozent nach einmaliger Applikation der verschiedenen intravenös applizierbaren Narkotica in Abhängigkeit von der Zeit dargestellt.

## Diskussion

Die Tatsache, daß der Einfluß intravenös applizierbarer Narkosemittel auf die Hirndurchblutung bei Patienten untersucht wurde, die sich bereits in einer Narkose befanden, wirft die Frage auf, inwieweit die von uns angewandte Basis-Narkose die Meßergebnisse beeinflußt haben könnte.

Eine Veränderung der Hirndurchblutung durch die Prämedikation ist in unserer Untersuchungsserie auszuschließen, da, abgesehen von 0,5 mg Atropin-Sulfat i.m., andere Präparate zur Vorbereitung der Narkose nicht verabreicht wurden.

Die Einleitung der Narkose wird mit Propanidid vorgenommen, ein Mittel, das sehr rasch in hypnotisch unwirksame Metaboliten abgebaut wird und, wie wir nachweisen konnten, nach Applikation der gebräuchlichen Einzeldosis höchstens für die Dauer von 10 min die cerebrale Durchblutung verändert. Da die erste Hirndurchblutungsmessung frühestens 10 min nach beendeter Narkoseeinleitung vorgenommen wurde, kann eine Beeinflussung unserer Meßwerte durch das Narkoseeinleitungsmittel weitgehend ausgeschlossen werden. Die Ausgangswerte für die Hirndurchblutungsmessung entsprechen bei unseren Untersuchungen den Bedingungen einer oberflächlichen Stickoxydul-Halothan-Analgesie.

Über den Einfluß von Halothan auf die Hirndurchblutung liegen Untersuchungsergebnisse in größerer Zahl vor [1–6, 8–10, 12, 21, 24–29, 32, 42–44]. WOLLMAN, ALEXANDER, COHEN et al. [1, 2, 6, 42, 43] berichteten über eine Zunahme der Hirndurchblutung unter Halothan-Anaesthesie trotz gleichzeitiger Abnahme des cerebralen Sauerstoffverbrauches. MC-DOWALL und HARPER [25, 27], LASSEN, HØEDT-RASMUSSEN und CHRISTENSEN [24], MCHENRY et al. [30] und wir selbst konnten diese Untersuchungsergebnisse bestätigen. Die von CHRISTENSEN, HØEDT-RASMUSSEN und LASSEN [4] und MCDOWALL und HARPER [26, 28, 29] zuvor berichtete Senkung der Hirndurchblutung unter Halothan-Narkose, die den vorgenannten Untersuchungsergebnissen zu widersprechen schien, war auf experimentelle Unzulänglichkeiten zurückzuführen. WOLLMAN, ALEXANDER, COHEN et al. [2, 42], KREUSCHER und GROTE [20, 21] und wir selbst konnten außerdem nachweisen, daß die Narkose mit Halothan die Reagibilität der Gehirngefäße auf $CO_2$ gegenüber dem Wachzustand im Prinzip nicht verändert. Die vorliegenden Untersuchungen über den Einfluß von Halothan auf die Hirndurchblutung beim Menschen und im Tierexperiment wurden mit 1-2 Vol.-% Halothan-Konzentrationen durchgeführt. Darüber, wie eine 0,2-0,4%ige Halothan-Beatmung die Hirndurchblutung verändert, liegen Mitteilungen nicht vor. Da bei konstantem Blutdruck und konstanten arteriellen $P_{CO_2}$ und $P_{O_2}$-Verhältnissen die Hirndurchblutung unter Halothan annähernd proportional ansteigt [1, 2, 42, 43] und bei 1,0-1,2 Vol.-%igem Halothan eine Steigerung der Hirndurchblutung im Mittel um 25% erfolgt [1, 5, 24, 42], ist bei 0,5 Vol.-%igem Halothan noch eine Zunahme der Hirndurchblutung um 15% zu erwarten. Bei Beatmung mit 0,2-0,4%igem Halothan dürfte diese Steigerung noch angenähert 10% betragen.

Die Zufuhr von *Muskelrelaxantien* in narkoseüblichen Dosierungen hat, wie WOLLMAN und ALEXANDER [42], PIERCE [33] und SMITH *et al.* [36] nachweisen konnten, keinen Einfluß auf die Hirndurchblutung. WOLLMAN, ALEXANDER, COHEN, SMITH, CHASE und VAN DER MOLEN [42] konnten 1965 außerdem zeigen, daß auch ein $N_2O$-$O_2$-Gemisch im Verhältnis 7:3 bei gleichzeitiger Muskelrelaxierung die Hirndurchblutung gegenüber den Wachwerten nicht signifikant verändert.

Eine Veränderung der Hirndurchblutung durch stärkere *Blutdruckschwankungen* oder Veränderungen des *arteriellen Sauerstoff-* oder *Kohlendioxydpartialdruckes* kann in der vorliegenden Untersuchungsserie ausgeschlossen werden. Die genannten Parameter wurden weitgehend konstant gehalten. Obwohl das von uns angewandte Auswertprogramm eine Korrektur der berechneten Hirndurchblutungswerte auf ein $Pa_{CO_2}$ von 40 mmHg vornimmt wurde streng darauf geachtet, daß eine Schwankung des arteriellen $P_{CO_2}$ um mehr als 4 mmHg bei ein und demselben Patienten vor und nach Gabe des Narkosemittels nicht auftrat. In gleicher Weise wurde der arterielle Sauerstoffpartialdruck, der stets über 80 mmHg lag, bei ein und demselben Patienten weitgehend konstant gehalten.

Der arterielle Mitteldruck lag in allen Fällen der Untersuchungsserien mit Thiopental und Propanidid höchstens um 5 mmHg unter dem Ruhewert. Bei den Ketamin-Serien kam es regelmäßig nach Verabfolgung des Narkosemittels zu einem leichten Anstieg des arteriellen Mitteldrucks um durchschnittlich 5 mmHg.

Über die Abnahme der Hirndurchblutung unter Thiopental haben früher mit unterschiedlicher Versuchsanordnung BERNSMEIER und GOTTSTEIN [3], KETY *et al.* [19], WOLLMAN und ALEXANDER [44], KREUSCHER [21], PIERCE [33], SOKOLOFF [36], DUNDEE [7], WECHSLER *et al.* [41], LASSEN [23] und PICHLMAYR [32] berichtet. Die beim Menschen mit der Stickoxydul-Methode gemessenen Abnahmen der Hirndurchblutung unter Thiopental ergaben eine Senkung im Mittel um nahezu 50% [3, 33, 41].

Über den Einfluß von Propanidid auf die Hirndurchblutung sind nur tierexperimentelle Untersuchungen von PICHLMAYR *et al.* [31] bekannt.

Diese fanden 45 sec nach intravenöser Injektion von 7 mg Propanidid/kg Körpergewicht eine Abnahme der Hirnrindendurchblutung um 20%. Die in der eigenen Untersuchungsserie ermittelte Verminderung der Hirndurchblutung beim Menschen nach intravenöser Applikation von 5 mg/kg Körpergewicht lag unter denselben zeitlichen Bedingungen mit 45% doppelt so hoch.

## Summary

Measurement of cerebral blood flow in man under general anaesthesia has several important advantages as compared with investigations under local anaesthesia. Steady-state conditions can be maintained in a better way and for a longer period of time. A number of errors, as related to the emotional state of the awake patient or to different degrees of disturbed consciousness, can be excluded.

Regional cerebral blood flow was studied by the $^{133}$Xe intraarterial injection-method, employing a new 8-detector-equipment, manufactured by Siemens. In contrary to the traditional instrumentations the special constructions of the detectors and collimator blocks permit simultaneous measurement of rCBF in 8 areas without any overlapping of the counting areas. The connection of rCBF-measurement with cerebral arteriography guarantees furthermore an exact attachment of rCBF-values to defined regions of arterial blood supply, visualized on the X-ray film of the lateral angiogram.

The rCBF-values were calculated by the computer programme of SVEINSDOTTIR, modified in Fortran for the I.B.M. computer 360/65.

In preliminary investigations it was found that $N_2O-O_2$-halothane (0,2 to 0,4 Vol.-%)-anaesthesia does not modify cerebral blood flow or the response to changes in $Pa_{CO_2}$ in a significant manner. Secondly it was demonstrated that angiography does not disturb cerebral circulation, if rCBF-determinations were performed later than 5 min after arteriography.

On the base of these facts the influence of several narcotics: ketamine, Propanidid and Thiopental-Sodium on the CBF was studied in the following way: two-determinations of the CBF were performed in each of the 85 patients, the first determination during $N_2O-O_2$-halothane-anaesthesia, the second under the same conditions with additional intravenous injection of one of the mentioned narcotics.

Ketamine in a dosage of 2 mg/kg body-weight reduces CBF on an average of about 23,4% if determination of CBF is carried out 30 sec after having finished the intravenous injection of the anaesthetic drug. If measurement is performed 5 min after application, the reduction of CBF is 15,6%. 10 min after administration there is no more a disturbance of CBF in a significant manner.

After administration of Propanidid in a dosage of 5 mg/kg body weight the average reduction of CBF is 44,0% (30 sec value), 21,5% (5 min value) and in no significant manner, if determination of CBF is performed 10 min after having finished the intravenous injection of the narcotic.

Thiopental-Sodium in a dosage of 4 mg/kg body weight impairs CBF over a period of 8 min after having finished the intravenous application in the same manner: there is a reduction of 42,0% (30 sec value), 42,4% (5 min value) and 37,5% (8 min value).

### Literatur

1. ALEXANDER, S. C., WOLLMAN, H., COHEN, P. J., CHASE, P. E., MELMAN, E., DRIPPS, R. D.: Cerebral blood flow and metabolism during halothane anesthesia in man. Fed. Proc. **22**, 187 (1963).
2. — — — — BEHAR, M.: Cerebrovascular response to aPCO$_2$ during halothane anesthesia in man. J. appl. Physiol. **19**, 561 (1964).
3. BERNSMEIER, A., GOTTSTEIN, E.: Die Sauerstoffaufnahme des menschlichen Gehirns unter Phenothiazinen, Barbituraten und in der Ischämie. Pflügers Arch. ges. Physiol. **263**, 102 (1956).
4. CHRISTENSEN, M. S., HØEDT-RASMUSSEN, K., LASSEN, N. A.: The cerebral blood flow during halothane anesthesia. Acta neurol. scand. (Suppl.) **14**, 152 (1965).
5. — — — Cerebral vasodilatation by halothane anaesthesia. Brit. J. Anaesth. **39**, 927 (1967).
6. COHEN, P. J., WOLLMAN, H., ALEXANDER, S. C., CHASE, P. E., BEHAR, M. G.: Cerebral carbohydrate metabolism in man during halothane anesthesia. Anesthesiology **25**, 185 (1964).
7. DUNDEE, J. W.: Thiopentone. London: E. & S. Livingstone, Ltd. 1956.
8. CULLEN, S. C.: Observations on the anesthetic effect of the combination of xenon and halothane. Anesthesiology **31**, 305 (1969).
9. GREENE, N. M.: Halothane. Clinical anesthesia, p. 17–19. Oxford: Blackwell Scientific Publ. 1968.
10. — Halothane. Blood flow in specific areas. Clinical anesthesia, p. 28–30. Oxford: Blackwell Scientific Publ. 1968.
11. HARPER, A. M.: The interrelationship between a PCO$_2$ and blood pressure in the regulation of blood flow through the cerebral cortex.
12. GALINDO, A., MAITLAND, B.: Intracranial pressure and internal carotid blood flow during halothane anaesthesia in the dog. Anaesthesiology **24**, 318 (1963).
13. HERRSCHAFT, H.: Die quantitative Messung der regionalen Hirndurchblutung beim Menschen. Electromedica **1**, 6 (1972).
14. — GLEIM, F.: Relationship between circulation time and regional cerebral blood flow in cerebral vascular disease. Neuroradiology **3**, 199 (1972) (im Druck).
16. — SCHMIDT, H.: Cerebral blood flow in man under general anaesthesia with regard to several narcotics. Europ. Neurol. **6**, 373.
17. HIMWICH, H. E., BOWMAN, K. M., DALY, C., FAZEKAS, J. F., WORTIS, J., GOLDFARB, W.: Cerebral blood flow and metabolism during insulin hypoglykaemie. Amer. J. Physiol. **132**, 640 (1941).
18. HØEDT-RASMUSSEN, K., SVEINSDOTTIR, E., LASSEN, N. A.: Regional cerebral blood flow in man determined by intraarterial injection of radioactiv inert gas, Circulat. Res. **28**, 237 (1966).

19. KETY, S. S., WOODFORD, R. B., HARMEL, M. H., FREYHAN, F. A., APPEL, K. E., SCHMIDT, C. F.: Cerebral blood flow and metabolism in schizophrenia – the effects of barbiturate semi-narcosis, insulin coma and electroshock. Amer. J. Psychiat. **104**, 765 (1948).
20. KREUSCHER, H., GROTE, J.: Effect of hyper- and hypoventilation on CBF during anaesthesia. In: BROCK, M., FIESCHI, C., INGVAR, D. H., LASSEN, N. A., SCHÜRMANN, K. (Ed.): Cerebral Blood Flow, S. 244. Berlin-Heidelberg-New York: Springer 1969.
21. — — Die Hirndurchblutung und cerebrale Sauerstoffaufnahme in Narkose. In: BETZ, E., WÜLLENWEBER, K. (Hrsg.): Pharmakologie der lokalen Gehirndurchblutung, S. 120–124. München: Werk-Verlag Dr. E. Banaschewski 1969.
22. LAMBERTSEN, C. J.: In: BARD, P. (Ed.): Medical Physiology, ed. 11, chap. **39**, p. 652. St. Louis: C. V. Mosby 1961.
23. LASSEN, N. A.: Cerebral blood flow and oxygen consumption in man. Physiol. Rev. **39**, 183, (1959).
24. HØEDT-RASMUSSEN, K., CHRISTENSEN, M. S.: Halothane: A cerebral vasodilator drug. In: BETZ, E., WÜLLENWEBER, R. (Hrsg.): Pharmakologie der lokalen Gehirndurchblutung, S. 111–115. München: Werk-Verlag Dr. E. Banaschewski 1969.
25. MCDOWALL, D. G.: The effect of clinical concentrations of halothane on the blood flow and oxygen uptake of the cerebral cortex. Brit. J. Anaesth. **39**, 186 (1967).
26. — The effect of general anaesthetics on cerebral blood flow and cerebral metabolism. Brit. J. Anaesth. **37**, 236 (1965).
27. MCDOWALL, D. G., HARPER, A. M.: Cerebral oxygen uptake and cerebral blood flow during the action of certain anaesthetic agents. In: BETZ, E., WÜLLENWEBER, R. (Hrsg.): Pharmakologie der lokalen Gehirndurchblutung, S. 108–110. München: Werk-Verlag Dr. E. Banaschewski 1969.
28. — — JACOBSEN, I.: Cerebral blood flow during halothane anaesthesia. Brit. J. Anaesth. **35**, 394 (1963).
29. — — Blood flow and oxygen uptake of the cerebral cortex of the dog during anaesthesia with different volatile agents. Acta neurol. scand. (Suppl.) **14**, 146 (1965).
30. MCHENRY, L. C., JR., SLOCUM, H. C.: Hyperventilation in awake and anesthetized man. Arch. Neurol. **12**, 270 (1965).
31. PICHLMAYR, I., DROST, R., SOGA, D., BEER, R.: Über das Verhalten der Hirndurchblutung des Hundes unter Narkose mit Propanidid und Methohexital Natrium. Anaesthesist **19**, 144 (1970).
32. — EICHENLAUB, D., KEIL-KURI, E., KLEMM, J.: Veränderungen der Hirndurchblutung unter Thiopental, Halothan, und Fentanyl-Droperidol. Anaesthesist **19**, 202 (1970).
33. PIERCE, E. C., LAMBERTSEN, C. J., DEUTSCH, S., CHASE, P. E., LINDE, H. W., DRIPPS, R. D., PRICE, H. L.: Cerebral circulation and metabolism during thiopental anesthesia and hyperventilation in man. J. clin. Invest. **41**, 1664 (1962).
34. SMITH, A. L., NEIGH, J. L., HOFFMANN, J. C., WOLLMAN, H.: Effect of blood pressure alterations on CBF during general anaesthesia in man. In: BROCK, M., FIESCHI, C., INGVAR, D. H., LASSEN, N. A., SCHÜRMANN, K. (Ed.): Cerebral Blood Flow, S. 239. Berlin-Heidelberg-New York: Springer 1969.
35. SMITH, S. M., BROWN, H. O., TOMAN, J. E., GOODMAN, L. S.: The lack of cerebral effects of d-tubocurarine, Anesthesiology **8**, 1 (1947).
36. SOKOLOFF, L.: The action of drugs on the cerebral circulation. Pharmacol. Rev. **11**, 1 (1959).

37. STONE, H. H., McKRELL, T. N., TRUTER, M. R., DONNELLY, C., FROBESE, A. S.: The effect of lowered body temperature on the cerebral hemodynamics and metabolism of man. Surg. Forum **6**, 129 (1955).
38. SVEINSDOTTIR, E.: Clearance curves of Kr 85 or Xe 133 considerated as a sum of monoexponential functions. Acta neurol. scand. **14**, 69–71 (1965).
39. TURNER, J., LAMBERTSEN, C. J., OWEN, S. G., WENDEL, H., CHIODI, H.: Effects of 0,08 and 0,8 atmospheres of inspired $pO_2$ upon cerebral hemodynamies at a "constant" alveolar $pCO_2$ of 43 mmHg. Fed. Proc. **16**, 130 (1957).
40. VOGEL, H., HAKIM, A., PFLÜGER, G.: Rückatmung bei Verwendung von Ruben-Ventilen. Anaesthesist **18**, 247 (1969).
41. WECHSLER, R. L., DRIPPS, R. D., KETY, S.: Blood flow and oxygen consumption of the human brain during anesthesia produced by thiopental. Anesthesiology **12**, 308 (1951).
42. WOLLMAN, H., ALEXANDER, S. C., COHEN, J. P., SMITH, T. C., CHASE, E. P., VAN DER MOLEN, R. A.: Cerebral circulation during general anaesthesia on hyperventilation in man. Thiopental induction to nitrous oxide and d-tubocurarine. Anesthesiology **26**, 329 (1965).
43. — — — CHASE, P. E., MELMAN, E., BEHAR, M. G.: Cerebral circulation of man during halothane anesthesia. Anesthesiology **25**, 180 (1964).
44. WOLLMAN, H., SMITH, A. L., ALEXANDER, S. C.: Effect of general anaesthetics in man on the ratio of cerebral blood flow to cerebral oxygen consumption. In: BROCK, M., FIESCHI, C., INGVAR, D. H., LASSEN, M. A., SCHÜRMANN, K. (Ed.): Cerebral Blood Flow, S. 242. Berlin-Heidelberg-New York: Springer 1969.
45. ZIERLER, K. L.: Equation for measuring blood flow by external monitoring of radioisotopes. Circulat. Res. **16**, 309 (1965).

# Liquordruck unter Ketamin

Von **K. Eyrich, H. D. Brackebusch** und **P. Sefrin**

Über das Verhalten des Liquordrucks unter Ketamin ist bislang nur wenig bekannt. Wir kennen lediglich den Hinweis von EVANS u. Mitarb. über eine Steigerung des intracraniellen Drucks nach Ketamin-Anwendung. In der Regel wird davon ausgegangen, daß Ketamin kreislaufstabilisierend wirke, wobei eine gewisse Blutdruckerhöhung eher als positive denn als negative Eigenschaft angesehen wird. Vielfach wird angenommen, daß sich mit einer Änderung des arteriellen Blutdrucks auch eine gleichsinnige Änderung des Liquordrucks vollziehen würde.

## Methode

Wir haben bei 10 erwachsenen Patienten beiderlei Geschlechts Liquordruck sowie arteriellen und simultan dazu meist auch venösen Druck vor und nach Gabe von Ketamin gemessen. Zur Technik sei erwähnt, daß wir mit einer Tuohy-Nadel in Höhe von L 1/2 oder L 2/3 einen Plastikkatheter in den Spinalraum einbrachten, ferner wurde entweder die Arteria radialis mit einer Braunüle punktiert oder nach Punktion der Arteria femoralis ein Plastikkatheter retrograd in die Aorta eingelegt. Der venöse Druck wurde über einen durch Punktion der Vena subclavia eingebrachten Katheter gemessen. Die Registrierung der Werte erfolgte nach Messung mit Statham-Elementen P23Db über Hellige-Verstärker Ma19 mittels eines Direktschreibers (Rikadenki) der Fa. Hellige. Der arterielle Druck wurde als Mittelwert aufgezeichnet, parallel dazu konnten die Momentanwerte mit einem Siemens Düsenschnellschreiber gewonnen werden.

Die Patienten, bei denen wir diese Druckwerte registrierten, lagen teils auf unserer Beatmungsstation, teils mußten sie sich diagnostischen (Aortographie) oder therapeutischen (neurochirurgischen) Eingriffen unterziehen.

## Ergebnisse

Die Abbildung 1 zeigt in der Originalkurve das Verhalten der drei Parameter nach intravenöser Gabe von 1 bzw. 2 mg Ketamin/kg Körpergewicht bei einem 52jährigen, spontan atmenden Patienten. Arterieller, venöser und Liquordruck steigen gleichsinnig an und erreichen nach 14 min wieder den Ausgangswert.

Abbildung 2: Ein weiterer Patient – 68 Jahre alt, ebenfalls spontan atmend – erhielt 1, 2 bzw. 4 mg Ketamin/kg Körpergewicht. Nur der Liquordruck stieg geringgradig an.

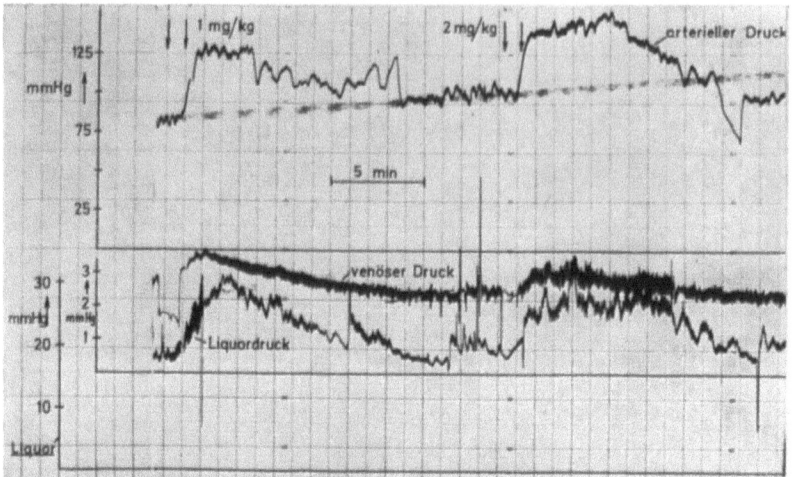

Abb. 1. Arterieller und venöser Druck sowie Liquordruck nach 1 und 2 mg Ketamin/kg KG. 52jähriger männlicher Patient, Spontanatmung

Abbildung 3 zeigt wiederum ein anderes Verhalten. Es handelt sich hier um eine 39jährige Patientin mit Oberbauchperitonitis, unter Imbretil voll relaxiert und beatmet. Dauersedierung mit Dehydrobenzperidol und Fentanyl. Nach Ketamin sinkt der arterielle und venöse Druck deutlich, der Liquordruck mäßig ab.

Abbildung 4 zeigt eine Zusammenstellung der Ergebnisse von 7 Patienten. Der arterielle Blutdruck zeigt kein einheitliches Verhalten, der Liquordruck dagegen eine eindeutige Tendenz zum Ansteigen. Eine weitere Differenzierung zeigt aber, daß die Patienten mit niedrigem Ausgangsblutdruck mit eben diesem Druck absinken, während der Liquordruck mit einer ansteigenden Ausnahme gleich bleibt. Gerade diese Patienten möchten wir im Gegensatz zu anderen Meinungen als nicht geeignet für eine Ketamin-Anwendung ansehen.

## Schlußfolgerung

Ketamin erhöht bei einigen Patienten synchron den arteriellen, venösen und Liquordruck. Bei einigen Patienten sinkt der Blutdruck, während der Liquordruck sich nicht oder nur wenig ändert. Auch der Venendruck bleibt relativ stabil. Bei zwei Patienten sank der arterielle und venöse Druck, während der Liquordruck anstieg. In der Mehrzahl ist bei steigendem Blutdruck auch mit steigendem Liquordruck zu rechnen.

Demnach gibt es auch für Ketamin eine in jedem Fall kritisch zu überlegende Indikation.

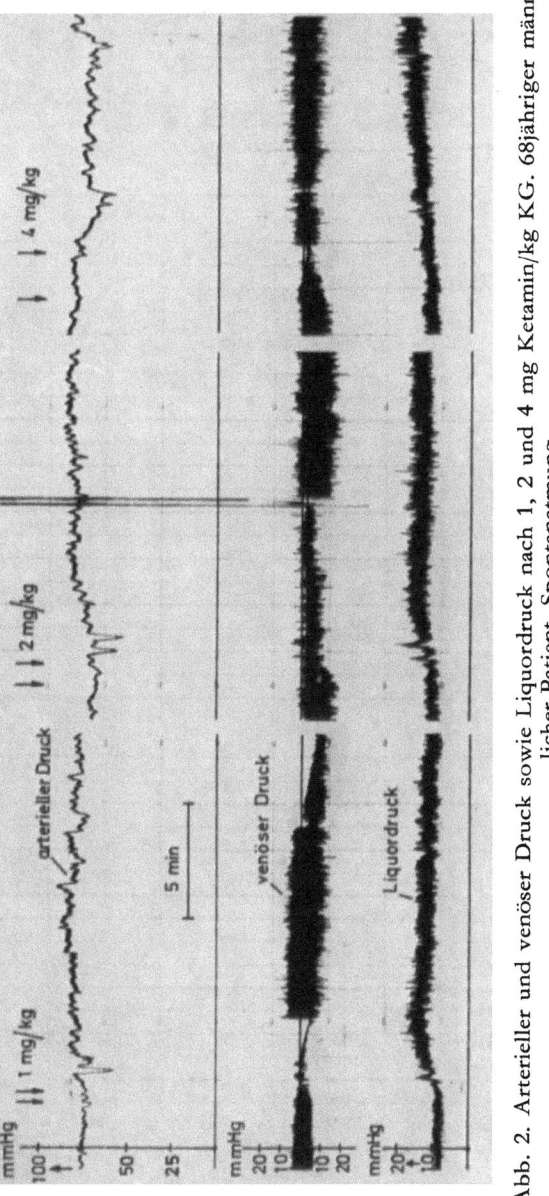

Abb. 2. Arterieller und venöser Druck sowie Liquordruck nach 1, 2 und 4 mg Ketamin/kg KG. 68jähriger männlicher Patient, Spontanatmung

## Zusammenfassung

Bei 10 erwachsenen Patienten beiderlei Geschlechts wurde Liquordruck und arterieller sowie meist auch venöser Druck vor und nach Ketamin-Gabe

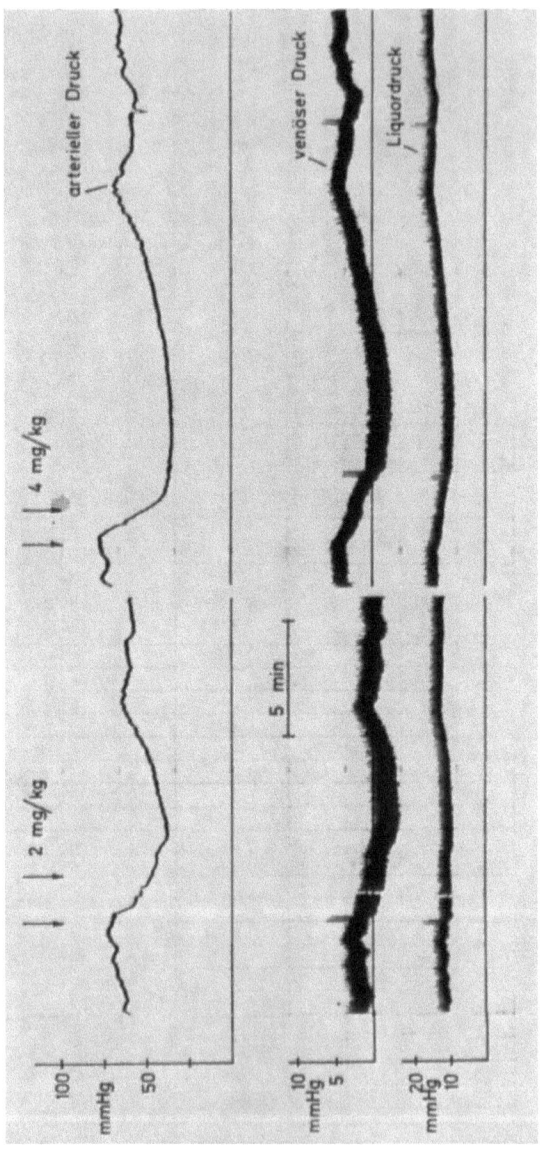

Abb. 3. Arterieller und venöser Druck sowie Liquordruck nach 2 und 4 mg Ketamin/kg KG. 39jähriger weiblicher Patient, relaxiert und beatmet

simultan gemessen. Das Verhalten der 3 Parameter ist unheitlich und teils divergierend. In der Mehrzahl ist bei steigendem Blutdruck mit steigendem Liquordruck zu rechnen.

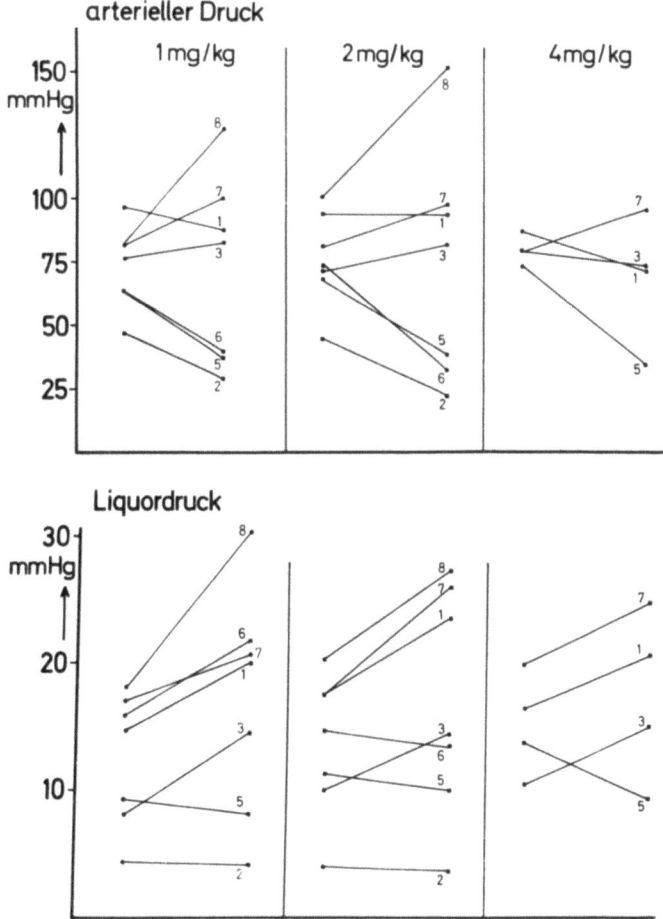

Abb. 4. Maximale Änderung des arteriellen und Liquordrucks nach 1, 2 und 4 mg Ketamin/kg KG bei 7 Patienten

## Summary

10 adult patients received various doses of ketamine. The responses of the liquor and arterial pressure were studied in all cases, that of the venous pressure in some patients. The results showed a very different reaction of the three parameters, the majority had a rise in liquor and arterial pressure.

## Literatur

EVANS, J., ROSEN, M., WEEKS, R. D., WISE, C.: Ketamine in neurosurgical procedures. Lancet 40 (1971).

# Untersuchungen der intrakraniellen Druckverhältnisse des Kaninchens unter Ketamin

Von E. Fessl-Alemany, H. E. Clar und W. Gobiet

Über die Wirkung von Ketamin auf das Herz-Kreislauf-System von Mensch und Tier liegen zahlreiche Mitteilungen vor (DOWDY, KREUSCHER). Auch Berichte über die vermehrte Hirndurchblutung nach Gabe von Ketanest wurden kürzlich bekannt (HAGIMORI, 1969, 1971; TAKESHITA *et al.* und DAWSON *et al.*). GARDNER *et al.* und LIST *et al.* haben eine Erhöhung des lumbalen Liquordrucks beim Menschen nach Ketanestgabe registriert. Es gibt nur wenige Arbeiten über das Verhalten des intrakraniellen Drucks unter Ketamin. Eine tierexperimentelle Bestätigung dieser Ergebnisse steht dagegen noch aus. Ziel unserer Untersuchung war es daher, das Verhalten des intrakraniellen Drucks unter der Wirkung ansteigender Dosen von Ketamin beim Kaninchen zu beobachten.

## Methodik

Die Zahl der Versuchstiere betrug 26, Durchschnittsgewicht $\bar{x}$ - 3,1 kg. Nach Atropin-Vorgabe (0,05 mg/kg KG) führten wir im Anschluß an eine intravenöse Nembutalinjektion (25 mg/kg KG) eine Tracheotomie durch. Während der Versuchsanordnung haben die Kaninchen spontan geatmet. Danach wurden beide Aa. und Vv. femorales präpariert und mit Polyaethylenkathetern kanüliert. Einer der Venenkatheter wurde bis in den Thorax vorgeschoben. Mit Hilfe von Stathamelementen wurden kontinuierlich der arterielle und zentrale Venendruck registriert.

Durch ein parietal angelegtes Bohrloch im Schädelbereich wurde nach Eröffnen der Dura ein Ballonkatheter (Spezialanfertigung der Fa. Schulte-Heyer) in den Subduralraum vorgeschoben. Vor Beginn der Registrierung füllten wir den Ballonkatheter luftfrei mit Aqua dest. – Eine Anzahl von Vorversuchen hatte gezeigt, daß eine Vorspannung von 50 mmHg im Meßkatheter für den weiteren Versuchsablauf am günstigsten war.

Kriterien für regelrechte Lage des Ballonkatheters im Subduralraum war die Registrierung von Atemexkursionen mit überlagerten dikroten Pulswellen. Es wurde darauf geachtet, daß möglichst wenig Liquor während der Implantation des Katheters verloren ging. Der Knochendefekt wurde mit Knochenwachs abgedichtet (Abb. 1).

Nach Aufbau der Versuchsanordnung begann die simultane Registrierung des arteriellen Drucks, des zentralen Venendrucks und des intrakraniellen Drucks. Die Applikation von Ketamin erfolgte erst, wenn alle 3 Druckkurven sich stabilisiert hatten, d. h. wenn 30 min lang keine Tendenz zur spontanen Druckänderung erkennbar war.

Tabelle. Veränderungen des intrakraniellen Drucks in Relation zum arteriellen und zentralvenösen Druck unter 15 b.W. 20 mg/kg KG Ketamin i.v. bei Kaninchen

| Ketamin i.v. | 15 mg/kg KG | | | 20 mg/kg KG | | | n |
|---|---|---|---|---|---|---|---|
| | x̄ | sx̄ | % | x̄ | sx̄ | % | |
| intrakran. Druck (subdural) | + 3,92 ± 0,28 | | | + 4,92 ± 0,44 | | | 13 |
| art. Blutdruck | −75,77 ± 4,29 | | 71,12 | −68,31 ± 2,92 | | 65,54 | 13 |
| ven. Blutdruck | + 1,62 ± 0,28 | | 42,63 | + 1,47 ± 0,30 | | 33,47 | 7 |

## Ergebnisse

In zwei Versuchsreihen mit je 13 Messungen wurde durch den peripher liegenden Venenkatheter Ketamin in 10 sec injiziert. Dosen unter 10 mg/kg KG zeigten keine auswertbare Änderung der registrierten Hirndruckwerte. Daraufhin führten wir unsere Versuchsreihen mit 15 mg/kg

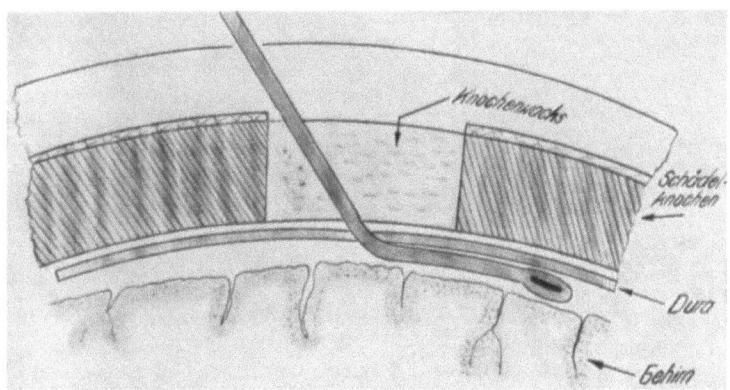

Abb. 1. Schematische Darstellung eines Druckaufnehmers im Subduralraum

KG und mit 20 mg/kg KG durch. Nach Injektion dieser Ketanest-Dosen sahen wir in allen Fällen zuerst einen starken Abfall des mittleren arteriellen Drucks, dann einen geringfügigen Anstieg des mittleren zentralen Venendrucks und anschließend einen deutlichen Anstieg des intrakraniellen Drucks (Tab.).

Nach 4–5 min haben alle Parameter die Ausgangswerte wieder erreicht.

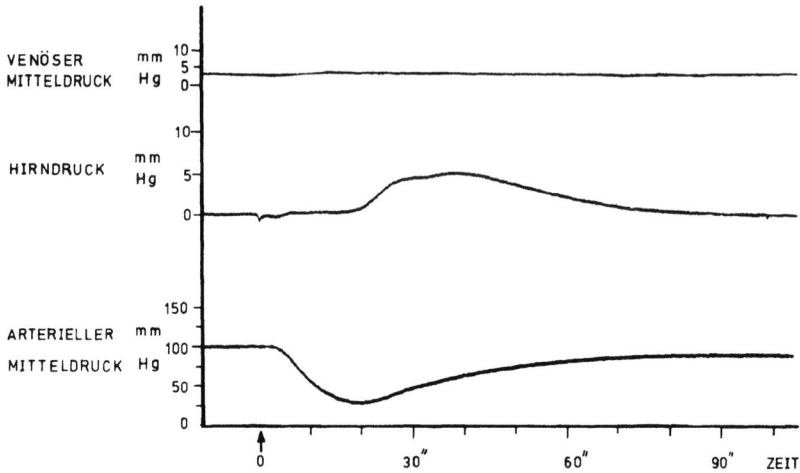

Abb. 2. Zentralnervöse, intrakranielle und arterielle Druckkurven beim Kaninchen nach Gabe von 20/mg/kg KG Ketanest i.v.

## Diskussion

Unter hoher Ketamindosierung (15–20 mg/kg KG) kommt es bei Kaninchen unter abklingender Nembutal-Basis-Narkose trotz starken Blutdruckabfalles (65–75%) zu einer dosisabhängigen, signifikanten Erhöhung des intrakraniellen Drucks. Diese Ergebnisse korrespondieren mit den Beobachtungen von Gardner et al. und List et al. und Hagimori, die bei gesunden Menschen unter 2 mg/kg KG Ketanest i.v. eine Liquordrucksteigerung nachgewiesen haben.

Als Ursache der akuten Schädelinnendruckerhöhung sind u. E. folgende Mechanismen verantwortlich:

1. Bei der schnell anflutenden hohen Ketamindosis kommt es zu einer negativ inotropen Wirkung auf den Herzmuskel.

Dadurch entsteht ein Rückstau in den großen Venen.

2. In der Erholungsphase des arteriellen Drucks führt die vermehrte Hirndurchblutung zu einer akuten Volumenzunahme im Schädelinneren. Bei Hund und Mensch haben Dawson et al. und Takeshita et al. eine Zunahme der Hirndurchblutung nach Ketamingabe nachgewiesen. Die Flüchtigkeit der Hirndrucksteigerung (4 min) scheint einen anderen Mechanismus (Metabolie, Hirnödem) auszuschließen.

## Zusammenfassung

In 2 Versuchsreihen von je 13 Kaninchen wurden die Wechselbeziehungen zwischen arteriellem und venösem Mitteldruck sowie dem intrakraniellen Druck untersucht. Dabei zeigte sich in Abhängigkeit von der

Dosis (15–20 mg/kg KG) ein signifikanter Anstieg des intrakraniellen Drucks. Dieser Hirndruckanstieg wird als Folge einer intrakraniellen Blutvolumenzunahme interpretiert.

## Summary

Experiments were done in 26 tracheotomized rabbits under spontaneous respiration to investigate intracranial pressure during Ketamine-Anesthesia by inserting a ballon catheter subdurally. A significant increase of intracranial pressure was found, dose-related to 15–20 mg/kg body-weight ketamine i.v. Since this comparatively high dosage of ketamine depressed mean arterial pressure, arterial hypertension could be excluded as the cause of increased intracranial bloodvolume.

## Literatur

DAWSON, B., MICHENFELDER, D., THEYE, A.: Effects of Ketamine on canine cerebral blood flow and metabolism; modification by Prior Administration of Thiopental. Anesth. Analg. Curr. Res. **50**, 443 (1971).

DOWDY, E. G., KAYA, K.: Studies of the mechanism of cardiovascular responses to CI-581; Anesthesiology **32**, 931 (1968).

GARDNER, E., OLSON, E., LICHTIGER, M.: Cerebrospinalfluid pressure during dissociative anesthesia with Ketamine; Anesthesiology **35**, 226 (1971).

HAGIMORI, M.: Spinaler Liquordruck während der Narkose.
1. Bericht: Anästhesie mit Ketanest. Jap. J. Anaest. **18**, 1475 (1969).
2. Bericht: Effekt intravenöser Anästhesie. Jap. J. Anaest. **20**, 20 (1971).

KREUSCHER, H.: Ketamine. Anaesthesiologie und Wiederbelebung, 40. Berlin-Heidelberg-New-York: Springer 1969.

LIST, W. F., CRUMRINE, R., CASCORBI, H., WEISS, M.: Increased cerebrospinal fluid pressure after Ketamine (nicht veröffentl. Mitteilung).

TAKESHITA, H., OKUDA, Y., SARI, A.: The effects of Ketamine on cerebral circulation and metabolism in man; Anesthesiology **36**, 69 (1972).

VIRTUE, R. W., ALANIS, J. M., MARI, M., LAFARGUE, R. T., VOGEL, J. H. K., METCALF, D. R.: An anesthetic agent: 2-Orthochlorophenyl, 2-Methylamino Cyclohexanone HCL (CI-581). Anesthesiology **31**, 823 (1967).

# Druckanstieg im Liquor cerebrospinalis unter Ketamin

Von W. F. List und H. F. Cascorbi

Wegen der Einfachheit der Einleitung und Aufrechterhaltung der Narkose wurde Ketamin wiederholt für neuroradiologische und neurochirurgische Untersuchungen bei Kindern empfohlen [1, 2]. Eine kürzlich erschienene Studie an gesunden, erwachsenen Freiwilligen zeigte erhöhte Liquordruckwerte bis zu Spitzendrucken über 600 mmH$_2$O nach der i.v. Injektion von 2 mg/kg Ketamin [3]. Von KETY u. Mitarb. [4] wurden Liquordruckerhöhungen über 400 mmH$_2$O als gefährlich bezeichnet, da sie zu einer signifikanten und progressiven Verminderung der cerebralen Durchblutung beim Menschen führen.

Die Messung des Liquordruckes wurde durch einen Zwischenfall bei einem 4 Monate alten Hydrocephalussäugling ausgelöst, dem in Vorbereitung für eine Shuntoperation 2 mg/kg Ketamin gegeben wurde. Wegen einer kurz vorher erfolgten Liquordrainage am Ende einer Ventriculographie waren die Fontanellen anfangs flach. Kurz nach Ende der Waschung und Abdeckung des Schädels in Vorbereitung zur Operation kam es zu einem Atemstillstand. Die Fontanellen waren nun prall und stark vorgewölbt. Eine Ventrikelpunktur wurde sofort vorgenommen und nach Drainage von 30–40 cm³ Liquor cerebrospinalis kam es zu Wiederaufnahme der spontanen Atmung. Wir haben daher die Wirkung der Ketaminanaesthesie auf den Liquordruck bei Hydrocephaluspatienten, die zur Einpflanzung oder Revision eines ventriculo-peritonialen oder ventriculo-venösen Shunt vorgesehen waren, untersucht.

## Methode

Die Patienten waren mit 0,1 mg/10 kg Atropin prämediziert und wurden in Rückenlage auf dem Operationstisch gelagert. Es wurden Herzfrequenz, EKG und endexspiratorischer CO$_2$ kontinuierlich überwacht. Der Druck des Liquor cerebrospinalis wurde im lateralen Ventrikel mit einem Statham Standard Niederdruck Transducer P23 de über eine 22iger Nadel überwacht, die entweder in den Shunt, in das Bohrloch oder durch die Fontanelle eingeführt worden war. Die intraventrikuläre Plazierung der Nadel wurde uns durch den freien Liquorzufluß, die respiratorischen und die Blutdruckexkursionen in der Liquordruckaufzeichnung angezeigt. Alle Patienten atmeten spontan Raumluft. Die Körpertemperatur wurde innerhalb normaler Grenzen gehalten.

Nach Erhalt der Ausgangswerte wurde 2,5 mg/kg Ketamin i.v. innerhalb von 20 sec injiziert.

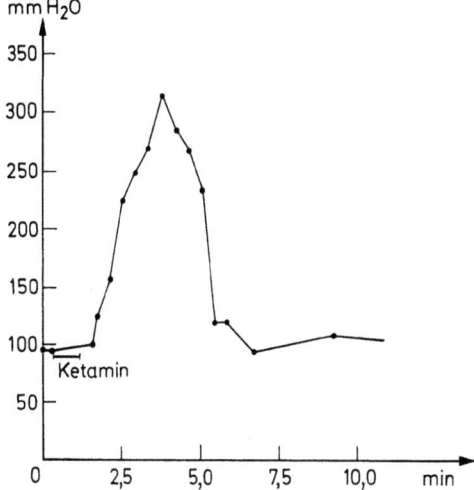

Abb. 1. Liquor-Mitteldruck, Fall: M. G.

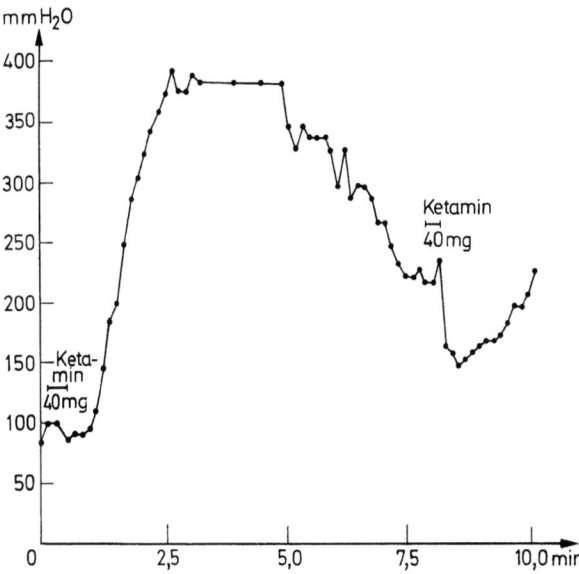

Abb. 2. Liquor-Mitteldruck, Fall: S. T.

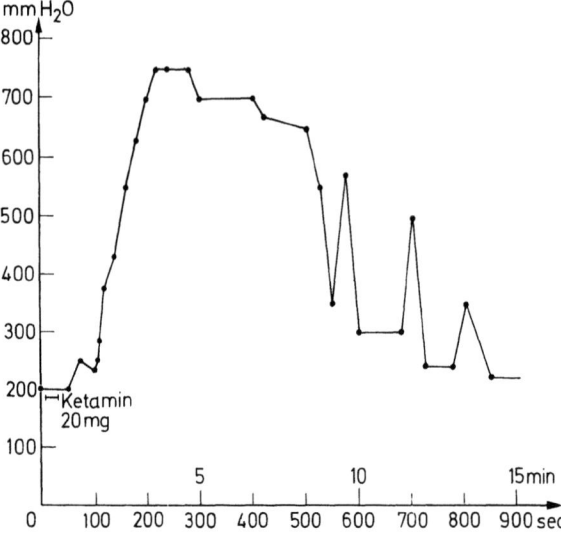

Abb. 3. Liquor-Mitteldruck, Fall: K. S.

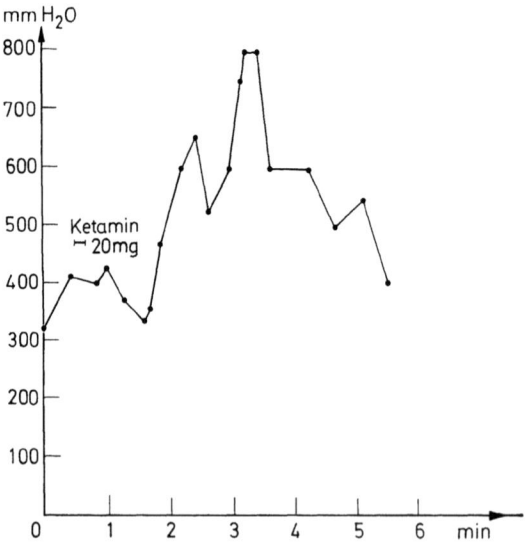

Abb. 4. Liquor-Mitteldruck, Fall: E. C.

## Ergebnisse

Die Ergebnisse werden in der Tabelle sowie den Abbildungen 1–4 dargestellt.

Nur bei einem Patienten (S.D.) wurde *keine* Erhöhung des Liquordrukkes gesehen. Dieser 5 Monate alte Säugling zeigte auch nicht die Zeichen einer adäquaten dissoziativen Anaesthesie und war nur für 1–2 min nach der Ketamininjektion ruhig. Bei einem Patienten stieg der Liquordruck über 800 mmH$_2$O, es mußte Liquor entfernt werden, um das Hirn zu dekomprimieren (Abb. 4).

Tabelle

| Patient | Liquordruck Mittelwerte | | Liquor Druckerhöhung | | | |
|---|---|---|---|---|---|---|
| Alter | vor Ketamin mmH$_2$O | nach Ketamin mmH$_2$O | Zeitinterval Inj. Max. in min | Dauer in min | syst. RR Veränd. mmHg | Frequenz Veränd. pro mm |
| S.D. 5 M | 300 | 300 | – | – | 0 | –10 |
| E.C. 5½ M | 410 | 840 | 2 | 3 | keine RR Kontrolle | +40 |
| K.S. 10 M | 200 | 750 | 3 | 14 | 0 | –28 |
| S.T. 3 J | 80 | 400 | 3 | 12 | –10 | + 4 |
| M.G. 5 J | 95 | 315 | 4 | 6 | 0 | +10 |
| S.D. 16 J | 90 | 200 | 2 | 4 | +35 | + 4 |
| B.F. 64 J | 75 | 175 | 4 | 6 | +35 | +12 |

Bei allen Patienten kam es zu einer Verminderung der Atemfrequenz, das Atemvolumen erhöhte sich jedoch leicht. Der arterielle P$_{CO_2}$ und der endexspiratorische CO$_2$ zeigte gleiche Werte und blieb bei allen Patienten unter 40 mmHg. 2 Patienten zeigten einen Anstieg des systolischen Blutdruckes von 95 auf 130 und von 155 auf 195 mmHg 2–3 min nach der Injektion. Bei der Herzfrequenz wurden keine gleichbleibenden Veränderungen gesehen.

## Schlußfolgerung

Aufgrund dieser Befunde verwenden wir Ketamin bei Patienten mit möglicherweise erhöhtem Liquordruck nur wenn der Liquordruck kontinuierlich überwacht werden kann und wenn eine schnelle Druckentlastung durch Entfernung von Liquor cerebrospinalis aus dem vergrößerten Ventrikel möglich ist.

## Summary

In 7 hydrocephalic patients between the ages of 5 months and 64 years cerebrospinal fluid pressure (CSFP) was measured continuously before and after i.v. ketamine administration. 2.5 mg/kg ketamine increased CSFP more than 100% in all but one patients. The one exception did also not show signs of adequate dissociative anesthesia. $P_{CO_2}$ and BP changes were not contributing factors in the CSFP increases of our patients.

**Literatur**

1. CORSSEN, G., GROVES, E. H., GOMEZ, S., ALLEN, R. J.: Ketamine: Its place in anesthesia for neurosurgical diagnostic Procedures. Anesth. Analg. Curr. Res. **48**, 181–188 (1969).
2. KREUSCHER, H. (Ed.): Ketamine. Berlin-Heidelberg-New York: Springer 1969.
3. GARDNER, A. E., OLSON, B. E., LICHTIGER, M.: Cerebrospinal fluid pressure during dissociative anesthesia with Ketamine. Anesthesiology **35**, 226–228 (1971).
4. KETY, S. S., SHENKIN, H. A., SCHMIDT, C. F.: The effects of increased intracranial pressure on cerebral circulatory functions in man. J. clin. Invest. **27**, 493 (1948).

# Intrakranielle Druckverhältnisse unter Ketamin

Von H.-D. Taube, W. Gobiet, J. Liesegang und W. J. Bock

Das Anaestheticum Ketamin hat nach seiner Einführung weltweite Anerkennung gefunden. Wegen seiner Vorzüge wird es häufig in der neuroradiologischen Diagnostik verwandt, [2, 3, 4, 22, 27], z. B. bei Ventriculographien und Pneumencephalographien. Im Hinblick auf das Krankengut erscheint es uns unerläßlich, die Auswirkung von Ketamin auf die intrakraniellen Druckverhältnisse zu kennen. Nach den bisher nur vereinzelt vorliegenden Mitteilungen von EVANS, GARDNER, HAGIMORI und LIST, kommt es nach Ketamin zu Liquordrucksteigerungen.

## Methode

Wir führten unsere Messungen bei 17 neurochirurgischen Patienten durch, bei denen im Rahmen der postoperativen Überwachung der Ventrikeldruck gemessen wurde. Alle Patienten waren ansprechbar und standen nicht unter dem Einfluß anderer Anaesthetica. Das Alter der Patienten lag zwischen 9 und 68 Jahren, im Mittel bei 41 Jahren. Das Durchschnittsgewicht betrug 69,11 kg.

Die Messung erfolgte mit einem Stathamelement, das an einem im Vorderhorn der nicht operierten Seite liegenden Katheter angeschlossen war.

Außer dem Liquordruck wurden gemessen: Arterieller Druck, Pulsfrequenz, zentraler Venendruck und Blutgase. Die Applikation von 2 mg/kg Ketamin i.v. erfolgte innerhalb von 30 sec, ohne Vorgabe von Atropin.

## Ergebnisse

Bei allen Patienten traten nach Ketamin-Injektion deutliche Liquordruckanstiege auf. Der mittlere Liquordruck erhöhte sich von $19,95 \pm 2,8$ mmHg auf $48,30 \pm 4,3$ mmHg, entsprechend einer mittleren Druckdifferenz von $28,35 \pm 4,9$ mmHg. Bei Prüfung im paarigen Student's-t-Test wurde eine hochgradige Signifikanz dieser Ergebnisse von $p < 0,001$ ermittelt.

Die Variabilität der Liquordruckanstiege wird durch Abbildung 1 veranschaulicht. In 3 Fällen kam es zu den erheblichen Drucksteigerungen von über 60 mmHg.

Die im Druckzeitdiagramm (Abb. 2) dargestellten Mittelwerte zeigen einen steilen Liquordrucksanstieg nach Injektion von Ketamin, der innerhalb von 4 min zu einem Druckgipfel führt. Nach 15 min ist noch immer eine Druckerhöhung von 50% des Maximums vorhanden und nach 20 min ist der Ausgangswert noch nicht erreicht.

Abbildung 3 stellt die Druckregistrierung bei einer 27jährigen Patientin, nach Eingriff in der hinteren Schädelgrube dar. Der Ausgangsdruck liegt

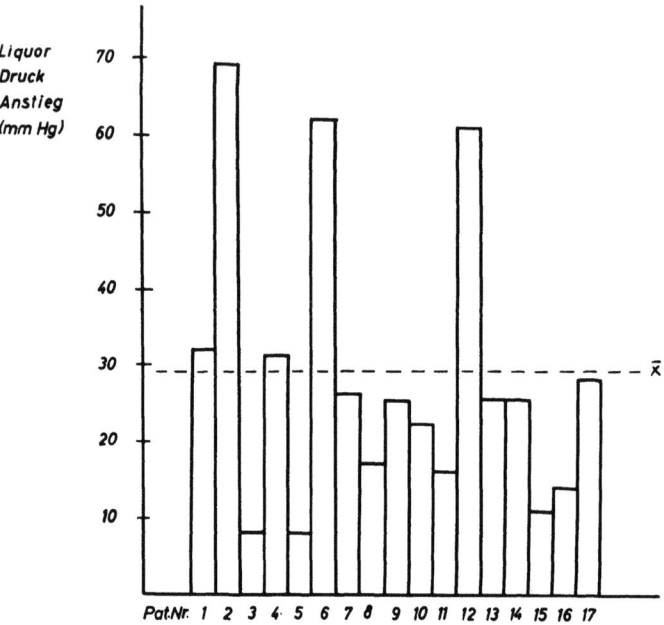

Abb. 1. Maximale Liquordrucksteigerung bei 17 Patienten nach i.v.-Injektion von 2 mg/kg Ketamin. — — — $\bar{x}$ = Mittelwert

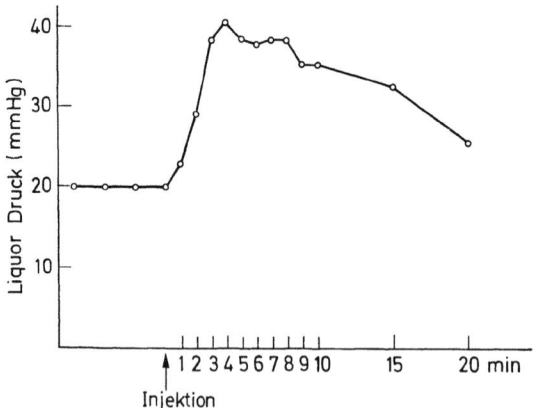

Abb. 2. Mittlere Druckänderung nach i.v.-Injektion von 2 mg/kg Ketamin (n = 17)

bei 9 mmHg. Innerhalb von 2 min nach Injektion steigt der Liquordruck auf Werte von mehr als 60 mmHg. Wegen der auftretenden Atemstörung mußte zur Entlastung Liquor abgelassen werden. Danach schnelle Normalisierung der Atmung, bei erneutem, jetzt aber langsamem Anstieg des Liquordruckes.

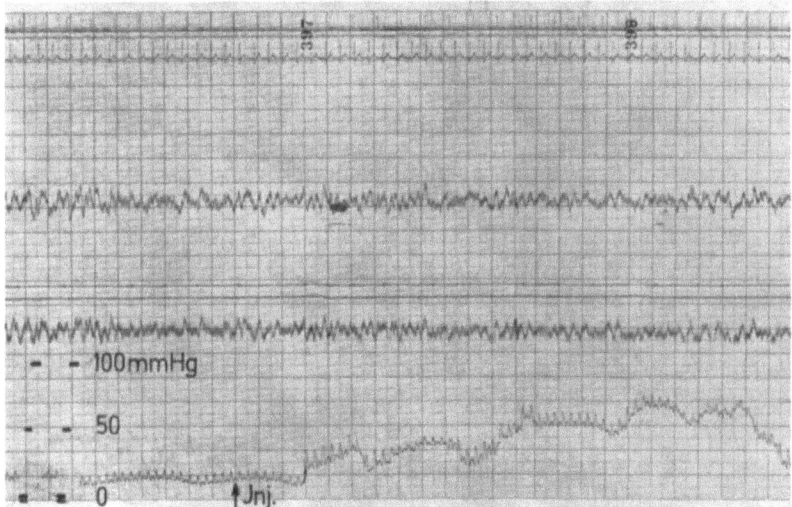

Abb. 3. Originalregistrierung des Liquordrucks bei 27jähriger Patientin

Tabelle. Mittelwerte mit Standardabweichung und p-Werten nach paarigem Student's-t-Test für systolischen und diastolischen Blutdruck, sowie Liquordruck (n = 17)

|  | $\bar{x}_{n=17}$ (mmHg) vor Ketamin Injektion | Maximale Druckänderung nach Ketamin Injektion | p |
|---|---|---|---|
| RR systolisch | 134,70 ± 9,1 | 151,17 ± 8,2 | >0,1 |
| RR diastolisch | 87,94 ± 5,6 | 94,11 ± 3,3 | >0,1 |
| Liquor Druck | 19,95 ± 2,8 | 48,30 ± 4,3 | <0,001 |

Bei den außer dem Liquordruck gemessenen Größen: Arterieller Druck, Pulsfrequenz, zentraler Venendruck und Blutgasen fanden sich bei der statistischen Auswertung keine signifikanten Unterschiede gegenüber den Ausgangswerten (Tabelle).

## Schlußfolgerung

Die aufgezeigten intrakraniellen Drucksteigerungen nach Ketamin-Injektion, die in Einzelfällen ein erhebliches Ausmaß erreichen, legen die Frage nahe, ob eine Einschränkung in der Anwendung von Ketamin erfolgen sollte. Bei Patienten mit raumfordernden Prozessen ist in vielen Fällen eine Kompensationsmöglichkeit gegenüber akuten Druckanstiegen nicht gegeben. Deshalb sollte Ketamin bei allen denen Patienten nicht angewandt werden, bei denen der Verdacht auf erhöhten intrakraniellen Druck besteht.

## Summary

Ketamine was given intravenously in the postoperative state to 17 patients of a neurosurgical intensive care unit. Cerebrospinal fluid pressure was measured with a Statham transducer via an intraventricular catheter. In all cases cerebrospinal fluid pressure rised markedly. In contrast arterial pressure, central venous pressure and blood gases did not show significant alterations. The hazard of using ketamine in patients with cerebral disorders is outlined.

## Literatur

1. BRADLEY, K. C.: Cerebrospinal fluid pressure. J. Neurol. Neurosurg. Psychiat. **33**, 387 (1970).
2. BRUNCKHORST, B., HORATZ, K., KÖNIG, G.: Die Anwendung von Ketamine vorwiegend in der Kinder- und Neurochirurgie. In: KREUSCHER, H.: Ketamine. Berlin-Heidelberg-New York: Springer 1969.
3. CORSSEN, G., GROVES, E. H., GOMEZ, S., ALLEN, R. J.: Ketamine: Its Place in Anesthesia for Neurosurgical Diagnostic Procedures. Anesth. Analg. **48**, 181 (1969).
4. DILLON, J. B.: Ketamine. Proc. roy. Soc. Med. **64**, 33 (1971).
5. DOMINO, E. F., CHODOFF, R., CORSSEN, G.: Pharmacological Effects of CI-581, a new dissociative anesthetic in man. Clin. Pharmacol. Ther. **6**, 280 (1965).
6. DAVSON, H.: Physiology of Cerebrospinal Fluid. Boston: Little, Brown 1967.
7. MCDOWALL, D. G., BARKER, J., JENNETT, W. B.: Cerebrospinal fluid pressure measurements during anaesthesia. Anaesthesia **21**, 189 (1966).
8. EVANS, J., ROSEN, M., WEEKS, R. O., WISE, C.: Ketamine in Neurosurgical Procedures. The Lancet **I**, 40, (1971).
9. FITCH, W., BARKER, J., MCDOWALL, D. G., JENNETT, W. B.: The Effect of Methoxyflurane on Cerebrospinal Fluid Pressure in Patients with and without Intracranial Space-occupying Lesions. Brit. J. Anaesth. **41**, 564 (1969).
10. GARDNER, A. E., OLSON, N. E., LICHTINGER, M.: Cerebrospinal-fluid Pressure during Dissociative Anesthesia with Ketamine. Anesthesiology **35**, 226 (1971).
11. GEMPERLE, G. N., GEMPERLE, M., SZAPPANYOS, G.: Unsere klinischen Erfahrungen mit Ketamine in der Kinderchirurgie. In: KREUSCHER, H.: Ketamine. Berlin-Heidelberg-New York: Springer 1969.
12. HAGIMORI, M.: Cerebrospinal fluid pressure during Anesthesia with CI-581 (Ketamine). Jap. J. Anaesth. **18**, 1475 (1969).

13. HAGIMORI, M.: Cerebrospinal fluid pressure during anaesthesia. 2. Effects of intravenous anaesthetics. Jap. J. Anaesth. **20**, 20 (1971).
14. HEKMATPANAH, J.: The sequence of Alterations in the Vital Signs During Acute Experimental Increased Intracranial Pressure. J. Neurosurg. **32**, 16 (1970).
15. JENNETT, W. B., McDOWALL, D. G., BARKER, J.: The effect of Halothane on Intracranial Pressure in Cerebral Tumors. J. Neurosurg. **26**, 370 (1967).
16. — BARKER, J., FITCH, W., McDOWALL, D. G.: Effects of Anaesthesia on intracranial pressure in patients with space-occupying lesions. Lancet **I**, 61, (1969).
17. KJÄLLQUIST, A., LUNDBERG, N., PONTEN, U.: Respiratory and Cardiovascular changes during rapid spontaneous variations of ventricular fluid pressure in patients with intracranial hypertension.
18. LIST, W. F., CRUMRINE, R., CASCORBI, H., WEISS, M.: Increased cerebrospinal fluid pressore after ketamine (unpublished).
19. LUNDBERG, N.: Continuos recording and control of ventricular fluid pressure in neurosurgical practice. Acta psychiat. (Suppl. 149), **36**, 1–193 (1960).
20. — TROUPP, H., LORIN, H.: Continuous Recording of the Ventricular Fluid Pressure in Patients with severe Acute Traumatic Brain Injury. J. Neurosurg. **28**, 581 (1965).
21. — CRONQUIST, S., KJÄLLQUIST, A.: Clinical investigation on interrelations between intracranial pressure and intracranial haemodynamics. Progr. Brain Res. **30**, 70 (1968).
22. NOMI, K., WANG, T. F., OCHI, Y., TSUBOKAWA, T.: Ketalar in Neurosurgery. Jap. J. Anaesth. **19**, 1292 (1970).
23. PODLESCH, I.: Blutgasanalysen während Ketamine-Narkose unter Berücksichtigung von Prämedikation und Nachinjektionen. In: KREUSCHER, H.: Ketamine. Berlin-Heidelberg-New York: Springer 1969.
24. RISBERG, J., ANCRI, D., INGVAR, D. H.: Correlations between cerebral blood volume and cerebral blood flow in the cat. Exp. Brain Res. **8**, 321 (1969).
25. SCHMIDT, R. M. et al.: Der Liquor cerebrospinalis. Volk und Gesundheit, Berlin 1968.
26. TAKESHITA, H., OKUDA, Y., SARI, A.: The Effects of Ketamine on Cerebral Circulation and Metabolism in Man. Anesthesiology **36**, 69 (1972).
27. WILSON, G. H., FOTIAS, N. A., DILLON, J. B.: Ketamine: A New Anesthetic for Use in Pediatric Neuroroentgenologic Procedures. Amer. J. Roentgenol. **106**, 434 (1969).

# Untersuchungen über das Verhalten des Hirnliquordruckes bei Ketaminnarkosen im Säuglingsalter

Von **Ch. Tschakaloff**

Am 25. 9. 1971 haben wir bei der Jahrestagung der Österreichischen Gesellschaft für Anaesthesiologie und Reanimation über die von uns durchgeführten Untersuchungen des Verhaltens des Hirnliquordruckes bei Ketaminnarkosen im Säuglingsalter berichtet. Zu diesem Zwecke wurden 10 Säuglinge und Kleinkinder im Alter von 4–16 Monaten herangezogen, die zwecks diagnostischer Untersuchungen an der Neurochirurgischen Univ. Klinik verweilten. Bei den Probanden wurde unter Anwendung von

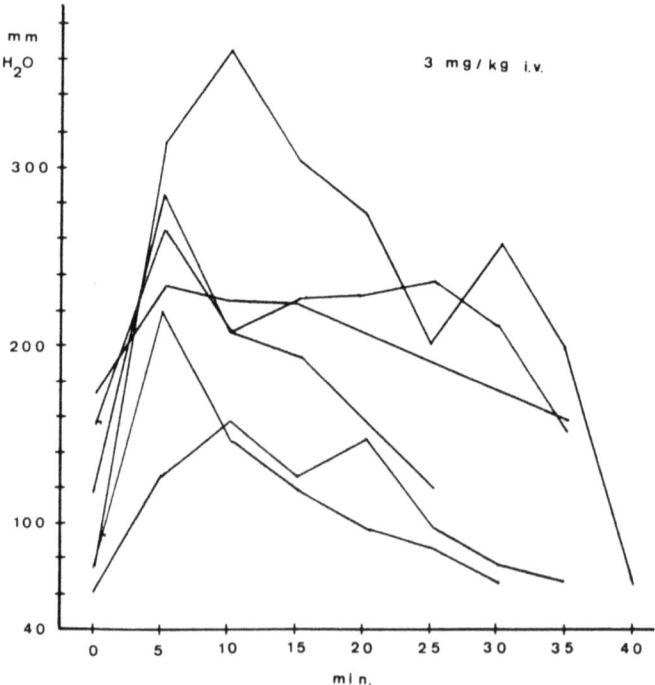

Abb. 1. Verhalten des Hirnliquordruckes bei i.v.-Applikation von Ketamin

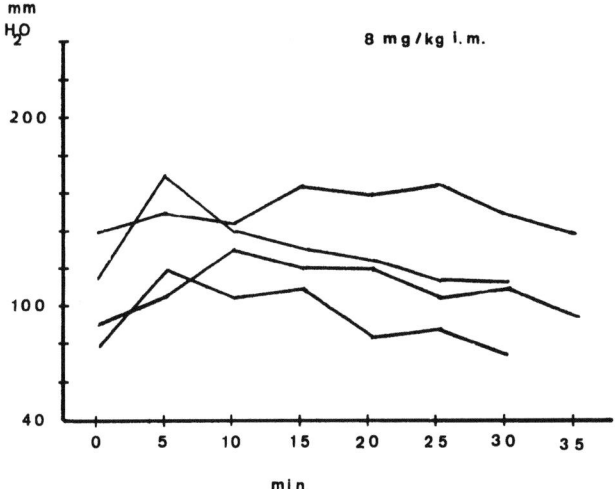

Abb. 2. Verhalten des Hirnliquordruckes bei i.m.-Applikation von Ketamin

Lokalanaesthesie durch die offene große Fontanelle der Seitenventrikel punktiert. Erst nach etwa 5 min wurde die erste Liquordruckmessung vorgenommen, da Würgen, Pressen und Weinen zu Abflußstauungen führten. Nach Konstantbleiben der Meßwerte wurde Ketamin in Dosen von 3 mg/kg KG i.v. oder 8 mg/kg KG i.m. appliziert. Danach wurde laufend in Abständen von 5 min der Liquordruck gemessen. Gleichzeitig wur-

Tabelle. Verhalten des Hirnliquordruckes vor und nach Ketaminapplikation (nähere Einzelheiten s. Text)

| N | x | y | x–y | |
|---|---|---|---|---|
| 1 | 115 | 170 | 55 | 8 mg/kg Ketamin i.m. |
| 2 | 80 | 120 | 40 | |
| 3 | 140 | 165 | 25 | |
| 4 | 90 | 130 | 40 | |
| 5 | 70 | 370 | 300 | 3 mg/kg Ketamin i.v. |
| 6 | 60 | 140 | 80 | |
| 7 | 70 | 220 | 150 | |
| 8 | 170 | 265 | 95 | |
| 9 | 150 | 270 | 120 | |
| 10 | 120 | 290 | 170 | |

Korrelationskoeffizient $r = 0{,}134$
$t_1 = 4{,}078$
$t_2 = 3{,}19$

den Puls und Blutdruck registriert. Die Untersuchung fand bei gesicherten respiratorischen und metabolischen Verhältnissen statt.

In den Abbildungen 1 und 2 sind die Liquordruckkurven der Probanden, bei denen (1) die Applikation i.v. und (2) i.m. erfolgte, aufgetragen.

Die Tabelle ist der Ausgangsliquordruck bei allen untersuchten Kindern, sowie der maximale Druckanstieg nach der Ketaminapplikation aufgezeichnet. Die dritte Kolonne der Tabelle stellt den maximalen Druckunterschied zum Ausgangswert dar. Aus unseren Untersuchungen geht hervor, daß narkotische Dosen von Ketamin zu einer signifikanten Erhöhung des Ventrikelliquordrucks führen ($t_1 = 4{,}08$) $\sqrt[x_1]{p\,0{,}01}$. Diese Tatsache gewinnt um so mehr an Bedeutung, da die durchgeführte Kovarianzanalyse keinen Zusammenhang zwischen dem Ausgangsdruck und unter den von Ketamin erfolgten Druckveränderungen ergab ($r = 0{,}134$). Die Liquordruckveränderungen bei i.m. Gabe von Ketamin waren geringer als die bei i.v. Applikation. Auch dieses Resultat ist statistisch gesichert ($t_2 = 3{,}19$) $\sqrt[x_2]{p\,0{,}05}$.

Aufgrund der Ergebnisse ist u. E. die Ketaminanwendung in der Neurochirurgie kontraindiziert. Da die Liquordruckveränderungen bei i.m. Gabe von Ketamin wesentlich geringer sind, würden wir in allen anderen Fällen diese Art der Einleitung befürworten.

# Enzephalose und Analgesie im klinischen Experiment mit EEG-Kontrolle

Von J. Kugler und A. Doenicke

## I. Problem

Die Kontrolle der Hirnfunktion mit dem EEG zeigt bei Ketamin-Narkosen Besonderheiten, die sie von anderen Narkosen unterscheiden lassen. Diese formalen Besonderheiten und ihr zeitlicher Ablauf im Zusammenhang mit der Analgesie lassen auf besondere Wirkungsmechanismen des Ketamin schließen.

## II. Material und Methode

Wir haben in den vergangenen Jahren experimentelle Untersuchungen an 12 gesunden Versuchspersonen mit Dosen von 0,2 mg/kg KG durchgeführt (KUGLER et al., 1969). In letzter Zeit wurden sie durch eine weitere Serie von Untersuchungen an 30 gesunden Versuchspersonen ergänzt. Überdies wurden an einigen Kranken mit Trigeminus-Neuralgien die analgetischen Effekte von Ketamin in Dosen von 0,015 mg/kg KG untersucht (s. EMPT u. KUGLER).

## III. Beobachtungen

1. Die charakteristische Tätigkeit im EEG nach dem Anfluten von Ketamin besteht aus einer regelmäßigen Theta-Tätigkeit von 4–6/sec mit Amplituden von ca. 50 Mikrovolt, die bilateral über der ganzen Konvexität erscheint. Verglichen mit der hohen, unregelmäßigen, langsamen Tätigkeit nach Barbituraten, die von raschen Wellen überlagert wird, ist diese Tätigkeit verhältnismäßig niedrig, monomorph und kontinuierlich (Abb. 1). Sie wird im Verlauf von 20–40 min allmählich niedriger und rascher und zeigt bei psychosensoriellen Reizen keine Reaktionen.

2. Bei manchen Personen kommt es nach der Induktion dieser monomorphen Theta-Tätigkeit zu bilateralen, langsamen Wellen mit steilen Formen, die sich in verhältnismäßig regelmäßigen Abständen von etwa 4–10 sec wiederholen (Abb. 1). Diese Tätigkeit ist nur von Cyclohexylaminderivaten bekannt. Wir halten es für falsch, sie mit sog. „Krampfströmen" zu vergleichen.

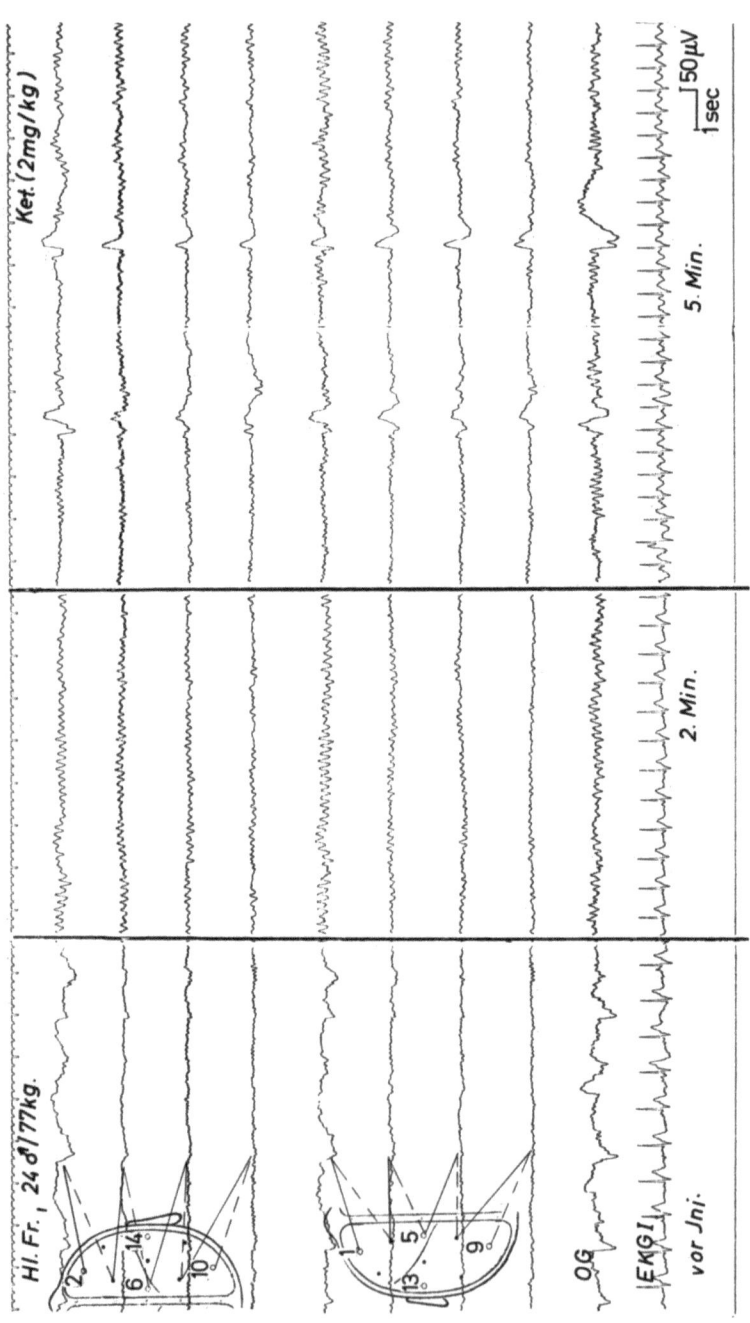

Abb. 1. Ketamin-Narkose (2 mg/kg i.v.) bei einer gesunden Versuchsperson (24a). Im linken Bildteil normales Ausgangsverhalten mit niedriger Grundtätigkeit und kurzen Alphawellen-Spindeln okzipital. Im mittleren Bildteil monomorphe 6/sec-Aktivität 2 min nach Injektionsbeginn. Im rechten Bildteil einzelne bilaterale langsame Wellen, die sich in Abständen von 4–8 sec von der 2.–5. min wiederholen. Im EKG raschere Pulsfrequenz als davor

Enzephalose und Analgesie im klinischen Experiment 233

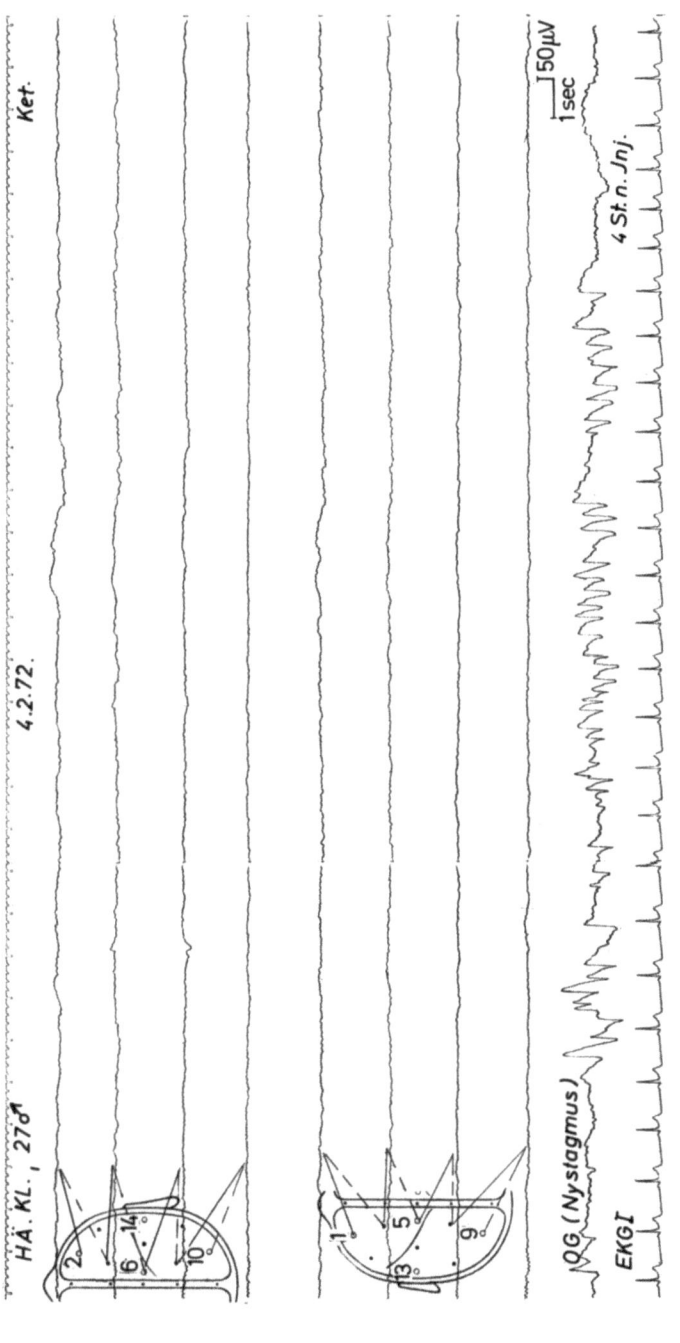

Abb. 2. Langanhaltende, niedrige Grundtätigkeit und zeitweiliger Nystagmus mehrere Stunden nach Ketamin (2 mg/kg) bei einer gesunden Versuchsperson (27a)

3. Der eigentlichen Narkose folgt ein bisweilen fast stundenlang anhaltendes Stadium mit niedriger Grundtätigkeit, in dem die spindelige Alpha-Tätigkeit erst sehr spät wiedereinsetzt, Nystagmus bestehen kann (Abb. 2), traumhafte Erlebnisse ablaufen und die Reaktionen auf psychosensorielle Reize vermindert bleiben.

## IV. Diskussion

1. Ein Stadium mit ähnlicher, monomorpher Theta-Tätigkeit ist von anderen Cyclohexylamin-Derivaten (SCHOLLER et al., 1960) und gewissen Neuroleptanalgesien bekannt, fehlt jedoch bei allen anderen injizierbaren oder inhalierbaren Narkotica. Solche Tätigkeit wurde beim Menschen bisher hauptsächlich an der Capsula interna, im Thalamus, im Ammonshorn, an der Amygdala und im Gyrus hippocampus beobachtet (BANCAUD, J. et al., 1965).

Der Vergleich führt zu der Hypothese, daß im Stadium der chirurgischen Anaesthesie mit erloschenem Bewußtsein die corticale Tätigkeit stark reduziert ist und sich infolge einer Enthemmung nunmehr die Eigenaktivität der genannten Regionen durchsetzt. Periphere Afferenzen modifizieren diese Tätigkeit nicht, scheinen daher entweder in der Peripherie oder im Hirnstamm am Ursprungsort der telencephalen Projektionssysteme blockiert zu werden.

2. Abnorme Rhythmisierungsvorgänge mit dem Auftreten bilateraler langsamer Wellen oder komplexer Wellenfolgen in regelmäßigen, relativ langen Zeitabständen von 4–30 sec sind von bestimmten toxischen Stoffwechselstörungen, sog. Encephalosen, und auch von manchen Encephalopathien bekannt, bei denen diffuse Veränderungen vorzugsweise in corticalen, seltener auch in subcorticalen Bereichen (nämlich in den höher gelegenen Anteilen des diffusen Projektionssystems) mit einem besonderen Verteilungsmuster bestehen (GACHES, 1971). Auch hierbei wäre es möglich, daß unter dem Einfluß einer Reduktion der corticalen Aktivität oder bei einer corticalen Desafferenzierung die Autorhythmizität gewisser subcorticaler Strukturen die Oberhand gewinnt und sich durchsetzt. Diese rhythmische Eigenaktivität kann durch die zusätzliche Gabe von Valium und wahrscheinlich auch durch Dihydrobenzperidol vermindert werden.

3. Im ausklingenden Narkosestadium bei der langsamen Rückkehr zur normalen Hintergrundtätigkeit erfolgt der Aufbau einer spindeligen Alpha-Tätigkeit erst sehr spät, d. h. nach Stunden. Periphere Reize sind wenig wirksam. Der Nystagmus weist auf eine gestörte koordinative Funktion im Bereich der Augenmuskelkerne des Hirnstamms. In diesem Stadium kommt es zu traumhaften Erlebnissen, oft auch zu motorischen Aktivitätsformen, bei denen sich einfache Bewegungs-Schablonen oder Automatismen langsam zu komplexeren Bewegungen zusammensetzen. Die corticalen Lei-

stungen sind reduziert, offenbar werden aber das intrapsychische Geschehen und die Motorik durch die weniger beeinträchtigte Tätigkeit der rhinenzephalen Strukturen beeinflußt.

## Zusammenfassung

Die Kombination der elektroencephalographischen Veränderungen mit den gelegentlich bestehenden Zeichen einer Encephalose und die anhaltende Analgesie mit bestimmten traumhaften Erlebnissen lassen annehmen, daß die hauptsächliche Wirkung des Ketamin in Abhängigkeit von Anflutungsgeschwindigkeit und Dosis

1. in einer Reduktion der corticalen Aktivität mit verhältnismäßig geringer Beeinträchtigung der rhinencephalen Strukturen,
2. der Enthemmung von Aktivitäten bestimmter subcorticaler Bereiche von kontrollierenden corticalen Einflüssen im ausklingenden Stadium und
3. in einer Blockade der Übertragung peripherer Afferenzen am Ursprungsort der telenzephalen Projektionssysteme oder in der Peripherie besteht.

## Summary

Typical electroencephalographic changes and encephalic symptoms in combination with dream events and prolonged analgesia are the signs which lead us to the opinion, that the mode of action of Ketamine consists in

1. reduction of cortical activity with relatively small changes in rhinencephalic structures,
2. desinhibition of the activity of particular subcortical structures from the controlling action of the cortex during the recovery period,
3. blockade of transmission of peripheral afferences at the origin of the telencephalic projecting systems or in the periphery.

## Literatur

BANCAUD, J., TALAIRACH, J.: La Stéréo-Electroencéphalographie dans l'Épilepsie. Paris: Masson et Cie. 1965.
GACHES, J.: Activités périodiques en EEG. Rev. EEG-Neurophysiol. 1/1, 9–33 (1971).
KUGLER, J., DOENICKE, A., LAUB, M., KLEINERT, H.: Elektroenzephalographische Untersuchungen bei Ketamine und Methohexital. In: KREUSCHER, H. (Hrsg.): Ketamine, Anaesthesiologie und Wiederbelebung, 40, S. 101. Berlin-Heidelberg-New York: Springer 1969.
SCHOLLER, K. L., THIES, H., WIEMERS, K.: Die Allgemeinanaesthesien mit Cyclohexylaminderivaten; klinische und elektroencephalographische Untersuchungen. Anaesthesist, 9/5, 163–169 (1960).

# Ketamin-Auswirkungen
## auf das kindliche Audio-EEG

Von M. Giesen, H. Hoerkens und D. Patschke

Die Diagnostik des kindlichen Hörvermögens durch die Analyse von akustisch evozierten Hirnrindenpotentialen ist durch die grundlegenden Messungen von THEISSING (1966) zu einer klinischen Untersuchungsmethode ausgebaut worden. Der Einsatz eines Digital-Rechners ermöglicht es, die in der Spontanaktivität der Hirnrinde nicht erkennbare Antwort auf einen

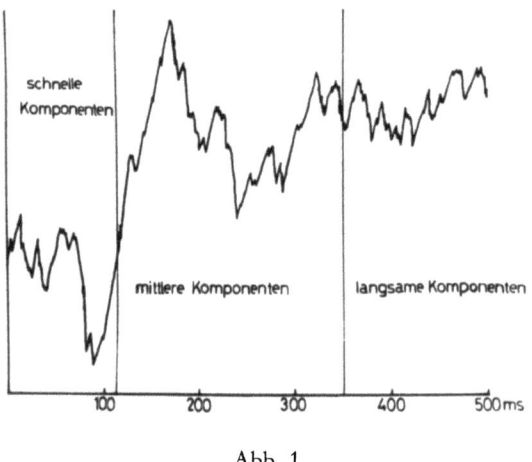

Abb. 1

akustischen Reiz durch Mittelwertbildung aus 100 oder mehr Reizergebnissen sichtbar zu machen. Das resultierende Ergebnis wird als Summenpotential bezeichnet. Die negativ-positive Potentialänderung im Latenzbereich von 100–230 msec nach dem akustischen Reiz stellt einen objektiven Nachweis der Erregung der Hörbahn von der Peripherie bis zum Cortex dar (Abb. 1).

## Methode

Die Anfertigung eines Audio-EEG bei Säuglingen, Kleinkindern und Kindern kann durch die motorische Unruhe so erschwert werden, daß eine Sedierung erforderlich wird. Als Sedativum wurde neben Verophen,

Ketamin-Auswirkungen auf das kindliche Audio-EEG 237

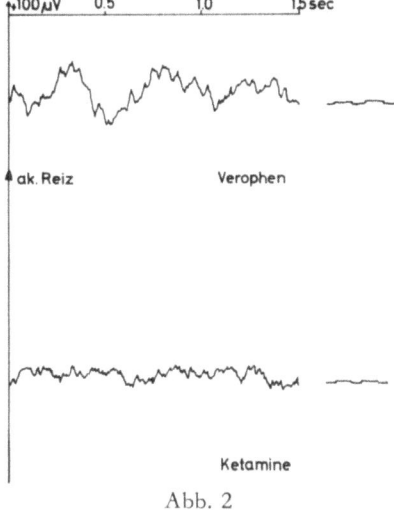

Abb. 2

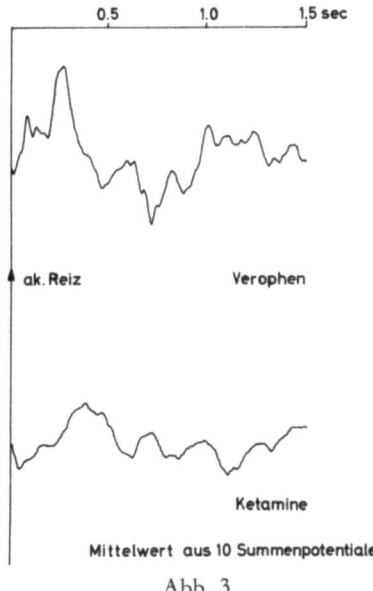

Abb. 3

Ketamin in subanaesthetischer Dosierung von 2 mg/kg verwendet und ein Vergleich der Ergebnisse der objektiven Hörprüfung durchgeführt.

Die akustische Reizung bestand in statistisch gestreuter Darbietung von verschliffenen Rechteck-Burst's (400 msec Dauer, 1 kHz, 200malige Reizdarbietung monaural, 60 dB über der Hörschwelle). Die Dauer der Untersuchung betrug 15 min und war 45 min nach Verophengabe und 30 min nach Ketamin-Injektion abgeschlossen. Die EEG-Analysen wurden mit einem Computer PDP 12 durchgeführt, der eine automatische Artefaktunterdrückung ermöglicht.

## Ergebnisse

Die Abbildung 2 zeigt im oberen Teil das Summenpotential eines mit Verophen gedämpften, 6 Monate alten Säuglings bei otologischem und neurologischem Normalbefund. Die relativ geringe Amplitude der Summenantwort beruht auf einer gerade ausreichenden Sedierung, die brüske motorische Aktivitäten verhindert. 1 Std später ist bei demselben Säugling und bei unveränderten Reizbedingungen das vollständige Fehlen dieses Potentials zu verzeichnen. Die Vp. war in diesem Fall mit Ketamin 15 min vor Ableitungsbeginn sediert worden. Die Diskrepanz der Befunde hat uns zu einer vergleichenden Untersuchung an 20 normalhörigen Kindern der Altersgruppe zwischen 0.5 und 5 Jahren veranlaßt.

In Abbildung 3 sind die Ergebnisse dieser Messungen dargestellt. Bei 10 normalen kindlichen Versuchspersonen wurde unter Sedierung mit Verophen bei standardisierten Bedingungen eine Audio-EEG-Untersuchung durchgeführt. Die Einzelantworten dieser Gruppe ergaben durch erneute Mittelung das Summenpotential der Verophen-Gruppe, das im oberen Teil der Abbildung 3 aufgetragen ist.

Weitere 10 Kinder mit otologisch-neurologischem Normalbefund wurden unter Sedierung mit Ketamin einer objektiven Hörprüfung unterzogen. Die akustisch evozierten Potentiale der Einzelpersonen wurden ebenfalls gemittelt und ergaben das Summenpotential der Ketamin-Gruppe, das im unteren Teil dargestellt ist.

Da beide Versuchsgruppen unter denselben Reiz- und Ableitbedingungen untersucht wurden, sind durch direkten Vergleich der Kurven die Unterschiede der evozierten Antworten ersichtlich.

Es besteht eine deutliche Amplitudenverminderung des Summenpotentials bei der Ketamin-Gruppe. Dieser Befund wird durch die Tatsache hervorgerufen, daß nur bei 4 von 10 Kindern ein akustisches Potential nachgewiesen werden konnte, obwohl Normalhörigkeit bestand. Bei den mit Ketamin behandelten Kindern fällt eine deutliche Latenzverschiebung der EEG-Antwort von 100 msec auf.

Eine weitere Veränderung der Summenkurve besteht in dem Auftreten von langsamer, rhythmischer Aktivierung im Bereich der späten Komponenten des akustischen Potentials, die bei Einzeluntersuchungen an neurologisch normalen Kindern in über 150 Messungen bisher nicht beobachtet werden konnten. Ähnliche langsame Synchronisationsprozesse der Hirnrinde auf akustische Reizung wurden dagegen häufiger bei Kindern mit cerebralen Entwicklungsstörungen nachgewiesen.

## Diskussion

Aus diesen Befunden ist ersichtlich, daß Ketamin nicht nur eine depressorische Wirkung auf das Thalamo-neocorticale System besitzt, sondern selbst bei subanaesthetischer Sedierung einen hemmenden Einfluß auf die phylogenetisch ältere Hörbahn ausübt. Die von Corssen (1970) veröffentlichten Befunde einer nur geringen Ketaminwirkung auf die Hörrinde konnten durch die Anwendung digitaler EEG-Analysen spezifiziert werden. Eine genauere Aussage über die Art und den Ort der pharmakologischen Beeinflussung wird erst durch tierexperimentelle neurophysiologische Untersuchungen möglich sein. Die Anwendung von Ketamin in der objektiven audiologischen Diagnostik beim Kind ist wegen der starken Verminderung des evozierten Potentials nicht zweckmäßig.

## Summary

The effects of ketamine on the acoustical evoked response was studied in 10 children with normal otological and neurological status. The results are compared with the AER of 10 children tranquilized by Verophen. The intramuscular application of ketamine (3 mg/kg) elicited inhibition of the cortical response. The possible influences of ketamine on the auditory pathway are discussed.

## Literatur

Theissing, J.: Arch. klin. exp. Ohr.-, Nas.-, u. Kehlk.-Heilk. **187**, 612 (1966).
Corssen, G. et al.: Anaesthesiologie und Wiederbelebung, **40**, 64 (1970).

# Das Verhalten des Augeninnendruckes unter Intubationsnarkose mit Halothan und Ketamin

## Von P. Rudolph

Die Ergebnisse der Tonometrie in Narkose müssen hinsichtlich ihrer Aussagekraft kritisch beurteilt werden, da viele Narkotica den intraoculären Druck ($=$ i.o.D.) verändern, d. h. in der Regel vermindern [1, 4, 9]. Diese Tatsache veranlaßte DANNHEIM 1969 [bei 11] zu der Feststellung, daß ein normaler Augeninnendruck in Narkose ein Glaucom nicht zwangsläufig ausschließt.

Im vorliegenden Beitrag wird daher versucht, den Einfluß von Halothan und Ketamin sowie Intubation und Operationsverlauf auf den i.o.D. zu erfassen und charakteristische Veränderungen zu diskutieren.

## Methode

Die Untersuchungen erfolgten an 56 gesunden Kindern im Alter zwischen $3^{1}/_{2}$ und $13^{1}/_{2}$ Jahren (Durchschnittsalter: 7 Jahre), die sich in der Universitätsaugenklinik Würzburg (Direktor: Prof. Dr. W. LEYDHECKER) einer Schieloperation unterziehen mußten. Die Druckmessung nahm stets die gleiche Person mit geeichten Schiötz-Tonometern vor. Da sich die Druckunterschiede zwischen linkem und rechtem Auge meist als geringfügig herausstellten, wurden korrespondierende Tensionswerte für die statistische Berechnung arithmetisch gemittelt. Hinsichtlich der angewandten Narkoseformen wurden 2 Gruppen zu je 28 Probanden gebildet. Beide erhielten zum $N_2O/O_2$-Gemisch im Verhältnis 4:2 bzw. 2:1 l/min zunächst 0,7 Vol.-% Halothan, bis die 1. Tonometrie durchgeführt werden konnte. Eine zuverlässige Bestimmung des Ausgangswertes im Wachzustand war vor allem bei jüngeren Kindern nicht durchführbar. In der 1. Gruppe wurde die Narkose mit 1,5 Vol.-% Halothan, in der zweiten mit 2 mg Ketamin/kg KG jeweils in Lachgas/Sauerstoff weitergeführt. Im Anschluß an die Intubation unter Succinalcholin erhielt das 1. Kollektiv 1–1,5 Vol.-% Halothan und in Gruppe 2 wurden 1 mg Ketamin/kg KG bei unverändertem $N_2O/O_2$-Gemisch verabreicht. Gegebenenfalls mußte Ketamin in Dosen von 0,25–0,5 mg/kg KG nachinjiziert werden.

Beide Gruppen wurden je nach Alter der Kinder über das Kuhn- oder ein halbgeschlossenes Kreissystem assistiert beatmet. Bei allen Probanden wurde in vergleichbaren Narkose- bzw. Operationsphasen insgesamt 8mal tonometriert, wobei nach der 6. Messung auch im 2. Kollektiv Halothan wieder an die Stelle von Ketamin trat.

## Ergebnisse

Die Ergebnisse wurden in der Abbildung graphisch dargestellt. Die Normalwerte des Augeninnendruckes aus der Literatur [7] finden sich als Säule neben der Abscisse.

Es ist zu erkennen, daß die Ausgangswerte für Halothan mit 15,4 und für Ketamin mit 13,4 mmHg innerhalb des Normbereiches liegen. Im weiteren Verlauf senkt Halothan signifikant den i.o.D., während Ketamin ihn statistisch gesichert erhöht (2. Tonometrie). Anschließend steigt er bei beiden Narkoseformen nach Relaxation mit Succinylcholin und Intubation (3. und 4. Messung) stark an. Die Werte der Ketamin-Gruppe liegen in diesem Be-

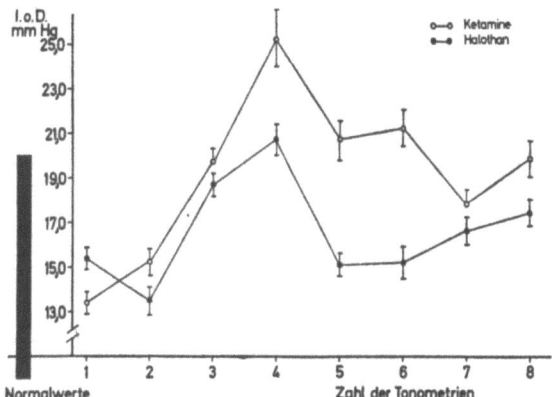

Abb. 1. Das Verhalten des intraoculären Druckes bei Intubationsnarkosen mit Halothan und Ketamin. (Mittelwerte und Standarderror [= mittlerer Fehler des Mittelwertes]), O = Ketamin; ● = Halothan; Säule neben der Abszisse = Normalwerte des Augeninnendruckes aus der Literatur (15 ± 5 mmHg).
1 = Ausgangswert (s. Text); 2 = 2 min nach 2 mg Ketamin/kg KG i.v. bzw. 5 min nach 1,5 Vol.-% Halothan; 3 = Nach Wirkungseintritt von 1 mg Succinylcholin/kg KG; 4 = Unmittelbar nach Intubation; 5 = Ca. 4–5 min nach Intubation (1,5 Vol.-% Halothan bzw. 1 mg Ketamin/kg KG); 6 = während der Operation (1,0 Vol.-% Halothan bzw. 0,25–0,5 mg Ketamin/kg KG; 7 = Vor Extubation; 8 = Im unmittelbaren Anschluß an die Extubation

reich signifikant höher, wobei sich nach der Intubation Spitzenwerte von 25,2 mmHg gegenüber 20,7 mmHg im Halothan-Kollektiv einstellen. Im weiteren Narkose- und Operationsverlauf sinken die Meßwerte unter Halothan zunächst wieder auf das Ausgangsniveau ab, welches bei Ketamin auch nach Zugabe von Halothan nicht mehr erreicht wird (7. Tonometrie). Nach der Extubation steigt der Augeninnendruck in beiden Gruppen mäßig an, ohne dabei den Normbereich zu verlassen.

## Diskussion

Bei der Interpretation dieser Befunde sei zunächst an die Untersuchungen von LANGREHR [8] erinnert, der den Druckanstieg bei Ketamin-Narkosen mit einer Parallelität zum steigenden Systemdruck erklärt. Demgegenüber machen andere Autoren auf die Tatsache aufmerksam, daß sich der i.o.D. bei systolischen Blutdruckwerten zwischen 90 und 140 mmHg kaum nennenswert ändert [1, 7]. Für Halothan allerdings konnten FARMATI u. Mitarb. [bei 11] nachweisen, daß der Netzhautarteriendruck infolge allgemeiner Kreislaufdepression rasch absinkt, woraus ein Abfall des i.o.D. resultieren kann. Auch Tonusänderungen der extraoculären Muskulatur beeinflussen den Augeninnendruck. So verglichen CORSSEN u. Mitarb. [3] die Wirkung des Ketamins u. a. mit einer bei Gabe von Succinylcholin resultierenden Zunahme des Tonus dieser Muskelgruppen. Umgekehrt vertritt DUNCALF [6a] die Ansicht, daß der Halothan-Effekt auf die Erschlaffung orbitaler Muskeln zurückgeführt werden könnte.

Schließlich wird von CORSSEN [3] auf den unterschiedlichen Wirkungsmechanismus beider Narkotica als Ursache für ein differentes Verhalten des i.o.D. hingewiesen.

Der rasante Druckanstieg während der Intubation läßt an eine noch nicht abgeschlossene Succinylcholinwirkung denken [4, 5, 13, 14, 15]. Auch eine oberflächliche Narkose zu diesem Zeitpunkt käme ursächlich in Frage. Andererseits wäre es aber auch denkbar, daß hierfür eine kurzfristige Hyperkapnie verantwortlich ist, deren drucksteigernde Wirkung von mehreren Autoren in anderem Zusammenhang beschrieben wurde [6b].

## Schlußfolgerung

Als Fazit läßt sich feststellen, daß Halothan den Augeninnendruck etwa in dem Maße senkt [12, 15], wie ihn Ketamin erhöht [2, 8, 10]. Somit besitzt letzteres unter dem Gesichtspunkt der Tonometrie in Narkose unbestreitbare Vorteile, zumal bei diesem Eingriff in der Regel nicht intubiert werden muß. Überblickt man hingegen den Gesamtablauf einer Intubationsnarkose einschließlich Operation, so schneidet Halothan im Hinblick auf das Verhalten des Augeninnendruckes, der vor allem bei intraoculären Eingriffen eine Rolle spielt, günstiger ab.

### Zusammenfassung

In einer vergleichenden Untersuchung an 56 Kindern, die sich Schieloperationen unterziehen mußten, wurde das Verhalten des intraoculären Druckes unter dem Einfluß von Halothan und Ketamin sowie Intubation und Operationsverlauf geprüft. Dabei stellte sich heraus, daß Halothan den Augeninnendruck etwa in dem Maße senkt, wie ihn Ketamin erhöht.

Spitzenwerte wurden durch Anwendung von Succinylcholin und die Intubation erzielt. Verfolgt man den Gesamtablauf einer Intubationsnarkose, so liegt das Druckniveau bei Ketamin in der Regel signifikant höher als bei Halothan. Mögliche Ursachen über das differente Verhalten des Augeninnendruckes wurden diskutiert.

## Summary

Comparing investigations about the influence of halothane and ketamine respectively on intraocular pressure have been made in 56 children undergoing operative correction of strabismus.

It has been found, that halothane causes a decrease of the intraocular pressure in the same rate as ketamine causes an increase.

Very high values were measured after application of succinylcholine and during the inhalation-manoevre. The intraocular mean pressure is significantly higher during ketamine-anaesthesia in comparison with halothane-anaesthesia.

## Literatur

1. ADAMS, A. K.: Anaesthesia and the intraocular pressure. Anaesthesia 21, 99–100 (1966).
2. BENZ, B., WAIDELICH, E.: Die Ketalarnarkose in der Opthalmochirurgie. Klin. Mbl. Augenheilk. 157, 709–714 (1970).
3. CORSSEN, G., HOY, J. E.: A new parenteral Anesthetic – CI 581: Its effect on intraocular pressure. J. Ped. Ophth. 20, 20–23 (1967).
4. CRAYTHORNE, N. W. B., ROTTENSTEIN, H. S., DRIPPS, R. D.: The effect of succinylcholine on intraocular pressure in adults, infants and children during general anesthesia. Anesthesiology 21, 59–63 (1960).
5. DILLON, J. B., SABAWALA, P., TAYLOR, D. B., GUNTER, R.: Action of succinylcholine on extraocular muscles and intraocular pressure. Anesthesiology 18, 44–49 (1957).
6a. DUNCALF, D.: Anaesthesie für opthalmologische Operationen. Z. prakt. Anästh. Wiederbeleb. 4, 13–16 (1969).
6b. — WEITZNER, ST. W.: Ventilation and hypercapnea on intraocular pressure during Anesthesia. Anest. Analg. Curr. Res. 42, 232–237 (1963).
7. HART, W., STOECKEL, H.: Allgemeinanästhesie in der operativen Ophtalmologie. Z. prakt. Anästh. Wiederbeleb. 6, 73–84 (1971).
8. LANGREHR, D., STOLP, W.: Der Einfluß von Ketamine auf verschiedene Vitalfunktionen des Menschen. (Experimentelle Untersuchungen und klinische Erfahrungen bei 1300 Fällen.) Anaesthesiologie und Wiederbelebung 40, 25–51 (1969).
9. MAGORA, F., COLLINS, V. J.: The influence of general anaesthetic agents on intraocular Pressure in Man. Arch. Ophthal. 66, 806–811 (1961).
9a. MÜLLER-JENSEN, K.: Einfluß der Allgemeinnarkose auf den Augeninnendruck Klin. Mbl. Augenheilk. 145, 526–534 (1964).
10. PODELESCH, I.: Blutgasanalysen während Ketamine-Narkose unter Berücksichtigung von Prämedikation und Nachinjektion. Anaesthesiologie und Wiederbelebung 40, 133–135 (1969).

11. RUBLI, E.: Über den Einfluß von Halothan, Cyclopropan und Ketamin auf den normalen intraokulären Druck bei Kindern. Anaesthesist **20**, 337–342 (1971).
12. SCHÖNBECK, S., DAUSS, I.: Anästhesieprobleme in der Ophthalmologie. Klin. Mbl. Augenheilk. **158**, 862–868 (1971).
13. SCHWARTZ, H., DE ROETTH, A.: Effect of Succinylcholine on intraocular pressure in human beings. Anaesthesiologie **19**, 112–113 (1953).
14. SIEBECK, B., FREY, R.: Die Wirkungen muskelerschlaffender Muskeln auf die Augenmuskeln. Anaesthesist **3**, 138–141 (1953).
15. STOLZ, CH.: Das Verhalten des intraokulären Druckes bei den verschiedenen Formen der Allgemeinanästhesie. Klin. Mbl. Augenheilk. **158**, 445–450 (1971).

# Zur Problematik der Augendruckmessung in Narkose

Von K. Heilmann

Das infantile Glaucom unterscheidet sich von der juvenilen Form und den Glaucomen des Erwachsenenalters durch die Zunahme des Bulbusvolumens. Die Tendenz des Auges, sich unter gesteigertem Innendruck zu vergrößern, endet – individuell verschieden – etwa mit dem 3. Lebensjahr. Die Bulbusvergrößerung kann bereits in utero beginnen. Für Hydrophthalmie typische Zeichen sind nach SCHEIE in $^1/_3$ der Fälle bei der Geburt vorhanden und werden zumeist vom Gynäkologen, der Hebamme oder Mutter bemerkt. Der intraocularen Druckmessung kommt in fortgeschrittenen Fällen keine diagnostische Bedeutung mehr zu, das charakteristische Symptomenbild erklärt die Situation. In $^2/_3$ der Fälle treten erste, die Bulbusvergrößerung anzeigende Zeichen jedoch erst nach dem 6. Lebensmonat, davon in 80–90% gegen Ende des 1. Lebensjahres auf. In der ihnen vorausgehenden Zeit wird die Druckerhöhung wegen fehlender oder uncharakteristischer Zeichen meist nicht erkannt. Früherkennung ist jedoch anzustreben, da die Prognose für das Sehvermögen vom Stadium des Leidens zum Zeitpunkt der Operation abhängt.

Tabelle 1. Diagnostische Zeichen der Hydrophthalmie

VERDACHTSZEICHEN:
Epiphora
Photophobie
Blepharospasmus
Hornhauttrübungen

CHARAKTERISTISCHE ZEICHEN:
Vergrößerung des Hornhaut-Durchmessers (über 12 mm)
Vergrößerung des Krümmungsradius
Descemetrupturen
Verbreiterung und Dehnung des Limbus corneae
Dehnung und Verdünnung der Sklera im vorderen Augenabschnitt
Intraoculare Druckerhöhung
Exkavation der Papille

Jeder Verdacht auf infantiles (und juveniles) Glaucom zwingt zur sofortigen Untersuchung des Auges und Druckmessung, die bei Säuglingen und Kleinkindern nur in Allgemeinanaesthesie erfolgen kann. Bei noch nicht vergrößertem Bulbus ist der Nachweis des erhöhten Augendruckes die einzige Möglichkeit, das Leiden zu erkennen. Der Umstand, die Diagnose ausschließlich aufgrund tonometrischer Daten stellen zu müssen, macht die Entscheidung des Arztes ungewöhnlich schwer. Da jede Druckmessung eine erneute Narkose erfordert, also nicht beliebig viele Vergleichsmessungen vorgenommen werden können, ist man auf Einzelmessungen angewiesen. Diese wiederum können durch eine Vielzahl von Faktoren beeinflußt, d. h. verfälscht werden, so daß man sich stets bewußt sein muß, zwei gleichermaßen schwerwiegende Fehlentscheidungen treffen zu können: einmal, aufgrund scheinbar normaler Druckwerte das Glaucom zu übersehen, zum anderen, infolge erhöhter Druckwerte die Diagnose zu stellen und ein gesundes Auge zu operieren. Druckmessungen in Narkose sind weiterhin mit ungelösten Problemen belastet; die geringe Zahl von Arbeiten zu diesem Thema sollte darüber nicht hinwegtäuschen.

Während die drucksteigernden Faktoren weitgehend ausschaltbar sind, wird die Drucksenkung zumeist durch Pharmaka hervorgerufen bzw. durch ungeeignete Meßinstrumente vorgetäuscht. Die meisten Autoren, die sich mit dem Problem Augendruck und Narkose beschäftigten, benutzten bei

Tabelle 2. Die Tonometrie beeinflussende Faktoren

A. DRUCKSTEIGERNDE FAKTOREN:
Flache Anaesthesie
Exzitationsstadium
Behinderte Atmung
Hypoventilation
Hypoxämie
Abweichung der Sehachsen von der Primäreinstellung
Narkotica:
   Epontol, Ketanest

B. DRUCKSENKENDE FAKTOREN:
Abflachung der Hornhaut ⎫
Erniedrigung der Rigidität ⎬ mit Schiötz – Tonometer zu tiefe Werte
Erschlaffung der extraocularen Muskeln während der Narkose
Hyperventilation
Dehydration
Zentral depressive Substanzen
Barbiturate
Neuroleptica
Inhalationsnarkotica:
   Halothan, Äther, Cyclopropan, Pentrane
   Chloroform, Trichloräthylen

ihren Untersuchungen ein Impressionstonometer (Schiötz-Tonometer), das hierfür ganz besonders ungeeignet ist und durch ein Applanationstonometer, bei dem die intraoculare Volumenänderung unbedeutend und die Skleradehnung somit zu vernachlässigen ist, ersetzt werden sollte. Die Impressionstonometrie ist belastet durch die Fehlermöglichkeit der Rigidität, worunter wir den Widerstand verstehen, den die Augapfelhülle einer Eindellung der Hornhaut durch den Meßzapfen und der dadurch hervorgerufenen intraocularen Flüssigkeitsverschiebung entgegen bringt. Dabei ist zu beachten, daß 1. die Rigidität nicht in allen Augen gleich ist, die Tonometertabellen aber für eine „mittlere Rigidität" eingerichtet sind, 2. die Rigidität nicht konstant ist, sich mit der Höhe des intraocularen Druckes ändert, was bedeutet, daß in vergleichende Druckmessungen ein nichtkonstanter Fehlerfaktor eingeht und 3., daß die Impressionstonometrie abhängig ist von der Dicke und der Wölbung der Hornhaut, die vor allem bei der Hydrophthalmie erheblich von der Norm abweichen kann.

Zur Prämedikation wird vor allem Atropin bzw. Scopolamin verwandt. Die Gefahr der akuten Drucksteigerung infolge Pupillenerweiterung ist bei infantilen und juvenilen Glaucomen mit zumeist weiten Kammerwinkeln nicht gegeben, bedeutsamer ist der Umstand, daß Atropin über eine Kammerwassersekretionshemmung zu einer signifikanten Augendrucksenkung führen kann, die durch Inhalation der meisten Narkotica dann verstärkt wird. Die Vermeidung von Atropin und verwandten Substanzen wäre hinsichtlich des Augeninnendruckes wünschenswert, jedoch stehen entsprechende Narkosebestimmungen dem entgegen.

Auf der Suche nach einem den Augendruck weitgehend unbeeinflussendem Anaestheticum sind wir auf das Phencyclidinderivat Ketamin (Ketanest Parke-Davies) gestoßen. Seine Eigenschaften sind so wesentlich von denen klassischer Allgemeinanaesthetica unterschieden, daß für die Ketanest-Narkose der neue Begriff „dissoziative Anaesthesie" geprägt wurde. Seit Anfang 1970 kommt Ketanest bei uns vor allem bei ophthalmologischen Eingriffen im Kindesalter zur Anwendung; im folgenden werden ausschließlich Erfahrungen mit dem Anaestheticum bei Narkoseuntersuchungen und Augendruckmessungen mitgeteilt.

## Methode

Insgesamt wurden 28 Narkoseuntersuchungen[1] bei 17 Kindern (6 Knaben, 11 Mädchen) durchgeführt. Das Alter der Kinder lag zwischen 2 Wochen und $4^1/_2$ Jahren, im Durchschnitt bei 15,3 Monaten. Ein Kind, eine Frühgeburt, mußte als Narkoseversager bezeichnet werden, in dem Sinn, daß es nicht in ein Toleranz-

---

1 Die Narkosen wurden von der Anaesthesie-Abteilung des Städt. Krankenh. München-Harlaching (Chefarzt: Dr. R. ROTTHAUS F.A.C.A.) durchgeführt. Für Unterstützung und Anregungen sei allen Kollegen bestens gedankt.

stadium kam. Mit zunehmender Entwicklung gelang die Narkose 2 Monate nach dem ersten Versuch auch bei diesem Kind.

Die Prämedikation erfolgte bis zu einem Körpergewicht von 10 kg mit 0,1 mg Atropin, danach mit gewichtsabhängigen Dosen Scopolamin. Ketanest wurde fast ausschließlich intramuskulär injiziert, pro kg Körpergewicht bis zu 10 mg. Da Säuglinge meist schwer punktierbare Venen haben, ist diese Applikationsmöglichkeit günstig. Wegen der guten Durchblutung der Oberschenkelstreck- und Glutealmuskulatur bei Kindern kommt es zur raschen Resorption des kleinvolumigen Injektionsdepots. Nach 4–6 min trat in der Regel die Wirkung ein, das Toleranzstadium dauerte im Mittel 10–20 min. Die für die Untersuchungen benötigte Zeit erforderte eine durchschnittliche Narkosedauer von 12,7 min.

## Ergebnisse und Diskussion

Aufgrund unserer Untersuchungen ist der von anderen Autoren festgestellte langsame Anstieg des systolischen und diastolischen Blutdruckes ohne wesentliche Amplitudenänderung zusammen mit einer synchronen Pulsfrequenzsteigerung zu bestätigen; im Vergleich mit Literaturangaben scheinen diese Veränderungen jedoch im Säuglingsalter weniger ausgeprägt zu sein als bei Erwachsenen. Die genannten Effekte weisen nach LANGREHR et al. auf eine sympathicomimetische Grundwirkung mit peripherer Vasoconstriction hin.

Unbehinderte Atmung ist eine wichtige Voraussetzung für unverfälschte i. o. Druckwerte. Die Atemwege bleiben frei, da bei Ketanest die Rachenreflexe und der Tonus der Zungengrund- und Rachenmuskulatur erhalten sind. Die ausgeprägte Salivation blieb ohne Folgen, erhaltene Schluckreflexe verhindern offenbar die Aspiration. Bradykarde Phasen während der Anaesthesie wurden schon bei leichtem Bulbusdruck – z. B. beim Gonioskopieren – beobachtet, und sind als oculo-vagaler Reflex zu deuten. Zu einer hiervon unabhängigen Bradykardie kam es bei einem frühgeborenen Kind, medikamentöse Gegenmaßnahmen waren in keinem Fall erforderlich.

Nach LANGREHR et al. sowie CORSSEN und HOY kommt es zu einem geringen Anstieg des i. o. Druckes, der von PODLESCH und ZINDLER nur in 3 von 300 Fällen beobachtet wurde. Aufgrund vergleichender Messungen vor und während der Anaesthesie können wir sagen, daß Ketanest den i. o. Druck nicht senkt. Mit LANGREHR et al. glauben wir, daß der Augendruck in seinem Verhalten ähnlich wie bei anderen Narkotica dem Verlauf des Systemblutdruckes folgt, hier also ansteigt, und zwar um durchschnittlich 2 mmHg stärker als ihn die Prämedikation mit Atropin senkt.

Besonders hinzuweisen ist schließlich auf eine ausgeprägte Tränensekretion, ein Effekt, der bislang keine Beachtung fand. Sie wird trotz vorheriger Atropingabe beobachtet und hat nur für die intraoculare Druckmessung praktische Bedeutung. Die gesteigerte Sekretion stört vor allem die Applanationstonometrie, da die Fluoresceinringe sehr schnell zerfließen. Dieses rein praktische Problem ist dadurch zu lösen, daß das Auge vorsichtig trockengetupft und dann sofort angefärbt wird. Die erneute Sekretion läßt einen gleichmäßigen Fluoresceinfilm entstehen, worauf sofort zu applanieren ist. Wie wir später beobachteten, läßt die gesteigerte Tränensekretion mit zunehmender Narkosedauer vielfach nach. Es sei darauf hingewiesen, daß auch die Messung mit dem Schiötz-Tonometer beeinflußt werden kann, da die Möglichkeit besteht, daß bei wiederholt aufeinanderfolgenden Messungen Tränenflüssigkeit zwischen Meßzapfen und Zylinder aufgesaugt wird.

Tabelle 3. Wirkungen und Nebenwirkungen von CI-581 Ketanest

| ALLGEMEINE: | |
|---|---|
| Rachenreflexe | erhalten |
| Salivation | mäßig bis stark |
| Atmung | frei, selten Depression |
| Erbrechen | nie |
| Blutdruck | Anstieg |
| Blutdruckamplitude | unverändert |
| Puls | Frequenzsteigerung |
| Bradykardie | selten |
| Bradykardie durch Bulbusdruck | regelmäßig |
| OPHTHALMOLOGISCHE: | |
| Pupillen | mittelweit |
| Reaktion auf Licht | erhalten |
| Lidreflexe | erhalten |
| Nystagmus | häufig |
| Augeninnendruck | leicht gesteigert |
| Tränensekretion | vermehrt |

## Schlußfolgerung

Aufgrund unserer Erfahrungen ist zu sagen, daß Ketanest im Säuglings- und Frühkindesalter ein brauchbares Anaestheticum ist und für Narkoseuntersuchungen und intraoculare Druckmessungen folgende Vorteile besitzt:

1. Intubation und Maskenbeatmung entfallen.
2. Ausreichende Narkosetiefe.
3. Unbehinderte Atmung.
4. Keine Senkung, nur eine geringe Steigerung des intraocularen Druckes.
5. In der postnarkotischen Phase anhaltende Sedation und sehr selten Erbrechen.
6. In der Hand des Anaesthesisten muß Ketanest als relativ ungefährlich bezeichnet werden; ambulant oder ohne Anaesthesisten sollte unseres Erachtens die Ketanest-Narkose nicht durchgeführt werden.

## Zusammenfassung

Begriffsbestimmung und diagnostische Zeichen der Hydrophthalmie. Hinweis auf die Bedeutung der intraocularen Druckmessung für die Erkennung des Leidens und ihre Problematik. Besprechung der die Augendruckmessungen beeinflussenden Faktoren. Bericht über Erfahrungen mit Ketanest und Diskussion der Vor- und Nachteile des Anaestheticums für Narkoseuntersuchungen und intraoculare Druckmessungen im Säuglings- und Frühkindes-Alter.

## Summary

1. Problems in the detection of congenital glaucoma are discussed, early diagnosis is emphasized.
2. Elevated intraocular pressure – the most important confirmatory sign – should be measured under general anesthesia with applanation tonometers.
3. Factors for false high and false low values are discussed.
4. A new type of anesthetic agent, CI-581, a derivate of phencyclidine has been investigated in children with congenital glaucoma.
5. Slight increase of intraocular pressure and lack of complications during anesthesia seem to make CI-581 suitable for tonometry under general anesthesia.

## Literatur

BENZ, G., WAIDELICH, E.: Die Ketalarnarkose in der Ophthalmologie. Klin. Mbl. Augenheilk. **157**, 709 (1970).

CORSSEN, G., HOY, J. E.: A New Parenteral Anesthetic – CI-581: Its Effect on Intraocular Pressure. Amer. J. Ped. Ophthal. **4**, 20 (1967).

DILLON, J. B.: Rational use of Ketamine as an Anaesthetic. Proc. roy. Soc. Med. **64**, 1153 (1971).

HAGER, B., HAGER, G.: Die Tonometrie – ein Vorschlag zur Komplettierung der anaesthesiologischen Facharztausbildung. Anaesthesist **20**, 364 (1971).

HART, W., STOECKEL, H.: Allgemeinanästhesie in der operativen Ophthalmologie. Z. prakt. Anästh. **6**, 2, 73 (1971).

HAUK, W., VERZELLA, F.: Untersuchungen zur Wirkung von Ventilation und Narkose auf die Blutdruckverhältnisse in der A. ophthalmica bei alten Menschen. Anaesthesist **20**, 343 (1971).

LANGREHR, D., ALAI, P., ANDJELKOVIĆ, J., KLUGE, I.: Zur Narkose mit Ketamine (CI 581). Bericht über erste Erfahrungen in 500 Fällen. Anaesthesist **16**, 308 (1967).

PODLESCH, I., ZINDLER, M.: Erste Erfahrungen mit dem Phencyclidinderivat Ketamine (CI-581), einem neuen intravenösen und intramuskulären Narkosemittel. Anaesthesist **16**, 299 (1967).

RUBLI, E.: Tonometrie in Narkose. Anaesthesist **20**, 337 (1971).

SCHEIE, H. G.: Congenital Glaucoma. In: Congenital anomalies of the eye. Saint Louis: C. V. Mosby 1968.

YOSHIKAWA, K., MURAI, Y.: The effect of Ketamine on intraocular pressure in children. Anesth. Analg. Curr. Res. **50**, 199 (1971).

# The Prevention of the Psychotomimetic Effects of Ketamine

## By Francis F. Foldes

Ketamine (Ketalar, Ketaject) is an anesthetic agent with many desirable properties that make it the agent of choice for the provision of anesthesia for many diagnostic procedures. Unfortunately, recovery from ketamine anesthesia may be accompanied by restlessness, crying, screaming, vivid, often unpleasant, dreams and halucination [4, 5, 6, 8, 9, 14, 15, 16]. The unpredictable incidence and severity of emergence phenomena have greatly restricted the use of ketamine.

This study was carried out in two phases on 214 patients who to undergo elective termination of pregnancy, as outpatients. In the first phase 122 consecutive patients were randomly assigned to one of 4 groups about 30 each, marked I, II, III or IV. All patients were premedicated with 0.4–0.6 mg atropine sulfate. Anesthesia was induced with 2.5 mg/kg intravenous ketamine and maintained with fractional doses consisting of $1/3$ of the induction dose. Most patients received 0.5 mg methylergonovine maleate (Methergine) or 10 USP units of oxytocin (Pitocin) during the procedure. The subjects of group I received no additional drugs; those in group II were given intravenously 0.15 mg/kg diazepam (Valium) and those in group III 1.5 mg/kg thiopental sodium (Pentothal) at the termination of surgery. The subjects of group IV were given an intravenous injection of 0.075 mg droperidol (Inapsine) 6 min before induction of anesthesia. In the second phase of this study 92 subjects were randomly assigned to groups I or IV or to new group (group V). The subjects of group V received intravenously a mixture of 0.075 mg/kg droperidol and 0.000375 mg/kg (0.375 $\mu$g/kg) fentanyl lactate (Sublimaze).

The 5 groups were very similar with regard to age, weight, duration of surgery and ketamine requirements. The experiments were carried out in a double blind fashion: All patients were anesthetized by 2 anesthesiologists and were observed in the recovery room by 2 other anesthesiologists, who had no knowledge of the drugs administered in the operating room.

Patients were allowed to recover undisturbed. Recovery was considered to be complete when the patient was oriented in time and space. The anesthesiologist recorded any restlessness, uncoordinated movements, crying, screaming and vomiting observed during recovery. He also noted the patient's emotional status at the time of recovery and questioned the patient as to whether or not she felt sleepy or dizzy and if she had any hallucinations. The code was broken and the patients separated into 5 groups for statistical analysis only after completion of the study.

Premedication with droperidol or droperidol and fentanyl markedly decreased the incidence of emergence phenomeny. The administration of diazepam or thiopental at the end of surgery had no such effect (Table 1). At the time of recovery, none of the patients who received droperidol or droperidol and fentanyl appeared to be frightened, fewer were agitated, and more were calm and somnolent than the in other three groups (Table 2). The subjects of the diazepam and thiopental groups did not seem to be different from those of the control groups. The incidence of hallucinations at the time of recovery and the memory of hallucinations at the time of discharge, about 3 h after the end of surgery, was also significantly less in the droperidol groups (Table 3).

As expected, droperidol also reduced the incidence of vomiting caused by the oxytocics [3], (Table 1). Contrary to expectations, however, neither diazepam, thiopental or droperidol prolonged postoperative recovery of consciousness. As a matter of fact, recovery was significantly ($p < 0.05$) faster in the droperidol than in the control group. It is conceivable that droperidol, in addition to inhibiting the excitatory (e.g., psychomotor, psychotomimetic) effects, also antagonized the depressant effects of ketamine.

The ketamine-induced elevations of pulse rate and blood pressure, attributed to endogenous catecholamine release [14, 15], were partially antagonized by droperidol in this study. This effect was probably due to the $\alpha$-adrenergic activity of droperidol [24]. With the doses of droperidol used there was no indication of any orthostatic hypotension at the time of the discharge of the patients, about 3 h after induction of anesthesia. Preanesthetic and predischarge pulse rates, blood pressures and respiratory rates, both in the sitting and lying positions, were very similar in all groups.

The reports on the effects of various drugs on the psychomotor and psychotomimetic activity of droperidol are controversial. The evaluation of the various reports is difficult because most of them were not based on controlled, double blind studies and therefore observer bias cannot be excluded. Furthermore, the conclusions arrived at were based on the observations of relatively small nonhomogeneous groups of patients and the dose and time of administration of the various drugs varied from one group to another.

The beneficial effects of droperidol on ketamine-induced emergence phenomena was confirmed by several investigators [7, 11, 12]. McLean [10], however, found droperidol ineffective. The results with diazepam were also variable. Some observers found it effective [1, 10, 13]. Bovill et al. [2], however, found that when given after ketamine anesthesia in small doses (5 mg) it antagonized, while if injected before anesthesia in larger doses

The Prevention of the Psychotomimetic Effects of Ketamine

Table 1. Signs during recovery

| Group | I | II | III | IV | V |
|---|---|---|---|---|---|
| Number of patients | (61) | (30) | (30) | (61) | (32) |
| Additional drugs | None | Diazepam[a] (150 μg/kg) | Thiopental[a] (1.5 mg/kg) | Droperidol[b] (75 μg/kg) | Droperidol[b] (75 μg/kg) Fentanyl (0.375 μg/kg) |
| Restlessness | 43[c] | 40 | 40 | 12[f] | 9[f] |
| Crying | 13 | 26 | 23 | 2[d] | 3[d] |
| Screaming | 16 | 20 | 10 | 2[e] | 0[e] |
| Vomiting | 60 | 56 | 67 | 36[e] | 41 |

[a] Administered intravenously at the end of surgery
[b] Administered intravenously 6 min before induction
[c] Incidence in percent of cases
[d, e, f] Indicates significance at $p < 0.05$, $p < 0.01$, and $p < 0.001$ level respectively

Table 2. Observers' remarks after recovery

| Group | I | II | III | IV | V |
|---|---|---|---|---|---|
| Calm alert | 24[d] | 41 | 30 | 26 | 9 |
| Calm somnolent | 45 | 28 | 43 | 70[b] | 82[b] |
| Agitated | 21 | 28 | 17 | 4[b] | 9 |
| Frightened | 10 | 3 | 10 | 0[c] | 0[c] |

[a, b, c] Indicates significance at p 0.05, p 0.01, and p 0.001 level respectively
[d] Percent of cases

Table 3. Patient's symptoms after recovery

| Group | I | II | III | IV | V |
|---|---|---|---|---|---|
| Sleepy | 10[c] | 7 | 7 | 13 | 25 |
| Dizzy | 38 | 33 | 23 | 34 | 25 |
| Hallucinating | 10 | 13 | 27 | 2[a] | 3 |
| Memory of hallucinations[d] | 13 | 13 | 20 | 3[a] | 0[b] |

[a, b] Indicates significance at p 0.05, and p 0.001 level respectively
[c] Percent of cases
[d] At time of discharge

(30 mg) diazepam increased the incidence of unpleasant dreams. It is evident that more controlled studies will have to be performed on larger homogeneous groups of patients before the effect of various drugs on the psychomotor and psychotomimetic effects of ketamine can be determined. Such studies have both great urgency and importance. Until reliable methods become available to prevent the ketamine-induced emergence phenomena, the use of this otherwise valuable anesthetic agent, especially in adults, will remain restricted in many institutions.

## Summary

The effects of droperidol, diazepam and thiopental on the incidence of emergence phenomena associated with ketamine anesthesia were investigated in a double blind study on 214 outpatients scheduled for abortion. The patients premedicated with atropine were randomly divided into 5 groups and anesthetized with 2.5 mg/kg intravenous ketamine and maintained with fractional doses. Patients in group I received ketamine alone; those in group II also received 150 µg/kg diazepam, and those in group III 1.5 mg/kg thiopental at the end of surgery. Patients in group IV received 75 µg/kg droperidol and those in group V 75 µg/kg droperidol and 0.375 µg/kg fentanyl 6 min before induction of anesthesia. Droperidol alone or in combination with fentanyl significantly decreased the incidence of restlessness, crying, screaming and hallucinations associated with recovery from ketamine anesthesia. Diazepam and thiopental were ineffective. Recovery from anesthesia or the discharge of patients was not delayed by the drugs administered.

## Zusammenfassung

Bei 214 ambulanten Patienten, die einen Abortus-Eingriff hatten, wurde der Einfluß von Droperidol, Diazepam und Thiopental auf die psychischen Reaktionen in der Aufwachphase „doppelblind" untersucht. Die Patienten, die Atropin als Prämedikation erhielten, wurden in 5 Gruppen eingeteilt. Die Narkose wurde mit 2,5 mg/kg i.v. Ketamin eingeleitet und mit fraktionnierten Dosen fortgesetzt. Die Patienten in Gruppe I erhielten nur Ketamin. Diejenigen in Gruppe II erhielten 0,15 mg/kg Diazepam und die in Gruppe III 1,5 mg/kg Thiopental am Ende der Operation. Patienten in Gruppe IV erhielten 0,075 mg/kg Droperidol und die in Gruppe V 0,075 mg/kg Droperidol mit 0,375 µg/kg Fentanyl 6 min vor Narkoseeinleitung. Droperidol allein oder in Kombination mit Fentanyl verringerte signifikant die Häufigkeit der motorischen Unruhe, des Weinens, Schreiens und der Halluzinationen. Diazepam und Thiopental hatten keinen Einfluß. Die Aufwachphase oder die postanaesthetische Betreuungsdauer der Patienten war mit diesen Pharmaka nicht verlängert.

## References

1. AQUADO-MATORRAS, A., NAIDA-FELIPE, M. A.: Selection of indications on the use of CI-581 and observations on 198 cases. Progress in Anes. Excerpta Med. p. 1000 (1970).
2. BOVILL, J. G., CLARKE, R. S. J., DUNDEE, J. W., PANDIT, S. K., MOORE, J.: Effect of premedicants and supplements on ketamine anaesthesia. Brit. J. Anaesth. **43**, 600–608 (1971).
3. BRAZEAU, P.: Oxytocin and Ergot Alkaloids. Pharmacological Basis of Therapeutics, p. 893–907. Edited by GOODMAN, L. S., GILLMAN, A., New York: Macmillan 1970.
4. BOSOMWORTH, P. P.: Ketamine symposium – comments by moderator. Anesth. Analg. **50**, 471–479 (1971).
5. CORSSEN, G., DOMINO, E. F.: Dissociative anesthesia: Further pharmacologic studies and first clinical experience with the phencyclidine derivative CI-581. Anesth. Analg. **45**, 29–40 (1966).
6. — MIYASAKA, M., DOMINO, E. F.: Changing concepts in pain control during surgery: Dissociative anesthesia with CI-581. Anesth. Analg. **47**, 746–759 (1968).
7. CRUSIUS, H. G.: Zur Frage der Ausschaltung unangenehmer postnarkotischer Träume und Angstzustände mit motorischer Unruhe nach dissoziativer Anaesthesie mit Ketamine. Anesthesist **20**, 157–158 (1971).
8. KING, C. H., STEPHEN, C. R.: A new intravenous or intramuscular anesthetic. Anesthesiology **28**, 258 (1967).
9. LOTFY, A. O., AMIR-JAHAD, A. K., MEAREFI, P.: Anesthesia with ketamine: Indications, advantages, and shortcomings. Anesth. Analg. **49**, 969–973 (1970).
10. MCLEAN, A. G.: Ketamine and diazepam in the adult patient. Med. J. Aust. **2**, 338 (1971).
11. SADOVE, M. S., HATANO, S., ZAHED, B., REDLIN, T., ARASTOUNEJAD, P., ROMAN, V.: Clinical study of droperidol in the prevention of the side effects of ketamine anesthesia: A preliminary report. Anesth. Analg. **50**, 388–393 (1971).
12. — — REDLIN, T., THOMASON, R., ARASTOUNEJAD, P., ROMAN, V.: Clinical study of droperidol in the prevention of the side effects of ketamine anesthesia: A progress report. Anesth. Analg. **50**, 526–532 (1971).
13. TACHIBANA, N., MORIKAWA, K., YANAGIDA, N., MIZODA, H., YAMAMURA, H.: Clinical experience of 2-(O-chlorophenyl) 2-methylamino cyclohexanone "CI-581". Jap. J. Anesth. **15**, 1323 (1966).
14. THOMPSON, G. E., MOORE, D. C.: Ketamine, diazepam, and innovar: A computerized comparative study. Anesth. Analg. **50**, 458–463 (1971).
15. VIRTUE, R. W., ALANIS, M. J., MORI, M., LAFARGUE, R. T., VOGEL, J. H. K., METCALF, D. R.: An anesthetic agent: 2-orthochlorophenyl, 2-methylamine cyclohexanone HCl (CI-581). Anesthesiology **28**, 823–833 (1967).
16. WILSON, R. D., NICHOLAS, R. J., MCCOY, N. R.: Dissociative anesthesia with CI-581 in burned children. Anesth. Analg. **46**, 719–724 (1967).
17. YELNOSKY, J., KATZ, R., DIETRICH, E. V.: A study of some of the pharmacologic actions of droperidol. Toxicol. appl. Pharmacol. **6**, 37–47 (1964).

# A Method of Prevention of Mental Disorders after Intravenous Ketamine Anesthesia

By T. M. Darbinyan

Ketamine is known to cause mental disorders (delirium, hallucinations etc.) in 15,4% of patients (ALBIN).

These complications are independent of the anaesthetic dose (KNOX).

Opioid or barbiturate premedication decreased the frequency of such complications but does not eliminate them completely (DUNDEE). Mental disorders can last several hours (GJESSING) and make it difficult to manage the patient after anesthesia.

There are no effective methods by now for prevention of mental disorders after ketamine.

This problem was not resolved by different methods of premedication with Droperidol, Fentanyl, Diazepam and other drugs.

This paper deals with the method we propose for the prevention of mental disorders caused by ketamine.

The rationale of this method is based upon our present knowledge of the mechanism of ketamine anesthesia.

Ketamine is known to induce the dissociation in the cerebral function (CORSSEN). While some parts of the brain are considerably depressed with ketamine (especially the associative function), the others are awake or even stimulated (eyes are open, limbs movement is preserved etc.).

By analogy some common features can be found between the mental function under ketamine anesthesia and the contractility of fibrillating heart. In both cases we have an example of incoordinated activity. As in heart fibrillation the brain activity in dissociative anesthesia is preserved, but is chaotic, it has no "controlling" and binding link, it has no "managing center".

We wondered if it is possible to use this analogy to develop the means of preventing the mental disorders resembling the means for controlling fibrillation.

It is known that heart fibrillation is stopped the electric discharge – which is called defibrillation. Is it possible to restore the brain function by a kind of discharge – not electrical, but pharmacological – with a drug which is capable of inducing rapid general anesthesia and eliminating ketamine "dissociation"?

Therefore we used Propanidid (5 mg/kg, 2,5% solution) after termination of ketamine anesthesia but before the complete consciousness. If systolic blood pressure was lower than 120 mmHg it was advisable to use the mixture of Propanidid with Calcium Chloride (10% solution – 10 ml) in one syringe and inject it slowly (40 sec).

In all cases we tried this method after operations performed under ketamine as an only anesthetic. This permitted us to exclude the possible effect of other anesthetic drugs on the method under study.

Our patients' age was 3–63 years, the duration of anesthesia 10 min – 4 h. Ketamine dose 200–620 mg. For induction we used ketamine 2–3 mg/kg, for maintainance 0,5–1,0 mg/kg every 15–20 min.

We did not observe any mental disorders in anyone of 28 patients after preventive injection of Propanidid. The effectiveness of this method was also confirmed by EEG. Before Propanidid injection EEG pattern consisted of waves with a frequency of 4–7 per sec and amplitude of 50–100 $\mu$V. After Propanidid we noted a synchronisation and waves with frequency of 18–22 per sec and amplitude of 50–75 $\mu$V.

The results obtained do not afford us to perform any final conclusions because of limited number of observations. But we hope we are going the right way in search of effective method of preventing mental disorders in connection with such a promising means of general anesthesia, as ketamine.

## Zusammenfassung

Psychische Störungen nach Ketamin-Anaesthesien werden auf die cerebrale Dissoziation zurückgeführt. Es war daher zu erwarten, daß diese Störungen durch Beseitigung der Dissoziation mit einem kurzwirkenden Allgemeinnarkoticum verhindert werden können.

Bei 28 Patienten im Alter von 3–63 Jahren wurden 5 mg/kg Propanidid *nach* Beendigung der Ketaminanaesthesie aber *vor* dem völligen Erwachen intravenös injiziert. Patienten mit einem Blutdruck von weniger als 120 mmHg erhielten Propanidid zusammen mit 10 ml 10%iger Calciumchloridlösung (Mischspritze). Injektionsdauer: 40 sec.

Bei keinem der 28 Patienten wurden psychische Störungen in der Aufwachphase beobachtet. Die Wirksamkeit der Methode konnte auch durch das EEG bestätigt werden.

# Kombination Ketamin mit Valium und Dehydrobenzperidol

Von J. M. Kapferer

Nach unseren Erfahrungen sind die Nebeneffekte, vor allem die psychomimetischen Störungen nach Ketamin sehr deutlich von der verabreichten Gesamtdosis abhängig. 5 mg/kg und insgesamt 300 mg scheinen empirisch der Grenzwert zu sein, über dem die psychomimetischen Störungen an Häufigkeit zunehmen.

Vor allem bei Personen im Alter zwischen 10 und 60 Jahren kann aber diese niedrige Dosierung vielfach nicht eingehalten werden, so daß andere Wege gesucht werden müssen, die postoperativen Störungen zu eliminieren.

In Übereinstimmung mit Foldes u. a. haben wir Valium, Dehydrobenzperidol, Pentothal und die Neuroleptanalgesie als Komplex in Kombination mit Ketalar versucht und dabei eine deutliche Abnahme und vielfach auch das Fehlen von postoperativen Beschwerden gesehen. Wir halten das Valium bei kleineren Dosen Ketamin für durchaus geeignet, die Nebeneffekte zu überdecken. Besonders günstig scheint uns eine Kombination von 5 mg Valium und 5 mg DHBP zu Beginn der Ketamin-Verabreichung (gleich mit welcher Technik), wodurch auch gleichzeitig der oft nicht erwünschte Blutdruckanstieg gemildert oder aufgehoben wird. Ersetzen wir bei der Neuroleptanalgesie die Morphinderivate durch 100–150 mg Ketamin, bekommen wir nicht nur eine sehr gute Anaesthesie für 60–90 min, sondern stellen auch fest, daß die psychomimetischen Nebeneffekte postoperativ ausbleiben. Wir sind daher der Meinung, daß man Ketamin, vor allem wenn höhere Dosen für längere Eingriffe gegeben werden müssen, mit Valium und DHBP kombinieren soll, wenn man die psychomimetischen Nebenwirkungen ausschalten will.

## Summary

The incidence of psychomimetic disorders after Ketamin anaesthesia is dependend upon the applicated dose. There seems to be an increase when the dose overrange 5 mg/kg or in total 300 mg.

We have good experiences by the injection of 5 mg Valium (diazepam) and 5 mg droperidol immediately before the application of ketamin.

A sufficient anaesthesia for 60–90 min will be obtained by the combination of droperidol with 100–150 mg ketamin (instead of morphine derivatives as in NLA).

This method has not the disadvantage of post anaesthetic psychic disorders.

# Postanesthetic Action of Ketamine on the Central Nervous System

By S. Sun

Ketamine as an anesthetic agent has considerable advantages. But during the post anesthetic period and after the hypnotic and analgesic effects of ketamine have disappeared, although some patients were completely oriented in time and place, some showed marked alteration in mood and affect and some became apprehensive. Almost all of the patients felt entirely numb. Even when the patients were in full contact with their environments, there were still no alfa waves in EEG. This rhythm was not reestablished until at least half to one hour after the injection of the drug.

Electrophysiological studies also showed that somesthetic responses did not return to control levels until one to two hours after the drug administration (Domino et al., 1965).

Although the power of orientation is restored rapidly, the patients evidently have difficulty in relating themselves to their bodies. Interpretation of this experience has changed according to the cultural level of the patient: Highly educated individuals considered the experience primarily interesting and pleasant, while the more naive patients found them frightening and unpleasant.

The failure of sensory perceptions during emergence phase from anesthesia must be considered as the cause of dreaming. This phase is frequently coupled with visual problems such as turning and accomodation difficulties of eyes, double vision and nystagmus (Stöcker, 1967). During recovery time, ketamine alters the reactivity of central nervous system to various sensory impulses but it does not produce true sensory blockade.

Visual and somesthetic evoked potentials appear to indicate that the sensory input may reach cortical receiving area while some of the association areas are still depressed. As a result of this interference in proper association of afferent impulses (somesthetic troubles) evoke dreams and/or hallucinations during recovery phase.

In the patients the motor reflexes were intact and frequently hyperactive. This shows that the drug does not block primary sensory input at spinal or brainstem levels (Corssen et al., 1966).

Psychotomimetic effects during emergence from ketamine anesthesia can be partially controlled by central nervous system depressing drugs like thiamytal, pentobarbital, inhalation anethetics, morphine, diazepam and droperidol (CORSSEN et al., 1966, KREUSCHER et al., 1967; BOVILL et al., 1971; SADOVE et al., 1971).

According to SADOVE et al. (1971), there are significant differences between pentobarbital and droperidol groups. It has been evidenced that droperidol has not only a sedative and hypnotic action but also an unique pharmacological one.

DAWSON et al. (1971) postulated that cerebral metabolic stimulatory effect of ketamine is the basis of unpleasant dreams and hallucinations.

As mentioned above, number of drugs were used to offset the unpleasant postanesthetic dreams caused by ketamine, but none of them was completely effective. The reason for failure of these drugs is probably due to the fact that their depressive action lasts for a shorter period of time than ketamine's dissociative action.

In our studies made in 12 patients, we combined ketamine with (4 g) chlormetiazole, a hypnotic, sedative and anticonvulsive agent (HUGUENARD, 1960). None of the patients recalled pleasant or unpleasant dreams (SUN, 1972). When the dosage of chlormethiazole is lowered (0.8 g), the drug was effective only in 8 out of 11 cases. With this lowered dosage scheme 1 patient out of 3 complained from unpleasant dreams.

In order to prevent the occurence of dreams, we tried to cut off external stimulation by closing the eyes and obstructing the ears of four patients during and after the operation. Yet these measures were not effective as expected and one of the patients still had unpleasant dreams.

It is evident that small doses of chlormethiazole (0.8 g) are not enough to eliminate the undesirable side effects of ketamine. Yet it is possible that small doses of chlormethiazole would be more effective if used at the end of anesthesia.

As pointed out by DOENICKE et al. (1969), CONSEILLER et al. (1970), ketamine's dissociative action lasts 4–5 times longer then its anesthetic action. In order to control this undesirable side effect, central nervous system must be depressed for a longer period than the dissociative action of ketamine. Most of the depressive drugs have been only partially successful because their actions are shorter than ketamine's. When chlormethiazole was used in appropriate doses, its hypnotic action was long enough to offset ketamine's side effects and the patients didn't experience any dreams. The superiority of chlormethiazole over the other depressive drugs is its safety.

It causes neither respiratory nor circulatory depression and consequently during the postanesthetic period close observation of the patients does not become a necessity.

## Zusammenfassung

Bei einer Gruppe von 12 Patienten wurde Chlormethiazol (Distraneurin) zur Vermeidung der psychischen Aufwachreaktion nach Ketaminanaesthesie angewendet. Bei ausreichender Dosierung berichtete keiner der Patienten über unangenehme Traumerlebnisse.

Wenn die Chlormethiazol-Dosis auf 0,8 g erniedrigt wurde, hatten nur 8 von 11 Patienten keine Traumerlebnisse. Die Versager bei Anwendung anderer Sedativa oder Hypnotica zur Vermeidung unerwünschter psychischer Nebenreaktion werden auf die 4–5 mal länger anhaltende dissociative Wirkung des Ketamin zurückgeführt.

## References

Bovill, J. G., Dundee, J. W., Coppel, D. L., Moore, J.: Lancet 1, 1285 (1971).
Coseiller, C., Levante, A., Vourc'h, G.: Anesth. Analg. Reanim. 27, 1 (1970).
Corssen, G., Domino, E. F., Bree, R. L., Anesth. Analg. 48, 141 (1966).
Dawson, B., Michenfelder, J. D., Theye, R. A.: Anesth. Analg. 50, 443 (1971).
Doenicke, J., Kugler, M., Emmert, M.: In: Kreuscher, H. (Ed.): Ketamine, p. 146. Berlin-Heidelberg-New York: Springer 1969.
Domino, E. F., Chodoff, P., Corssen, G.: J. clin. Pharmacol. 6, 279 (1965).
Huguenard, P.: Cah. Anesth. 7, 5 (1960).
Kreuscher, H., Gauch, H.: Anaesthesist 16, 229 (1967).
Sadove, M. S., Hatano, S., Redlin, T., Thomason, R., Arastounejad, P., Roman, V.: Anesth. Analg. 50, 526 (1971).
Stöcker, L.: In: Kreuscher, H. (Ed.): Ketamine, p. 236. Berlin-Heidelberg-New York: Springer 1969.

# Podiumsdiskussion

Leiter: **H. Kreuscher** (Mainz)
Teilnehmer: **K. Eyrich** (Würzburg), **F. F. Foldes** (New York), **H. Herrschaft** (Frankfurt), **J. Kugler** (München), **W. F. List** (Graz), **S. Sun** (Istanbul), **H. D. Taube** (Essen)

**Kreuscher** (Mainz): Ketamin hat eine ganze Reihe merkwürdiger Eigenschaften, erwünschte und unerwünschte, die wir von anderen, injizierbaren Narkosemitteln nicht gewöhnt sind. Es sind einerseits stimulierende Effekte, z. B. auf die Herz-Kreislauffunktion, andererseits sind es aber Wirkungen auf das zentrale Nervensystem.

Wenn wir uns die Beiträge der vorangegangenen Sitzung ins Gedächtnis zurückrufen, dann könnten wir eine Gliederung in zwei Hauptthemen machen: Nämlich in Fragen, die sich auf die *Hirndurchblutung*, den intrakraniellen und den Augeninnendruck beziehen und als zweites, sehr wichtiges Hauptthema die viel diskutierten psychischen oder *psychomimetischen Nebenwirkungen*.

Zunächst zur Frage der Hirndurchblutung: Sie haben von Herrn HERRSCHAFT gehört, daß das cerebrale Zeitvolumen nicht wesentlich beeinflußt ist, jedenfalls nicht so, wie wir es von anderen Narkosemitteln kennen, z. B. Thiopental, Halothan und dergleichen. Es drängt sich natürlich jetzt die Frage auf, warum, und mit welchen anderen wichtigen Parametern ist diese relativ geringe Beeinflussung der cerebralen Durchblutung verbunden?

Zum Beispiel: Geht diese Veränderung der Hirndurchblutung konform mit einer entsprechend geringen Änderung der Sauerstoffaufnahme des Hirns?

Ich möchte Herrn HERRSCHAFT fragen: Sind Untersuchungen bekannt, oder haben Sie selbst welche gemacht, bezüglich der Sauerstoffaufnahme des Hirns?

**Herrschaft** (Frankfurt): Wir selbst haben die Bestimmung der Hirndurchblutung nach der intra-arteriellen Isotopen-Clearance-Methode vorgenommen, die eine gleichzeitige Messung der Sauerstoffaufnahme nicht gestattet. Für die Bestimmung des $O_2$-Verbrauchs wäre eine Wiederholung der Untersuchungen mit der Methode nach Kety und Schmidt zu empfehlen, die neben der Bestimmung der mittleren Gesamtdurchblutung des Gehirns auch eine Aussage über die Sauerstoffaufnahme zuläßt. Entsprechende Untersuchungen sind von uns bisher nicht durchgeführt worden.

**Kreuscher** (Mainz): Von unserer Seite aus liegen nur die Ihnen bereits bekannten Untersuchungen über die Gesamtdurchblutung des Hirns am Hund vor (Abb. 1).

Nun wäre natürlich die Frage zu stellen, ob diese Veränderungen der Hirndurchblutung und Sauerstoffaufnahme des Hirns erklärbar sind durch

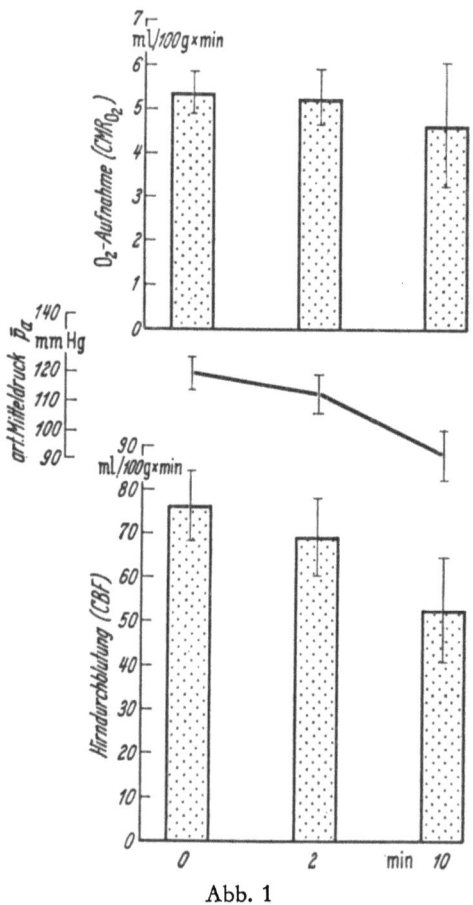

Abb. 1

die relativ geringe hypnotische Wirkung des Ketamin? Und jetzt möchte ich eine Frage an Herrn KUGLER richten: Glauben Sie, daß hier eine Übereinstimmung insofern zu sehen ist, als wir vom Ketamin wissen, daß es nur einen sehr flachen Schlaf macht, eine sehr starke Analgesie, und sind die Befunde, die wir von Herrn HERRSCHAFT kennen – und auch unsere Befunde – dadurch zu erklären?

**Kugler** (München): Die Durchblutung im capillaren System des Gehirns wird von mehreren Faktoren beeinflußt. Zu den wesentlichsten gehören: 1. der arterielle Druck, 2. der Liquordruck, 3. die nervale Regulation in den zuführenden Gefäßen. Es gibt Personen, bei denen der arterielle Systemdruck und die Durchblutungsgröße bei der Narkose ansteigen. Es gibt andererseits bei Ketamin-Narkosen einen Liquordruck-Anstieg. Wenn der Liquordruck schneller ansteigt oder größere Ausmaße erreicht als der arterielle Druck, muß es zu einer Abnahme der Durchblutungsgröße kommen. Wenn dagegen die Liquordrucksteigerung hinter dem Ausmaß der arteriellen Drucksteigerung zurückbleibt, muß die Durchblutungsgröße zunehmen. Das in der Regel feststellbare Ausbleiben einer Abnahme der cerebralen Durchblutung kann auf einen im Gegensatz zum Cortex nur geringen dämpfenden Einfluß des Ketamin auf die Hirnstämme mit den Kreislaufzentren bezogen werden.

**Kreuscher** (Mainz): Damit leiten Sie eigentlich schon zu der nächsten Frage über, nämlich der Bedeutung des intrakraniellen Druckes. Ich möchte aber zuvor noch eine Frage an Herrn HERRSCHAFT stellen: Meinen Sie, daß die Autoregulation durch Ketamin beeinflußt wird? Denn unsere bisherige Vorstellung scheint jetzt mit dem, was Herr KUGLER sagte, etwas in Konflikt zu geraten.

**Herrschaft** (Frankfurt): Unsere Untersuchungen lassen die Schlußfolgerungen zu, daß die Autoregulation der Hirngefäße unter Ketamin erhalten bleibt. Die Ansprechbarkeit der cerebralen Gefäße auf eine Veränderung des arteriellen $CO_2$, sei es im Sinne einer Hyperkapnie oder einer Hypokapnie, bleibt im wesentlichen unbeeinflußt. In gleicher Weise wird die Hirndurchblutung unter Ketamin bei Veränderung des Blutdruckes in relativ weiten Grenzen nicht verändert. Die Schlußfolgerung ist also erlaubt, daß die Autoregulation der Hirngefäße unter Ketamin in einer Dosierung von 2 mg/kg nicht nennenswert gestört ist.

**List** (Graz): Ich glaube, daß die Autoregulation durch Ketamin doch etwas beeinflußt wird. Wir haben da Arbeiten von TAKESHITA, die in „Anesthesiology" [**36/1**, 69—75 (1972)] erschienen sind. Hier wurden eine 60%ige Blood-Flow-Erhöhung im Gehirn nachgewiesen. Der cerebrale Gefäßwiderstand nimmt um etwa 70% ab. Der $P_{CO_2}$ war bei diesen spontan atmenden Patienten nicht wesentlich verändert. Er erhöhte sich von 36 auf 39 mmHg. Ich glaube jedenfalls, daß diese Erhöhungen des Hirndruckes aufgrund hämodynamischer Faktoren zustandekommen.

**Kreuscher** (Mainz): Wenn wir dahingehend zusammenfassen, daß auf der einen Seite die Hämodynamik des Hirns autoreguliert wird, auf der anderen Seite aber durch Steigerung des intrakraniellen Druckes Beeinflussungen der Hirndurchblutung stattfinden können, müssen wir uns fragen: wo sind hier die Grenzen der Kompensation bzw. der Dekompensation? Und damit kommen wir zu einem ganz wesentlichen Punkt, nämlich zu der Frage der Contraindikation von Ketamin bei Patienten, die z. B. einen raumfordernden Prozeß im Hirn haben. Wir wissen, besonders durch die Untersuchungen von McDowall, daß wir diejenigen Narkosemittel bei raumfordernden intrakraniellen Prozessen meiden sollten, die zu einer Steigerung der Hirndurchblutung führen, z. B. Halothan. Müssen wir also ähnliche Befürchtungen haben bei Ketamin? Alle Befunde, die uns bisher präsentiert wurden und auch die Ausführungen von Herrn Herrschaft und von Herrn Kugler deuten eigentlich mit sehr großer Klarheit darauf hin, daß wir äußerst vorsichtig sein müssen bei Patienten mit intrakraniellen Drucksteigerungen, sei es welcher Genese auch immer.

**List** (Graz): Herr Herrschaft hat also bei dem 30-sec- und bei dem 5-min-Wert eine Abnahme der Durchblutung gefunden. Könnte das nicht dadurch zustande gekommen sein, daß er bei seinen Patienten eine Basisnarkose hat? Wir wissen doch aus der Arbeit von Dawson [Anesth. & Analg. **50**, 443–447 (1971)], daß Thiopental die Druckerhöhungen verhindern kann. Ebenfalls ist im letzten „Anesthesiology" [**36**, 174–176 (1972)] eine Arbeit von White u. Mitarb. erschienen, die zeigte, daß der erhöhte Druck beim Menschen durch Thiopentalgabe – sie haben so viel ich weiß 5 mg/kg gegeben – vermindert wurde.

**Herrschaft** (Frankfurt): Wir haben als Narkoseeinleitungsmittel nicht Thiopental, sondern Propanidid in einer Dosierung von 4 mg/kg verwendet und die erste Hirndurchblutungsmessung frühestens 10 min nach Einleitung der Narkose vorgenommen. Nach dieser Zeit hat aber, wie wir selbst zeigen konnten, das Propanidid schon keinen hirndurchblutungsverändernden Effekt mehr.

Die Tatsache, daß wir den Einfluß intravenös applizierbarer Narkosemittel bei Patienten untersuchten, die sich bereits in einer Narkose befanden, wirft natürlich die Frage auf, inwieweit diese Basisnarkose die Hirndurchblutung schon von sich aus verändert. Vielleicht kann ich kurz zusammenfassen: Zur Prämedikation verwenden wir 0,5 mg Atropinsulfat, das 30 min vor Einleitung der Narkose i.m. appliziert wird und keinen Einfluß auf die Hirndurchblutung besitzt. Als Einleitungsmittel haben wir Propanidid eingesetzt, dessen Einwirkung auf die Hirndurchblutung aus den obengenannten Gründen entfällt. Es bleibt die Stickoxydul-Halothan-Analgesie.

Die Veränderung der Hirndurchblutung durch Halothan ist allgemein bekannt. Die von Wollman *et al.*, McDowall *et al.*, Christensen und von uns selbst durchgeführten Untersuchungen mit 1–2 Vol.-%igen Halothan-

Konzentrationen ergaben regelmäßig eine Steigerung der Hirndurchblutung zwischen 25 und 35%. Rückschließend wäre zu sagen, daß 0,2–0,4 Vol.-% Halothan wahrscheinlich noch eine 10–15%ige Steigerung des CBF verursacht. Eine andere Möglichkeit der Beeinflussung der Hirndurchblutung durch unsere Basisnarkose im Vergleich zum Wachzustand sehe ich nicht. Ich konnte in meinem Vortrag nicht auf die Normalwerte der Hirndurchblutung in leichter $N_2O$-Halothan-Analgesie eingehen. Die bei einem Normalkollektiv von 20 Patienten unter dieser Basisnarkose ermittelten Normalwerte der örtlichen Hirndurchblutung liegen tatsächlich um 15% höher als die CBF-Werte, die mit derselben Methode von anderen Autoren im Wachzustand ermittelt wurden.

**List** (Graz): Ich weiß natürlich nicht genau, was Halothan und Ketamin zusammen machen. Ich glaube aber, daß Thiopental nicht das einzige Mittel ist, das eine Drucksteigerung verhindern kann. Ich könnte mir vorstellen, daß auch Dehydrobenzperidol oder Valium Mittel wären, mit denen man den Druckanstieg verhindern könnte, wenn man die Patienten damit vorbehandelt.

**Kugler** (München): Die Autoregulation des zerebralen Kreislaufes ist mittels des Bayliss-Effektes nur in bestimmten Grenzen in der Lage, bei einem arteriellen Druckabfall eine dem Bedarf gerechte Versorgung aufrecht zu erhalten. Wenn ein kritisches Druckniveau unterschritten wird, hängt die Größe der Hirndurchblutung im wesentlichen vom arteriellen Druck, vom Liquordruck und anderen humoralen Faktoren ab. Es scheint mir daher möglich, manche Widersprüche in den Meßergebnissen und Befunden zu erklären. Wenn in physiologischen Grenzbereichen gemessen wird, kann die Autoregulation einem arteriellen Druckabfall ungestört entgegenwirken. Bei Narkosen mit größeren Dosen oder bei schlechtem Ausgangsverhalten erfolgen die Messungen nach Versagen der Autoregulation. Die Rolle des Ausgangsverhaltens heben auch die Untersuchungen von Herrn LIST hervor, der bei einer Wiederholung der Narkose im Gegensatz zu Erstinjektionen keinen Liquordruckanstieg fand.

**List** (Graz): Das war unmittelbar nach der ersten Injektion! Ich glaube, daß man 60 min darauf wiederum eine Drucksteigerung erreichen kann.

**Kreuscher** (Mainz): Ich möchte noch einmal die Frage an das Pannel, aber auch an Sie, meine Damen und Herren im Auditorium, richten:
Sind Sie mit mir der Meinung, daß die Anwendung von Ketamin bei Patienten mit intrakraniellen Drucksteigerungen durch raumfordernde Prozesse oder durch Traumen kontraindiziert ist?
Es wäre sehr schön, wenn sich ein Neurochirurg hierzu äußern würde.

**Bock** (Essen): Ich stimme voll und ganz mit Ihnen überein, würde dies gerne aber noch etwas erweitern, denn Sie wissen nicht, wie die intrakraniellen Druckverhältnisse bei den Patienten sind. Aus diesem Grund sollte man schon bei Verdacht auf eine Drucksteigerung vorsichtig sein.

**Kugler** (München): Welche Narkose ist bei Verdacht auf Drucksteigerung risikolos durchführbar?

**Bock** (Essen): Das ist situationsabhängig. Darauf kann man keine Alternativantwort geben. Das ist jedes Mal von dem einzelnen Grundleiden abhängig.

**Kugler** (München): Bei Hirndruck ist wohl auch die Gabe von Barbituraten im Hinblick auf eine atemdepressorische Wirkung zu vermeiden?

**Kreuscher** (Mainz): Herr KUGLER, den Anaesthesisten beeindrucken atemdepressorische Wirkungen nicht so sehr, denn er kann beatmen.

**List** (Graz): Man sollte so formulieren: Bei allen Patienten mit möglicherweise erhöhtem Hirndruck sollte kein Ketamin verwendet werden, solange wir nicht sicher wissen, ob man mit bestimmten Prämedikationen, z. B. mit Valium, Dehydrobenzperidol oder Thiopental, einen Druckanstieg wirksam verhindern kann.
Über diese Frage bestehen aber schon Arbeiten mit dem Ergebnis, daß Ketamin nach Vorgabe von Propanidid und Valium einen deutlich geringeren Liquordruckanstieg erzeugt als ohne diese Mittel.

**Eyrich** (Würzburg): Ich persönlich würde eher vom Ketamin abraten, denn nach unseren Untersuchungen wissen wir beim Einzelpatienten nie, was passiert. Der Liquordruck kann heruntergehen, er kann genau so gut heraufgehen. Mit dem arteriellen Druck ist es ebenso. Das einzige, was einigermaßen stabil bleibt und diese Bewegungen geringer mitmacht, ist der venöse Druck. Bei den Barbituraten und bei den anderen Mitteln sind wir etwas weiter und können ungefähr voraussehen, was passiert, während wir dies beim Ketamin nicht wissen.

**Schmidt** (Frankfurt): Ich wollte noch hinzufügen, daß ich mit Propanidid in diesem Fall sehr vorsichtig wäre, denn tierexperimentelle Untersuchungen von PFLÜGER haben eindeutig gezeigt (er hat vor 2 Jahren in Prag darüber berichtet), daß es auch nach Injektion von Propanidid zu einem ziemlich starken Anstieg des Liquordruckes kommt, der allerdings nicht so lange anhält wie der Liquordruckanstieg nach Ketanest. Man sollte das aber wenigstens hier hinzufügen, damit nicht der falsche Eindruck entsteht, daß Propanidid etwa den Liquordruckanstieg verhindern könnte. Es macht (jedenfalls beim Hund) selbst einen ganz excessiven Liquordruckanstieg.

**Kreuscher** (Mainz): Herr FOLDES, Sie haben Erfahrung mit der Kombination von Ketamin mit Droperidol. Auch in dieser Richtung, d. h. auch bei Patienten mit Steigerung des intrakraniellen Druckes?

**Foldes** (New York): No, I haven't used ketamine for neurosurgery. But I am afraid that we are losing the ball. We are getting involved in a discussion as to what type of anaesthesia we should use in patients who have increased intracranial pressure. What is more important is to try to find the cause of the increased intracranial pressure and correct it. This usually can be accomplished by the neurosurgeon taping a ventricle or by introducing a catheter into the subarachnoid space and withdrawing cerebrospinal (CSF) fluid into a sterile 50 ml syringe. By withdrawing more or replacing some of the fluid, the CSF pressure can be regulated as needed. The latter method is contraindicated in the presence of medullary tumors. Most anaesthetic agents will increase intracranial pressure, especially if arterial $P_{CO_2}$ levels are not kept at or below normal. It is possible that a well conducted neuroleptanaesthesia with a single dose of droperidol and carefully administered fractional doses of fentanyl may have advantages over other techniques. But I would like to emphasize the preoperative control of CSF pressure.

**Kreuscher** (Mainz): Nun hätte ich noch eine Frage an Herrn CORSSEN und zwar haben wir ja die bekannten Befunde über die unterschiedliche EEG-Aktivität in den verschiedenen cerebralen Zentren. Sind in dieser Hinsicht Informationen vorhanden, die uns den Schluß erlauben, daß speziell die Hirnstammzentren, ich meine damit auch die Kreislauf-Regulationszentren, in einem besonderen Aktivierungszustand unter der Einwirkung von Ketamin sind? Gibt es Hinweise, daß wir im Hinblick auf eine mögliche Beeinflussung der zentralen Kreislaufregulation durch Ketamin noch weitere Untersuchungen machen sollten?

**Corssen** (Birmingham): Nein, ich glaube nicht, daß in dieser Hinsicht irgendwelche neueren Untersuchungen vorliegen. Ich würde gern etwas über unsere Erfahrungen mit Ketamin für die Anaesthesie von Patienten mit Hirnrindendefekten sagen. Wir haben festgestellt, daß Patienten, bei denen die Funktion der Hirnrinde beträchtlich eingeschränkt ist – wie z. B. nach schwerem Hirntrauma oder bei hochgradigem Hydrocephalus – auf Ketamin schlecht oder überhaupt nicht ansprechen. Wir erklären diese Beobachtung damit, daß der „dissoziative" anaesthetische Effekt von Ketamin zu einem nicht unerheblichen Teil durch eine Dämpfung corticaler Hirnbereiche verursacht wird. Die anaesthetische Wirkung von Ketamin hängt mit anderen Worten in erheblichem Maße davon ab, ob die Hirnrinde funktionstüchtig ist und von Ketamin entsprechend gedämpft werden kann. Wenn die corticalen Bereiche nur noch z.T. oder gar nicht mehr funktionstüchtig sind, müssen größere Dosen von Ketamin verabfolgt werden, um einen anaesthetischen Effekt zu erzielen. Dies kann dann schnell zur Überdosierung führen, was schwere und unter Umständen langdauernde Atemdepressionen nach sich ziehen kann.

**Kreuscher** (Mainz): Wir wollen dieses Thema jetzt verlassen und uns kurz der Frage nach der Beeinflussung des *Augeninnendruckes* zuwenden. Gibt es von Ihrer Seite hierzu insbesondere die Praxis betreffende Fragen? Bezüglich der Anwendung von Ketamin in der Augenheilkunde, z. B. zur Druckmessung bei Kindern? Liegen entsprechende Erfahrungen von Ihrer Seite vor? Sind Augendruckänderungen bei intramuskulärer Applikation geringer als bei intravenöser Applikation, was ja zu vermuten wäre wegen des langsamen Konzentrationsanstieges?

**Langrehr** (Bremen): Wir haben mit derselben Schiötz-Tonometrie gemessen, die Herr HEILMANN für nicht mehr ganz tragbar hält; außerdem gibt es ja die Befunde der Arbeitsgruppe CORSSEN zu diesem Thema und eine ganz außerordentlich umfangreiche Erfahrung bei kleinen ophthalmologischen Eingriffen unter Ketamin. Was diese spezielle Frage angeht – Augendruckerhöhung – so hat Herr HEILMANN mit der Applanations-Tonometrie gerade noch einmal darauf hingewiesen, daß die Augendruckerhöhungen bei Kindern, besonders bei kleinen Kindern, außerordentlich niedrig sind, nur 1–2 mm. Man muß nicht damit rechnen, daß plötzlich sehr viel höhere Augendrucke entstehen. Ketamin insbesondere intramuskulär bei diesen kleinen Kindern appliziert, eignet sich recht gut für mehrfache diagnostische Augendruckmessungen und kleine Augenuntersuchungen. Gegenteilige Stimmen in dieser Hinsicht sind mir bisher noch nicht bekannt geworden.

**Kreuscher** (Mainz): Wir wollen uns nun dem zweiten großen Hauptthema zuwenden: *Die psycho-mimetischen Nebenwirkungen.* Uns alle haben ja die Befunde, die uns Herr FOLDES heute präsentiert hat, sehr überrascht. Mich überrascht besonders, daß die Aufwachphase durch die Kombination mit einem Neurolepticum wie Droperidol nicht verlängert, sondern verkürzt wird. Das ist eigentlich eine Erscheinung, die mir zunächst unverständlich ist, und ich glaube, es wäre gut, wenn Herr KUGLER zu dieser Frage Stellung nehmen könnte: Ist ein Mechanismus bekannt, der dieses Phänomen erklären könnte?

**Kugler** (München): Dazu müßte man folgende Frage klären: „Recovery" ist der Zeitpunkt, zu dem die Patienten ihr Wohlbefinden wiedergewinnen; bei 3 Std Beobachtungsdauer tritt etwa in der 60. Minute „Recovery" ein. Der „Recovery" geht eine Periode der „Emergence" voraus. Was ist „Emergence"? Die Symptome dabei sind zahlreich und heterogen. Hätten Sie die Freundlichkeit, sie nochmals darzustellen.

**Foldes** (New York): We considered our patients fully they were oriented in space and time. The emergence period was defined as the time from the end of surgery to "full recovery". The various objective signs such as restlessness, crying and screaming observed during this period were termed "emergence phenomena". Somnolence and sleepiness were subjective symptoms based on the observer's impression and on the patient's response to questioning, respectively. We realize that our definition of wakefulness is arbitrary, but under our experimental conditions we did not have the opportunity to follow recovery with electroencephalographic tracings.

**Kugler** (München): Daraus glaube ich, folgenden Schluß ziehen zu können: Es wurden verschiedene Symptome, wie Ruhelosigkeit, ängstliche Äußerungen, Aufschreien und verschiedene Bewegungen beobachtet. Offenbar handelt es sich um subcortical gesteuerte Aktivitätsformen. Diese können mit bestimmten Neuroleptica unterdrückt werden. Durch die Reduktion derartiger Symptome ergibt sich eine besser koordinierte Aktivität und damit eine frühere „Recovery". Dehydrobenzperidol hat eine längere Halbwertszeit als Valium und drosselt beim Ausklingen des Effektes von Ketamin etwa in der 20.–60. min nach der Narkose die Symptome der „Emergence" gut. Damit wird klar, daß durch DHB eine frühere „Recovery" erzielt wird.

**Gürtner** (Frankfurt): Meines Erachtens ist das Problem der psychomimetischen Nebenwirkungen noch nicht völlig gelöst. Wir haben auch Untersuchungen durchgeführt mit Ketamin und DHB. 7% der Patienten hatten in der Aufwachphase unangenehme Traumerlebnisse hinsichtlich der gesamten Nebenwirkungen. Am besten schnitt die Kombination mit einem Inhalationsnarkotikum ab. Wir haben auch darüber hinaus Untersuchungen mit Gamma-Hydroxy-Buttersäure durchgeführt, und da war der Prozentsatz etwas höher als bei Ketamin und DHB. Bei unseren Patienten, die Ketamin in Kombination mit Halothan und Lachgas erhalten hatten, berichteten 2–3% über unangenehme Träume in der Aufwachphase. Zur Gruppe Ketamin-DHB möchte ich sagen: Es ist zu unterscheiden zwischen stationären und ambulanten Patienten. Unsere klinischen Patienten waren zwar nach 1 Std kooperativ, aber es war nicht so, daß man die Patienten hätte aufstehen lassen können; sie hatten zum Teil Schwindelzustände. Die Nachwirkungen von DHB dauern Stunden, wenn nicht sogar Tage, an.

**Kreuscher** (Mainz): Herr Gürtner, Sie geben mir damit das Stichwort eine Diskussionsfrage von Herrn Zindler (Düsseldorf) vorzulesen, die an Herrn Foldes gerichtet ist: Nach welcher Zeit kann ein ambulanter Patient nach Ketamin-Narkose nach Hause entlassen werden und zwar
1. ein Kind mit Begleitung;
2. ein Erwachsener ohne Begleitung.

**Foldes** (New York): I can only answer this question on the basis of our experiences with this group of patients who received on the average not more than 250–300 mg of ketamine. These were all young women in early stages of pregnancy. These patients came from an underprivileged population, most of them were Puerto Ricans or Blacks, they came to the clinic alone and went home alone. To be sure that there was no orthostatic hypotension, we measured the pulse rate, blood pressure, respiratory rate in both the horizontal and vertical positions before letting them go. We were satisfied that these patients could go out on the street, cross the road and get to their homes without difficulty. Whether or not they could have been released earlier, I don't know. We wanted to make the study uniform and therefore we allowed all patients to leave at a uniform time, three hours completion of the procedure.

When children, who can be easily carried by somebody, are anaesthetized as ambulatory patients, I do not hesitate to allow them to leave after an hour, provided that they are fully conscious, their ventilation is adequate, and they are not nauseated. Perhaps Professor Corssen, who had much more experience with ketamine, would like to comment on this question. I think he can answer this question better than I can.

**Corssen** (Birmingham): Wir haben keine guten Erfahrungen mit dem Gebrauch von Ketamin bei ambulanten Erwachsenen. Es dauert oft bis zu 3 oder 4 Std bis sich der erwachsene Patient von der Ketamin-Narkose soweit erholt hat, daß das Körpergleichgewicht wiederhergestellt ist und er als straßenfähig erklärt werden kann. Bei Kindern und besonders Kleinkindern haben wir jedoch keine Bedenken, Ketamin in der Ambulanz zu geben. Diese Patienten können nach Wiedererlangung des Bewußtseins von einer Begleitperson nötigenfalls nach Hause getragen werden.

**Kreuscher** (Mainz): Man ist ja in den letzten Jahren in Deutschland sehr vorsichtig geworden im Hinblick auf die Anwendung von Narkosemitteln bei ambulanten Patienten, weil unsere Rechtssprechung da sehr scharfe Maßstäbe anlegt und es existieren gesetzliche Bestimmungen, die besagen, daß ein Arzt, der einen Patienten in einen Zustand verminderter psychophysischer Leistung versetzt, auch mitverantwortlich dafür ist, was der Kranke in diesem Zustand tut. Aus diesem Grunde ist man hier weitgehendst davon abgekommen, Ketamin bei ambulanten Patienten anzuwenden.

**Foldes** (New York): With regard to the question of DHB in outpatients I would like to tell you a little story, that Professor HUTSCHENREUTER can confirm. About 4 years ago, when visiting his clinic, I was asked to demonstrate our technique of the combined use of NLA and topical anesthesia for bronchoscopy. I assumed that the patients would be hospitalized. When arriving at the bronchoscopy room I found 5 or 6 patients, some of them with only one lung, who were brought there by ambulance from a Sanatorium about 50 km away. Professor HUTSCHENREUTER asked me to proceed as planned and assured me that if necessary the patients could be hospitalized. These patients received 150 $\mu$g/kg droperidol and also some fentanyl and despite this, much to my surprise, they showed no evidence of orthostatic hypotension and could be transported back safely to the Sanatorium 2-3 h after bronchoscopy.

**Kreuscher** (Mainz): Wir sind jetzt am Ende der Diskussion zu den angesprochenen Themen. Es liegt noch eine Frage vor, die etwas außerhalb dessen liegt und zwar wurde sie von THORSTEN GORDH gestellt und ist an FRANCIS FOLDES gerichtet: „How does prolonged ketamine anaesthesia effect the respiratory ciliary movements and coughing reflex?"

**Foldes** (New York): The answer to the first part of the question is: I don't know. Prof. CORSSEN, who studied extensively the effects of anaesthetic agents on ciliary action, may be able to answer it. The coughing reflex, if anything, is increased, especially during induction and recovery.

**Kreuscher** (Mainz): Meine Damen und Herren, wir sind jetzt am Ende unserer Podiumsdiskussion; ich danke allen Referenten und allen Diskussionsteilnehmern für ihre Mitarbeit.

# III. Die klinische Anwendung von Ketamin

# A. In der Geburtshilfe

## Ketamin in der geburtshilflichen Anaesthesie

Von D. Langrehr und R. Neuhaus

Die relativ große therapeutische Breite einer potenten analgetisch-neuroleptischen Substanz mit kreislaufstimulierender Nebenwirkung und im allgemeinen weitgehend suffizienter Spontanatmung ließen Ketamin schon frühzeitig gerade auch für die speziellen Belange der geburtshilflichen Anaesthesie interessant erscheinen (CHODOFF und STELLA). In der Folgezeit konnten wir selbst Erfahrungen sammeln und berichten hier im Rahmen von insgesamt 8000 Ketamin-Anwendungen über 600 geburtshilfliche Fälle.

Wie die Abbildung 1 zeigt, variiert auch für kreißende Frauen die individuelle Empfindlichkeit im gleichen Rahmen wie für andere Kollektive. Zu der mittleren Dosiswirkungsdauerbeziehung für die Zeit der chirur-

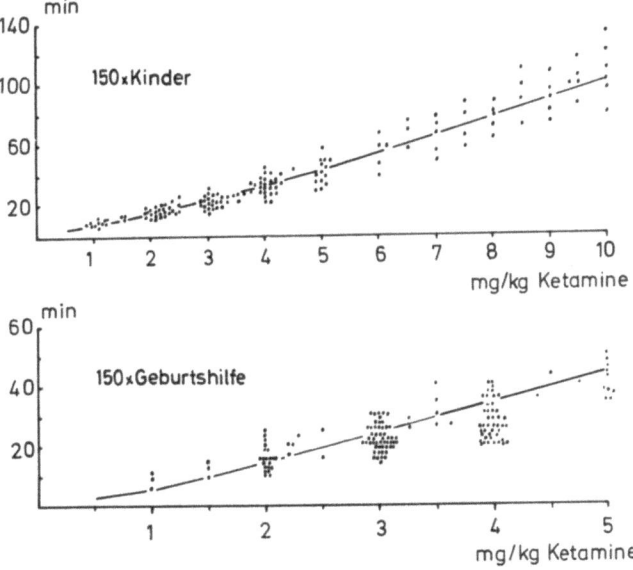

Abb. 1. Individuelle Streubreite der Dosiswirkungsdauerbeziehung für die chirurgische Toleranz. Oben: 150 Kinder, unten: 150 geburtshilfliche Patientinnen. Linie: Mittlere chir. Toleranzdauer aus 560 Fällen (LANGREHR u. STOLP, 1969)

gischen Toleranz sind hier oben 150 Einzelwerte für Kinder und unten 150 Einzelwerte für die chirurgische Toleranz bei Gebärenden eingetragen (i.v. Einzeldosierung, Monoanaesthesie).

Die Anaesthesie ist mit einer längerdauernden Aufwachphase verbunden, in der die Reorientierung schrittweise erfolgt und analgetische Ganzkörpermißempfindungen sowie die Erinnerung an den dissoziativen Schwebetraum gelegentliche Schwierigkeiten (Unruhe, ängstliche Fragen der Patienten) mit sich bringen. Aus diesem Grunde halten wir Ketamin für die relativ

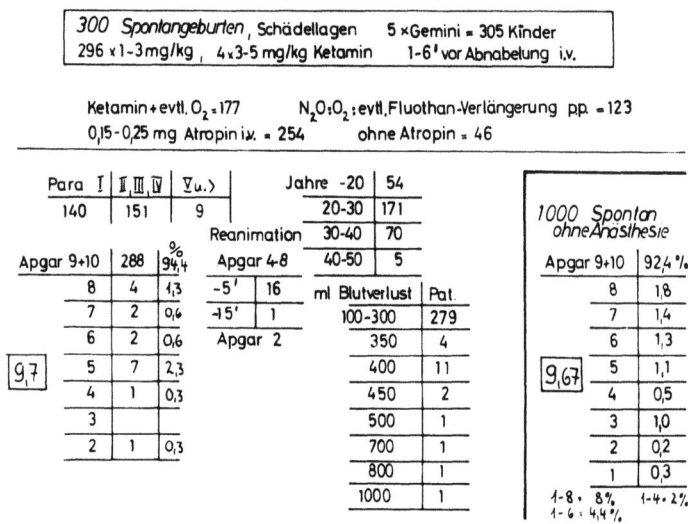

Abb. 2. Tabellarische Übersicht über 300 Spontangeburten mit Ketamin. Verteilung der Mehrgebärenden, Altersverteilung, 1 min-Apgarwert, Reanimationsdauer bei 17 Fällen, Vergleichs-Apgar-Verteilung bei 1 000 Spontangeburten ohne Anaesthesie, mittlere Apgarwerte der beiden Kollektive, Gesamtblutverlust bei 300 Ketamin-Fällen

kurze Narkose zur Spontanentbindung mit Episiotomienaht für weniger geeignet. Das in der nächsten Abbildung vorgestellte Kollektiv von Spontangeburten dient dem Zweck der Abklärung von Einflüssen auf das Neugeborene.

Die Abbildung 2 zeigt eine tabellarische Übersicht über 300 Spontangeburten unter Ketamin (meist 1–3 mg/kg; 1–6 min vor Abnabelung des Kindes i.v.). Es kann daraus entnommen werden, a) (links unten) daß der mittlere 1-min-Apgarwert mit 9,7 im gleichen Bereich wie bei 1 000 Spontangeburten ohne Narkose liegt (rechts unten, 9,67) und b) daß der mütterliche Blutverlust unter der Geburt (unten Mitte) im Normbereich liegt, was in guter Übereinstimmung mit der auch von anderen Autoren beobachteten guten postpartalen Contractionsbereitschaft der Gebärmutter steht. Die routinemäßige Verwendung von 3 VE Orasthin i.v. nach Geburt des Kindes sei hier angemerkt.

Dementsprechend zeigt die Abbildung 3 an 5 Beispielen von externer Tokometrie in der Eröffnungsphase nach jeweils 3 mg/kg Ketamin i.v., daß die Wehen in Frequenz und Amplitude unverändert weiterlaufen. Gelegentlich kann es zu Grundtonuserhöhungen des Uterus kommen (3. Registrierbeispiel von oben).

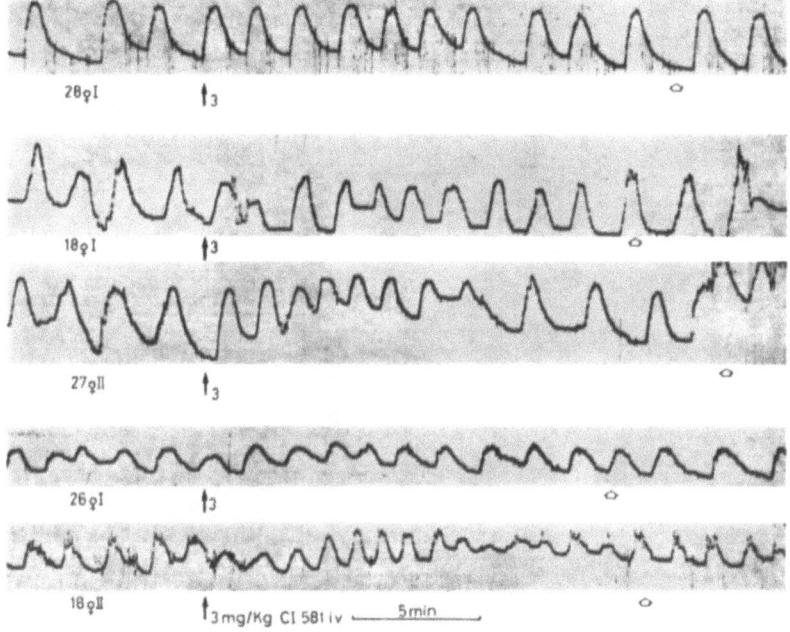

Abb. 3. Tokometrie-Registrierbeispiele bei 5 Kreißenden in der Eröffnungsperiode nach 3 mg/kg Ketamin i.v. ↑. Erste Ansprechbarkeit ⇑

Die Abbildung 4 belegt an 3 Sectio caesarea Kollektiven, die nach Atropin-Prämedikation mit Barbiturat (weiße Säulen), Propanidid (schwarze Säulen) und Ketamin (gestreifte Säulen) eingeleitet wurden und dann mit unserer geburtshilflichen Standardtechnik: bis zu 0,5 Vol.-% Fluothane; $N_2O:O_2 = 1:1$; Engströmbeatmung; Succinylcholin-Relaxation fortgeführt, die Verteilung der 1-min-Apgarwerte. Berücksichtigt man noch den unterschiedlichen Anteil voraufgehender intrauteriner Asphyxien in den drei Kollektiven, so zeigt der mittlere Apgarwert eine für Propanidid und Ketamin um mehr als 2 Punkte bessere Bewertung, als z. B. in der Gruppe mit Barbiturat-Einleitung. Bei aller Zurückhaltung in der vergleichenden Bewertung von Kollektiven, deren Sectio-Entbindung auf eine Vielzahl von unterschiedlichen Indikationen zurückgeht, finden wir uns mit diesen Befunden des Neugeborenenzustandes nach Ketamin-Anwendung gegenüber etwa den Barbituraten in guter Übereinstimmung mit BUDONIÈRE und DELIGNE sowie NALDA FELIPE. Die Verteilung der Narkosezeiten von Einleitung bis Geburt des Kindes sind für diese Sectio-Narkosen ebenfalls aufgeführt.

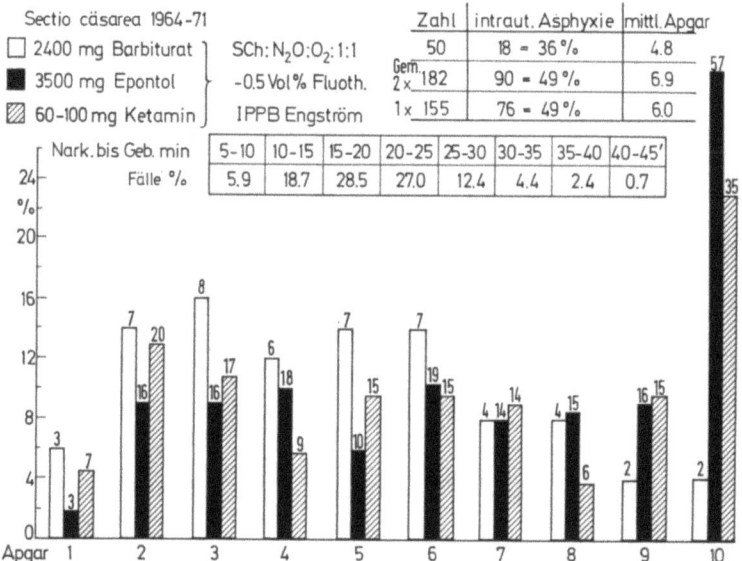

Abb. 4. 1 min-Apgarwert-Verteilung in 3 Kollektiven von Sectio caesarea. Narkoseeinleitung mit Barbiturat, Propanidid und Ketamin. Fortführung mit gleicher Gaskombination. Prämedikation: 0,5 mg Bellafolin i.m. Rate der voraufgehenden intrauterinen Asphyxie, mittlerer Apgarwert, Verteilung der Einleitungs-Entbindungslatenz für alle Fälle

Neben der Möglichkeit, mit 1–2 mg/kg Ketamin einzuleiten und schon vor der Geburt des Kindes mit $N_2O:O_2$:Fluothane zu verlängern, kann auch Ketamin höher dosiert (2–4 mg/kg) oder nachinjiziert werden und lediglich mit $N_2O:O_2$ beatmet werden.

Neben der Narkose-Einleitung zur Sectio caesarea sehen wir die Hauptindikation zur Verwendung von Ketamin für die weiteren geburtshilflich-operativen Eingriffe.

Die Abbildung 5 zeigt eine Übersicht der bei 602 Entbindungen unter Ketamin insgesamt gefundenen 1-min-Apgarwerte. Neben 300 Spontangeburten und 155 Sectio-Narkosen wurde Ketamin 67mal zur Extraktion von Beckenendlagen, 59mal zur Vacuum-Extraktion und 22mal zur kombinierten Forceps-Vacuum-Extraktion gegeben. 500 Fälle wurden mit Atropin prämediziert, was wir wegen der für Ketamin charakteristischen Salivation für indiziert halten. Mit Ausnahme der Sectio-Narkose wurde in allen anderen Fällen (insgesamt 334mal) die Verlängerung der Narkose mit $N_2O:O_2$:Fluothane erst nach der Geburt des Kindes und der evtl. notwendigen Reanimationsbehandlung begonnen.

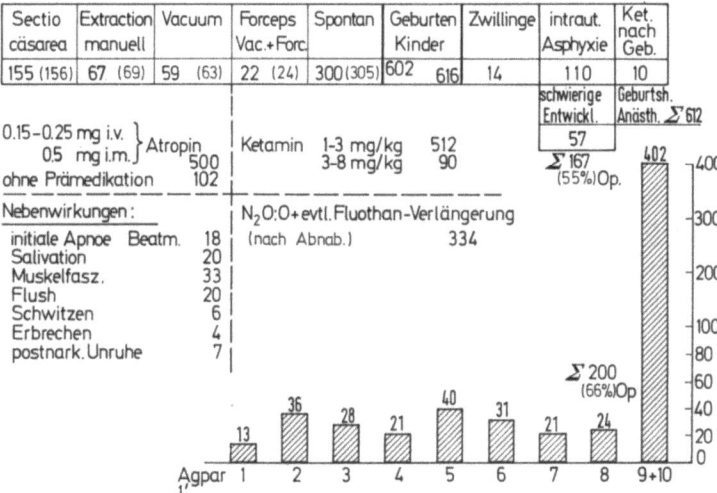

Abb. 5. Ketamin in der Geburtshilfe. Verteilung der Geburtsvorgänge, Anteil von intrauteriner Asphyxie und schwieriger mechanisch-geburtshilflicher Entwicklung des Kindes (55 % der operativen Fälle). Gesamtverteilung des 1 min-Apgarwertes. Prämedikation, Ketamin-Dosierung, Nebenwirkungen, Narkoseverlängerung nach Geburt mit Gaskombination

Bemerkenswert bei sonst sehr geringen Prozentsätzen von unerwünschten Nebenwirkungen ist eine initiale krampfhafte Apnoe in den ersten Minuten nach i.v. Injektion. Wir sahen sie, wie hier bei den geburtshilflichen Fällen, auch in unserem Gesamtmaterial in ca. 3% aller Fälle. Ihr Auftreten muß rechtzeitig erkannt werden und macht – wie bei jeder anderen Narkoseform – das Vorhandensein einer Beatmungsmöglichkeit obligatorisch.

Die Abbildung 6 gibt noch einmal in einer tabellarischen Übersicht über alle 602 geburtshilflichen Ketamin-Anwendungen die Apgarwertverteilung in den einzelnen Kollektiven, die Dauer der kindlichen Reanimation (falls nötig), die Ketamin-Dosierungen und die Fälle mit $N_2O:O_2$: Fluothane-Verlängerung wieder.

In Übereinstimmung mit anderen Autoren (NALDA FELIPE, BUDONIÈRE, MOORE und DUNDEE; BOVILL und DUNDEE) sehen wir die Hauptindikation für die Ketamin-Anwendung in der geburtshilflichen Anaesthesie im Rahmen operativ-geburtshilflicher Maßnahmen: Forceps, Vacuum, Beckenendlagenextraktion, Zwillingsgeburten. In unserer Indikation zur Sectio-Einleitung findet die Arbeitsgruppe DUNDEE keine Vorteile gegenüber konventionellen Methoden, wir möchten aber demgegenüber mit BUDONIÈRE u. KRESSIN gerade den deutlichen Vorteil gegenüber z. B. der Barbiturat-Einleitung hervorheben, und auf die Vorteile der Ketamin-Einleitung beim hämorrhagischen Schock (Präviablutung) hinweisen.

| ○ Schwierige Entwickl. □ intraut. Asphyxie | man. Extr. B.E. 2×Gem. 69 | Vacuum 4×Gem. 63 | Forceps Vac.+Forc. 2×Gem. 24 | Spontangeb. 5×Gem. 304 | Sectio cās. 1×Gem. 155 | Total (47) [110] 459 = 616 |
|---|---|---|---|---|---|---|
| Apgar 1 | ②  | 2 ②② 4 |  |  | [7] 7 | ④[9] 13 |
| 2 | ②[1] | 3 ④③ 2 | 9 ①② 3 | ① 1 | ④[16] 20 | ②[22] 2 36 |
| 3 | ③ | 3 ③② 5 | ①② 3 |  | ②[14] 1 17 | ⑨[18] 1 28 |
| 4 | ② 1 | 3 ①② 1 4 | [1] 3 4 | ① 1 | ①[6] 2 9 | ⑤[9] 7 21 |
| 5 | ③ 1 | 4 ①④ 5 10 | [2] 2 4 | ②④ 1 7 | ②[8] 5 15 | ⑧[18] 14 40 |
| 6 | 8 | 8 ②[1] 4 7 | ① 1 2 |  | ①[9] 5 15 | ④[10] 18 32 |
| 7 | [1] 2 3 | 1 1 |  | [1] 1 2 | ②[6] 6 14 | ②[8] 10 20 |
| 8 | 1 1 | [3] 6 9 | [1] 1 | 4 4 | [3] 6 9 | [7] 17 24 |
| 9+10 | 42 42 | [2] 12 14 | 7 7 | 289 289 | ③[7] 40 50 | ③[9] 390 402 |
| Para I | 42 | 53 | 16 | 141 | 81 | 333 } 616 |
| II, III, IV | 24 | 10 | 8 | 154 | 61 | 257 |
| V+mehr | 3 |  |  | 9 | 14 | 26 |
| Reanim. -5' | 19 | 29 | 11 | 14 | 60 | 133 } 205 |
| -10' | 7 | 14 | 5 |  | 39 | 65 |
| -15'< | 1 | 1 |  |  | 4 | 7 |
| Ket. 1-3 mg/kg | 28 | 24 | 12 | 295 | 1mg/kg i.v. zur Einleitung → | 514 } 602 |
| 3-8 mg/kg | 39 | 35 | 10 | 4 |  | 88 |
| Verlängerung N₂O:O₂ +Fluoth | 13 [9] | 22 17 [12] | 29 2 [3] | 5 111 [12] | N₂O:O₂ 0.5 Vol %Fluothane 123 [155] IPPB | 143 + [191] = 334 |

Abb. 6. Ketamin in der Geburtshilfe. Tabellarische Gesamtübersicht für die verschiedenen Gruppen von Geburtsvorgängen: Apgar-Verteilung, Mehrgebärende, Reanimationsdauer, Ketamin-Dosis, Gaskombinationsverlängerung nach Geburt des Kindes

Der diaplacentare Durchgang von Ketamin ist rasch (MCCARTHY, LITTLE u. GLAZKO), nach wenigen Minuten wird ein Verhältnis von fetalem/maternalem Serumspiegel von 1:1,5 erreicht. Die Neugeborenen sind weniger empfindlich gegen die neuroleptische Wirkung der Substanz, zeigen gelegentlich einen Zustand einer gewissen „Verschlafenheit", vor allem nach höheren Dosen, jedoch ohne kardio-circulatorische oder respiratorische Depression, die mit einiger Sicherheit auf Ketamin bezogen werden könnte. Bei Ketaminapplikation während der Eröffnungsperiode ist der kardiocirculatorisch stimulierende Nebeneffekt (als mögliche Herzfrequenzsteigerung beim noch ungeborenen Kind) nicht nachweisbar, während die Mutter auf 3 mg/kg Ketamin i.v. in der üblichen Weise reagiert (LANGREHR, STOLP).

Einen gesteigerten Skelettmuskeltonus, wie bei der Mononarkose Erwachsener und Kinder sonst typisch für Ketamin, fanden wir bei den Neugeborenen ebenfalls nicht.

Wegen der Vermeidung der bei höherdosierter Mononarkose mit Ketamin (3–6 mg/kg) typisch stark verlängerten Aufwachphase und auch wegen der Vermeidung der übrigen unerwünschten Nebenwirkungen ziehen wir die Applikation geringerer Initialdosen (1–2 mg/kg) vor und verlängern nach Geburt des Kindes mit Gaskombinationen. Andererseits sind unangenehme psychomimetische Aufwachreaktionen – auch nach den Erfahrungen der Gruppe DUNDEE – selbst bei längerdauernder Mononarkose (bis zu 8 mg/kg Gesamtdosis) in geburtshilflichen Kollektiven deutlich anteilmäßig geringer als außerhalb der Geburtshilfe, was wahrscheinlich mit der positiven psychischen Ausgangssituation einer werdenden Mutter ursächlich zusammenhängt.

Wir sehen jedenfalls in Ketamin eine echte Bereicherung unseres anaesthesiologischen Rüstzeugs gerade auch für die geburtshilfliche Anaesthesie mit ihren speziellen Anforderungen.

## Zusammenfassung

An einem Gesamtkollektiv von 602 geburtshilflichen Anaesthesien mit Ketamin werden folgende Einzelheiten besprochen: Dosis-Wirkungsdauer, Apgar-Wert bei Spontangeburten, postpartale Uteruscontractilität, Wehenbeeinflussung, Einfluß der für die Einleitung zur Gaskombinationsnarkose verwendeten Substanz (Ketamin, Propanidid, Barbiturat) auf den Apgar-Wert in 3 Sectio-Kollektiven, Prämedikation, unerwünschte Nebenwirkungen, diaplacentare Passage. Abschließend wird die Indikation zur Ketamin-Anwendung in der geburtshilflichen Anaesthesie umrissen.

## Summary

Our experience with 602 obstetrical cases, using Ketalar dissociative anesthesia, is summarized (300 spontaneous deliveries, 155 cesarian sections, 67 breech deliveries, 59 vacual and 22 forceps extractions). Considering obstetrics, special pharmacological features (diaplacental transfer, effects on the unborn, Apgar score of the newborn, amplitude-frequency-product as well as postpartal uterine contractility and blood loss) are discussed and as an main indication for Ketalar emphasized: surgical obstetrical interventions.

## Literatur

Bovill, J. G., Coppel, D. L., Dundee, J. W., Moore, J.: Current status of Ketamine anaesthesia. Lancet **7712**, 1285 (1971).

Budonière, M.: La Ketamine en anésthesie gynécologique et obstétricale notamment pour l'opération césarienne. Thèse Medécine, Paris Saint Antoine, Oktobre 1970.

— Deligné, P.: Le Chlorhydrate de Kétamine en anésthesie obstétricale césariennes et forceps. Ann. Anesth. franç, **12**, 227 (1971).

Chodoff, P., Stella, J. G.: Use of CI 581 – a phencyklidine derivative for obstetric anesthesia. Anesth. Analg. **45**, 527 (1966).

Kressin, G., Reichwein, D., Saling, E.: Sectionarkose mit Ketamine. Jahrestgg. DGAW 1972 (im Druck).

Langrehr, D., Stolp, W., Kluge, I., Haas, A.: Ketamine Anästhesie für geburtshilflich-gynäkologische Eingriffe. Z. prakt. Anästh. Wiederbeleb. **5**, 145 (1970).

— Ketamine in Obstretical anesthesia. L'Anesthesie vigile et subvigile, Symp. Ostende. Ars medici. Vol. **7**, 153 (1970).

Little, B., Chang, T., Chucot, L., Dill, W. A., Enrile, L. L., Glazko, A. J., Jassani, M., Kretchmer, H., Sweet, A. Y.: Study of Ketamine as an Obstetric anesthetic agent. Am. J. Obstet. Gynecol. **113**, 247 (1972).

McCarthy, D. A., Chen, G. M., Kaump, D. H., Ensor, C.: General anesthetic and other pharmacological properties of CI 581. New nonost. Drugs **5**, 21 (1965).

Moore, J., McNabb, T. G., Dundee, J. W.: Preliminary report on Ketamine in obstetrics. Brit. J. Anaesth. **43**, 779 (1971).

Nalda Felipe, M. A.: (Communication personelle) (1970). Rev. esp. Anest. **17**, 302 (1970).

Stolp, W., Langrehr, D., Sokol, K.: Zur Anwendung von Ketamine in der geburtshilflichen Anästhesie. Z. Geburtsh. Gynäk. **169**, 198 (1968).

# Untersuchungen zum Verhalten des Uterustonus unter der Geburt während der Ketamin-Anaesthesie

Von W. Dick, W. D. Jonatha, P. Milewski und E. Traub

Ein wesentliches Kriterium zur Beurteilung eines Anaestheticums im geburtshilflichen Bereich ist dessen Einfluß auf die Wehentätigkeit.

Die Uteruscontractionen unter der Geburt können z. B. in ihrer Häufigkeit, ihrem Grundtonus, der Druckamplitude und ihrer Zeitdauer verändert werden. Ein Maß für das Verhalten der Gesamtuterusmotilität ist schließlich das Produkt aus Wehenfrequenz und Wehendruckamplitude, ausgedrückt in Montevideo-Einheiten.

Voraussetzung für die Beurteilung all dieser Größen ist die intraamniale Druckmessung, da die externe Tokometrie lediglich Aussagen über die Wehenfrequenz erlaubt [1, 2, 5, 9, 10].

Der Einfluß des Phencyclidin-Derivates Ketanest auf die Wehentätigkeit wurde unseres Wissens bisher nur mit Hilfe der externen Tokometrie beurteilt. Derartige Untersuchungen erbrachten in einigen Fällen keinen erkennbaren Einfluß des Anaestheticums auf die Uterusmotilität, wenngleich andererseits englische Autoren den Eindruck eines vermehrten Uterustonus nach der Applikation von Ketanest hatten [2, 6, 7, 11].

## Methode

Bei insgesamt 6 Patientinnen haben wir den intraamnialen Druckverlauf nach der i.v.-Injektion von Ketanest zur Einleitung einer Schlafentbindung gemessen. Wir führen diese Art der Entbindung in Narkose, die meist eine operative vaginale Entwicklung des Kindes erfordert, nur bei Gebärenden mit schwerster cervicaler Dystokie durch, die mit anderen Medikamenten nicht behoben werden konnte und andernfalls eine Geburtsbeendigung durch Kaiserschnitt erfordert hätte. Diese recht strenge Indikationsstellung für eine Schlafentbindung erklärt auch die bisher noch geringe Anzahl unserer Fälle.

Die Einleitung der Narkose erfolgte während der Eröffnungsperiode, die Muttermundweite betrug in der Regel 3-4 cm, Wehenmittel waren zu diesem Zeitpunkt mindestens seit $^1/_2$ Std nicht mehr verabreicht worden.

Die intrauterine Drucksonde wurde bei allen Patientinnen vor der Anaesthesieeinleitung angelegt, so daß über 10 min Wehenfrequenz, Wehendauer, Basaltonus und Druckamplitude unter Ruhebedingungen aufgezeichnet werden konnten.

Ketanest wurde sodann über 30 sec in einer Dosierung von 1 mg pro kg KG i.v. injiziert, während die intrauterine Druckkurve fortlaufend weiter registriert wurde. Die aufgenommenen Kurven wurden nach Frequenz, Ruhetonus, Wehenamplitude und Wehendauer ausgemessen, aus der Wehenamplitude und der Wehenfrequenz innerhalb von 10 min wurde das Amplitudenfrequenzprodukt in Montevideo-Einheiten berechnet.

Zur Darstellung der Druckverläufe werden im folgenden bewußt nur die Druckänderungen angegeben. Eine Darstellung der Absolutwerte scheint nicht gerechtfertigt, da die Position der intraamnialen Drucksonde in utero nicht in allen Fällen als identisch vorausgesetzt werden konnte.

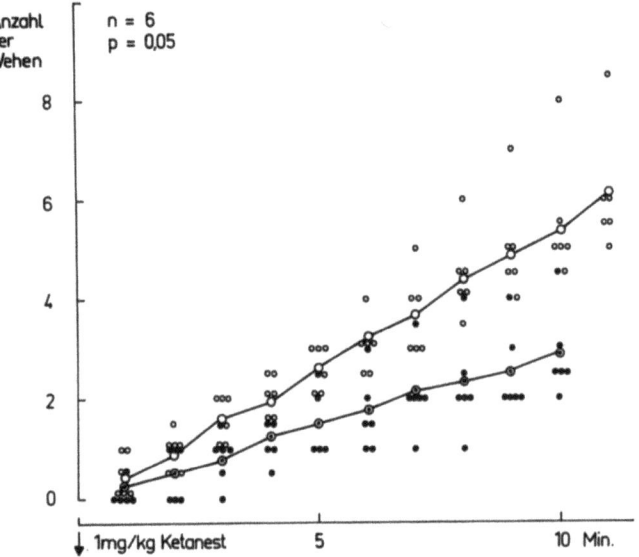

Abb. 1. Verhalten der Wehenfrequenz 10 min vor und 10 min nach der Injektion von 1 mg pro kg Ketanest i.v. Dargestellt ist die Anzahl der Wehen, die jeweils 1, 2 ... bis 10 min nach Beginn der Registrierung (untere Linie = Mittelwerte der Kontrollmessung ohne Ketanest, obere Linie = Mittelwerte der Messungen nach der Injektion von Ketanest) abgelaufen sind. Die statistische Auswertung der Differenzen der Mittelwerte erfolgte auf dem 10 min-Niveau und war mit einer Irrtumswahrscheinlichkeit von gleich bzw. weniger als 5% signifikant

## Ergebnisse

Eine besonders auffällige Änderung unmittelbar nach der Injektion von Ketanest war im Verhalten der Wehenfrequenz zu erkennen. Aufgetragen ist die Anzahl der Wehen im Ablauf einer bestimmten Zeit nach Beginn der Messung. Auf dem 10-min-Niveau erkennt man deutlich, daß nach der Applikation von Ketanest etwa doppelt so viele Wehen abliefen, als im gleichen Zeitraum vor der Injektion registriert werden konnten. Diese Differenzen sind auf dem 5%-Niveau signifikant (Abb. 1).

Trägt man die Änderungen der Wehenamplitude gegenüber dem Ausgangswert vor der Ketanest-Applikation über die Zeit auf, so zeigt sich im Mittel initial ein geringer Abfall der Amplitudenhöhe, lediglich in einem Falle kam es unmittelbar im Anschluß an die Ketanest-Injektion zu einem erheblichen Anstieg der Druckamplitude. In einer zweiten Phase zwischen 7 und 11 min nach der Injektion war in nahezu allen Fällen ein Anstieg der Druckamplitude über den Ausgangswert zu verzeichnen. Die mittleren Änderungen machten in der Initialphase —7 und in der sekundären Phase +6 mmHg aus (Abb. 2).

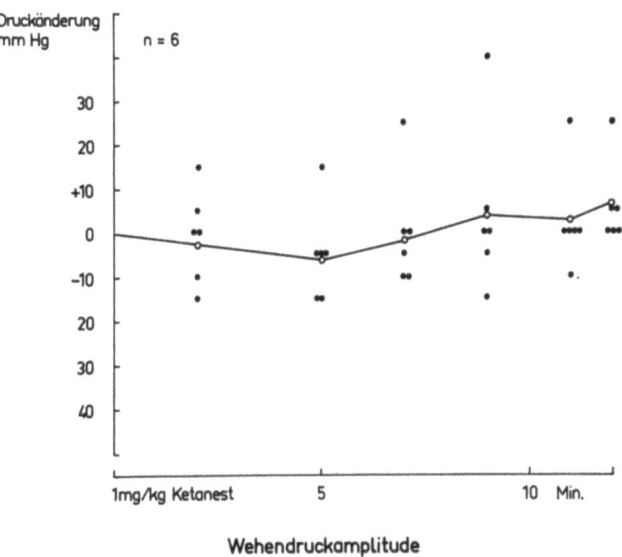

Abb. 2. Verhalten der intraamnial gemessenen Wehendruckamplituden unter dem Einfluß von 1 mg pro kg Ketanest i.v. Dargestellt sind die Änderungen der Wehendruckamplituden, wobei die vor der Ketanest-Applikation gemessene Höhe der Wehendruckamplituden gleich 0 gesetzt wurde

Bedingt durch die Geringfügigkeit und die breite Streuung dieser Veränderungen war jedoch keine Signifikanz zu verzeichnen.

Errechnet man das Amplitudenfrequenzprodukt in Montevideo-Einheiten, so ist bei allen Patientinnen ein Anstieg dieses Faktors zwischen +20 bis +200, im Mittel um +100, zu verzeichnen. Das entspricht in etwa einer Verdoppelung des Amplitudenfrequenzproduktes durch die Ketanest-Injektion, die statistisch wiederum auf dem 5%-Niveau signifikant ist (Abb. 3).

Trägt man die Änderungen des Uterusbasaltonus gegenüber dem Ausgangswert gegen die Zeit auf, so ist in 5 von 6 Fällen ein geringer bis deutlicher Anstieg des Basaltonus zu erkennen, lediglich bei einer Patientin kam es zu einem leichten Druckabfall. Diese Veränderungen hielten bis zum Ende des Meßzeitraumes an und sind wiederum auf dem 5%-Niveau signifikant (Abb. 4).

Vergleicht man schließlich die mittlere Wehendauer über den Meßzeitraum vor und nach der Injektion von Ketanest, so zeigt sich in allen 6 Fällen eine deutliche Verkürzung der Wehendauer in Übereinstimmung

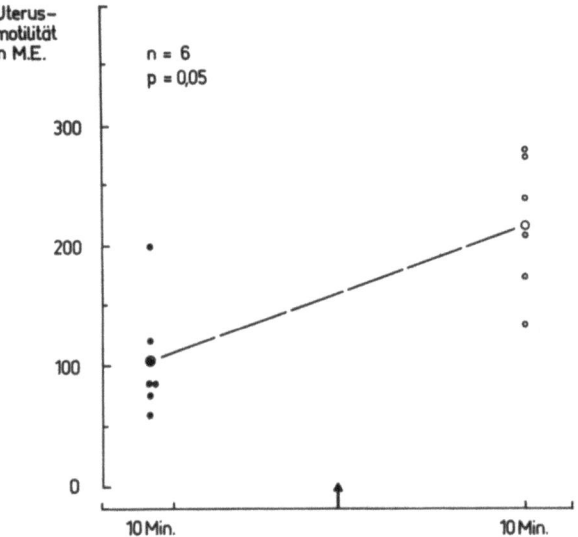

Abb. 3. Verhalten der Uterusmotilität (ausgedrückt in Montevideo-Einheiten = Produkt aus Wehendruckamplitude und Wehenfrequenz) vor bzw. nach der Applikation von 1 mg pro kg Ketanest i.v. Der Pfeil markiert den Zeitpunkt der Ketanest-Applikation. Die Differenzen waren wiederum auf dem 5%-Niveau signifikant

mit der Erhöhung der Wehenfrequenz. Die mittlere Wehendauer vor der Ketanest-Applikation betrug rund 95 sec, die mittlere Wehendauer nach der Ketanest-Injektion 69,6 sec (Abb. 5).

## Diskussion und Schlußfolgerung

Unter den Bedingungen der cervicalen Dystokie verursacht die intravenöse Injektion von Ketanest insgesamt eine signifikante Erhöhung der Wehenfrequenz, angedeutete Änderungen des intrauterinen Wehendrucks und damit eine erhebliche, ebenfalls signifikante Zunahme des Amplitudenfrequenzproduktes, d. h. der Gesamtuterusmotilität.

Untersuchungen zum Verhalten des Uterustonus

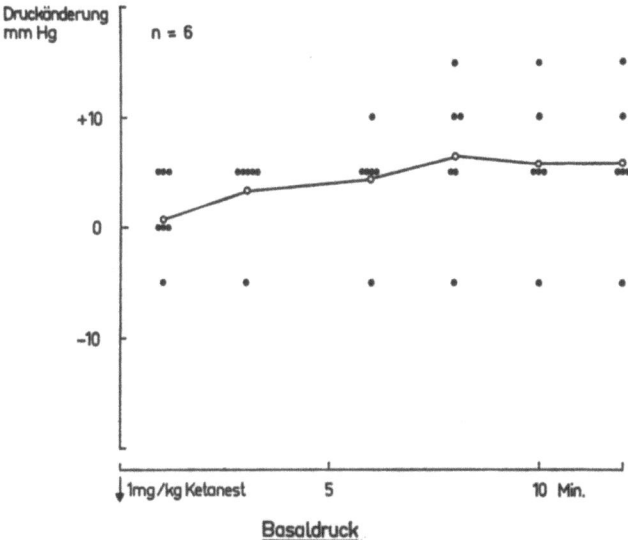

Abb. 4. Verhalten des intraamnial gemessenen Uterusbasaldruckes nach der Injektion von 1 mg pro kg Ketanest i.v. Dargestellt ist die Druckänderung in mmHg gegenüber dem Basaldruck vor der Injektion von Ketanest, der gleich 0 gesetzt wurde

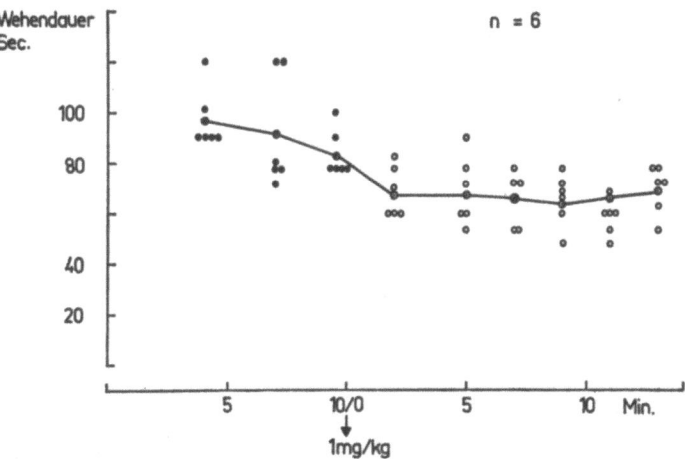

Abb. 5. Darstellung der Änderungen der Wehendauer vor (ausgefüllte Kreise) bzw. nach (offene Kreise) der Injektion von 1 mg pro kg Ketanest i.v.

Für die klinische Verwendung von Ketanest unter den oben genannten Bedingungen lassen sich u. E., selbst unter Berücksichtigung der nur geringen Fallzahl, einige Schlüsse ziehen.

Die durchgehend signifikante Erhöhung der Uterusmotilität mag sicherlich in vielen Fällen keine Kontraindikation gegen die Verwendung von Ketanest darstellen, gelegentlich sogar erwünscht sein. Sie kann aber u. E. durchaus *auch* als gezielte Kontraindikation in den Fällen gelten, in denen jegliche Erhöhung des Uterustonus unerwünscht ist oder speziell dann, wenn jegliche Wehentätigkeit schlechthin vermieden werden muß.

Eine Anwendung von Ketanest, etwa zur Einleitung einer Sectio-Narkose, müßte nach unseren Befunden dann kontraindiziert sein, wenn z. B. eine derartige uterine Ketanest-Wirkung, wie sie im abgebildeten Tokogramm erkennbar ist, auf eine drohende Uterusruptur, eine massive intrauterine Asphyxie oder einen Nabelschnurvorfall trifft.

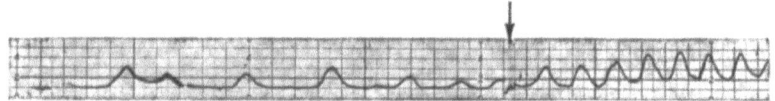

Abb. 6. Beispiel einer intraamnial registrierten Wehendruckkurve vor und nach der Injektion von 1 mg pro kg Ketanest. Der Pfeil markiert den Zeitpunkt der Ketanest-Applikation. Zeitmarkierung: 2 dick ausgezogene Linien markieren einen Zeitraum von 10 min

Wir möchten unsere Befunde auch als Anregung ansehen, weitere diesbezügliche Untersuchungen durchzuführen, um zu einem zahlenmäßig größeren, möglicherweise noch aussagefähigeren Untersuchungsmaterial zu kommen. Andererseits interessiert in diesem Zusammenhang auch die Frage, inwieweit eine Vorgabe von Tokolytica die genannten Kontraindikationen einschränken kann.

### Summary

The effects of 1 mg/kg Ketalar on uterine activity have been studied in 6 women during stage I of labor by means of intrauterine pressure recordings.

After the administration of Ketalar the number of uterine contractions per 10 min increased significantly ($p = 0,05$) whereas the duration of each uterine contraction decreased correspondingly. The total uterine activity (frequency $\times$ maximum pressures/10 min = Montevideo-Units) showed a marked increase also, whereas maximum intrauterine pressures were only slightly affected by the administration of Ketalar. Finally basal uterine tone showed a small but significant elevation within 10 min after the administration of Ketalar.

According to these results the following conclusions can be drawn.
The overall increase of total uterine activity may be useful in most cases but can be dangerous under certain fetal or maternal conditions such as fetal asphyxia, umbilical cord prolapse or impending uterine rupture.

**Literatur**

1. BAUMGARTEN, K., CAUCIG, H., FRÖHLICH, H., SOKOL, K.: Wehentypen und Geburtsfortschritt. Wien. klin. Wschr. **81**, 736 (1969).
2. BOVILL, J. G., DUNDEE, J. W., COPPEL, D. L., MOORE, J.: Current status of ketamin anaesthesia. Lancet **1285** (1971).
3. CALDEYRO-BARCIA, R., ALVAREZ, R.: Uterine contractility in obstetrics. Deuxieme Congr. Int. Gyn. Obst., Tome 1, p. 65. Montreal: Beauchemin 1958.
4. CERERKA, J., SCHEFFS, J. S., VASICKA, A.: Share of uterine contractions (intraamniotic pressure) and corresponding fetal heart rate. Obstet. and Gynec. **35**, 695 (1970).
5. LEDGER, W. J.: Monitoring of labor by graphs. Obstet. and Gynec. **34**, 174 (1969).
6. LANGREHR, D., STOLP, W., KLUGE, J., HAAS, A.: Ketamin Anaesthesie für geburtshilflich-gynäkologische Eingriffe. Z. prakt. Anästh. Wiederbeleb. **5**, 145 (1970).
7. — — Der Einfluß von Ketamin auf verschiedene Vitalfunktionen des Menschen. In: KREUSCHER, A.: Ketamin. Anaesthesiologie und Wiederbelebung, **40**, S. 25. Berlin-Heidelberg-New York: Springer 1969.
8. MARTIUS, G.: Funktionelle Weichteildystokie. Dtsch. med. Wschr. **95**, 1182 (1970).
9. ROUX, J. F., WILSON, R., YENI-KOMSHIAN, H., JASSANI, M., JORDAN, J.: Labor monitoring. Obstet. and Gynec. **36**, 875 (1970).
10. SAAMELI, K.: Registrierung der Wehentätigkeit. In: KÄSER, O., FRIDBERG, V., OBER, K. G., THOMSEN, K., ZANDER, J.: Gynäkologie und Geburtshilfe. Stuttgart: Georg Thieme 1967.
11. STOLP, W., LANGREHR, D., SOKOL, K.: Zur Anwendung von Ketamin in der geburtshilflichen Anaesthesie. Z. Geburtsh. Gynäk. **169**, 198 (1968).

# Ketamin bei Spontangeburten

Von J. Heidenreich, L. Beck und H. Kreuscher

In den letzten Jahren hat die Anaesthesie einen heute nicht mehr wegzudenkenden Platz in der Geburtshilfe eingenommen. Bei jedem Narkoseverfahren, welches an einer Gebärenden angewendet wird, müssen neben den Wirkungen auf die Mutter auch diejenigen auf den Feten berücksichtigt werden.

Nachdem Ketamin zur Anaesthesie bei geburtshilflichen Operationen angewendet worden ist [3, 4, 5, 11, 12], haben wir geprüft, ob Ketamin auch für eine Durchtrittsnarkose bei Spontangeburten mit und ohne Episiotomie geeignet ist. Im Vordergrund stand dabei die Frage, ob Ketamin als i.v. applizierbares Mononarkoticum für eine Kurzanaesthesie von nur wenigen Minuten Dauer verwendbar ist. Weiterhin sollte geklärt werden, welche Vorteile und Nachteile Ketamin gegenüber den heute in der Geburtshilfe angewandten Barbituraten und dem Propanidid hat. Dieses Problem erschien uns interessant, da heute noch in vielen geburtshilflichen Abteilungen nur 1 Arzt für die Geburtsleitung und die Anaesthesie zur Verfügung steht.

## Methodik

Wir haben Ketamin bei 50 Spontangeburten mit und ohne Episiotomie zur Durchführung einer Durchtrittsnarkose verwendet. Nach Prämedikation mit 0,5 mg Atropin erhielt die Gebärende 2 mg/kg Ketamin beim Beginn der letzten Preßwehe. Die Injektionsgeschwindigkeit betrug 30–60 sec. Gemessen wurden bei der Mutter der Blutdruck und die Herzfrequenz vor und am Ende der Anaesthesie sowie in Abständen von 1 min vom Injektionsbeginn bis zur Normalisierung der Blutdruckwerte, mindestens jedoch 10 min lang. Die Beurteilung des Neugeborenen erfolgte mit Hilfe des Apgar-Schemas und durch Blutgas-Analysen aus der Arteria und Vena umbilicalis. Weiterhin wurden die Narkosedauer und die Länge der Aufwachphase bestimmt. Einige Stunden nach der Geburt wurden die Patienten über ihre Empfindungen während der Narkose befragt und um eine Beurteilung des Narkoseverfahrens gebeten. Zur Vermeidung provozierter Antworten wurde absichtlich auf vorformulierte Fragen verzichtet.

## Ergebnisse

Bei 49 Patientinnen kam es unter Anwendung von Ketamin zu einer statistisch signifikanten ($p = 0,01$) Steigerung des systolischen und diastolischen Blutdruckwertes. Bei einer Patientin blieb der Blutdruck unverändert.

Betrachtet man die Blutdruckveränderungen (Abb. 1), so zeigt sich, daß der größte Druckanstieg sowohl systolisch als auch diastolisch 1 min nach i.v. Injektion zu verzeichnen ist. In einzelnen Fällen sind Blutdruckwerte von 240/160 mmHg gemessen worden. Relativ rasch kam es zu einer Normalisierung der Blutdruckwerte. 5–6 min nach Ketamin-Injektion waren keine statistisch signifikanten Unterschiede gegenüber den Werten vor dem Narkosebeginn feststellbar.

Blutdrucksteigerungen nach Ketamin-Injektion sind bekannt [2, 3, 5, 6, 7, 9, 10, 11, 12, 14, 16, 17]. Ob die Blutdrucksteigerung bei Gebärenden allein durch Ketamingabe verursacht wird oder ob noch andere Faktoren eine Rolle spielen, ist bis jetzt noch nicht geklärt worden. Aus Untersuchungen von MARTIN [13] ist bekannt, daß unter der Geburt, besonders während der letzten Preßwehen in der Austreibungsperiode, Blutdrucksteigerungen bis weit über 200 mmHg auftreten. Ein Blutdruck-Wert-Anstieg konnte

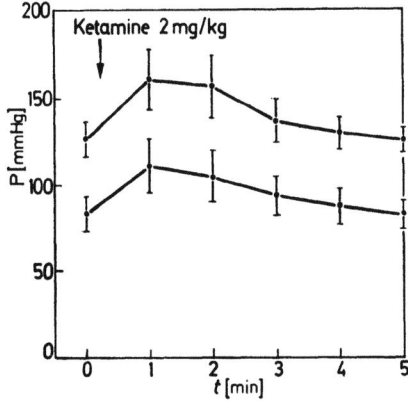

Abb. 1. Blutdruckverhalten ($\bar{x}$ aus n = 50) nach i.v.-Injektion von 2 mg/kg KG Ketamin zur Durchführung einer Mononarkose bei Spontangeburten (I = s$\bar{x}$)

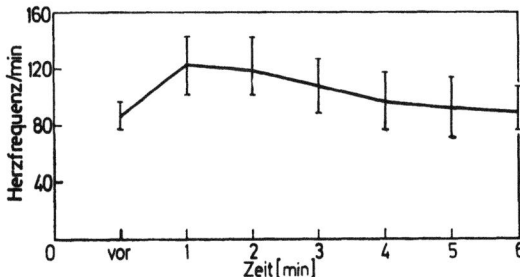

Abb. 2. Verhalten der Herzfrequenz ($\bar{x}$ aus n = 50) nach i.v.-Injektion von 2 mg Ketamin/kg KG zur Durchführung einer Mononarkose bei Spontangeburten (I = s$\bar{x}$)

Martin bei allen Gebärenden nachweisen. Es ist anzunehmen, daß die Blutdrucksteigerungen nach Ketamin-Injektion bei Gebärenden zumindest zu einem Teil durch den Geburtsvorgang bedingt sind.

Die mütterliche Herzfrequenz zeigt ein ähnliches Verhalten wie der Blutdruck (Abb. 2). Nach Ketamin-Injektion kam es zu einem statistisch signifikanten (p = 0,01) Anstieg der Herzfrequenz. Die höchsten Werte wurden 1 min nach Injektionsbeginn beobachtet. Die Herzfrequenz normalisiert sich ähnlich rasch wie der Blutdruck.

Bei 3 Patientinnen trat Brechreiz bzw. Erbrechen auf.

Bei der Befragung gaben 9 Frauen an, sie hätten während der Narkose (einschließlich der postnarkotischen Phase) geträumt. 5 Frauen empfanden die Träume als angenehm. 3 Patientinnen hatten unangenehme Traumerlebnisse. 1 Patientin hatte indifferente Empfindungen.

Tabelle. Beobachtete Nebenwirkungen bei Anwendung von Ketamin zur i.v.-Mononarkose unter der Geburt. Dosierung 2 mg/kg

| Gesamtzahl = 50 | |
| --- | --- |
| Erbrechen und Brechreiz | 3 ( 6%) |
| Träume | 9 (18%) |
| angenehm | 5 (10%) |
| unangenehm | 3 ( 6%) |
| keine Aussage | 1 ( 2%) |
| Halluzinationen | 13 (26%) |
| angenehm | 8 (16%) |
| unangenehm | 4 ( 8%) |
| keine Aussage | 1 ( 2%) |

Bei 13 Patientinnen traten nach Ketamin-Narkose Halluzinationen auf. Die Empfindungen waren unterschiedlich, ähnlich wie bei Traumerlebnissen. 8 Patientinnen hatten angenehme Erlebnisse, 2 Patientinnen waren sogar begeistert. 1 Patientin konnte keine Auskunft erteilen; die Empfindungen waren für sie nicht definierbar. 4 Patientinnen hatten unangenehme Halluzinationen. 3 von ihnen hielten die Narkose für so schlecht, daß sie eine erneute Injektion von Ketamin kategorisch ablehnten. Für diese 3 Frauen war die Anaesthesie ein so schlimmes Erlebnis, daß sie auf eine Geburtserleichterung lieber verzichten wollten, als nochmals eine solche Narkose zu bekommen.

Das Auftreten von Halluzinationen und Träumen nach Ketamin-Narkosen wurde von verschiedenen Autoren beschrieben [2, 5, 6, 12, 15]. Bei unseren Beobachtungen handelte es sich meist um Seh-Halluzinationen, besonders um Farbempfindungen. Die meisten Patientinnen hatten das

Gefühl, frei durch den Raum zu schweben. Sie sahen die Welt unter sich in schrillen Farben vorüberziehen. Dabei überwogen Gelb, Violett und Orange. Menschen und Tiere hatten verzerrte Gesichter und Gestalten. Dagegen waren Landschaften nicht verändert. 1 Patientin verglich die Halluzinationen mit Erlebnissen im LSD-Rausch.

Bei 5 Gebärenden haben wir Ketamin zur Durchführung einer Schlafgeburt angewandt. Initial erhielten die Frauen nach Prämedikation mit 0,5 mg Atropin Ketamin i.v. in einer Dosierung von 1-2 mg/kg KG. Die Narkose wurde mit 1-3 mg Ketamin/min in Form einer Infusion weitergeführt. Zusätzlich erhielten die Patientinnen vor und nach der Entbindung Haloperidol. Bei diesen 5 Frauen traten Träume und Halluzinationen nicht auf. Die Wehentätigkeit und fetale Herzfrequenz (CTG) waren unverändert gegenüber dem Zeitraum vor der Applikation von Ketamin. Bei der Analyse dieser 5 Narkosen muß auf die geringe Anzahl der Messungen hingewiesen werden. Weiterhin ist zu erwähnen, daß diese Frauen erst nach mehreren Stunden wieder vollständig ansprechbar waren.

Die Neugeborenen zeigten nach Anwendung von Ketamin für die Durchtrittsnarkose gegenüber einem Vergleichskollektiv kein unterschiedliches Verhalten.

## Klinische Schlußfolgerung

Nach unseren Untersuchungen würden wir bei Spontangeburten ohne und mit kleiner medianer Episiotomie bei Durchführung einer i.v. Monokurznarkose Propanidid dem Ketamin vorziehen, da die durchschnittliche Narkosedauer bei Ketamin 10,3 ± 4,1 min und die postnarkotische Phase 1 Std und länger bei unseren Untersuchungen betrug. Bei größeren medianen und bei lateralen Episiotomien würden wir dem Ketamin gegenüber Barbituraten den Vorzug geben. Wichtig ist dabei, daß bei Ketamin die von den Barbituraten her bekannte Atem- und Kreislaufdepression mit ihren negativen Auswirkungen auf die Sauerstoffversorgung des Gewebes [1, 8] entfällt. Bei Anwendung von Ketamin zur Durchführung einer Durchtrittsnarkose und Episiotomienaht müssen jedoch die erwähnten Nebenwirkungen, besonders die Träume und Halluzinationen, unbedingt berücksichtigt werden. Eine absolute Kontraindikation besteht bei Frauen mit einer hypertensiven Gestose.

## Zusammenfassung

Es wird über Durchtritts-Mononarkosen mit Ketamin bei 50 Spontangeburten berichtet.

Die durchschnittliche Narkosedauer betrug 10,3 ± 4,1 min bei einer i.v. Gabe von 2 mg/kg KG.

Es wurden folgende Nebenwirkungen beobachtet:
1. Anstieg des systolischen und diastolischen Blutdrucks;
2. Halluzinationen;
3. Träume;
4. Brechreiz bzw. Erbrechen.

Die Blutdrucksteigerungen werden diskutiert und mit physiologischen Verhalten des Blutdrucks bei Gebärenden verglichen. Anhand von Beispielen werden die Halluzinationen und Träume beschrieben. Das Neugeborene wurde mit Hilfe des Apgar-Schemas und Blutgas-Analysen beurteilt. Weiterhin wird über 5 Schlafgeburten mit Ketaminen berichtet. Ketamin wird mit Barbituraten und Propanidid verglichen.

Die Eignung der einzelnen Narkotica für die Durchtrittsnarkose bei Spontangeburten wird diskutiert und daraus klinische Schlußfolgerungen gezogen.

## Summary

This is a report about experiences with ketamines anesthesia in 50 spontaneous deliveries.

The mean duration of anesthesia was $10.3 \pm 4.1$ min when 2 mg/kg Ketamine were given intravenously.

The following side effects were observed:
1. Increase of the systolic and diastolic bloodpressure;
2. Hallucinations;
3. Dreams;
4. Nausea and vomiting.

The increase of the bloodpressure is discussed and compared with the bloodpressure of women during delivery without an anesthesia. Some explanations of the hallucinations and dreams were given.

The newborn infants were judged by the Apgar-score and bloodgasanalyses. Furthermore a report about 5 sleep-deliveries with ketamine was given. Ketamine was compared with barbiturates and propanidid.

The practicability of the different anesthetics for anesthesia in spontaneous deliveries is discussed and condusions are drawn for clinical purposes.

## Literatur

1. BECK, L., ERDMANN, W., HEIDENREICH, J.: Sauerstoffpartialdruck im Mikrobereich des Gewebes nach Applikation von Propanidid – tierexperimentelle Untersuchungen mit Ultramikroelektroden im Gehirn. Epontol Symposion – Juni 1971, Scheveningen/Holland.
2. CHEN, G.: The Pharmacology of Ketamine. In: KREUSCHER, H., pp. 1–11. Berlin-Heidelberg-New York: Springer 1969.

3. CORSSEN, G.: Clinical use of CI-581. 2. European Congr. Anesthesiol. Kopenhagen 1966.
4. — Persönliche Mitteilung.
5. — MIYASAKA, M., DOMINO, E. F.: Dissociative Anaesthesie mit Ketamine (CI-581). In: KREUSCHER, H.: Ketamine, pp. 64–69. Berlin-Heidelberg-New York: Springer 1969.
6. DOENICKE, A., KUGLER, EMMET, M., LAUB, M., KLEINERT, H.: Ein Leistungsvergleich nach Ketamine und Methohexital. In: KREUSCHER, H.: Ketamine, S. 146–155. Berlin-Heidelberg-New York: Springer 1969.
7. DOWDY, E. G., KAYA, K.: Studies in the Circulatory Effects of CI-581 Presented at the Annual Meeting of the American Society of Anesthesiologists, October, 1, 1967.
8. ERDMANN, W., HEIDENREICH, J., KUNKE, S., BECK, L.: Barbituratnarkose und Gewebs-Hypoxie – eine tierexperimentelle Studie mit Ultramikroelektroden. XII. gemeinsame Tagung der Österreichischen, Deutschen und Schweizerischen Gesellschaft für Anaesthesiologie und Reanimation. Bern/Schweiz, 1.–3. 9. 1971.
9. KREUSCHER, H., GAUCH, H.: Kreislaufanalytische Untersuchung bei Anwendung von Ketaminen am Menschen. In: KREUSCHER, H.: Ketamine, S. 52–57. Berlin-Heidelberg-New York: Springer 1969.
10. — — Die Wirkung des Phencyclidinderivats Ketamin auf das cardiovasculäre System des Menschen. Anaesthesist 16, 229 (1967).
11. LANGREHR, D.: Klinische und experimentelle Erfahrungen mit der dissoziativen Anästhesie durch Ketamine. Akt. Chir. 4, 71 (1969).
12. — STOLP, W.: Der Einfluß von Ketaminen auf verschiedene Vitalfunktionen des Menschen. In: KREUSCHER, H.: Ketamine, S. 25–51. Berlin-Heidelberg-New York: Springer 1969.
13. MARTIN, K.: Beobachtungen über Druckveränderungen in der venösen und arteriellen Strombahn während der Schwangerschaft und unter der Geburt. Habilitationsschrift Mainz 1971.
14. ROLLY, G.: Use of Ketamine as Monoanesthetic in Clinical Anesthesia, Acid-Base Status and Oxygenation. In: KREUSCHER, H.: Ketamine, pp. 117–129. Berlin-Heidelberg-New York: Springer 1969.
15. RUMPF, K., DUDEK, J., TEUTEBERG, H., MÜNCHHOFF, W., NOLTE, H.: Traumähnliche Erlebnisse bei Kurznarkosen mit Ketaminen, Thiopental und Propanidid. In: KREUSCHER, H.: Ketamine, S. 161–166. Berlin-Heidelberg-New York: Springer 1969.
16. STANLEY, V., HUNT, J., WILLIS, K. W., STEPHEN, C. R.: Cardiovascular and respiratory function with CI 581. Anesth. Analg. 47, 760 (1968).
17. SZAPPANYOS, G. A., BEAUMANOIR, E., GEMPERLE, G., GEMPERLE, M. and MORET, P.: The Effect of Ketamine (CI-581) on the Cardiovascular and Central Nervous System. In: KREUSCHER, H.: Ketamine, pp. 70–92. Berlin-Heidelberg New York: Springer 1969.

## Diskussion

**Beck:** Welche Vorteile besitzt Ketamin in der Geburtshilfe? Wichtig ist das Fehlen der Atemdepression; ein anpassungsgestörtes Neugeborenes sollte möglichst keine atemdepressiven Stoffe bekommen. Bei der klinischen Anwendung als Mononarkoticum zeigen zahlreiche Frauen psychomimetische Nachwirkungen. Können diese durch Zusatz von Haloperidol oder Valium vermindert werden?

**Langrehr:** Wir haben zur Ausschaltung der genannten unangenehmen Nebenwirkung den Weg der Kombination mit der Gasanaesthesie gewählt. Hierdurch kann auch die Dosis von Ketamin vermindert werden. Wir erreichen bei Vorgabe von Droperidol oder Nachgabe von Valium wahrscheinlich das gleiche. Bei der Kombination mit Lachgas–Sauerstoff besteht der Vorteil, daß nur eine geringe Dosis von Ketamin injiziert zu werden braucht.

**Beck:** Bei einer normalen Geburt eines ausgetragenen Kindes nach unkomplizierter Schwangerschaft sind die Apgar-Werte bei dem Kind gleich gut, ob zur Beendigung der Geburt ein Barbiturat, Propanidid oder Ketamin gegeben wird. Wie steht es bei Risikofällen, Frühgeburten oder Mangelkindern bzw. bei Fällen, bei denen man von vornherein annehmen muß, daß das Kind post partum anpassungsgestört ist. Bietet in diesen Fällen eine Ketamin-Narkose Vorteile?

**Langrehr:** Ketamin überschreitet die Placentaschranke und geht auf das Kind über. Über die Metabolisierung beim Neugeborenen liegen keine genauen Daten vor. Zur Säuglingsanaesthesie wird Ketamin ohne klinisch erkennbare Nachteile verwandt.

**Kressin:** Mindestens für sub partu acidotische Kinder scheint die Sektionarkose mit Ketamin günstiger zu sein als mit Barbiturat. Nach der Geburt zeigten von 20 Fällen mit Ketamin-Narkose nur 7 Kinder eine klinische Depression, während von 18 Fällen mit Barbiturat-Narkose 11 Kinder deprimiert waren.

**Beck:** Die Erhöhung der Uterusaktivität nach Ketamin, wenn auch nur geringen Grades, kann sich bei Fällen mit Verdacht auf kindliche Asphyxie nachteilig auswirken, da hierdurch die intervillöse Durchblutung vermindert und der feto-maternale Gasaustausch verschlechtert wird.

**Langrehr:** Eine Ketamin-Monoanaesthesie ist wegen der intraamnialen Drucksteigerung bei Fällen mit Verdacht auf intrauterine Asphyxie kontraindiziert. Zur Vermeidung einer Tonussteigerung des Uterus geben wir in den Fällen zusätzlich Halothan in geringer Konzentration, wodurch eine Uteruserschlaffung und vielleicht auch eine Verbesserung der intervillösen Durchblutung eintritt. Eine Ketamin-Narkose mit Zusatz von Lachgas–Sauerstoff–Halothan erscheint mir bei Risikogeburten indiziert.

# B. Verschiedene Anwendungsbereiche

## Stoffwechseluntersuchungen unter Ketamin

### Von Ch. Stolz und W. Heller

Seit einigen Jahren beschäftigen wir uns mit der Untersuchung von Stoffwechselveränderungen operativer Krankheitsbilder und deren therapeutischer Beeinflussung. Wegen der metabolischen Veränderungen unter den herkömmlichen Inhalations- und i.v. Narkoseformen interessierte uns die Frage, ob es auch nach der Verabreichung von Ketamin zu faßbaren metabolischen Störungen bzw. Veränderungen kommt.

An kreislauf- und stoffwechselgesunden Patienten im Alter von 20 bis 30 Jahren, die sich einem kleineren extraabdominellen chirurgischen Eingriff unterziehen mußten, bestimmten wir vor und etwa 30 min nach der i.v. Gabe von Ketamin in einer Dosierung von 2 mg/kg KG neben den üblichen klinisch-chemischen Routineuntersuchungen (Blutzucker, Elektrolyte, Gesamteiweiß, Harnstoff und Kreatinin) folgende Parameter: SGOT, SGPT, LDH und LDH-Isoenzyme (1, [1+2] und 5), $\gamma$-GT, GLDH, LAP, Fructose-1,6-diphosphat-Aldolase, CPK, MDH, Cholinesterase und Acetylcholinesterase, dazu aus dem Fettstoffwechsel die $\beta$-Lipoproteide und schließlich die Neuraminsäure. Wie aus dem Spektrum der Parameter zu erkennen ist, liegt ein Schwerpunkt unserer Untersuchungen im Bereich typischer Enzyme des Leberstoffwechsels, wobei dem Isoenzym 5 der LDH, der $\gamma$-GT, der GLDH und der LAP besondere Aussagekraft zuzuordnen ist.

Aus anderen Untersuchungen ist uns bekannt, daß es insbesondere in Streß- und Schocksituationen zu Veränderungen der MDH, der Cholinesterase, der Acetylcholinesterase und der $\beta$-Lipoproteide kommt. Diese Befunde veranlaßten uns zur Prüfung dieser Parameter nach der Verabreichung von Ketamin, da Angriffspunkt und Wirkungsweise dieses Präparates in dieser Hinsicht noch nicht völlig geklärt sind. Die Neuraminsäure möchten wir der genannten Gruppe von Parametern zuordnen. Die Untersuchungen der CPK und der Isoenzyme 1 und 4 der LDH erfolgten unter der Vorstellung, u. U. auftretende Störungen im kardialen Enzymstoffwechsel erfassen zu können.

In einer ausgedehnten Vorstudie konnten wir bei Stoffwechselgesunden feststellen, daß es grundsätzlich während der herkömmlichen Narkoseverfahren zu einem Abfall fast aller Parameter des Fettstoffwechsels kommt, lediglich bei den veresterten Fettsäuren und beim Gesamtcholesterin zeigte sich ein altersabhängiges uneinheitliches Verhalten. Wir möchten diesen Abfall der Parameter des Fettstoffwechsels in den Rahmen der narkosebedingten Dämpfung des Gesamtstoffwechsels einordnen. Als repräsentative Größe für diese Veränderungen fanden wir das Verhalten der β-Lipoproteide in der Narkose, die z. B. bei der Halothan-Lachgas/Sauerstoff-Narkose stets einen Abfall von 20–25% gegenüber dem pränarkotischen Ausgangswert erkennen ließen. Ganz anders verhalten sich dagegen die β-Lipoproteide unter der Ketamin-Anaesthesie. Hier bleibt nicht nur das Ausgangsniveau erhalten, sondern es kommt sogar in allen Fällen zu einem Anstieg von 10–15% über den Ausgangswert. Wir glauben daraus schließen zu können, daß es bei der Ketamin-Anaesthesie im Gegensatz zu den herkömmlichen Narkoseverfahren nicht zu einer Depression im Bereich des Fettstoffwechsels kommt.

Keinerlei Veränderungen fanden wir dagegen bei der Bestimmung der klinisch-chemischen Routineuntersuchungen, also des Verhaltens der Elektrolyte, des Harnstoffs und Kreatinins sowie des Gesamteiweißes. Ebenfalls unbeeinflußt durch die Ketamin-Anaesthesie blieben die Transaminasen, die bei herkömmlichen Narkosen einen Anstieg mit einem Maximum nach 40 min zeigen. Allerdings muß dazu bemerkt werden, daß diese Parameter auf kurzfristige Alterationen nur wenig ansprechen und zudem zu unspezifisch sind, um Veränderungen im Bereich des Leberzell- und Herzmuskelstoffwechsels bei nur kurzdauernder pharmakologischer Einwirkung anzuzeigen.

Betrachtet man isoliert das Verhalten der Gesamt-LDH, die nach der Ketamin-Anaesthesie stets einen geringfügigen, aber doch deutlichen Anstieg erkennen läßt, so könnte man darin eine Beeinflussung des Leberstoffwechsels vermuten. Die Untersuchung der für den Leberstoffwechsel hochspezifischen Parameter γ-GT, GLDH, LAP und das Isoenzym 5 der LDH (Lebertyp) zeigt jedoch, daß diese Vermutung nicht zutrifft. Sämtliche genannten Parameter wiesen vor und nach der Ketamin-Anaesthesie nahezu identische Werte auf, in einigen Fällen ließ sich sogar im Gegensatz zu den herkömmlichen Narkosemethoden, bei denen stets ein Anstieg zu beobachten ist, ein geringfügiger Abfall der γ-GT und der GLDH erkennen, ein Befund, der vielleicht durch eine Vermehrung der Leberdurchblutung und damit Verstärkung des Metabolismus erklärt werden kann.

Wegen der besonders nach der intravenösen Ketamin-Applikation zu beobachtenden Puls- und Blutdrucksteigerung erschien uns die gezielte Beobachtung spezifischer Herzmuskelenzyme von besonderem Interesse. Wie bereits erwähnt, bestimmten wir daher die Isoenzyme 1 und (1+2) der LDH sowie die CPK. Aus früheren Untersuchungen wissen wir, daß bei der Halothan-Inhalationsnarkose diese Enzyme, insbesondere aber das Isoenzym 1 der LDH (alpha-HBDH), stets einen Anstieg als Ausdruck der narkosebedingten Depression des Myokardstoffwechsels aufweisen. Nach der Ketamin-Anaesthesie fanden sich dagegen keinerlei Veränderungen dieser Parameter, darüber hinaus zeigten die Isoenzyme (1+2) der LDH in einigen Fällen sogar einen leichten Abfall.

Übereinstimmend mit den bisherigen Stoffwechseluntersuchungen nach i.v. Ketamin-Applikation kommt es im Gegensatz zur Halothan-Narkose zu einem Anstieg der Cholinesterase und der Acetylcholinesterase, ein Befund, der ebenfalls durch die Aktivierung oder zumindest die fehlende Depression des Stoffwechsels zu erklären ist. Gleiches gilt auch für das Verhalten der MDH, die unter der Ketamin-Anaesthesie keine Veränderung zeigt. Dieser Befund war für uns um so überraschender, als es bei der Halothan-Narkose in der Regel bereits nach 20 min zu einem Abfall dieser Enzymaktivität kommt, der bis zu 50% des Ausgangswertes betragen kann.

Vergleichbare Untersuchungen des Verhaltens der Neuraminsäure und der Aldolase unter Narkosebedingungen liegen zur Zeit noch nicht vor, so daß es außerordentlich schwierig ist, die unter Ketamin erhobenen Befunde zu deuten. Wir wissen aus Untersuchungen an Patienten mit Schädel-Hirn-Traumen und nach intrakraniellen Eingriffen, daß es bei morphologisch faßbaren Läsionen des Hirngewebes zu einem deutlichen Ansteig beider Parameter kommt. Unter der Ketamin-Anaesthesie kommt es zu einem leichten Abfall des Neuraminsäurespiegels und zu einem deutlichen Abfall der Aldolase. Diese Befunde können u. U. mit einer Depression im Bereich des cerebralen Stoffwechsels erklärt werden, doch bedarf diese Erklärung noch weiterer Untersuchungen, die wir unter anderem auch bei den herkömmlichen Narkoseformen als Vergleich durchführen wollen.

## Zusammenfassung

Wir können feststellen, daß es nach der i.v. Verabreichung von Ketamin in einer Dosierung von 2 mg/kg KG bei Stoffwechselgesunden weder zu einer Beeinträchtigung des Enzymverhaltens der Leberzellen und des Herzmuskels noch zu einer Alteration des Fettstoffwechsels kommt. Letzterer ließ sogar einen Anstieg des $\beta$-Lipoproteidspiegels erkennen. Im Gegensatz zu herkömmlichen Narkoseformen, wie der Halothan-Lachgas/Sauerstoff-Inhalationsnarkose, kam es zu einem Anstieg der Cholinesterase und Acetylcholinesterase und zu keinem Abfall der MDH.

## Summary

Experimental studies revealed that intravenous application of ketamine, 2 mg/kg body weight, did neither result in an impairment of the enzyme function of the liver cells or cardiac muscle in metabolic healthy individuals nor did it lead to an alteration of their lipometabolism. The latter even indicated an increase of the level of $\beta$-lipoproteid. In contrast to traditional forms of general anesthesia like halothane-nitrous oxide-oxygen-anesthesia an increase of cholinesterase and acetylcholinesterase and no decrease of MDH ensued.

# Die Anwendung von Ketamin in der Orthopädischen Klinik*

Von B. Schöning und H. Koch

Ketamin wird seit August 1969 in der Anaesthesieabteilung der Orthopädischen Univ.-Klinik Heidelberg verwendet. Anfangs wurde das Mittel bei konservativen und operativen Eingriffen aller Altersklassen, jedoch mit unterschiedlichem Erfolg gegeben. Es zeigte sich, daß die Domäne dieses Narkosemittels in unserem Krankengut die kurzen und mittellangen Operationen bei Kindern sind. Bei Erwachsenen wird es nur noch ausnahmsweise verwendet, da sich die postnarkotischen Begleitsymptome in der Aufwachphase trotz Separierung wohl eindämmen, aber nicht vermeiden ließen. Ob Ketamin beim cerebral geschädigten Kind mit seinen spastischen Contracturen brauchbar ist, kann erst nach Abschluß einer laufenden Versuchsserie entschieden werden.

Tabelle. Häufigkeitsverteilung mit Ketanest narkotisierter Patienten über Altersklassen und Eingriffsart. Orthopädische Univ.-Klinik Heidelberg. Zeitraum 1. 8. 69–31. 12. 71

| Altersklassen | Eingriffsart | | |
|---|---|---|---|
| | operativ | konservativ | gesamt |
| < 1 | 13 | 96 | 109 |
| < 5 | 105 | 68 | 173 |
| <15 | 157 | 20 | 177 |
| gesamt | 275 | 184 | 459 |

## Methode

Wir werteten 459 Ketaminnarkosen aus. Die Verteilung des Kollektivs über Altersklassen und Eingriffsarten ist in Tabelle 1 aufgeführt. Von diesen Patienten hatten 25% präoperative Risikofaktoren, wie infantile Cerebralparesen, Querschnittslähmungen, Fettsucht oder Störungen im Respirationstrakt. Während der Operation wurden 16 Fälle mit motorischer Unruhe beobachtet und von uns als „Versager" geführt. Bei ihnen lag zu vorsichtige Dosierung oder mangelhafte

---

* Wir danken Herrn PD Dr. RÖSSLER, Abteilung für Experimentelle Orthopädie, Heidelberg, für die Beratungen bei der Auswertung unserer Versuchsplanung.

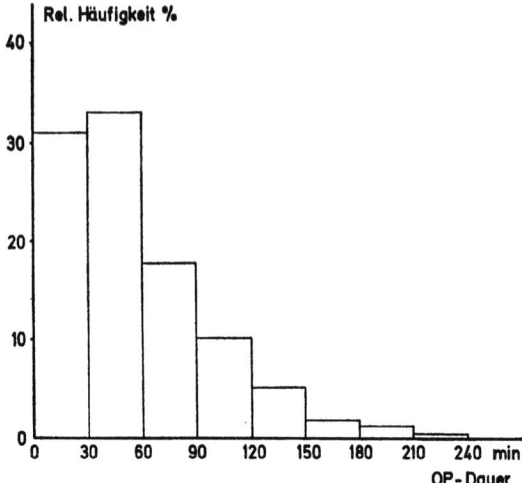

Abb. 1. Prozentuale Verteilung der Narkosezeiten bei 459 Patienten, die mit Ketanest narkotisiert wurden

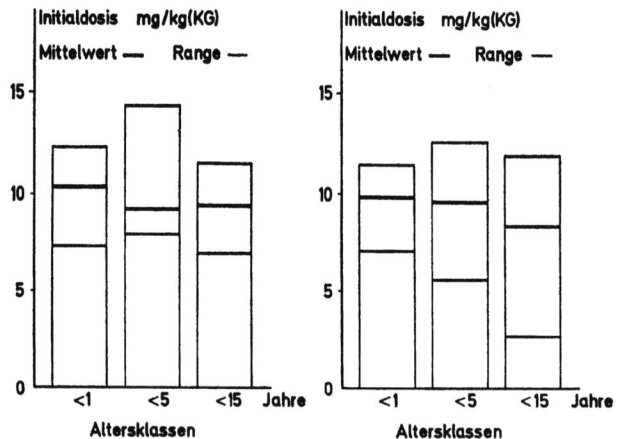

Abb. 2a und b. Gemittelte Initialdosen Ketanest (mg/kg KG) mit Schwankungsbreiten über Altersklassen und Narkoseverfahren. a Ketanest ohne Zusatzmedikation (n = 69). b Ketanest mit Valium (0,2 mg/kg KG) (n = 294)

Resorption bei ungeeigneter Applikationstechnik vor. 2 Patienten hatten konfluierende passagere Exantheme, 1 Kind extreme Salivation.

Die Dosierung von Ketamin wurde an 2 Vergleichsgruppen geprüft. Bei einem Kollektiv hielten wir uns an die 1969 allgemein empfohlenen Richtwerte; in einem zweiten kombinierten wir Ketamin mit Valium (0,2 mg/kg KG), um die Muskelrigidität an den Extremitäten auszuschalten.

Bei der Analyse des Narkosemittelverbrauchs war zu berücksichtigen, daß er vom Körpergewicht und der Operationsdauer abhängt. Weiter war zu unterscheiden zwischen der Initialdosis, durch die der Patient auf die gewünschte Narkosetiefe eingestellt wird und den Repetitionsdosen, die innerhalb regelmäßiger Zeitabschnitte benötigt wurden. Unter diesen Prämissen wurde der Ketaminverbrauch beim einzelnen Patienten errechnet, für die genannten Altersklassen gemittelt und mit den Schwankungsbreiten gegen die Zeit aufgetragen.

## Ergebnisse

Abbildung 1 zeigt die relativen Häufigkeiten unserer Narkosezeiten. Etwa 80% der Eingriffe konnten in 90 min durchgeführt werden. Die Abbildungen 2a u. 2b zeigen die Initialdosen der Altersklassen getrennt nach Narkoseverfahren. Sie liegen zwischen 8,4–11,3 mg/kg (KG) mit breiten individuellen Schwankungen [4]. Es scheint, daß mit zunehmendem Lebensalter die Höhe der Initialdosis abnimmt. Bei der graphischen Darstellung der Repetitionsdosen wird der mittlere Ketaminverbrauch der drei Altersklassen bis zu fixen Zeitpunkten von je 30 min aufgezeichnet (Abb. 3 u. 4). Beim Vergleich der Meßwerte für die einzelnen Altersklassen fällt auf, daß die Variabilität der Repetitionsdosen pro Zeiteinheit innerhalb einer Altersklasse kleiner ist als die zeitlichen Vergleichswerte einer anderen. Die Repetitionsdosen zeigen weiterhin, daß die benötigte Ketaminmenge mit Zunahme der Narkosedauer geringer wird. Dies scheint uns, bei den gewählten Zeitintervallen, für einen kumulativen Effekt der Droge zu sprechen [1, 2].

Die Meßwertkollektive wurden keinem weiteren statistischen Prüfverfahren unterzogen, da die Störfaktoren „Besetzung der Altersklasse" und „inhomogener Ausbildungsstand der Mitarbeiter" nicht ausreichend eliminiert werden konnten [3, 5, 6].

## Vorläufige Schlußfolgerung

Die dissoziative Anaesthesie als Methodik gehört in die Hand des Spezialisten. So gehandhabt, hat sie neben der modernen Kombinationsnarkose ihre Berechtigung in der orthopädischen Klinik. Viele Eingriffe sind schmerzhaft und müssen bei Kindern in mehreren Sitzungen durchgeführt werden. Die notwendigen Narkosen betreffen psychisch vorbelastete, hospitalisierte Patienten, in uneinsichtigen Altersgruppen. Ketamin erleichtert und vereinfacht die Arbeit. So entfallen behindernde Schlauchverbindungen zwischen Patient und Apparat. Die Anlage der vielen Korrekturgipse ist in jeder Körperhaltung möglich. Durch die bisherigen Anaesthesieformen wurden die kleinen Patienten erheblich belastet. Schlechtere Steuerbarkeit und langer Nachschlaf werden durch die Sicherheitsbreite von Ketamin ausreichend kompensiert.

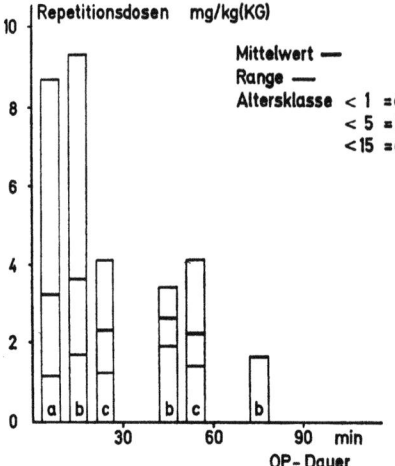

Abb. 3. Gemittelte Repetitionsdosen mit oberer und unterer Range für Ketanest ohne Zusatzmedikation. Die Altersklassen sind innerhalb regelmäßiger Zeitabschnitte von 30 min eingetragen. Die zweite Repetitionsdosis ist kleiner als die erste

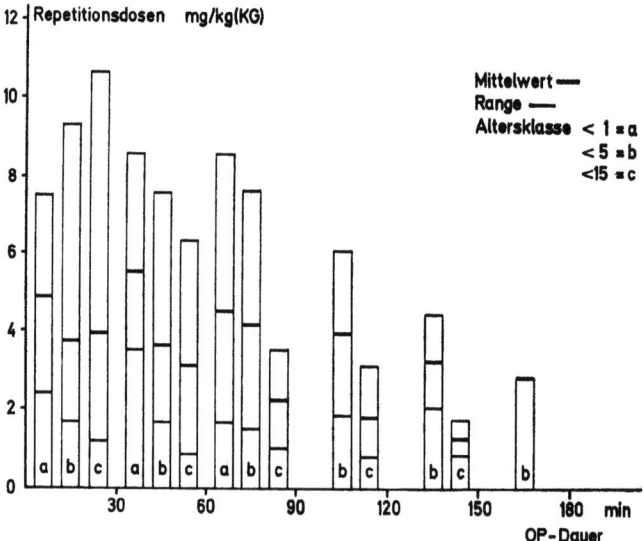

Abb. 4. Gemittelte Repetitionsdosen und Schwankungsbreiten für Ketanest mit Valium (0,2 mg/kg KG). Bei Altersklasse < 15 läßt sich (wegen stärkster Klassenbesetzung im Gesamtkollektiv, n = 153) recht deutlich der kumulative Effekt des Ketanest ausmachen: Die nächstfolgende Wiederholungsdosis in mg/kg KG ist stets kleiner als die vorhergehende

## Zusammenfassung

Bei 459 orthopädischen Patienten, die mit Ketamin narkotisiert wurden, lagen in 25% präoperative Risikofaktoren vor. Die Initialdosen der drei Altersklassen schwankten zwischen 8,4–11,2 mg/kg KG mit einer Range von 2,7–14,4 mg/kg KG. Die Repetitionsdosen werden bei einem Injektionsintervall von 30 min zusehends kleiner. Ketamin erleichtert und vereinfacht dem Anaesthesisten die Narkose bei psychisch vorbelasteten, hospitalisierten Patienten uneinsichtiger Altersgruppen.

## Summary

To anaesthetise our 459 orthopedic children by ketamine we needed an average initial dosage from 8.4–11.2 mg/kg body weight with a range from 2.7–14.4 mg/kg body weight respectively to the three groups of ages ($<1$, $<5$, $<15$). The average dosages Ketanest within the next 30, 60 etc. min differ from 1.28–5.53 mg/kg and had ranges from 0.81–10.65 mg/kg body weight. We realized, that Ketamin has a cumulation effect when anesthesia lasted longer than 90 min (s. Fig. 4).

## Literatur

1. BREE, M. M., FELLER, I., CORSSEN, G.: Safety and tolerance of repeated anesthesia with ketamine (CI-581) in monkeys, Anesth. Analg. Curr. Res. 46, 596 (1957).
2. CORSSEN, G., MIYASAKA, M., DOMINO, E. F.: Dissoziative Anästhesie mit Ketamine (CI-581). Berlin-Heidelberg-New York: Springer 1969.
3. IMMICH, H.: Therapie-Effekte und Statistik, Deutsches Krebsforschungszentrum Heidelberg, 1971.
4. PODLESCH, I., ZINDLER, M.: Anästhesist 16, 299 (1967).
5. WAWERSIK, J.: Datenverarbeitung in der Anästhesie am Beispiel eines dokumentationsgerechten Narkoseprotokolls, Z. prakt. Anästh. Wiederbeleb. 5, 6 (1970).
6. — KÖHLER, B., V. BOCK, B.: Datenauswahl und praktische Durchführung einer anästhesiologischen Basisdokumentation, Z. prakt. Anästh. Wiederbeleb. 7, 14 (1972).

# Die Anwendung von Ketamin in der Augenheilkunde bei extrabulbären Eingriffen im Kindesalter

Von E. Edlinger

Kindern fehlt oder mangelt, je nach ihrer geistigen Entwicklungsstufe, die Fähigkeit, Umwelteinflüsse und Erlebnisse zu rationalisieren. Dementsprechend spielen sich die Verhaltensreaktionen viel stärker auf der emotionellen Ebene ab, die wiederum eng mit dem Vegetativum zusammenhängt. Das Nichterklären- und Nichtverstehenkönnen einer ungewohnten Situation (z. B. Krankenhausaufenthalt) führt bereits zu inadäquaten affektiven Reaktionen, und ärztliche Maßnahmen werden vom Kind als existentielle Bedrohung gewertet. Der daraus resultierende Mangel an Kooperationsfähigkeit zwingt chirurgische Eingriffe im Kindesalter grundsätzlich in Allgemeinanaesthesie vorzunehmen. In der Augenchirurgie wird die anaesthesiologische Situation durch die enge topographische Nachbarschaft von Operationsgebiet und den, für die Anaesthesie so wichtigen Zugängen zum Atemtrakt zusätzlich erschwert. Auf der einen Seite soll die Interessensphäre des Operateurs auf keinen Fall gestört sein und die Sterilität des Operationsfeldes nicht leiden. Außerdem wird für intraoculäre Eingriffe die absolute Ruhigstellung des Auges und die Verhinderung eines Augeninnendruckanstieges verlangt. Auf der anderen Seite kann, wenn Inhalationsanaesthetica zugeführt werden sollen, die Atemwege freizuhalten sind oder künstlich beatmet werden muß, auf den freien Zugang zum Atemtrakt nicht verzichtet werden. Alle diese Ansprüche müssen bei der Wahl der Anaesthesiemittel und -technik berücksichtigt werden, und in der Mehrzahl der Fälle ist die Allgemeinanesthesie mit endotrachealer Intubation nicht zu umgehen. Für extrabulbäre Eingriffe erscheint jedoch diese Anaesthesietechnik im Verhältnis zum Eingriff recht aufwendig. Außerdem ist sie doch mit einem gewissen Maß an intra- und postanaesthetischen Komplikationen und Nebenwirkungen behaftet. Es ist daher naheliegend, sich der Ketaminmonoanaesthesie zuzuwenden, die außer einer adäquaten Anaesthesie auch eine ungestörte freie Atmung gewährleistet und damit die endotracheale Intubation überflüssig macht [2, 4, 5, 7, 9, 14]. Allerdings bestanden anfänglich gewisse Bedenken, Schieloperationen, die ja das Hauptkontingent der extrabulbären Operationen im Kindesalter bilden, in Ketaminanaesthesie durchzuführen. Es war zu befürchten, daß der in der Nachschlaf- und Aufwachphase häufig auftretende Nystagmus die Nahtstellen des operierten äußeren Augenmuskels übermäßig beansprucht und irritiert und folglich die Operationsresultate verschlechtert. Allerdings fanden sich in der Literatur keine derartigen Hinweise. Schließlich wurde aber doch nach einer gründlichen Abwägung aller schon bekannten Vorteile [3, 16] und eventuell noch zu erwartenden Nachteile, gemeinsam und einvernehmlich mit der Augenklinik entschieden, die Ketaminanaesthesie auch bei Schieloperationen zu versuchen.

## Methode

In der Folge wurden im Jahre 1971 an der Universitäts-Augenklinik Graz 321 Kinder im Alter von 6 Monaten bis zu 14 Jahren zur Vornahme extrabulbärer Eingriffe am Auge, ausschließlich mit Ketamin und ohne endotracheale Intubation anaesthesiert. 68% der Kinder befanden sich zwischen dem 3. und 6. Lebensjahr, s. Tabelle 1. 271 Fälle entfielen auf Schieloperationen, und zwar wurden 73mal 1 äußerer Augenmuskel und 142mal 2 äußere Augenmuskel bilateral operiert. Insgesamt wurden also 469 äußere Augenmuskel rückverlagert oder verkürzt und/oder vorgelagert, s. Tabelle 2. Die restlichen 50 Fälle betrafen operative Versorgungen äußerer Augenverletzungen, Eviscerationen sowie Enukleationen des Bulbus mit Einpflanzung einer Kunststoffplombe, Ptosisoperationen nach Blaskovics und verschiedene schmerzhafte therapeutische Maßnahmen wie Lichtkoagulation, Kryotherapie usw.

## Anaesthesietechnik

Die in einem guten Allgemeinzustand befindlichen und anaesthesietauglich befundenen Kinder erhielten zuerst 90 min vor Anaesthesiebeginn je nach Alter und Gewicht 30–100 mg Pentobarbitalnatrium als Suppositorien rectal und $^1/_2$–$^3/_4$ Std vor Anaesthesiebeginn je nach Alter und Gewicht 1–1,5 mg/kg KG Pethidin und 0,01–0,02 mg/kg KG Atropin i.m. Kinder unter dem 1. Lebensjahr bekamen nur Atropin. In den meisten Fällen war bei Anaesthesiebeginn die allgemein sedierende Wirkung so gut, daß eine feine Verweilkanüle mühelos von der medialen Knöchel in die Vena saphena magna eingestochen werden konnte. Ganz selten mußten Abwehrreaktionen durch die kurze Inhalation eines Sauerstoff-Lachgas-Fluothangemisches erst überwunden werden, um die Vene zu punktieren. Ketamin wurde grundsätzlich i.v. appliziert, da wir in der allgemeinen Kinderchirurgie mit der i.m. Applikation [15] unzuverlässige Wirkungen erfahren mußten. Im allgemeinen betrug die Initialdosis 4 mg/kg KG. Körperlich schlecht entwickelte und geistig retardierte Kinder erhielten 2–3 mg/kg KG.

Nach ungefähr 2 min war die Anaesthesie voll ausgeprägt und nach rascher Präparation und steriler Abdeckung des Operationsfeldes konnte die Operation beginnen. Die Blutdruckwerte und der periphere Puls wurden laufend kontrolliert. Die Atmung, das Aussehen und Allgemeinverhalten wurden sorgfältig beobachtet. Reichte die anaesthetische Wirkung nicht mehr, dann wurden 1–2 mg/kg KG nachgegeben. Nach Beendigung der Operation verblieben die Kinder bis zu $^1/_2$ Std unter der Aufsicht einer erfahrenen Schwester im Vorraum des Operationssaales. Sie wurden dann auf die Kinderstation zurückgebracht und vom Pflegepersonal weiter betreut. Insbesondere wurde angestrebt, audiovisuelle Afferenzen fernzuhalten. Am späten Nachmittag erhielten sie das erste Mal Flüssigkeiten zu trinken und bekamen am nächsten Tag wieder ihre normale Nahrung.

Tabelle 1. 321 Ketaminmonoanaesthesien im Kindesalter: Verteilung nach Alter und Geschlecht

| Jahre | 0–1 | 1–2 | 2–3 | 3–4 | 4–5 | 5–6 | 6–7 | 7–8 | 8–9 | 9–10 | 10–11 | 11–12 | 12 | Gesamt |
|---|---|---|---|---|---|---|---|---|---|---|---|---|---|---|
| männl. | 1 | 1 | 4 | 32 | 42 | 32 | 13 | 6 | 4 | 14 | 2 | 6 | 6 | 163 |
| weibl. |   | 4 | 15 | 41 | 33 | 21 | 13 | 8 | 11 | 3 | 5 | 2 | 2 | 158 |
|   | 1 | 5 | 19 | 73 | 75 | 53 | 26 | 14 | 15 | 17 | 7 | 8 | 8 | 321 |
|   |   |   |   | 68% |   |   |   |   |   |   |   |   |   |   |

Tabelle 2. 321 Ketaminmonoanaesthesien im Kindesalter

Art und Zahl der Eingriffe

| | | | |
|---|---|---|---|
| Schieloperationen: | 271 | andere Eingriffe: | 50 |
| 1 Muskel unilateral | 73 | operative Versorgung äußerer Augenverletzungen | 4 |
| 2 Muskeln unilateral | 142 | | |
| 2 Muskeln bilateral | 56 | Evisceration des Bulbus | 1 |
| | | Enucleation des Bulbus und Einpflanzung einer Plombe | 6 |
| | | Ptosisoperation nach Blascovics | 3 |
| | | Tumor- und Chalazionentfernungen | 24 |
| | | Therapeutische Maßnahmen | 12 |

Tabelle 3. 321 Ketaminmonoanaesthesien im Kindesalter

Zahl der Injektionen

| | |
|---|---|
| 1 Injektion | 113 |
| 2 Injektionen | 145 |
| mehr als 2 Injektionen | 63 |

## Ergebnisse

Die angestrebte und erforderliche Anaesthesie wurde in allen Fällen erreicht. Die operativ nutzbare Wirkungsdauer war sehr unterschiedlich und schwankte zwischen 8 und 20 min. Abhängig von der Operationsdauer und der individuellen Ansprechbarkeit reichte in 113 Fällen die Initialdosis. In 145 Fällen war eine und in 63 mehr als eine Nachinjektion notwendig (Tab. 3).

Fast regelmäßig trat initial eine Abflachung und Verlangsamung der Atmung ein. Bei drei hirngeschädigten Kindern kam es zu einer mechanischen Atmungsbehinderung mit leichter Cyanose. Sie ließ sich mit einem Mundtubus rasch beheben. Eine künstliche Beatmung war nie notwendig. Ebenso regelmäßig stieg der systolische Druck bis zu 20% des Ausgangswertes an, und die Pulsfrequenz nahm zu [6, 12]. Nur einmal wurde eine kurzanhaltende Arrhythmie registriert, die sich ohne medikamentöse Intervention regularisierte. Regelmäßige EKG-Überwachungen konnten allerdings nicht vorgenommen werden. Die klinische Bedeutung des okulokardialen Reflexes [1, 11, 17] unter Ketaminanaesthesie bei organisch gesunden Herzen dürfte ohnehin gering sein. Die an nicht vorgeschädigten Herzen, infolge passiver heterotoper Reizbildungsstörungen ausgelösten Ersatzsystolen oder Ersatzrhythmen hat schon WENCKEBACH als „kleinen Unfug des Herzens" persifliert. Vasculäre Hautreaktionen, wie Blässe und großfleckige Rötungen, waren häufig.

Sonst verliefen alle Anaesthesien störungsfrei und ohne auffällige psychomotorische Nebenerscheinungen. In der Regel waren die Kinder 90–120 min nach Operationsende reorientiert. Bei 16 Kindern wurde nur am Operationstag Übelkeit und Erbrechen und bei 18 eine motorische Unruhe beobachtet, wobei eine eindeutige Beziehung zu frühzeitigem Erwachen bestand. Beunruhigende Träume oder halluzinatorische Erlebnisse gelangten nicht zur Kenntnis. Eine neurotisierende Schädigung oder inadäquate Erwartungsangst infolge unbewältigter Erlebnisverarbeitung wurde nach Ketamin nicht beobachtet. Die Ophthalmochirurgen fanden die ihnen gebotenen Operationsbedingungen unter Ketaminmonoanaesthesie zufriedenstellend und gewöhnten sich auch sehr bald an die unbestreitbar stärkere Blutung durchtrennter Gewebe. Als ganz wesentlicher Vorteil wird bei Schieloperationen in Ketaminmonoanaesthesie die Erhaltung des Muskeltonus während des Eingriffes gewertet, die eine genaue und physiologisch richtige operative Anwendung der präoperativ ermittelten Korrekturabstände ermöglicht.

Die ursprünglichen Bedenken, daß sich der Nystagmus ungünstig auf die Operationsergebnisse auswirken könnte, erwiesen sich als unbegründet. Die Operationsergebnisse unter Ketaminanaesthesie unterscheiden sich jedenfalls nicht von den früheren mit anderen Anaesthesieverfahren. Zumindest die am Synoptophor und mit Hilfe des Abdecktests ermittelten Frühresultate waren sehr zufriedenstellend [10].

Nicht zuletzt befand das Pflegepersonal, daß die Überwachung und Betreuung der mit Ketamin anaesthesierten Kinder ungleich problemloser wäre.

### Zusammenfassung

An der Universitäts-Augenklinik Graz wurden im Jahre 1971 321 extrabulbäre Eingriffe im Kindesalter zwischen 6 Monaten und 14 Jahren durchgeführt. Überwiegend handelte es sich um verschiedene Formen des Strabismus mit Vor- und/oder Rücklagerung eines oder mehrerer Muskeln. Die Eingriffe erfolgten ausschließlich in Ketaminmonoanaesthesie ohne Intubation. Die präoperative Vorbereitung und Anaesthesietechnik werden besprochen. Entgegen den ursprünglichen Erwartungen waren die Operationsbedingungen vollkommen ausreichend, die orthoptischen Resultate unverändert gut und vor allem die postoperative Betreuung durch das Pflegepersonal ungleich problemloser. Da auch die subjektiven und objektiven psychomotorischen Nebenerscheinungen in der Nachschlaf- bzw. Aufwachphase im Vergleich zu den Gesamtvorteilen unbedeutend waren, halten wir die Ketaminmonoanaesthesie bei extrabulbären Eingriffen im Kindesalter anderen Anaesthesiemethoden überlegen und geben ihr den Vorzug.

## Summary

During 1971 external eyesurgery was done on 321 children between the ages of 6 months and 14 years at the University Eye Clinic of Graz. The surgery was mainly concerned with various forms of strabismus regarding one or several ocular muscles. All these operations were exclusively carried out under ketamine-anaesthesia without endotracheal intubation. The premedication and anaesthetic technique are being described. Although originally some doubts were entertained we found the surgical conditions completely adequate; the orthoptical results were equally satisfactory compared with former anaesthetic methods; the postoperative care produced less work and fewer problems for the nursing staff. Side effects felt by the child as well as the observed ones in the recovery period were in comparison with the overall advantages so insignificant that we believe ketamine-anaesthesia for external eyesurgery in children superior to other anaesthetic methods.

### Literatur

Aschner, B.: Wien. klin. Wschr. 21, 1529 (1908).
Benz, G., Waidelich, E.: Klin. Mbl. Augenheilk. 57, 709 (1970).
Dawson, B.: Anesth. Analg. 50, 1056 (1971).
Eckart, I.: Ketamine Symposion Mainz, 200 (1968).
Langrehr, I., Kluge, J.: Z. Kinderchir. 7, 1 (1969).
Lutz, W., Stoeckel, H.: Z. prakt. Anästh. Wiederbeleb. 6, 73 (1971).
Podlesch, I.: Ketamine Symposion Mainz, 216 (1968).
Schaub, F. A.: Grundriß der klinischen Elektrokardiographie; Documenta Geigy, Basel (1972).
Schlemmer, K.; Klin. Mbl. Augenheilk. 160, 233 (1972).
— Persönliche Mitteilung (1972).
Scheurecker, F.: Mitteilung, Wissenschaftl. Sitzung d. Österr. Ges. f. Anästhesiologie und Reanimation in Linz (1970).
Stanley, V. et al.: Anesth. Analg. 47, 760 (1968).
Wenckebach, K. F., Winterberg, H.: Die unregelmäßige Herztätigkeit. Engelmann, Leipzig 1927.
Stolz, Ch.: Klin. Mbl. Augenheilk. 158, 445 (1971).
Westhues, G.: Ketamine Symposion, Mainz, 216 (1968).
Wilson, R. D.: Anesth. Analg. 50, 1057 (1971).
Yilmaz, E., Doden, W.: Klin. Mbl. Augenheilk. 159, 243 (1971).

# Die Wirkung von verschieden hohen intramuskulär verabreichten Ketamin-Dosen im Säuglings- und Kindesalter

Von H. Siepmann und I. Podlesch

Bei Säuglingen und Kleinkindern hat es sich als besonders vorteilhaft erwiesen, daß zu diagnostischen Zwecken, für kleinere chirurgische Eingriffe oder zum Einleiten einer Allgemeinnarkose, Ketamin auch intramuskulär verabreicht werden kann. Die Angaben zur Dosierung für die intramuskuläre Injektion schwanken beachtlich [1–7, 9–13, 17, 20–22], wenngleich eine Menge von 5–8 mg/kg KG als ausreichend empfohlen wird [9, 11, 14, 19]. Außerdem wird behauptet, daß durch Verteilung der zu injizierenden Menge auf zwei oder mehr Depots die Resorption und damit der Wirkungseintritt beschleunigt werden kann [14].

Tabelle 1. Gruppenbildung

| Alter | 0–1 Jahr | | 1–3 Jahre | |
|---|---|---|---|---|
| Dosis in mg/kg | 9–11 | 12–14 | 9–11 | 12–14 |
| (a) Monodep. (b) mult. Dep. | a   b | a   b | a   b | a   b |
| Gruppen-Nr. | 1   2 | 3   4 | 5   6 | 7   8 |
| Anzahl der Patienten | 19  18 | 23  18 | 11  12 | 10  18 |

Die vorliegenden Untersuchungen verfolgen den Zweck, mögliche Unterschiede zweier unterschiedlich hoher Ketamindosen, die jeweils als Monodepot oder als multiple Depots (meist zwei) appliziert wurden, herauszufinden. Die in diesem Bericht als niedrig bezeichnete Dosis liegt mit 9–11 mg/kg an der oberen Grenze der in neuerer Zeit empfohlenen Richtdosis für die intramuskuläre Injektion von Ketamin. Die im folgenden als hohe Dosierung angeführte Ketaminmenge von 12–14 mg/kg übertrifft die niedrigere um 30%.

Außerdem interessierte uns die Frage, ob Kinder unterschiedlichen Alters in gleicher Weise reagieren oder nicht. Entsprechend dieser Fragestellung nahmen wir die Gruppenbildung vor (Tab. 1).

## Prämedikation

Auf eine Prämedikation im Sinne von Sedierung verzichteten wir bewußt, weil der potenzierende Einfluß von Sedativa, Tranquilizern und Morphinabkömmlingen auf eine Ketaminnarkose bekannt ist [16, 18]; die zu messenden Parameter sollten nicht durch andere als die geplanten beeinflußt werden. So wurde lediglich Atropin in einer Menge von 0,03 mg/kg KG bei Kindern bis zu 1 Jahr und 0,02 mg/kg bei Kindern vom 1. bis zum 3. Lebensjahr gegeben, und zwar gleichzeitig und zusammen mit der zu verabreichenden Ketaminmenge. Sollte die aus dem Körpergewicht errechnete Ketamindosis in mehreren Depots verabreicht werden, so teilten wir die Gesamtmenge zu gleichen Teilen auf eine entsprechende Zahl von Spritzen auf und injizierten gleichzeitig in die Oberschenkel- oder Gesäßmuskulatur. Es wurde fast ausschließlich die 5%ige Ketaminlösung verwendet.

## Präoperativer Zustand – Narkoseindikationen – Operationsdauer

Wir vermerkten den präoperativen Allgemeinzustand der Kinder, insbesondere den Zustand von Herz, Kreislauf und Lungen in 90,7 % der Fälle als gut, in 6,2 % als ausreichend und in 3,1 % als schlecht. Die 8 verschiedenen Gruppen unterscheiden sich hinsichtlich dieses Merkmals nicht voneinander. Eine deutliche Differenz ergibt sich allerdings im Hinblick auf die Verteilung vorherbestehender akuter oder chronischer Grundkrankheiten. Diese überwiegen mit 83,3 % bei den jüngeren Kindern, wobei Spaltbildungen im Lippen-, Kiefer- und Gaumenbereich vorherrschen. Die Ketaminnarkosen dienten in 43,5 % kleineren, in 31,7 % größeren chirurgischen Eingriffen; in 24,8 % wurden sie zu diagnostischen Zwecken durchgeführt. Wir benutzten Ketamin in 67,4 % als Monoanaestheticum; in 32,6 % jedoch nur für die ersten 20–25 min. Nachdem die von uns zu messenden Werte vorlagen, wurden die Narkosen mit Inhalationsnarkotica und Muskelrelaxantien fortgeführt.

Die Eingriffe dauerten bei 65,6 % der Kinder nicht länger als 30 min.

## Art und Zeitpunkt der Untersuchungen

Blutdruck, Pulsfrequenz und Atemfrequenz wurden vor der Injektion und 5, 10 und 15 min nach der Injektion gemessen. Nebenwirkungen hielten wir zum Zeitpunkt ihres Auftretens fest, beschrieben sie und belegten sie mit einem Schweregrad (leicht, mäßig, schwer). Zwischen der 10. und 12. min nach Injektion nahmen wir arteriell (in Ausnahmefällen auch kapillar) Blut für die Blutgasanalyse ab.

# Ergebnisse

## Wirkungen auf Herz und Kreislauf

Abbildung 1 veranschaulicht den Einfluß von Ketamin auf den systolischen und diastolischen Blutdruck sowie auf die Pulsfrequenz. Es sind nicht die Absolutwerte wiedergegeben, sondern die 5, 10 und 15 min nach Ketamininjektion gemessenen Änderungen in Prozent vom Ausgangswert.

7 von 8 Gruppen zeigen einen aus zahlreichen Veröffentlichungen bekannten, synchronen Anstieg von systolischem und diastolischem Blut-

druck, der 5 min nach Ketamingabe oft schon einen Maximalwert erreicht. 6 von 8 Gruppen lassen 10–15 min nach Injektion die Tendenz zur Rückkehr zum Ausgangswert erkennen, den sie jedoch innerhalb dieser Zeitspanne nicht erreichen.

Die Pulsfrequenz nimmt innerhalb des Beobachtungszeitraumes stetig zu. Dieser beachtliche, nach 15 min noch nicht abgeschlossene Anstieg könnte durch eine Summation von Atropin- und Ketamineffekt verursacht sein.

Was die Wirkung von Ketamin auf Herz und Kreislauf anbelangt, lassen sich weder für die beiden Altersgruppen noch für die verschiedenen Dosierungen und Applikationsarten statistisch signifikante Unterschiede feststellen.

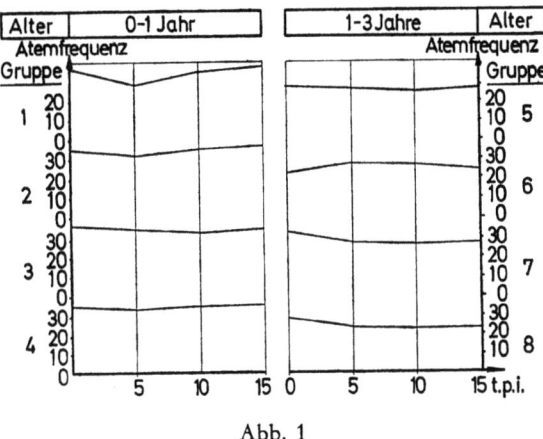

Abb. 1

### Wirkung auf die Atmung

Unabhängig von der weiter unten zu besprechenden Beeinflussung des Atemrhythmus beobachteten wir in Übereinstimmung mit früheren Untersuchungen [16] in der Mehrzahl der Fälle eine im Durchschnitt geringe Abnahme der Atemfrequenz (Abb. 2). In einigen Fällen kam es jedoch zu einer so ausgeprägten Bradypnoe, daß vorübergehend assistierend beatmet werden mußte. Vom Durchschnitt her gesehen ergeben sich jedoch keinerlei Unterschiede hinsichtlich Alter, Dosis und Applikationsart.

### Blutgase und Säurebasenstatus

Da mögliche Unterschiede zwischen den einzelnen Gruppen schon wegen der recht großen Standardabweichungen der Gruppenwerte statistisch nicht ausreichend zu sichern gewesen wären, wurde in Tabelle 2 auf eine Unterteilung in 8 Gruppen verzichtet.

Tabelle 2. Blutgase und Säurebasenstatus

| Dosis in mg/kg | 9–11 | 12–14 |
|---|---|---|
| Gruppen-Nr. | 1, 2, 5, 6 | 3, 4, 7, 8 |
| $PaO_2$ | 94,05 ±18,45 | 95,24 ±15,30 |
| $PaCO_2$ | 39,03 ± 5,53 | 40,04 ± 6,51 |
| Standardbikarbonat | 20,02 ± 1,73 | 19,61 ± 2,01 |
| Basenexcess | − 5,07 ± 1,97 | − 4,98 ± 2,85 |
| pH | 7,33 ± 0,04 | 7,32 ± 0,05 |
| Applikationsart | Monodepot | Multiple Depots |
| Gruppen-Nr. | 1, 3, 5, 7 | 2, 4, 6, 8 |
| $PaO_2$ | 95,28 ±16,18 | 94,03 ±17,58 |
| $PaCO_2$ | 39,82 ± 5,81 | 39,25 ± 6,23 |
| Standardbikarbonat | 19,52 ± 1,81 | 20,10 ± 1,88 |
| Basenexcess | − 5,06 ± 2,68 | − 4,98 ± 2,08 |
| pH | 7,32 ± 0,04 | 7,34 ± 0,05 |

Die 5 Parameter werden deshalb nur unter zwei Gesichtspunkten verglichen. Zum ersten stellen wir die niedrige der höheren Dosierung und zum zweiten das Monodepot den multiplen Depots gegenüber. Die Mittelwerte der arteriellen Sauerstoff- und Kohlensäurepartialdrucke differieren unwesentlich und liegen im Normbereich. Lediglich pH, Standardbikarbonat und Basenexceß lassen eine leichte bis mäßige Verschiebung in den sauren Stoffwechselbereich erkennen.

Dosis, Applikationsart und Alter der Kinder haben offenbar keinen Einfluß auf die Blutgase und den Säurebasenstatus.

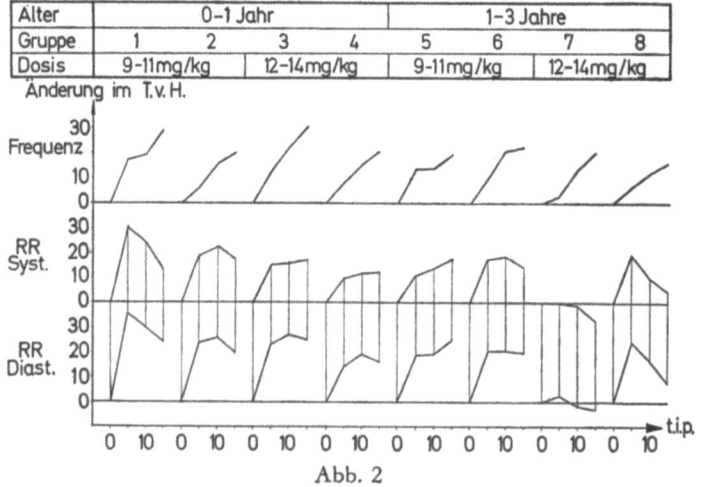

Abb. 2

## Nebenwirkungen

Der Begriff Nebenwirkung wurde von uns sehr weit gefaßt. Er schließt auf der einen Seite Erscheinungen wie eine flüchtige Hautrötung oder eine leichte Salivation ein, auf der anderen Seite aber so bedrohliche Situationen wie eine schwere ventilatorische Insuffizienz mit Cyanose oder einen Herzstillstand. Da bei einem Individuum oft mehrere Nebenwirkungen gleichzeitig oder nacheinander vorkamen, könnte die Summe der Nebenwirkungen pro Gruppe größer sein, als die zur jeweiligen Gruppe gehörige Zahl von Patienten. Um eine weitere Differenzierung zu ermöglichen, belegten wir die Nebenwirkungen mit einem von drei Schweregraden (leicht +, mäßig ++, schwer +++). Tabelle 3 zeigt die Nebenwirkungen, geordnet teils nach Häufigkeit, teils nach Zusammengehörigkeit.

## Diskussion

Die vorliegenden Befunde zeigen, daß mit Hilfe der Messung von Blutdruck, Puls- und Atemfrequenz sowie durch Bestimmung des Säurebasenstatus zu den von uns gewählten Zeitpunkten eine Unterscheidung hinsichtlich der verschieden hohen Ketamindosen, der zwei Applikationsarten und des Alters der Kinder nicht möglich ist. Ein anderes Bild ergibt sich jedoch bei der Verteilung der Nebenwirkungen.

Die mit 21,7% häufigste Nebenwirkung nach Ketamininjektion ist eine unregelmäßige Atmung; sie läßt sich als eine Folge von schnellen, meist oberflächlichen und unterschiedlich tiefen, schnarchenden oder seufzerartigen Atemzügen beschreiben, die von kurzfristigen apnoeischen Pausen unterbrochen wird. In 2 von 129 Fällen bestand die Bradypnoe bzw. Apnoe so lange, daß vorübergehend assistierend beatmet werden mußte. Wir haben den Eindruck gewonnen, daß die Beeinflussung des Atemrhythmus durch Ketamin stark von der pränarkotischen Verfassung der kleinen Patienten, die alle nicht sediert waren, abhängt. Ist ein Kind sehr unruhig und zeigt Angst- und Abwehrreaktionen, so besteht eine starke Tendenz, die damit verbundene unregelmäßige Atmung (Schreien, Weinen, Preßatmung) sozusagen mit in die Narkose hinüberzunehmen. Die Salivation folgt mit 14,7% an der 2. Stelle der Skala der Nebenwirkungen. Nimmt der Speichelfluß stärkere Ausmaße an, so wird er nicht selten zur Ursache eines Laryngospasmus, den wir insgesamt in 6 Fällen (4,65%) beobachteten. Der Salivation kommt somit eine zentrale Bedeutung zu, weil sie oft am Anfang einer Entwicklung steht, deren Ende eine Hypoxie mit ihren Folgen sein kann. Wenn im vorliegenden Material unter 129 Kindern 11mal eine schwere Salivation vorkommt, so kann das a) methodisch bedingt sein, indem die von uns geübte Praxis, Ketamin zusammen und gleichzeitig mit Atropin zu injizieren, möglicherweise zur Folge hat, daß Atropin seine hemmende Wirkung auf die durch Ketamin induzierte Speichel- und

Tabelle 3

| | % | Σ | 0-1 Jahr | | | | | | 1-3 Jahre | | | | | |
|---|---|---|---|---|---|---|---|---|---|---|---|---|---|---|
| Dosierung in mg/kg | | | 9-11 | | | 12-14 | | | 12-14 | | | 9-11 | | |
| Gruppen-Nr. (Patientenzahl) | | | 1+2 (37) | | | 3+4 (41) | | | 7+8 (28) | | | 5+6 (23) | | |
| Nebenwirkungen | | | + | ++ | +++ | + | ++ | +++ | + | ++ | +++ | + | ++ | +++ |
| Atemrhythmusstörung-Apnoe | 21,7 | 28 | 9 | | | 6 | 2 | | 5 | 2 | 1 | | 2 | |
| Salivation-Bronchosekretion | 15,5 | 20 | | 1 | 1 | 2 | | 6 | 1 | 4 | 3 | | 2 | 1 |
| Ventilatorische Insuffizienz | 12,4 | 16 | | | 3 | 1 | 1 | 4 | 1 | 2 | 1 | 2 | 1 | 1 |
| Cyanose | 5,4 | 7 | | | 1 | | 1 | 2 | 1 | 1 | | | | 1 |
| Laryngospasmus | 4,7 | 6 | | 1 | 1 | | | 3 | | 1 | | | | |
| Singultus | 2,3 | 3 | | | | 1 | 1 | | | 1 | | | | |
| Tachykardie | 3,9 | 5 | | | | | 4 | 1* | | | | 1 | | |
| Herzrhythmusstörungen | 2,3 | 3 | 1* | | | 1* | 1+1* | 1* | 1* | 1 | | | | |
| Herzstillstand | 0,8 | 1 | | | | | | 1* | | | | | | |
| Hypotension | 0,8 | 1 | | | | | | | | | | | | 1** |
| Erythem | 5,4 | 7 | 4 | | | 1 | | | | 2 | | | | |
| | | | 14 | 2 | 7 | 9 | 12 | 17 | 8 | 13 | 4 | 2 | 8 | 2 |
| | | | 23/37 = 0,62 | | | 38/41 = 0,93 | | | 25/28 = 0,89 | | | 10/23 = 0,44 | | |

Sekretbildung nicht rechtzeitig entfalten kann. b) Ein weiterer Grund könnte darin zu suchen sein, daß besonders unter den bis zu 1 Jahr alten Kindern solche mit Lippen-Kiefer-Gaumenspalten verhältnismäßig häufig vertreten waren. Die durch Mißbildungen im Bereich der oberen Luftwege veränderten anatomischen Verhältnisse und ein behinderter oder gestörter Schluckvorgang mögen dazu beitragen, daß eine gesteigerte Salivation schwerer wiegende Komplikationen nach sich zieht.

Veränderter Atemrhythmus, Salivation und Laryngospasmus verursachten für sich allein oder in Kombination bei 12,4% der Kinder eine unterschiedlich starke ventilatorische Insuffizienz (im Einzelfall an den Blutgasen und am Säurebasenstatus erkennbar), die in 5,4% von einer Cyanose begleitet wurde. Bei 3 Patienten (2,4%) kam es unter der Ketaminnarkose zu vorübergehenden Herzrhythmusstörungen (Extrasystolien, Bigeminus). Weitere 5 Kinder wiesen schon vor der Injektion eine unregelmäßige Herzschlagfolge auf. Sie wurden in Tabelle 3 mit einem * versehen und bei der Berechnung der Prozentzahlen nicht berücksichtigt. Zu diesen 5 Fällen gehörte u. a. ein Kind, das nach Ketamingabe eine schwere Tachykardie entwickelte, und ein weiteres Kind, bei dem es 5 min nach der Injektion zu einem Herzstillstand kam, der behoben werden konnte. Diesem bedrohlichen Zwischenfall war eine starke Salivation mit Laryngospasmus und ventilatorischer Insuffizienz vorausgegangen, aus der eine schwere Hypoxie resultierte. Die einzige hochgradige Hypotension (in Tabelle 3 durch ** gekennzeichnet), beobachteten wir bei einem Kind, das wegen einer traumatischen Beckenfraktur mit Blasenruptur operiert werden mußte. Die massive retroperitoneale Blutung wurde in ihrem ganzen Ausmaß erst während der Operation erkannt. Der Blutdruckabfall ist vorwiegend auf eine Hypovolämie zurückzuführen, die schon vor Narkosebeginn bestand. Die in 5,4% der Fälle aufgetretenen Erytheme waren meist flüchtig und standen in keinerlei Beziehung zu anderen, schwerer wiegenden Nebenwirkungen. Bildeten sie sich im Gesicht aus, so entstand ein meist schmetterlingsförmiges Ausbreitungsgebiet. Scheckige und landkartenförmige Bilder sah man bei generalisierten Erythemen an Stamm und Extremitäten. Vergleicht man in Tabelle 3 die 4 nach Alter und Dosis verschiedenen Gruppen miteinander, so fällt die Häufung der schweren Nebenwirkungen in den Gruppen mit der hohen Ketamindosis auf. Setzt man die Zahl der Nebenwirkungen pro Gruppe in Beziehung zur Zahl der Kinder der jeweiligen Gruppe, so läßt der Quotient den Unterschied noch deutlicher werden. Die Zahl der Nebenwirkungen ist bei den bis zu 1 Jahr alten Kindern, die 12–14 mg/kg erhielten, um 50% höher als bei den gleichaltrigen, die 9–11 mg/kg injiziert bekamen. In der Gruppe der älteren Kinder steigt die Zahl der Nebenwirkungen mit höherer Dosierung sogar um 100%. Und das nicht etwa, weil die älteren Kinder empfindlicher auf Ketamin reagieren, sondern eher umgekehrt: Die Dosis von 10 mg/kg verursacht bei den bis zu 1 Jahr alten Kindern vergleichsweise zahlreiche Nebenwirkungen, so daß ein Anstieg der Dosis nicht von einer so starken Zunahme der Nebenwirkungen beantwortet wird, wie dies bei älteren Kindern der Fall ist.

Aufgrund unserer Erfahrungen mit Ketamin kommen wir zu der Überzeugung, daß die in unseren Untersuchungen angewandte „niedrige" Dosierung von 9–11 mg/kg wegen der damit korrelierten Komplikationsrate zu hoch ist. Eine Senkung der Dosis um 30% auf 6–8 mg/kg läßt einen weiteren Rückgang insbesondere auch der schwereren Nebenwirkungen erwarten.

Ketaminnarkosen sollten nach vorzeitiger Atropinprämedikation ausschließlich von Ärzten durchgeführt werden, die mit diesem Anaestheticum vertraut sind. Durch eine gute Absaugvorrichtung und durch die Möglichkeit der sofortigen Sauerstoffgabe mittels assistierender Beatmung (evtl. nach vorausgegangener Intubation) lassen sich ernste Zwischenfälle mit großer Sicherheit vermeiden bzw. beheben.

## Zusammenfassung

Zwei unterschiedlich hohe intramuskulär verabreichte Ketamindosen (9–11 und 12–14 mg/kg KG) werden bei Säuglingen und Kleinkindern in ihren Wirkungen und Nebenwirkungen auf Herz, Kreislauf, Atmung und Säurebasenstatus verglichen. Die Ergebnisse zeigen, daß in den vorliegenden Untersuchungen ein Unterschied hinsichtlich Dosis, Applikationsart (Monodepot, multiple Depots) und Alter der Kinder nicht gesichert werden konnte.

Die Zahl der Nebenwirkungen während einer Ketaminnarkose ist dosisabhängig. Wird die durchschnittliche Dosis um 30% erhöht, so steigt die Zahl der Nebenwirkungen um 50–100%. Wegen der hohen Komplikationsrate bei Gabe von 9–11 mg/kg wird eine Reduktion der Dosis auf 6–8 mg/kg empfohlen. Auf die Einhaltung bestimmter Sicherheitsvorkehrungen bei der Durchführung einer Ketaminnarkose wird hingewiesen.

## Summary

Two different dosages of Ketamine (9–11 and 12–14 mg/kg body weight) were given i.m. to infants and small children. The effects and side-effects upon heart, circulation, respiration and acid-base-status are compared. The results show that differences with regard to the dosis, the manner of application (monodepot, multiple depots) and the age of the children could not be secured.

The number of side-effects depends upon the dosis. Elevating the average dosis by 30% the number of side-effects increase by about 50–100%.

Because of the high complication rate, even when using 9–11 mg/kg, a reduction of the dosis to 6–8 mg/kg is recommended. Keeping to certain precautions in managing ketamine anesthesia seems to be necessary.

### Literatur

1. BENZ, G., WAIDELICH, E.: Die Ketalarnarkose in der Ophthalmologie. Klin. Monantsbl. f. Augenheilkunde 157, 709 (1970).
2. BRUNCKHORST, B., HORATZ, K., KÖNIG, G.: Die Anwendung von Ketamine vorwiegend in der Kinder- und Neurochirurgie. Anaesthesiologie und Wiederbelebung 40, 196 (1969).
3. CORSSEN, G., DOMINO, E. F.: Dissociative Anesthesia: Further Pharmacologic Studies and First Clinical Experience with the Phencyclidine Derivative CI-581. Anesth. Analg. 45, 29 (1966).
4. — Recent Developments in the Anesthetic Management of Burned Patients. J. Trauma 7, 152 (1967).
5. — MIYASAKA, M., DOMINO, E. F.: Changing Concept in Pain Control During Surgery: Dissociative Anesthesia with CI-581. A Progress Report. Anesth. Analg. 47, 746 (1968).
6. — DOMINO, E. F., BREE, R. L.: Electroencephalographic Effects of Ketamine Anesthesia in Children. Anesth. Analg. 48, (1969).
7. DANGEL, P.: Ketamine in der pädiatrischen Chirurgie. Anaesthesiologie und Wiederbelebung 40, 222 (1969).
8. DILLON, J. B.: Rational Use of Ketamine as an Anaesthetic. Proc. roy. Soc. Med. 64, 1153 (1971).
9. ECKART, I.: Erfahrungen mit Ketamin bei Kindern. Anaesthesiologie und Wiederbelebung 40, 200 (1969).
10. FALLS, H. F., HOY, J. E., CORSSEN, G.: CI-581: An Intravenous or Intramuscular Anesthetic for Office Ophthalmic Surgery. Amer. J. Ophthal. 61, 1093 (1966).
11. GEMPERLE, G. N., GEMPERLE, M., SZAPPANYOS, G.: Unsere klinischen Erfahrungen mit Ketamin in der Kinderchirurgie. Anaesthesiologie und Wiederbelebung 40, 206 (1969).
12. GHNASSIA, M. D. et al.: La Ketamine (Ketalar) en anesthésie infantile. Ann. Anesth. franç. (Boulogne) 12, 221 (1971).
13. KING, C. H., STEPHEN, C. R.: A New Intravenous or Intramuscular Anesthetic. Anesthesiology 28, 258 (1967).
14. LANGREHR, D., KLUGE, J.: Zur Anwendung von Ketamin in der Kinderanästhesie. Z. Kinderchir. 7, 1 (1969).
15. LOFTY, A. O., AMIR-JAHED, A. K., MOAREFI, P.: Anesthesia with Ketamine: Indications, Advantages and Shortcommings. Anesth. Analg. 49, 969 (1970).
16. PODLESCH, I.: Blutgasanalysen während Ketamine-Narkose unter Berücksichtigung von Prämedikation und Nachinjektion. Anaesthesiologie und Wiederbelebung 40, 133 (1969).
17. ROBERTS, F. W.: A New Intramuscular Anesthetic for Small Children. Anaesthesia 22, 23 (1967).
18. SADOVE, M. S. et al.: Clinical study of droperidol in the prevention of side effects of Ketamine anaesthesia. A preliminary report. A progress report. Anesth. Analg. 50, 388 and 526 (1971).
19. SZAPPANYOS, G. G. et al.: The Use and Advantage of "Ketalar" (CI-581) as Anaesthetic Agent in Pedriatic Cardiac Catheterisation and Angiocardiographie. Anaesthesist 18, 365 (1969).

20. WESTHUES, G.: Klinische Erfahrungen mit der intramuskulären Anwendung von Ketamine bei Kindern. Anaesthesiologie und Wiederbelebung **40**, 211 (1969).
21. WILSON, G. H., FOTIAS, N. A., DILLON, J. B.: Ketamine: A New Anesthetic for Use in Pedriatic Neuroentgenologic Procedures. Amer., J. Roentgenol. **CVI**, 434 (1969).
22. WYANT, G. M.: Intramuscular Ketalar (CI-581) in paediatric anaesthesia. Canad. Anaesth. Soc. J. **18**, 72 (1971).

# Ketamin-Anaesthesie im Säuglings- und Kleinkindesalter

Von B. Büky

In der pädiatrischen Anaesthesie besteht seit langem das Bedürfnis für ein zweckmäßig dosierbares Narkosemittel mit breitem Wirkungsspektrum, das rasch eliminiert wird, Zirkulation und Atmung nicht beeinflußt und keine besonderen Nachwirkungen hat.

An der Budapester II. Pädiatrischen Klinik machen wir seit 1970 hauptsächlich bei der Narkose von Säuglingen Gebrauch von Ketamin.

In Ketamin-Anaesthesie haben wir Operationen wegen Entwicklungsanomalien, wie z. B. kongenitalem lobärem Emphysem oder kongenitalem Vitium verschiedenen Typs, wegen Hernia diaphragmatica oder wegen Tumoren ausgeführt. Dieselbe Anaesthesie wurde auch bei bronchologischen Eingriffen vorgenommen.

Zur Grundkrankheit gesellten sich oft Entzündungen der Atemwege und in wechselndem Maße Störungen der physiologischen Parameter der Flüssigkeit-, Elektrolyt- und Säurebasenbilanz sowie ein dystrophischer Zustand des Patienten.

74% unserer 300 Patienten waren Frühgeborene, Neugeborene und andere Säuglinge.

Vor dem Eingriff haben wir unseren Kranken ausnahmslos Atropin verabreicht. Die erste intravenöse Ketamindosis betrug 2 mg/kg, die intramuskuläre Dosis haben wir auf 4–8 mg/kg festgesetzt, was mit den Angaben anderer Autoren übereinstimmt.

Zur Relaxation haben wir Succinylcholin, bei älteren Kranken Curare verwendet und Ketamin oft mit Fluothan, Pentran und Stickoxydul verabreicht. Nach unseren Erfahrungen können diese Mittel mit Ketamin gut kombiniert werden.

Bei allen unseren Patienten haben wir Blutdruck, Puls und Atmung registriert und das Programm der uns zur Verfügung stehenden komplexen Registriereinrichtung ab Beginn der Narkose, je nach dem Allgemeinzustand des Patienten und dem Operationstyp, in verschiedenen Kombinationen in Anspruch genommen.

Unsere Beobachtungen hinsichtlich der Wirkung des Ketamins auf die Atmung und Zirkulation entsprechen den Literaturangaben.

Die atmungsdepressive Wirkung des Ketamins ist nach langsamer intravenöser oder intramuskulärer Verabreichung auch bei Säuglingen nicht bedeutend.

Weiter konnten wir feststellen, daß Eingriffe, wie die pulmonale Bandoperation und andere Herzoperationen, die den zentralen und peripheren Kreislauf der Säuglinge oft schwer belasten, unter Ketamin-Anaesthesie gut durchführbar sind. Die mit Bradykardie, Hypotonie, später mit der zunehmenden Pacemakeraktivität der untergeordneten Zentren in ein Kammerflimmern übergehende abnormale Herzfunktion kann mit der sympathicomimetischen Wirkung des Ketamins behoben werden.

Eine psychogene Wirkung konnten wir nur bei zwei größeren Kindern verzeichnen, das Erwachen der Säuglinge war immer störungsfrei.

*Zusammenfassend* können wir aufgrund unserer Erfahrungen feststellen, daß Ketamin den eingangs angeführten Kriterien entspricht und bei schweren Eingriffen zur Narkose von Säuglingen mit gutem Erfolg verwendet werden kann.

## Summary

Since 1970 ketamine has been used for anaesthesia in small children or newborn (70% of 300 patients) for surgical treatments of different kinds of congenital anomalies.

All patients were premedicated with atropine. The initial dose of ketamine was 2 mg/kg intravenously or 4–8 mg/kg intramusculary. Musclerelaxation was achieved by succinylcholine or curare.

Maintenance of anaesthesia is possible with inhalation agents like fluothane, penthrane or nitrous oxide.

## Literatur

1. CORSSEN, G., DOMINO, E. F.: Dissociative Anaesthesia: Further pharmacologic studies and first clinical experience with the phencyclidine derivate CI-581. Anaesth. Analg. 45, 29 (1966).
2. — — BREE, R. L.: EEG effects of Ketamine (CI 581) anaesthesia in Children. Anesth. Analg. 69, 1 (1968).
3. DOMINO, E. F., CHODOFF, P., CORSSEN, G.: Pharmacologic effects of CI-581, a new dissociative anesthetic in man. J. Clin. Pharmacol. Ther. 6, 279 (1965).
4. Ketalar Clinical Trial Kit. Parke-Davis Comp. 1970.
5. LANGREHR, D., ALAI, P., ANDJELKOVIC, J., KLUGE, I.: Zur Narkose mit Ketamin (CI-581). Anaesthesist 10, 308 (1967).
6. SOEPNER, H.: Charité, Berlin. Ketamin hydrochlorid alkalmazása gyermekkorban. Balatonfüred Kardiológus Vándorgyülés 1970.
7. ROBERTS, F. W.: A new intramuscular anaesthetic for small children. Anaesthesia 22, 23 (1967).

8. WILSON, G., FOTIAS, N., DILLON, J.: Ketamin: A new anesthetic for use in pediatric neurocentgenologic procedures. Amer. J. Roentgenol. XVI, 434 (1969).
9. WILSON, R., TÁRBE, D., EVANS, B.: Correlation of psychological an physiological observations from children undergoing repeated ketalar anesthesia, p. 922. Parke-Davis Comp. Ketalar Clinical Trial Kit. 1970.

# Ketamin, ein Prämedikationsmittel in der Kinderanaesthesie

Von G. Sehhati, W. Erdmann, R. Frey und E. Partheniades

Kindernarkosen sind durch die mangelnde Einsicht des Kindes in die Notwendigkeit eines anaesthesiologischen Eingriffs kompliziert (i.v. Injektion zur Narkoseeinleitung, Maskenbeatmung usw.). Fast alle sedierenden Substanzen, wenn sie in hoher Dosierung gegeben werden, haben nicht erwünschte Nebenwirkungen wie Atemdepression, Verlust des Schluckreflexes und des Mundbodenmuskeltonus sowie negative Kreislaufwirkung.

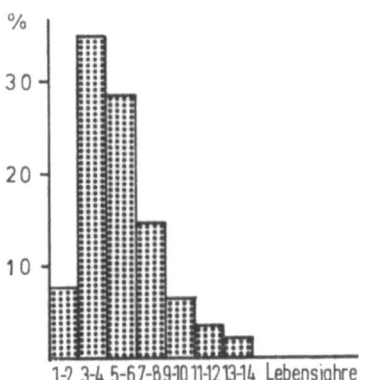

Altersverteilung von 750 Ketaminprämed.

Abb. 1. Altersverteilung von 750 Ketaminprämedikationen: Die große Zahl der Patienten zwischen dem 3. und 6. Lebensjahr erklärt sich durch den hohen Anteil an HNO-ärztlichen Eingriffen

Ein Prämedikationsmittel, das bei ausreichender Wirkung keine störenden Nebeneffekte hat, stand bisher noch aus.

Ketamin ist das erste Anaestheticum, das selbst in voll sedierenden Dosen keine Atem- und Kreislaufdepression bei erhaltenen Schluckreflexen aufweist.

Wir haben Ketamin auf seine Eignung als Prämedikationsmittel für Kinder bei Applikation auf der Station durch eine eingewiesene Schwester geprüft.

Ketamin wurde zur Prämedikation in 750 Fällen bei Kindern bis zu 14 Jahren benutzt. Sie verteilten sich auf Eingriffe in Fachgebieten der HNO, Urologie, Chirurgie und Traumatologie.

Zur Prämedikation fand sich eine Dosierung von 3 mg/kg als ausreichend. Sie liegt um 50% unter der Dosierung, die bei i.m. Applikation zur Narkose in Spontanatmung benutzt wird (KREUSCHER).

Tabelle 1. Verteilung der operativen Eingriffe, für die Ketamin als Prämedikationsmittel benutzt wurde, auf die einzelnen Fachgebiete. Den größten Anteil nehmen, wie schon erwähnt wurde, die HNO-ärztlichen Eingriffe ein

| Dosierung: | 3 mg Ketamin + 0,015 mg Atropin i.m. |
|---|---|
| HNO | 618 |
| Chirurgie | 73 |
| Urologie | 47 |
| Traumatologie | 12 |
| Insgesamt | 750 |

Grundsätzlich wird Atropin (0,015 mg/kg) in einer Mischspritze zusammen mit Ketamin injiziert.

Bei dieser Dosierung befanden sich 97% der Kinder (Abb. 2) nach 10 min in einem oberflächlichen narkotisierten Zustand.

Jeder weitere anaesthesiologische Eingriff wurde toleriert.

Bei niedrigerer Dosierung (2 mg/kg) sinkt der Prozentsatz der ausreichenden Prämedikation auf 72% ab. Bei höherer Dosierung kommt es

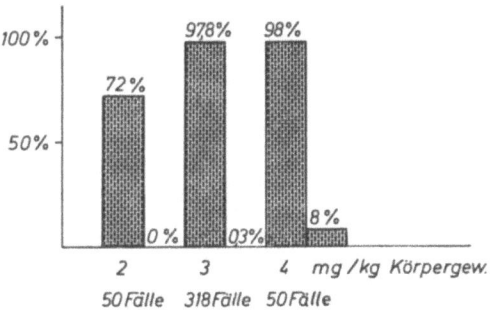

Abb. 2. Dosierung von Ketamin als Prämedikationsmittel und Toleranzstadium: Zusätzlich sind die Prozentwerte von postoperativ verlängertem Nachschlaf in Abhängigkeit von der Dosierung eingetragen: 3 mg/kg erweist sich eindeutig als vorteilhafteste Dosierung

dagegen nur noch zu einer geringfügigen Besserung des Prozentsatzes (ERDMANN, FREY, PARTHENIADES und SEHHATI, 1972).

Zur Weiterführung der Narkose sind alle für Kinder übliche Narkoseverfahren zur Anwendung gekommen:
1. Ketamin durch Nachinjektion (Dosis 7 mg/kg i.m. zusätzlich oder 2 mg/kg i.v.). Dabei zeigt sich bei der i.m. Applikation, daß eine geringere Einleitungsdosierung von z. B. 6 mg/kg schon zu einem erheblich höheren Prozentsatz (27%) von nicht ausreichend anaesthesierten Patienten führt.

Eine i.v. Injektion von 2 mg/kg kann bei zu schneller Injektionsgeschwindigkeit zu einer kurzfristigen Apnoe führen. Trotzdem besteht hierbei der Vorteil der wiederholbaren Nachinjektion während des operativen Eingriffes.

Tabelle 2. Weiterführung der Narkose nach Ketaminprämedikation

| | | |
|---|---|---|
| I. Spontanatmung | | |
| 1a) Ketamin i.m. | 7 mg/kg | 38 |
| 1b) Ketamin i.v. | 2 mg/kg | 36 |
| 2. Halothan/Lachgas/Sauerstoff über | | |
| a) Maske | | |
| b) Boyle Davis Spatel | | 623 |
| II. Relaxierung und Intubation | | |
| 1. Ketamindauertropf, Luftbeatmung 1 mg/kg in 15 min | | 31 |
| 2. Halothan/Lachgas/Sauerstoff | | 12 |

2. Zufuhr von Halothan, Lachgas, Sauerstoff unter Maskennarkose oder Einsetzen eines Spatels für die Tonsillektomie und Adenotomie. Nach vorausgegangener Ketaminprämedikation besteht keine Kumulationsgefahr bei Halothangabe.

Die Inhalationsnarkose muß nach den üblichen Gesichtspunkten mit einer Halothanzufuhr bis zu 2 Vol.-% über mindestens 10 min erfolgen. Unter Berücksichtigung dieser Vorsichtsmaßregeln finden sich zwischen Prämedikationen mit bisher üblichen Medikamenten (Nembutal, Psyquil, Atosil, Dolantin) und Ketamin keine Unterschiede in der Zahl der Komplikationen, z. B. Laryngospasmus mit Notintubation bei Spateleinlegung.

3. Relaxierung mit Intubation und Fortführung der Narkose mit Halothan, Lachgas–$O_2$:

Mit Ketamin prämedizierte Kinder können nach Applikation von Muskelrelaxantien sofort intubiert werden, was besonders die Zeit für die

Narkoseeinleitung erheblich verringert. Die Fortführung der Narkose kann dann mit Halothan-Lachgas oder wiederholter Ketamingabe i.v. bzw. Ketamindauertropfbehandlung erfolgen. Dabei wird dem Patienten eine Ketamininfusion, 500 mg auf 500 ml, kontinuierlich infundiert. Die Infusionsgeschwindigkeit wird so eingestellt, daß dem Patienten 1–2 mg/kg KG in 15 min appliziert werden.

Die Beatmung erfolgt dann mit Lachgas/Sauerstoff, oder es reicht auch eine Beatmung mit Luft, da der Patient bei dieser hohen Ketamin-Dosierung ausreichend analgesiert ist.

Tabelle 3. Nebenwirkungen von 750 Prämedikationen mit Ketamin: Prozentual sind die Nebenwirkungen äußerst gering, Komplikationen wurden überhaupt keine festgestellt

| | | |
|---|---|---|
| Traumerlebnisse bei Ketaminmononarkose | 5 | 4,8% |
| davon unangenehm | 1 | 0,9% |
| Kombinationsnarkose | 0 | 0 % |
| Übelkeit und Erbrechen | 1 | 0,1% |
| Salviation | 35 | 4,7% |
| Opistotonus | 51 | 6,7% |
| Kreislaufkollaps | 0 | 0 % |
| Apnoe | 0 | 0 % |

Nur wenige mit Ketamin prämedizierte Kinder zeigten (Tab. 3) ähnliche Nebenwirkungen in Form von Traumerlebnissen, wie sie Erwachsene bei Ketaminmononarkose angaben. Selten traten Übelkeit, Erbrechen, Salivation, athetotische Bewegungen oder Opisthotonus vor der Narkoseeinleitung auf. Der weitere Anaesthesieverlauf war dadurch nicht beeinträchtigt.

## Schlußfolgerung

Alle Narkosen nach Ketaminprämedikation verliefen komplikationslos.

Das dissoziative Anaestheticum Ketamin als Prämedikationsmittel bringt folgende Vorteile mit sich:
1. Prämedikation und Narkoseeinleitung zugleich bereits auf der Station.
2. Keine Verzögerung durch schreiende Kinder im Operationssaal.
3. Starke Verkürzung der Einleitungszeit und damit entscheidende Zeiteinsparung besonders bei kleineren Eingriffen.
4. Besonders gute Gewebsverträglichkeit bei der i.m. Injektion.
5. Kein Operationserlebnis, daher im Falle einer Zweitnarkose Wegfall des psychischen Traumas durch die erste.

## Summary

Ketamine (3 mg/kg body weight) has been applied for premedication in 750 children. Injection was made on the ward by a nurse. 10 min later the patients were brought into the operation room already deeply dorming. Anesthesia was continued with all the usual anesthesiological methods. Complications never occured.

Ketamine for premedication of children is ideal. Premedication and induction of anesthesia is performed at the same time. In operation room there are no crying children and anesthesiological treatment is decisively shortened.

## Literatur

1. ERDMANN, W., FREY, R., PARTHENIADES, E., SEHHATI, G.: Ketamin als Prämedikations- und Einleitungsanästhetikum, Erfahrungen bei Hals-Nasen-Ohrenärztlichen Eingriffen an Kindern. Anaesthesist **21,** 209 (1972)
2. KREUSCHER, H.: Ketamine. Schriftenreihe: Anaesthesie und Wiederbelebung **40,** Berlin-Heidelberg-New York: Springer 1969.

# Ketamine Anaesthesia in Visceral Surgery

By G. Szappanyos, M. Gemperle, and K. Rifat

Already the early reports on ketamine anaesthesia claimed that the analgesia produced by it was insufficient to protect against visceral pain and reflexes but was effective in the control of somatic pain. The term "somatoanalgesia" was suggested by CORSSEN and DOMINO (1966). Convincing clinical trial by BOVILL and DUNDEE (1971), SADOVE et al. (1971), confirmed their findings. COLLIER et al. (1968) in animal experiments indicated that ketamine is not efficacious against visceral pain when compared with narcotic analgesics but is far superior to pentobarbital in this regard.

In order to evaluate its usefulness in visceral surgery we undertook a long term clinical trial. This paper reports the final evaluation deduced from clinical observations.

## Method

Studies were carried out on 300 patients undergoing elective thoracic or abdominal surgery. In the selection of the cases, the known and accepted contraindications of Ketamine anaesthesia were strictly respected. Out of the 300 cases, 151 were females and 149 males. The age group was between 19 and 85 years, with a weight range of 34–98 kilos. The anaesthetic time varied between 30 and 410 min. The repartition of different surgical procedures is shown in Table 1.

Table 1

| | |
|---|---|
| Thoracotomy (pulmonary or oesophageal resection) | 38 cases |
| Major gastrointestinal surgery | 91 cases |
| Cholecystectomy | 89 cases |
| Porto caval shunt | 8 cases |
| Hiatus hernia | 18 cases |
| Appendicectomy | 43 cases |
| Miscellaneous abdominal surgery | 13 cases |
| Total | 300 cases |

Three different methods were selected independently of the type of surgery.

## Method A

Premedication:
Dehydrobenzperidol (Droperidol) 0.1 mg/kg  } 1 h prior to surgery
Atropine 0.5 mg i.m.

Induction:
preoxygenation 3 min;
ketamine 2 mg/kg i.v. slowly (over 90 sec);
Succinylcholine 1 mg/kg i.v. followed by intubation.

Maintenance:
Ketamine 1 mg/kg every 15 min;
controlled ventilation with nitrous oxide-oxygen 70–30% mixture;
non-depolarizing muscle relaxant as required (pancuronium bromide –
Pavulon – or alcuronium – Alloferine –).

## Method B

Premedication:
as described under method A.

Induction:
same as above.

Maintenance:
the controlled ventilation was carried out with a mixture of oxygen-air
50–50% mixture.

## Method C

Premedication:
Valium (Diazepam) 10 mg  } 1 h prior to surgery.
Atropine 0.5 mg i.m.

Induction:
preoxygenation 3 min;
ketamine 3 mg/kg i.v. slowly;
Pancuronium bromide (Pavulon) 0.1 mg/kg followed after 3 min by
intubation.

Maintenance:
Ketamine in continuous drip infusion immediately after intubation
(500 mg in 500 ml, 5% glucose-levulose) 20–25 drops/min controlled
ventilation with nitrous oxide and oxygen 70–30%.

Table 2

| | A | B | C |
|---|---|---|---|
| Premedication | Dehydrobenzperidol (Droperidol) 0,1 mg/kg<br>Atropine 0,5 mg | | Diazepam (Valium) 10 mg<br>Atropine 0,5 mg |
| Induction | Oxygénation<br>ketamine 2 mg/kg i.v. | | Oxygénation<br>ketamine 3 mg/kg i.v. |
| Intubation | Succinylcholine 1 mg/kg | | Pancuronium bromide (Pavulon) 0,1 mg/kg |
| Maintenance | Ketamine 1 mg/kg i.v. every 15 min<br>Controlled ventilation<br>$N_2O - O_2$    $O_2 -$ air<br>$70 - 30\%$    $50 - 50\%$<br>Pancuronium bromide (Pavulon)<br>Alcuronium (Alloferine) | | Ketamine continuous drip (500 mg in 500 ml, 5 % glucose levulose, 20–25 drops/min)<br><br>Controlled ventilation<br>$N_2O - O_2$<br>$70 - 30\%$<br>Pancuronium bromide (Pavulon) |
| The lowest dosage | 9,3 mg/kg | | 2,3 mg/kg |
| The highest dosage | 17,5 mg/kg | | 10,6 mg/kg |
| The average dose | 12,2 mg/kg | | 5,9 mg/kg |
| Anaesthetic time/mg | 2,5 mg/min | | 1,64 mg/min |

## Results

Due to lack of time, the detailed statistical analysis of our datas will be published later but significant conclusion can already be drawn from the clinical impressions.

Both type of premedications were satisfactory as far as the patients were concerned. They did not experience unpleasant apprehension and were not deeply sedated. The group which received Droperidol-Atropine mixture did not show a significant decrease of either the bloodpressure or the pulse rate compared to the Valium-Atropine group.

The induction with 2 mg/kg ketamine i.v. provided a gradual, seemingly deep anaesthesia with occasional breath holding episodes and purposless movements.

The bloodpressure rise due to the injection of ketamine varied between 15–25% with a 15% rise of the pulse rate. Following the succinylcholine injection and controlled ventilation there was no change in either the blood-

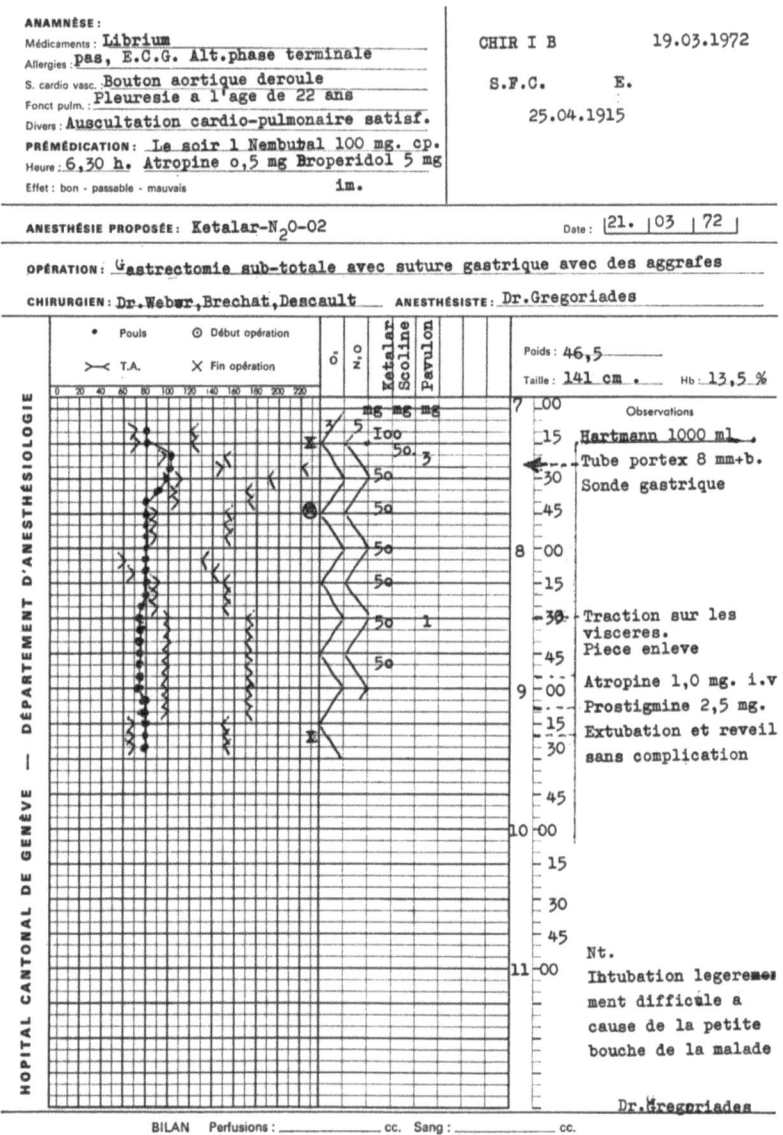

Fig. 1. Ketamine-nitrous oxide-oxygen anaesthesia showing the second blood-pressure rise following intubation

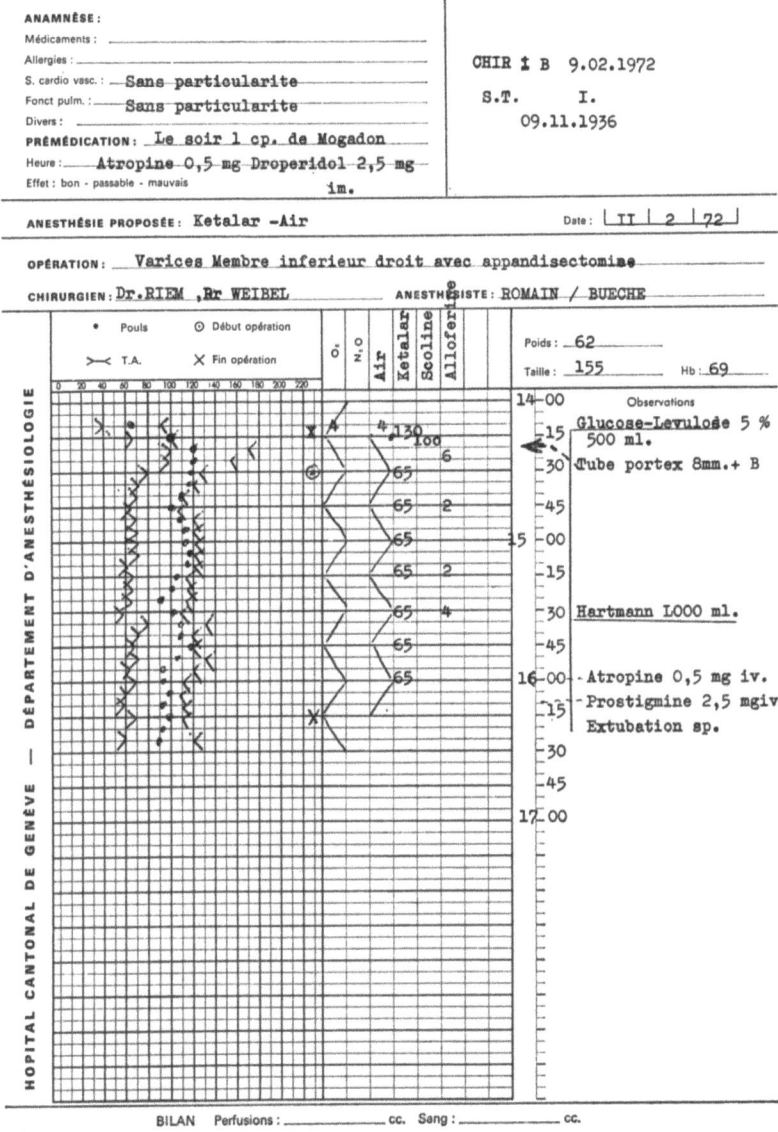

Fig. 2. Ketamine-air-oxygen anaesthesia showing the second bloodpressure rise following intubation. Notice the fluctuating bloodpressure and pulse rate during surgery

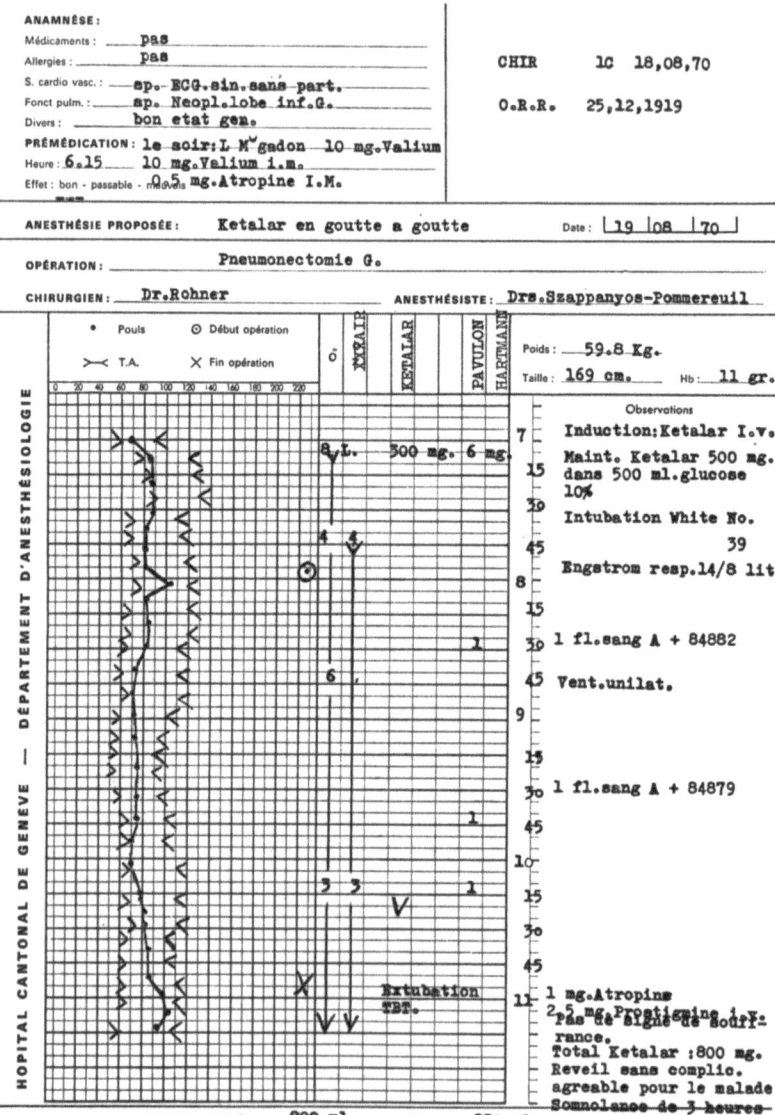

Fig. 3. Ketamine anaesthesia with continuous drip method showing the even, guideable analgesia and abscence of bloodpressure rise following intubation

pressure or the pulse rate. But following intubation a characteristic second increase, often exaggerated up to 100% compared to the initial bloodpressure, was seen and accompanied with a second rise of the pulse rate (Fig. 1). The rise of the pulse rate was less marked and usually did not exceed 25%. The bloodpressure and pulse rate stabilized, after between 4–6 min, 10% above the original pre-ketamine level. The automatically repeated injections of ketamine every 15 min provided good analgesia clinically but only in the group with nitrous oxide-oxygen ventilation. In this group, the clinical signs of pain feeling such as tachycardia, bloodpressure rise or fall, variation in the size of the pupils, lacrimation were not seen. The group with the same induction but ventilation with air-oxygen showed a much less satisfactory course of anaesthesia (Fig. 2). The clinical signs described above and being the results of cathecholamine release due to insufficient analgesia, were seen in 38% of the cases in this second group. In 3 cases, there was such marked fluctuation of the measured parameters, that anaesthesia had to be continued by halothane-nitrous oxide-oxygen mixture. In this two series the lowest dosage was 9.3 mg/kg and the highest 17.5 mg/kg, average dose 12.2 mg/kg (according to the anaesthetic time 2.5 mg/min). With the third technique the bloodpressure and pulse rate rise due to the injection of ketamine was the same as with the first 2 techniques. The major difference became obvious following the intubation. We selected pancuronium bromide (Pavulon) for the intubation inspite of the fact that it also has a bloodpressure and pulse rate rising action, which can further accentuate the primary effect of ketamine. We found this rise negligible and not constant. The interesting fact was that in this series there was no second increase of bloodpressure or pulse rate following intubation (Fig. 3). After 5–7 min, the bloodpressure or pulse rate came down to 10% above the preinjection level and was maintained. The continuous drip infusion provided deep, guideable, even analgesia with nitrous oxide-oxygen ventilation. With this method, being able to adjust the rate of infusion according to the clinical signs of pain feeling, we markedly decreased the total amount of ketamine. The lowest dosage was 2.3 mg/kg and the highest 10.6 mg/kg, average dose 5.9 mg/kg (according to the anaesthetic time 1.64 mg/min). Vagal traction reflexes were seen only in the thoracic surgery group resulting in bradycardia. Out of the 38 thoracotomies in 9 cases Atropine had to be administered and additional doses of ketamine were given in order to deepen the analgesia. The postoperative assessment consisted of the continuing evaluation in the recovery room and 6–48 h postoperative detailed questioning of all patients. The recovery room observations were carried out by the anaesthesia nursing staff independently from the anaesthetist who administered the anaesthetic. The table number 3 shows the behaviour of the patients in the recovery room following the 3 different ketamine anaesthetic methods.

Table 3

|  | Agitated | Non-cooperative calm | Cooperative calm |
|---|---|---|---|
| Intermittant reinjections and $N_2O - O_2$ — 100 cases | 36% | 42% | 22% |
| Intermittant reinjections and $O_2$ — air — 100 cases | 35% | 47% | 18% |
| Continuous drip method and $N_2O - O_2$ — 100 cases | 16% | 18% | 66% |
| Total | 87 (29%) | 107 (35,7%) | 106 (35,3%) |

The surprising fact is the large number of agitated patients, 87 out of the 300 cases (29%). But looking at the different techniques the percentage is quite different and significant. With the intermittant injections, regardless whether nitrous oxide-oxygen or air-oxygen ventilation was utilized, there were 36 and 35% agitated awakening. In the continuous drip group this percentage decreased to 16%. If we further analyse this statistic the importance of the age becomes evident (Table 4).

Table 4

| Technique agitated awakening | | Age group 20–30 | 30–40 | 40–50 | 50–60 | 60–70 |
|---|---|---|---|---|---|---|
| A | 36% | 11 | 17 | 6 | 2 | |
| B | 35% | 15 | 13 | 3 | 4 | |
| C | 16% | 9 | 4 | 2 | | 1 |

The other marked difference is in between the non-cooperative and cooperative group. There is a much larger percentage of non-cooperative but calm patients with the intermittant re-injection technique, very likely due to the much larger dosage given than with the continuous drip method. The 6–48 h evaluation of the patients did not show any significant difference between the 3 techniques. Patients were awake, alert, cooperative. Out of the 300 cases, only 1 patient recalled different events, discussions during surgery (intermittant re-injection and air-oxygen ventilation technique) and kept of course, a very unpleasant memory. The immediate postoperative behaviour was unpredictable and could not be related neither to the technique nor to the total amount of ketamine given. The type of surgery, the pre-operative medication or even the past history of heavy drinking could not lead us to determine the postoperative behaviour. The 8 porto-caval shunts, with marked cirrhosis due to heavy drinking, had the best recovery with cooperative and calm patients following extubation.

## Discussion

There is no objective way to measure in anaesthetized patients their reaction to visceral pain. Clinical anaesthesiologists must be satisfied with the signs usually attributed to such pain. The representative sings are the ones observed during marked cathecholamine release under stress. There is no clear understanding on what neurophysiologists call visceral pain perception and until objective ways to determine the reactions of the organism are not found, one has to be contended with the measurement of bloodpressure, pulse rate, observe the variation of the size of the pupils, and lacrimination. Of course, these factors can also vary for other well known reasons than pain, such as hypoxia, hypercarbia, bloodloss, etc.

Our evaluation of the visceral pain protecting effect of ketamine was based strictly on the clinical signs and therefore can be criticized as unscientific. But during clinical anaesthesia with other well known techniques we also conduct the depth of analgesia and anaesthesia with similar guidelines, and accept as a useful and dependable method.

With all 3 methods, we found the expected cardiovascular stimulating effect of ketamine. Whether this effect is desirable or to what extent is not harmful is questionable. But there is no doubt we rather accept this stimulating effect as harmless, taking into account the increased oxygen consumption, if the induction, especially in poor risk patients, is carried out with the inhalation of oxygen. In our series, even if patients had moderate hypovolemia, we never had hypotension following ketamine injection. The 2 mg/kg widely suggested induction dose seemed sufficient from the point of view of analgesia of the skin but not enough to protect the patients from undesirable reflex hypertension following intubation. In our continuous drip method using 3 mg/kg induction dose, the initial bloodpressure rise was not more marked, but there was a noticable absence of a second rise after the intubation. These patients were intubated under a non-depolarizing drug, which is also known for its positive cardiovascular stimulating effect, negligible, if used with ketamine. We strongly feel, as we always advocated, a larger induction dose will not increase the hypertension, but will in most cases protect and provide a deeper analgesia. During intubations, carried out under ECG monitoring, in the cases in which we had no marked secondary rise in bloodpressure, patients did not manifest signs of cardiac irritability. In those cases that had secondary bloodpressure rise following intubation, we found a 17% occurence of cardiac arrythmias.

Ketamine alone, with patients ventilated with air-oxygen, did not meet the requirements of perfect analgesia. In the 2 series in which nitrous oxide and oxygen ventilation was carried out, analgesia was sufficient and depending only of the amount of ketamine given. In this respect, the continuous drip method seemed far advantageous because we could adjust the rate of infusion according to the foreseeable surgical manipulation and thus prevent harmful pain and reflex phenomenons. The paradoxal finding, that with the drip method by giving less ketamine we get better analgesia, can also be explained by this "taylor made" method.

The postoperative immediate recovery period leaves much to be desired. The rather large percentage of agitated awakening was a very unpleasant part of our experiment and carried many remarks from the nursing staff. The instruction, to let the patients undisturbed, was carried out and we tried not to influence the observations. We feel that the visceral analgetic effect of ketamine is rapidly worn off after the last administration, therefore patients have pain but are still disoriented in time and space. They cannot complain and express their objective sensations. We found that by not sedating but giving an analgesic injection to alleviate pain, patients calmed down and caused no more problem to the nurses. Dreaming pleasant or unpleasant was part of the picture but only 11% had vivid dreamings of which they remembered later. Those patients considered non-cooperative but calm, and had very likely higher pain threshold, responded to the given orders, but sank back in a stupurous state soon after. The cooperative group was problemless. In the last, 2 groups, since patients could at least partially express that they have pain, analgesics were given on demand.

Shivering, obvious peripheral vasoconstriction, provided patients had normal skin temperature, were not seen. Postoperative vomiting was present in 8% but aspiration, since the reflex mechanism was left intact, did not occur.

In conclusion, we can say that ketamine, deducted from clinical observation, can be used for visceral surgery and from this point of view the only satisfactory technique is the continuous drip method. We would use it for major thoraco-abdominal cases and in emergency surgery. The induction dose should not be less, than 3 mg/kg and injected over 90 sec in a peripheral vein (not through a subclavian venous catheter for central venous pressure measurement). For the intubation, we maintain the non-depolarizing pancuronium bromide (Pavulon). We also emphasize the 3 min pre-oxygenation and ventilation during the induction period. The maintenance dose of ketamine is about 20–25 drops (1.5–2.0 mg) a minute and should be adjusted according to the clinical sings described, as well as to the different surgical manipulations. The ventilation should be controlled using nitrous oxide-oxygen mixture in a 3–2 ratio. The drip infusion of ketamine should be stopped about 30 min prior to the end of the surgery. Decurarization carried out in a routine matter if judged necessary. The recovery room time should not be less than 1 h with an adequate nursing staff. Postoperative analgesics are to be given if deemed necessary. With these thoughts in mind, taking into consideration the higher percentage of postoperative disturbances especially in the younger age groups, we believe ketamine has its place in visceral surgery provided that the known and accepted contraindications are respected.

## Summary

Ketamine has been used in combination with either oxygen-air or nitrous oxide-oxygen for major thoraco-abdominal surgery. Three different methods were compared concerning visceral pain protection and postoperative side-effects. The continuous drip method with nitrous oxide-oxygen and controlled ventilation was the technique of choice. The postoperative side-effects were related to age groups with a higher percentage in the younger ones. The continuous drip technique described was found to be effective for visceral surgery.

## Zusammenfassung

Ketamin wurde entweder mit einem Luft-Sauerstoffgemisch oder mit einem Stickoxydul-Sauerstoffgemisch für größere thoraxchirurgische Eingriffe kombiniert angewendet. Dabei wurden 3 verschiedene Applikationsarten hinsichtlich der Wirkung auf den visceralen Schmerz und der postoperativen Nebenwirkungen miteinander verglichen:

Die intravenöse Tropfinfusion von Ketamin in Kombination mit Stickoxydul-Sauerstoff bei kontrollierter Beatmung erwies sich als die Methode der Wahl. Postoperative Nebenwirkungen traten bei älteren Patienten öfter als bei jüngeren auf. Die beschriebene intravenöse Tropfinfusion von Ketamin erwies sich als geeignet für Operationen an den Körperhöhlen.

## References

CORSSEN, G., DOMINO, E. F.: Dissociative anesthesia: further pharmacologic studies and first clinical experience with the phencyclidine derivative CI-581. Anesth. Analg. Curr. Res. 45, 29 (1966).
BOVILL, J. G., DUNDEE, H. W.: Alterations in response to somatic pain associated with anaesthesia. XX: Ketamine. Brit. J. Anaesth. 43, 5, 496 (1971).
SADOWE, M. S., SHULMAN, M., HATANO, S., FEVOLD, N.: Analgesic effects of Ketamine administered in subdissociative doses. Anesth. Analg. Curr. Res. 50, 452 (1971).
COLLIER, H. O. J., DINNEEN, L. C., JOHNSON, C. A., SCHNEIDER, C.: The abdominal constriction response and its suppression by analgesic drugs in the mouse. Brit. J. Pharmacol. 32, 295 (1968).

NOLTE, H., TEUTEBERG, H., DUDECK, J., MUNCHHOFF, W., RUMPT, K.: Vergleichende Untersuchungen über die Analgesie nach Anaesthesien mit Ketamine, Thiopental und Propanidid. Anaesthesist 18, 24 (1968).
SZAPPANYOS, G., GEMPERLE, M., RIFAT, K.: The utilization of Ketalar in geriatric anaesthesia. Anaesthesiologie und Wiederbelebung, 47, (1970).
— — — Selective indications for Ketamine anaesthesia. Proc. roy. Soc. Med. **64,** 1156 (1971).

# Erfahrungen mit Ketamin bei kardiochirurgischen Eingriffen

Von St. Sefer

Zum Fortschritt der Kardiochirurgie hat wesentlich die Herz-Lungenmaschine beigetragen, die erstmals im Jahre 1953 eingesetzt wurde. Auch die Anaesthesie, bereichert mit neuen Mitteln, Techniken und Erfahrungen, hat zweifellos ihren Beitrag zu diesem Fortschritt geleistet.

Für die Anaesthesieführung bei kardiochirurgischen Eingriffen ist es sehr wichtig, alle negativen Einflüsse auf das Myokard auszuschalten. Die Anaesthesie muß rationell sein und bei guter Oxygenierung eine ausreichende Analgesie, Sedierung und Dämpfung vegetativer Funktionen gewährleisten. Ebenfalls soll die Toxizität auf die lebenswichtigen Organe möglichst gering sein.

Durch Anwendung von Ketalar zur Anaesthesie bei kardiochirurgischen Eingriffen erreichten wir alle oben erwähnten Prinzipien.

## Methodik

Der vorliegende Bericht bezieht sich auf 50 kardiochirurgische Fälle, hauptsächlich Kinder mit angeborenen Herzfehlern.

Die Mehrzahl (40) dieser Patienten war im Alter zwischen 1,5 und 14 Jahren, die übrigen 10 zwischen 15 und 28 Jahren. Alle Patienten waren in gutem Allgemeinzustand, außer zwei Kindern mit Fallot'scher Tetralogie. Kinder bis 14 Jahren erhielten in den meisten Fällen keine Prämedikation. Unruhige und ängstliche Kinder und alle Patienten über 14 Jahre, erhielten 30 min vor Beginn der Anaesthesie 1 mg/kg/KG Pethidin i.m. Atropin ist zur Prämedikation nicht üblich, aber während der Operation wird es im Notfall intravenös verabreicht.

Für diagnostische Eingriffe (Herzkatheterisation, Angiokardiographie) gaben wir 5–6 mg/kg Ketalar i.m. in 5%iger Lösung mit 0,01 mg/kg Atropin. Nach 3–5 min wurde eine ausgezeichnete Analgesie mit einer Dauer von 30–40 min erreicht. Die ganze Zeit hindurch atmeten die Kinder spontan Raumluft. Bei allen Kindern (6) wurde eine unbedeutende Erhöhung der Pulsfrequenz und des Blutdruckes registriert. Bei 2 Kindern wurde eine verringerte und oberflächliche Atmung festgestellt. Bei 1 Kind trat eine vermehrte Salivation in Erscheinung, durch die erhaltenen Husten- und Schluckreflexe bestand jedoch keine Aspirationsgefahr.

Für alle übrigen chirurgischen Interventionen wurde den Kindern bis zu 14 Jahren Ketalar ausschließlich intramuskulär in Dosen von 8–10 mg/kg/KG in Form einer 5%igen Lösung verabreicht. Patienten über 15 Jahren wurde eine 1%ige Ketalar-Lösung i.v. in Dosen von 2 mg/kg KG appliziert. Die Geschwindigkeit der intramuskulären Injektion betrug ca. 10 und die der intravenösen

Tabelle 1

|  | Geöffnetes Herz | Geschlossenes Herz | Insgesamt |
|---|---|---|---|
| Anzahl der Patienten | 23 | 27 | 50 |
| Männliche | 14 | 10 | 24 |
| Weibliche | 9 | 17 | 26 |
| Alter | 1,5–28 Jahre | | |
| Körpergewicht/kg | 11 –52 | | |

Tabelle 2

| Operativer Eingriff | Anzahl der Patienten |
|---|---|
| Cateterisatio cordis | 4 |
| Angiocardiographia | 2 |
| Thoracotomia explorativa (tetralogia Fallot) | 3 |
| Ligatura ductus Botalli | 9 |
| Anastomosis a. subclav. sin. et a. pulm. sec. Blalock | 4 |
| Dilatatio a. pulmonalis sec. Brock | 3 |
| Resectio isthmi aortae et anastomosis termino-terminalis | 2 |
| Sutura defecti septi ventriculorum cordis | 8 |
| Sutura defecti septi atriorum (in Perfusion) | 4 |
| Sutura defecti septi atriorum (in Hypothermie) | 3 |
| Infundibulotomia et valvulotomia a. pulmonalis | 4 |
| Correctio totalis tetralogiae Fallot | 3 |
| Valvulotomia osti aortae | 1 |
| | 50 |

Injektion 60 sec. Auch hier trat die Analgesie nach der intramuskulären Injektion durchschnittlich nach 3–4 min und nach der intravenösen Injektion nach 30–40 sec ein. Nach Verabreichung von Succinylcholin wurde endotracheal intubiert und mit einem $N_2O$-$O_2$-Gemisch im Verhältnis 1:1 kontrolliert beatmet. Als langwirkende Relaxantien gaben wir d-Tubocurarin oder Pavulon in relativ hoher Dosierung. Wir warteten die ausreichende Spontanatmung ab, bevor wir extubierten, so daß wir mit geringsten Antidot-Dosen auskamen.

Während der ganzen Operation wurde die Atmung manuell oder mechanisch mit einer leichten Tendenz zur Hyperventilation kontrolliert.

Die Tiefe der Anaesthesie wurde mit Hilfe der üblichen Parameter kontrolliert: Blutdruck, Puls, Schwitzen, Hauttemperatur. Zur Verlängerung oder Vertiefung der Anaesthesie wiederholten wir die Ketalarapplikation in Dosen von 0,5–1 mg/kg KG i.v.

Ebenfalls, aber doch seltener, kamen auch kleine Dosen von Halothan (0,3 bis 1 Vol.-%) zur Anwendung. Bei diesen geringen Konzentrationen ist kein bedeutender depressiver Effekt von Halothan auf das Myokard und die Zirkulation erkennbar.

Im Laufe der Operation kontrollierten wir ständig die Herzaktion mit einem Elektrokardiographen. Den Arteriendruck messen wir während der Operationen am geschlossenen Herzen mit gewöhnlichen Blutdruckapparaten, bei geöffnetem Herzen jedoch direkt in der punktierten Arterie. Außerdem wurden der zentrale Venendruck, Hämatokrit, die ösophageale und rektale Temperatur gemessen. Den Säure-Basen-Haushalt und die Blutgase kontrollierten wir mit der Astrup-Methode vor, während und nach der Perfusion. Wir verfolgten das Verhalten der Serum-Elektrolyte – besonders des Kaliums und Calciums. Die Nierenfunktion wird durch die Ausscheidungsrate kontrolliert. Während der Perfusion werden keine Anaesthetica verabreicht und die Lunge wird mit einem 50%igen $N_2O$-$O_2$-Gemisch und einem Druck von 10–20 cm in leichter Expansion gehalten. Bei unseren Patienten dauerten die Perfusionen 16–34 min und die Operationen 60–90 min.

## Ergebnisse

Alle gemessenen Parameter verhielten sich während der Anaesthesie auffallend stabil. Die Erhöhung des systolischen und diastolischen Blutdruckes und der Pulsfrequenz war kurzfristig und unbedeutend. Sie war um so geringer, je kleiner der Patient war. Die durchschnittliche Pulsfrequenzerhöhung betrug 20 Schläge pro Minute und der Blutdruckanstieg 10–20 mmHg.

Bei allen Patienten bestand eine ausgezeichnete postoperative Analgesie, während Übelsein und Erbrechen sehr selten, und zwar bei jenen Patienten, die als Prämedikation Pethidin und im Laufe der Anaesthesie Halothan erhalten hatten, beobachtet wurden.

Keiner unserer Patienten berichtete über beängstigende Träume oder Pseudohalluzinationen. Bei 2 Kindern von 4 und 6 Jahren war die Aufwachphase auf 2 Stunden verlängert. Bei einem 11jährigen Jungen bestand eine psychomotorische Unruhe, die nach einer intravenösen Applikation von Thalamonal rasch abklang.

Wir konnten feststellen, daß Ketalar ein gutes allgemeines Anaestheticum bei kardiochirurgischen Fällen, besonders bei Kindern mit angeborenen Herzfehlern darstellt. Die Möglichkeit seiner intramuskulären Verabreichung trägt dazu bei, daß unsere kleinen Patienten einfach und ohne Angst in die Anaesthesie geleitet werden. Auch als Monoanaestheticum und Mittel zur Einleitung einer Inhalations-Anaesthesie zeigt Ketalar eine gute kardiorespiratorische Stabilität und beeinflußt die oben angeführten Parameter nur wenig. Dank seiner guten analgetischen Eigenschaften sind wir in der Lage, die Barbiturate völlig auszuschließen und den Patienten während der Anaesthesie 50 und mehr Prozent Sauerstoff zu verabreichen, was wir als besonderen Vorzug bei Herzoperationen ansahen.

### Zusammenfassung

Es wird über 50 kardiochirurgische Fälle, hauptsächlich Kinder mit angeborenen Herzfehlern, berichtet. Ketalar wurde als alleiniges Anaesthesiemittel für verschiedene diagnostische Eingriffe (Herzkatheterisation, Angiokardiographie) und zur Einleitung einer Inhalationsanaesthesie mit Stickoxydul und Relaxantien angewandt. Ketalar wurde bei Kindern intramuskulär in Dosen von 8–10 mg/kg KG appliziert. Nötigenfalls wurden Wiederholungsdosen intravenös injiziert.

In allen Fällen wurde eine gute Analgesie und Anaesthesie sowie eine kardiorespiratorische Stabilität festgestellt. Selten konnten wir eine Verzögerung der Aufwachphase und eine psychomotorische Unruhe in der unmittelbaren postoperativen Phase beobachten.

## Summary

Ketamine has been used either as sole anaesthetic or as induction agent for inhalation anaesthesia ($N_2O$, relaxants) in 50 patients with congenital heart anomalies for heart catheterisation, angio-cardiography. Ketamine was applicated intramusculary (8–10 mg/kg). Repeated doses were given intravenously.

In all cases sufficient anaesthesia with respiratory and circulatory stability was achieved.

# Myelographie mit Ketamin

## Von J. M. Kapferer

Wie bei ähnlichen kurzen diagnostischen und therapeutischen Eingriffen läßt sich Ketamin mit Vorteil auch zur Myelographie verwenden. Dabei hat sich folgende Technik bewährt:

Lagerung des Kranken in Seitenlage zur Lumbalpunktion auf dem leicht schrägen Röntgentisch.

Nach Injektion von 5–10 mg Valium, bei sehr kräftigen Patienten auch noch 5 mg Dehydrobenzperidol (DHBP) in eine Armvene werden 2–5 mg/kg Ketamin, insgesamt aber nicht mehr als 200 mg langsam nachgespritzt. Gleich darauf kann die Lumbalpunktion ausgeführt und nach Ablassen des Liquors in üblicher Weise das Kontrastmittel instilliert werden. Nun folgt die seitliche Durchleuchtung und Aufnahme. Sodann können wir die Nadel aus der Vene sowie die Lumbalnadel entfernen und den Patienten umlagern. Die zweite Aufnahme und Bilder in allen gewünschten Drehungen lassen sich nun ohne irgendeine Behinderung durch die Anaesthesie schnell anfertigen.

## Diskussion

Die Analgesie ist vollkommen ausreichend für die Dauer von 10 bis 20 min.

Der Patient atmet spontan, eine Beatmung war nie notwendig.

Der technische Aufwand für die Anaesthesie ist denkbar gering, die Umlagerung ist ohne jede Schwierigkeit durchführbar.

Der mögliche Liquordruckanstieg nach Ketamin-Injektion wird so durch die Gabe von Valium und DHBP ausgeglichen oder gemildert. Eine klinisch faßbare Steigerung haben wir bei unseren Patienten im Rahmen der Myelographie nie beobachtet.

Postoperativ sind die Patienten ruhig, psychomimetische Störungen traten nicht auf. Kommt es zu krampfartigen Muskelcontractionen besonders in den unteren Extremitäten (Reizung durch das Kontrastmittel), dann geben wir unverzüglich 100 mg Dolantin i.m., was mit Nutzen auch bei Störungen, die etwa durch das Ketamin verursacht sein können, zu empfehlen ist.

### Summary

We used as anaesthetic for myelographie ketamine (normally 200 mg) together with Valium and Dehydrobenzperidol (5–10 mg):

The analgesia is sufficient.
The patients breath spontaniously.
There are no technical problems.

To high liquor pressure (when dangerous) and the postoperativ psychomimetic troubles can be avoided by Valium and Dehydrobenzperidol.

## Analgesie bei Trigeminus-Neuralgie

### Von J. Empt und J. Kugler

Wir haben versucht, den analgesierenden Effekt von Ketanest zur Behandlung von Trigeminus-Neuralgien auszunützen. Dabei wurde nicht das übliche Verfahren einer Anaesthesie mit Prämedikation angewendet. Wir versuchten, mit minimalen Dosen ohne Hilfe des Anaesthesisten auszukommen. Wir injizierten 0,15 mg/kg KG binnen 5 min intravenös.

Zur Behandlung wurden Kranke mit Trigeminus-Neuralgien ausgewählt, die seit Jahren mit verschiedenen Medikamenten erfolglos behandelt worden waren.

Wir haben 5 Kranke mit einmaligen Ketanest-Injektionen behandelt. Dabei waren die Schmerzen sehr schnell zu unterbrechen. Allerdings setzte bei 3 Kranken nach etwa 10–60 min der Schmerz wieder ein. 2 Kranke waren längere Zeit schmerzfrei. Offenbar haben wir einen Circulus vitiosus unterbrochen, bei dem eine psychische Ursache mitwirkte. Bei diesen Kranken bestanden zugleich depressive Symptome. Die Tatsache, daß eine Injektion die Schmerzen beseitigen kann, gab den Kranken Selbstvertrauen und Zuversicht. Sie waren anschließend bei fortgesetzter Gabe von antidepressiven Psychopharmaka, die auch schon zuvor zur Behandlung benützt worden waren, schmerzfrei. Allerdings konnten wir diese Patienten bisher nicht länger als 2 Monate kontrollieren.

Somatische Nebenwirkungen haben wir bei diesen Injektionen nicht beobachtet. Beim Ausklingen des analgesierenden Effektes berichteten 4 Patienten über das Gefühl des Schwebens und schwerelosen Liegens, ansonst aber über keine besonderen Störungen. Eine Patientin empfand den Injektionseffekt unangenehm. Blutdruckveränderungen konnten wir bei den Messungen in Abständen von 5 min nicht feststellen.

Herr CORSSEN berichtete, daß er bei Kindern mit Status asthmaticus durch Ketamine Erfolge erzielte. Auch bei der Auslösung von Asthma-Anfällen spielen psychische Faktoren eine Rolle. Wir würden ähnliche Wirkungsmechanismen der Ketamin-Injektion wie bei der Behandlung der Trigeminus-Neuralgien erwägen.

### Zusammenfassung

Wir haben bei 5 Kranken mit Trigeminus-Neuralgien, bei denen die üblichen Behandlungsverfahren keinen Erfolg brachten, 0,15 mg/kg Ketanest langsam i.v. injiziert.

Während der Injektionen setzte Analgesie ein und hielt 10–60 min an. Alle Patienten waren während der Injektion ansprechbar, 4 Patienten gaben ein angenehmes Gefühl des schwerelosen Schwebens an, das sie bis zur 3. Std nach der Injektion empfanden. Eine Patientin schilderte das Erleben der Empfindungslosigkeit, das zugleich mit dem Nachlassen des Gesichtsschmerzes auftrat, als unangenehm. Bei 3 der Patienten stellten sich nach Abklingen der analgetischen Ketanest-Wirkung die Schmerzen in der ursprünglichen Intensität wieder ein. Bei zweien schien durch die Injektion ein Circulus vitiosus durchbrochen. Sie blieben mit Psychopharmaka längere Zeit schmerzfrei.

Ketanest bewirkte in Dosen von 0,15 mg/kg ohne Narkose eine rasch einsetzende periphere Analgesie, die 10–60 min anhielt; Störungen der Herz- und Kreislauffunktion fehlten dabei.

**Summary**

5 patients with Trigeminus-Neuralgia, who had been treated unsuccessfully before, were given 0.15 mg/kg Ketanest intravenously.

Analgesia began during injection and lasted from 10–60 min. During injection all patients were entirely conscious. 4 patients reported to feel well up to 3 h after the injections. One female patient described the analgesia an uncomfortable feeling. In 3 patients nervous pain reappeared in former intensity after disappearance of the analgesic effect. 2 patients treated unsuccessfully previously with drugs, responded now well to the drugs after Ketanest injections. During effect after injection of Ketanest no side-effects concerning the cardial and the circulatory system were observed.

# Klinische Erfahrungen mit Ketamin in der Urologie

Von E. Salehi

Um die spezielle Indikation für die Ketamin-Anaesthesie in der urologischen Chirurgie abzugrenzen, wurde bei 844 nichtausgewählten urologischen Patienten das Mittel klinisch untersucht. Das Alter der Patienten betrug 4 Wochen bis 88 Jahre (Tab. 1). Ketamin wurde bei allen in der

Tabelle 1. Altersverteilung bei 844 Ketamin-Anaesthesien

| Alter (Jahre) | Anzahl der Fälle |
|---|---|
| 0–14 | 416 |
| 15–20 | 40 |
| 21–30 | 60 |
| 31–40 | 72 |
| 41–50 | 46 |
| 51–60 | 70 |
| 61–70 | 80 |
| 71–80 | 45 |
| 81–90 | 15 |

Urologie anfallenden diagnostischen und therapeutischen Eingriffen angewandt (Tab. 2). Während bei kleinen Eingriffen die alleinige Applikation von Ketamin meistens ausreichte, wurde bei mittleren und großen Operationen das Ketamin mit verschiedenen Pharmaka kombiniert.

## Methodik

### Anaesthesietechnik

**Prämedikation:** Um die Wirkung der Substanz näher zu prüfen, wurde bei 670 Patienten auf die Prämedikation mit Sedativa oder Analgetica bewußt verzichtet. Sie wurden nur mit Atropin in üblicher Dosierung prämediziert. Die übrigen Patienten erhielten außer Atropin zusätzlich Dehydrobenzperidol, Valium, Thalamonal oder Nembutal (Tab. 3).

Tabelle 2. Art der operativen Eingriffe unter Ketamin-Anaesthesie

| Operationen | Anzahl der Fälle |
|---|---|
| Circumcision | 215 |
| Orchidopexie | 122 |
| Vasektomie | 85 |
| Eingriffe am Hoden und Samenleiter | 74 |
| Plastische Eingriffe am Penis | 32 |
| Hydrocele | 52 |
| Herniotomie | 20 |
| Nephrektomie | 20 |
| Pyelolithotomie | 25 |
| Ureterolithotomie | 25 |
| Nierenbeckenplastik | 10 |
| Prostatektomie | 10 |
| Blasenteilresektion | 10 |
| Uretralpolypen | 8 |
| Verschiedene (Absceßspaltung, Katheterwechsel, Prostatabiopsie, Meatotomie, Zystoskopie) | 136 |

Tabelle 3. Art der Prämedikation

| Prämedikationsmittel | Anzahl der Fälle |
|---|---|
| Nur Atropin (i.v. oder i.m.) | 670 |
| Dehydrobenzperidol + Atropin | 74 |
| Valium + Atropin | 60 |
| Thalamonal + Atropin | 30 |
| Nembutal + Atropin | 10 |

## Applikationsart und Dosierung von Ketamin

Bei Kindern bis zum 14. Lebensjahr wurde Ketamin ausschließlich i.m. gegeben. Es kam nur die 5%ige Lösung zwischen 4 und 12 mg/kg KG (im Mittel 8 mg/kg KG) zur Anwendung. Bei 300 Kindern wurde eine Ketamin-Monoanaesthesie und bei weiteren 116 Kindern eine kombinierte Ketamin und Allgemeinanaesthesie mit Halothan-Lachgas-Sauerstoff vorgenommen.

Bei Patienten über 15 Jahre wurde die 1%ige Lösung in einer Geschwindigkeit von etwa 100 mg/min i.v. injiziert. Die Dosis lag zwischen 1–6, im Durchschnitt jedoch bei 3 mg/kg KG. Als Repetitionsdosis diente immer die Hälfte der Anfangsdosis und auch immer dieselbe Injektionsgeschwindigkeit. Im Erwachsenenalter wurden die Ketamine vorwiegend zur Einleitungsnarkose verwendet oder bei Auftreten der psycho-motorischen Nebenerscheinungen mit verschiedenen Anaesthetica und Muskelrelaxantien kombiniert (Tab. 4).

Tabelle 4. Kombinierte Ketamin-Anaesthesie mit anderen Anaesthesien

| Anaesthesieart | Anzahl der Fälle |
|---|---|
| Ketamin-Monoanaesthesie | 411 |
| Kombinierte Ketamin, Halothan und $N_2O$ | 130 |
| Kombinierte Ketamin, Halothan, $N_2O$ und Curare | 75 |
| Kombinierte Ketamin u. $N_2O$ | 30 |
| Kombinierte Ketamin u. Leitungsanaesthesie | 27 |
| Kombinierte Ketamin u. Curare | 5 |
| Kombinierte Ketamin u. Valium | 20 |
| Kombinierte Ketamin u. Dehydrobenzperidol | 28 |
| Kombinierte Ketamin u. Neuroleptanalgesie | 112 |
| Kombinierte Ketamin u. Barbiturate | 6 |

## Ergebnisse

### Narkoseablauf

Der narkotische Effekt der beiden Applikationsarten war identisch. Bei allen Patienten trat eine rasche Desorientierung und plötzlicher Schlaf ein. Bei über 80% der Fälle kam es zu einer mäßigen Kreislaufstimulierung mit leichter Blutdruckerhöhung und Pulsbeschleunigung zwischen 10 bis 40% des Ausgangswertes, die sich nach etwa 20 min wieder normalisierten.

Tabelle 5. Unterschiede zwischen Barbiturat- und Ketamin-Anaesthesie

| | Barbiturate | Ketamin |
|---|---|---|
| Applikationsart | i.v. | i.v. oder i.m. |
| Analgesie | schwach | stark |
| Bewußtseinslage | ausgelöscht | dissoziiert |
| Aufwachphase | ruhig, relativ schnell | langsam |
| Träume | nicht bekannt | Farbträume meist bei niedriger Dosierung |
| Psychische Entgleisung | nicht bekannt | bei älteren Patienten häufig |
| Atmung | deprimiert | unbeeinflußt |
| Kreislauf | deprimiert | stimuliert |
| Blutdruck | erniedrigt | erhöht |
| Pulsfrequenz | verlangsamt | beschleunigt |
| Vegetativum | parasympaticomimetrisch | sympaticomimetrisch |
| Augen | geschlossen, zentriert | offen, Nystagmus |
| Gesichtsausdruck | erschlafft | starr |
| Muskeltonus | erniedrigt | erhöht |

Nach Ketamin-Anaesthesie ist ein eigenartiger Risus festzustellen. Die Augen bleiben offen und zeigen bei niedriger Dosierung einen horizontalen Nystagmus. Oft wird ein mäßiger Tränenabfluß beobachtet. Die Atmung ist unbehindert und flach. Alle Schutzreflexe bleiben erhalten, der Mund bleibt geschlossen. Oft strecken die Patienten (nur im Erwachsenenalter) die Zunge heraus und machen eigenartige Mundbewegungen. Die dissoziative Anaesthesie mit Ketamin konnte am besten mit der intravenösen Barbituratnarkose verglichen werden, wie aus der Tabelle 5 ersichtlich ist.

Der sog. Ketamin-Risus war um so ausgeprägter, je niedriger die Dosis war. Bei höherer Dosierung (8–12 mg/kg KG) war der klinische Aspekt der dissoziativen Anaesthesie mit der Allgemeinanaesthesie fast identisch. Die Augen waren geschlossen. Nystagmus, Lid- und Cornealreflex verschwanden. Die Atmung wurde flacher, und der Muskeltonus ließ merklich nach.

### Nebenwirkungen und Komplikationen

Bei über 42% der Fälle (vorwiegend im Erwachsenenalter) traten eine Reihe von unerwünschten Nebenwirkungen bzw. Komplikationen auf, die den Narkoseablauf und die Operation merklich störten. Insgesamt konnten die Nebenwirkungen nach Ketamin-Anaesthesie wie in Tabelle 6 u. 7 zusammengefaßt werden.

## Diskussion

Die Anaesthesie mit konventionellen Anaesthetica ist in der Regel mit einer Neurolepsie, allgemeinen Analgesie und absoluter Bewußtlosigkeit verbunden. Die Anaesthesie mit Ketamin weist jedoch einen deutlichen Unterschied gegenüber den herkömmlichen Anaesthesiearten auf.

Einer der wesentlichsten Vorteile der Anaesthesie mit Ketamin, gegenüber den bisher am häufigsten angewandten intravenösen Narkotica wie Barbiturate und Propanidid, ist die prompte Wirkung mit gleicher Intensität auch nach intramuskulärer Applikation. Wenige Minuten nach intramuskulärer Injektion kann mit dem chirurgischen Eingriff begonnen werden. Diese günstige Eigenschaft kommt insbesondere in der Kinderanaesthesie voll zur Geltung.

Die Narkoseeinleitung auf dem intravenösen Wege oder durch Inhalation bedeutet für das Kind immer ein psychisches Trauma. Auch bei guter Prämedikation lehnen die meisten Kinder intravenöse Injektionen oder Maskennarkosen ab. Die intramuskuläre Narkoseeinleitung ist nicht nur psychisch schonend, sondern erfordert auch keinerlei Aufwand; außerdem ist sie im Routinebetrieb zeitsparend.

Tabelle 6. Zuordnung beobachteter Nebenwirkungen zum Narkoseablauf
(n = 844)

a) *Nach der Narkoseeinleitung*
Hypertension
Tachykardie
Nystagmus
Allergische Erscheinungen
Atemdepression bis Apnoe
Abwehrbewegungen
Laute Äußerungen und Reden
Träume und Halluzinationen
Doppelsehen

b) *Während der Narkose*
Salivation
Singultus
Herzrhythmusstörung
Muskelrigidität, Zittern, Trismus, Opistotonus, klonisch-tonische Krämpfe
Blutungsneigung
Kreislaufstillstand

c) *In der Aufwachphase*
Übelkeit und Erbrechen
Unruhe und laute Schreie
Psychische Entgleisungen
Kopfweh
Doppelsehen
Laryngospasmus
Träume und Halluzinationen

Tabelle 7. Nebenwirkungen bei Ketamin-Anaesthesie (n = 844)

| | |
|---|---|
| Salivation und vermehrte Bronchialsekretion | 58 |
| Lautäußerungen, Schreien, Jammern, Seufzen, Unruhe | 76 |
| Verstärkter Muskeltonus mit Notwendigkeit zur Applikation von Relaxantien, Valium oder Halothan | 85 |
| Kau- und Mundbewegungen, Herausstrecken der Zunge | 25 |
| Atemdepression bis Apnoe mit Notwendigkeit zur Sauerstoffbeatmung | 15 |
| Erbrechen | 15 |
| Laryngospasmus | 15 |
| Spontanes Erzählen bunter Träume | 40 |
| Allergische Erscheinungen | 11 |
| Blutdruckabfall unter 80 mmHg | 5 |
| Kälte, Zittern | 4 |
| Singultus | 5 |
| Herzrhythmusstörungen | 1 |
| Kreislaufstillstand | 1 |

Da auf eine Atropininjektion notwendigerweise nicht verzichtet werden kann, kann die Prämedikation und Narkoseeinleitung bei überaus ängstlichen Kindern miteinander kombiniert werden. Da die analgetische Wirkung des Ketamins die Schlafperiode überdauert, bleiben die Patienten noch längere Zeit, nachdem sie wach sind, analgetisch. Somit ist die postoperative Schmerztherapie nach Ketamin-Anaesthesie für viele Stunden hinfällig.

Insgesamt waren unsere Narkoseergebnisse in der Kinderurologie mit Ketamin zufriedenstellend. Alle 416 Kinder haben die Ketamin-Anaesthesie gut toleriert. Die befürchteten psychomotorischen Nebenerscheinungen oder ernsthafte Komplikationen traten äußerst selten auf. Nach gründlicher Befragung älterer Kinder konnten keine Träume oder traumähnliche Erlebnisse während der Beobachtungszeit eruiert werden.

Die Aufwachphase war angenehm und störungsfrei, und sie klagten nie über Schmerzen. Die Schlafperiode bis zum vollen Erlangen des Bewußtseins war von der Ketamin-Dosis und der präoperativen psychischen Lage der Kinder abhängig. Die überaus ängstlichen und aufgeregten Kinder schliefen meist länger als die übrigen Kinder. Die Schlafperiode vom Beginn der Ketamin-Injektion bis zum Aufwachen aus der Narkose dauerte:

bei  3 mg/kg KG  60– 90 min
bei  5 mg/kg KG 120–150 min
bei  8 mg/kg KG 180–240 min
bei 12 mg/kg KG 240–300 min

Obwohl wir die *ambulante Narkose mit Ketamin grundsätzlich ablehnen,* wurde bei 120 Kindern zwischen 2–8 Jahren aus bettentechnischen Gründen die Operation unter Ketamin ambulant durchgeführt und dabei die Kinder bis zum Erlangen des Bewußtseins unter strenge Kontrolle gestellt. Erst nach Rückkehr der zeitlichen und örtlichen Orientierung wurden sie unter Begleitung der Eltern aus dem Krankenhaus entlassen.

Um die Einleitungsphase der Neuroleptanalgesie, die bei manchen Patienten als zu lang und unangenehm empfunden wird, zu verkürzen, wurde bei 112 Patienten die Neuroleptanalgesie mit Ketamin kombiniert. Im einzelnen wurde die Narkose nach folgendem Schema durchgeführt:

1. Prämedikation mit Atropin i.v. oder i.m.
2. Injektion von 15–25 mg Dehydrobenzperidol.
3. Injektion von 100 mg Ketamin binnen 1 min.
4. Maskenbeatmung mit einem Lachgas-Sauerstoff-Gemisch von 4:2 l.
5. Injektion von 0,3–0,5 mg Fentanyl.
6. Injektion von Succinylcholin 1 mg/kg KG.
7. Intubation und maschinelle Beatmung unter Vollrelaxierung mit Alloferin.

Die Vorteile dieser Kombinationsnarkose konnten wie folgt zusammengefaßt werden:
1. Eine verkürzte Narkoseeinleitung bei Neuroleptanalgesie.
2. Deutliche Ersparnisse an Gesamtverbrauch bei Fentanyldosis.
3. Fehlen von psycho-motorischen Nebenerscheinungen.
4. Prophylaktische Bekämpfung des Blutdruckabfalls während der Einleitungsphase der Neuroleptanalgesie.

Auch bei Patienten, die zur Prämedikation Dehydrobenzperidol erhalten hatten, waren sowohl bei der Narkoseeinleitung als auch in der Aufwachphase nur geringe psychomotorische Nebenerscheinungen zu verzeichnen. Die Prämedikation oder Kombination von Dehydrobenzperidol und Ketamin hat außerdem den Vorteil, daß die bei Ketamin befürchtete Blutdruckerhöhung durch die alpha-receptoren-blockierende Eigenschaft des Dehydrobenzperidol weitgehend kompensiert wird. Nur so ist es vielleicht möglich, die Indikation von Ketamin-Anaesthesien auch auf Hypertoniker auszudehnen.

Die *Muskelrigidität* und die *unwillkürlichen Bewegungen*, die nach Ketamin-Anaesthesie im Erwachsenenalter häufig auftreten, kann man durch Kombination mit verschiedenen Pharmaka weitgehend beeinflussen. Die postnarkotischen Träume und Angstzustände mit motorischer Unruhe nach dissoziativer Anaesthesie mit Ketamin ließen sich nach intravenöser Applikation von Dehydrobenzperidol ausschalten [1]. Zur Bekämpfung der intra- und postoperativen Unruhe (Schreien, Toben, unwillkürliche Bewegungen, Muskelspannung) injizierten wir Dehydrobenzperidol (15–25 mg i.v.). Alle Patienten waren nach wenigen Minuten ruhig und entspannt. Nach Erfahrungen bei 150 derartigen Fällen scheint die Kombination von Ketamin mit Dehydrobenzperidol die beste Lösung zur Bekämpfung der psychomotorischen Unruhen zu sein.

Wir machten die Beobachtung, daß bei Patienten, die mit Valium prämediziert waren, seltener der verstärkte Muskeltonus und unkoordinierte Bewegungen auftraten. In einigen Fällen gelang es, die Muskelspannung und Unruhe nach Ketamin-Anaesthesie durch intravenöse Injektion von Valium zu lindern. Diese hatte allerdings den Nachteil, daß es zu einer vorübergehenden Atemdepression kam.

Der prozentuale Anteil an Nebenwirkungen war unabhängig von der Injektionsart oder der Höhe der Dosierung. Treten schon bei einer geringen Dosis (1 mg/kg KG) ein verstärkter Muskeltonus und motorische Unruhe auf, so empfiehlt es sich, von einer weiteren Applikation des Ketamins abzusehen und sofort zur Allgemeinanaesthesie oder Neuroleptanalgesie überzugehen.

Je älter der Patient, desto häufiger traten auch die psychomotorischen Nebenerscheinungen auf. Unabhängig von der Dosierung war bei allen über 70jährigen Patienten nach Ketamin-Anaesthesie ein verstärkter Muskeltonus, eine Abflachung der Atmung, lautes Schreien und Abwehrbewegungen an den Extremitäten zu verzeichnen, die eine Operation unter Ketamin-Monoanaesthesie erschwerten, ja sogar unmöglich machten. Daß die Ketamin-Monoanaesthesie bei geriatrischen Risikofällen eine schonende Anaesthesieform sei [2], konnten wir bei unseren urologischen Risikopatienten nicht feststellen. Bei 60 älteren Patienten zwischen 70 und 90 Jahren (Patienten mit Nieren- und Blasentumor, Prostataleiden und chronischer Niereninsuffizienz) fanden wir die Ketamin-Monoanaesthesie als *äußerst unangenehm und keineswegs kreislaufschonend*. Oft war auch dadurch das ruhige Operationsklima völlig gestört und bedeutete für das Personal eine zusätzliche Belastung. Der folgende Fall soll im einzelnen nur ein Beispiel für unsere Erlebnisse bei Ketamin-Monoanaesthesie bei älteren urologischen Patienten sein.

Bei einem 76jährigen Patienten, der für eine bilaterale Vasektomie vorgesehen war, wurde nach Prämedikation mit Atropin die Narkose mit Ketamin eingeleitet. Nach 200 mg i.v. Injektion von Ketamin (etwa 3 mg/kg KG) trat eine Gesichtsstarre, verbunden mit unkoordinierten Bewegungen am ganzen Körper und unartikuliertem Reden ein. Auch nach zusätzlicher Applikation von 350 mg Ketamin konnte dieser Zustand nicht behoben werden. Im Gegenteil, die *klonisch-tonischen Bewegungen* und die allgemeine *Muskelrigidität* und *Wortprahlen* nahmen deutlich zu. Eine Blutdruck- und Pulskontrolle war praktisch nicht möglich. Der Patient war weder Hypertoniker noch Alkoholiker. Schließlich mußte der Patient von mehreren Mitarbeitern festgehalten werden, um die Ketamin-Anaesthesie mit Halothan und Lachgas-Sauerstoff zu kombinieren, da eine intravenöse Injektion wegen heftiger Bewegungen unmöglich erschien. Erst nach 5minütiger 2%iger Halothannarkose mit einem Lachgas-Sauerstoff-Gemisch von 6:2 l kam der Patient allmählich zur Ruhe, und die vorgesehene Operation konnte durchgeführt werden. Der Patient wachte 30 min nach der Operation auf, ohne daß er sich an die Vorgänge erinnern konnte.

Trotz ausreichender Atropinisierung war bei mehr als 7% der Fälle eine vermehrte Schleimhautsekretion im Mund und im Rachenraum festzustellen. Die *Salivation* war bei nicht intubierten Patienten keineswegs störend. Wegen der erhalten gebliebenen Schutzreflexe ist eine Aspiration praktisch nicht möglich. Die vermehrte Schleimhautsekretion fanden wir störend, wenn das Ketamin mit anderen Anaesthetica kombiniert wurde. *Allergische Erscheinungen* wurden in 11 Fällen in Form von mäßiger Hautrötung unmittelbar nach intravenöser Injektion beobachtet. Die Exantheme beschränkten sich hauptsächlich auf den Rumpf und die oberen Extremitäten. In einem Fall war die allergische Reaktion mit Blässe und Kreislaufkollaps verbunden. Die allergischen Reaktionen klangen ohne Behandlung binnen 30 min von selbst ab.

Bei 50 Patienten wurden während der Ketamin-Anaesthesie EKG und Puls über einen Monitor von Beginn bis Ende der Narkose mitregistriert.

Dabei konnte in einem Fall eine langanhaltende Tachykardie und Herzrhythmusstörung in Form von Extrasystolen bei einem jungen, herz- und kreislaufgesunden Patienten beobachtet werden.

Die kreislaufstimulierende Eigenschaft des Ketamins wird im allgemeinen als ein Vorteil angesehen. Während sie bei Hypotonikern ein echter Vorteil ist, wirkt sie sich dagegen bei Patienten mit hohem Blutdruck nachteilig aus. Auch bei über 80% unserer Patienten war nach Ketamin-Injektion eine mäßige Blutdruckerhöhung und Pulsbeschleunigung zu verzeichnen. In einigen Fällen traten jedoch nach Ketamin-Anaesthesie Blässe und starker Blutdruckabfall auf, die eine schnelle Volumensubstitution notwendig machten.

In einem Fall erlebten wir einen *Kreislaufstillstand* wenige Minuten nach intravenöser Injektion von 200 mg Ketamin bei einem 72jährigen Patienten. Es handelte sich um einen Patienten mit fortgeschrittenem Blasentumor. Nach kurzfristiger externer Herzmassage und Sauerstoffbeatmung wurde der Kreislauf wiederhergestellt. Als auslösender Faktor für das dramatische Ereignis waren neben schlechtem Allgemeinzustand, Dyspnoe und Herzrhythmusstörungen auch die Verlegung der Atemwege nach relativ rascher Injektion von Ketamin mitverantwortlich.

Immerhin lehrte uns dieser Fall nochmals, daß bei urologischen Risikopatienten die Ketamin-Anaesthesie mit Vorsicht angewandt werden muß. Die Auffassung, daß das Ketamin für geriatrische Risikofälle geeignet sei, ist für die urologische Gerontologie nicht zutreffend.

Ein Teil der erwachsenen Patienten (10% der Fälle) berichteten spontan über *bunte Träume* während der Narkoseeinleitung, aber auch in der Aufwachperiode. Der Inhalt der Träume war sehr unterschiedlich, aber keineswegs erschreckend. Die Träume waren stets farbenreich und endlos lang, zum Teil mit erotischem Inhalt. Diese optischen und akustischen Pseudo-Halluzinationen waren weitgehend abhängig von der Dosierung und der Injektionsgeschwindigkeit. Je niedriger die Ketamindosis, desto häufiger wurde auch über die Träume berichtet. Bei sehr langsamen Injektionen und in niedriger Konzentration berichteten nach Befragung alle Patienten über unangenehme Träume während der Einleitungsphase. Fast alle erwachsenen Patienten lehnten die nochmalige Narkose mit Ketamin ab.

*Nach bisher gewonnenen Erfahrungen läßt sich die Anwendung von Ketamin speziell in der Urologie wie folgt zusammenfassen:*

1. Die intramuskuläre Narkose mit Ketamin hat sich in der Kinderurologie als sehr vorteilhaft erwiesen und kann bei allen diagnostischen und therapeutischen Eingriffen mit Erfolg angewandt werden.

2. Als besonders vorteilhaft hat sich die Ketamin-Anaesthesie bei Operationen im Kindesalter, die nicht länger als 1 Std andauerten und bei

denen die Intubation von vornherein nicht eingeplant war, erwiesen (z. B. bei allen Formen der plastischen Penischirurgie, Circumcision, Meatotomie, Orchidopexie, Zystoskopie, Herniotomie, Sectio alta und Hydrobenzelenoperation). Bei diesen Eingriffen war die einmalige intramuskuläre Injektion für die gesamte Operationsdauer völlig ausreichend.

3. Auch bei mittleren und großen urologischen Eingriffen im Kindesalter ist die Narkoseeinleitung mit Ketamin vorteilhaft. Hier wird der intramuskuläre Weg bevorzugt. Erst wenn die narkotische Wirkung erreicht ist, kann in Ruhe eine Vene punktiert und die Infusion angelegt werden. Wenn notwendig, kann die Narkose mit Halothan und gegebenenfalls mit Muskelrelaxantien kombiniert werden.

4. Die Ketamin-Anaesthesie bei urologischen Patienten im höheren Lebensalter und bei allen urologischen Risikopatienten mit eingeschränkter Nierenfunktion und terminaler Niereninsuffizienz sollte nach Möglichkeit vermieden werden.

5. Gegenüber den gebräuchlichsten intravenösen Narkotica, wie z. B. Propanidid oder Barbiturate, bringt das Ketamin bei urologischen Patienten im Erwachsenenalter sowohl als Mononarkose als auch als Basisnarkotikum nur wenig Vorteile.

6. Zur Prophylaxe und Bekämpfung der psychomotorischen Nebenerscheinungen, die nach Ketamin-Anaesthesie häufig auftraten, wurden verschiedene Pharmaka angewandt. Als wirksamstes Mittel erwies sich das Neuroleptikum Dehydrobenzperidol.

## Zusammenfassung

Es wird über die klinischen Erfahrungen mit Ketamin in der Urologie berichtet. Bei 844 Anaesthesien konnte die Anwendungsmöglichkeit und Indikation für das Ketamin in der Uro-Chirurgie herausgestellt werden. Es wurde eindeutig festgestellt, daß die Domäne der Ketamin-Anaesthesie in der Urologie hauptsächlich bei diagnostischen und therapeutischen Eingriffen im Kindesalter liegt. Wegen der hohen Rate der psychomotorischen Nebenerscheinungen wird von einer weiteren Anwendung des Ketamins bei älteren Patienten und bei urologischen Risikofällen abgeraten.

## Summary

A report on our clinical experience with ketamine in Urology is given. Based on 844 anaesthesia the field of application and the indications for the use of ketamine in urological surgery is demonstrated. The primary indication is clearly in the field of diagnostic and therapeutic measures in childhood. In regard of the high rate of psycho-motoric side effects ketamine should no longer be used in Urology in older- and high-risk patients.

## Literatur

1. Crusius, H. G.: Zur Frage der Ausschaltung unangenehmer postnarkotischer Träume und Angstzustände mit motorischer Unruhe nach dissoziativer Anaesthesie mit Ketamine. Anaesthesist **20**, 157 (1971).
2. Hiostakis, K., List, W. F.: Ketalar bei geriatrischen Risiko-Patienten. Anaesthesist **20**, 457 (1971).
3. Salehi, E.: Die dissoziative Anaesthesie in der Uro-Chirurgie. Z. Urol. Nephrol. **65,** H. 5, 397 (1972).

# Ketanest-Anaesthesie bei Urämie

## Von H. Kassel

Nachdem wir 1968 an dieser Stelle unsere ersten Erfahrungen mit Ketanest bei Risikopatienten im allgemeinen mitteilen konnten, möchte ich heute Ihr Augenmerk auf eine spezielle Gruppe dieser Patientenkategorie richten.

Es handelt sich um Kranke aus unserem Dialyseprogramm 1968 bis 1971, das insgesamt 4581 Dialysen – 2661 Hämo- und 1920 Peritoneal-Dialysen – umfaßt[1], von denen 51 Patienten einer akut-operativen Behandlung unterzogen werden mußten.

Bei den Patienten stand eine An- oder Oligurie im Vordergrund mit Harnstoffwerten zwischen 180 und 380 mg% i. S., Kreatinin-Werten zwischen 6,0–10,44 mg% i. S., Kalium-Werten zwischen 5,8–7,8 mval i. S. Der Blutdruck, gemessen nach Riva Rocci, bewegte sich zwischen minimal 60/40 und maximal 240/130 bei Anaesthesie-Beginn.

Infolge der vorliegenden Grundkrankheiten bildeten Begleitzustände wie Schock, Anaemie, Volumenmangel oder Hyperhydratation sowie Herzkrankheiten z. T. einen zusätzlichen Risikofaktor.

Die nachfolgenden chirurgischen Interventionen kamen zur Ausführung:

1. Intraabdominelle Katheter-Wechsel (Stilett oder Tenkhoff-Katheter),
2. Laparotomien wegen Darmperforation, Blutung oder Ileus,
3. urologische Eingriffe: Nephrotomie, Ureterotomie, Probeexcisionen aus der Niere,
4. gynäkologische Maßnahmen: Uterusexstirpation, Douglasdrainage, Abrasionen.

Bei den genannten Operationen wurde bei kurzen Eingriffen Ketanest überwiegend als Mononarkoticum (Dosierung 0,5–1,5 mg i.v. pro kg KG und Einzeldosis) verwendet, bei Baucheingriffen z. T. (etwa 25%) mit Intubation, Relaxation und Beatmung mit Lachgas-Sauerstoff-Gemisch im Verhältnis 1:1 bis 2:1. Prämedikation: Atropin: 0,00025–0,0005 g, Thalamonal: 1–2 ml i.m.

---

[1] Für die Überlassung des Zahlenmaterials und die Einsichtnahme in die Krankenblätter möchten wir Herrn Prof. MOHRING, Chefarzt der Med. Klinik, unseren Dank aussprechen.

Alle 51 Patienten überstanden den operativen Eingriff relativ gut und wurden anschließend erneut der Dialyse zugeführt. Verlängerter Nachschlaf wurde nicht beobachtet.

Bezüglich des Blutdruckverhaltens ist zu bemerken, daß wir im Verlauf der Anaesthesie z. T. Blutdrucksenkungen (um 10–25%) bei etwa einem Drittel der Patienten, je nach Schweregrad der Urämie und Begleitkrankheiten, beobachten konnten – analog unserer Publikation von 1969 über Ketanest-Anwendung bei Risikopatienten.

Bedrohliche oder kritische Blutdruckabfälle wurden nicht registriert. Die Pulsfrequenz stieg in einigen Fällen bis auf maximal (kurzfristig!) 160/min.

Die Kontrolle von Harnstoff, Kreatinin und Kalium i. S. zeigte der Niereninsuffizienz und dem Dialyse-Effekt entsprechende Werte. Für eine Ketanest-bedingte Diureseverminderung oder Nierenschädigung, auch bei vorgeschädigter Niere, ergab sich aufgrund dieser Parameter kein Hinweis.

*Zusammenfassend* sind wir der Meinung – auch wenn die geringe Fallzahl noch keine endgültigen Rückschlüsse zuläßt –, daß Ketanest wegen seiner geringen Toxicität und seiner guten Steuerbarkeit eine Bereicherung unserer Anaesthesiemethoden bei Patienten mit Urämie, insbesondere in der operativen Notfallbehandlung, darstellt.

**Literatur**

1. KREUSCHER, H.: Ketamine. Anaesthesiologie und Wiederbelebung, **40**, Berlin-Heidelberg-New York: Springer 1969.
2. HENSEL, I., BRAUN, U.: Anaesthesist **21**, 44 (1972).

# Die Kombination der Ketamin-Narkose mit einer Leitungsanaesthesie

Von P. Boegl und K. Hutschenreuter

Im folgenden soll über die Erfahrungen bei der Kombination einer Ketamin-Narkose mit einer Leitungs-Anaesthesie in der Altersunfallchirurgie berichtet werden.

Bei Aufschlüsselung unseres Krankengutes nach dem Lebensalter haben wir uns an einer Tabelle von LASSNER orientiert (Tab. 1), nach der unsere Kranken den Gruppen 3, 4 und 5 angehören. Das Durchschnittsalter des Gesamtkollektivs liegt bei nahezu 70 Jahren, der jüngste Patient

Tabelle 1. Aufschlüsselung eines allgemeinen Patientengutes nach Lebensalter

| | | |
|---|---|---|
| 1 | Kinder | bis 15 Jahre |
| 2 | Erwachsene | 16–59 Jahre |
| 3 | ältere Patienten | 60–74 Jahre |
| 4 | alte Patienten | 75–89 Jahre |
| 5 | Greise | mehr als 90 Jahre |

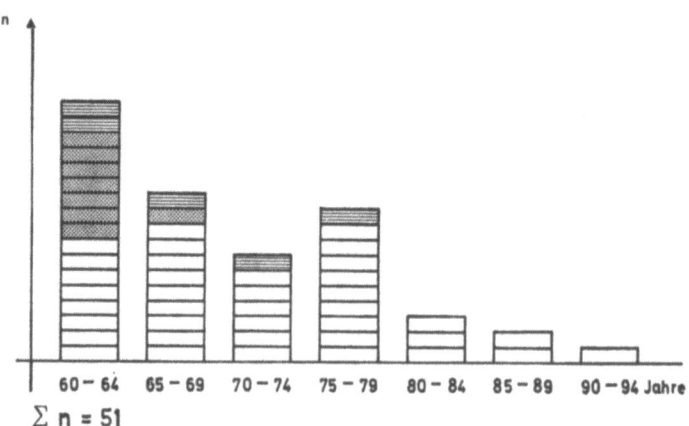

Abb. 1. Eigenes Patientengut, aufgeschlüsselt nach Lebensalter und Art des operativen Eingriffes; weiß: hüftgelenksnahe – gepunktet: kniegelenksnahe – schraffiert: sprunggelenksnahe Eingriffe

war 60, der älteste 93 Jahre alt. Auf der 1. Abbildung ist neben der Altersverteilung das Operationsgebiet dargestellt. Hüftgelenksnahe Eingriffe sind durch weiße Kästchen, Operationen wegen kniegelenksnaher Verletzungen gepunktet und Osteosynthesen des Sprunggelenks schraffiert gekennzeichnet.

Bei älteren Menschen, wie in vorliegendem Krankengut, bedarf die Anaesthesie einer besonders subtilen und individuellen Abstimmung. Diese Forderung ergibt sich
1. aus der erhöhten Empfindlichkeit gegenüber Anaesthetica und
2. aus den mangelnden Leistungsreserven, bedingt durch Grundleiden und vor allem Nebenerkrankungen.

In der 2. Tabelle sind die wesentlichsten Nebenerkrankungen unserer Serie und deren Häufigkeit zusammengestellt.

Tabelle 2. Art und Anzahl der Nebenerkrankungen

| | |
|---|---|
| Diabetes mellitus | 9 |
| Herzrhythmusstörungen | 6 |
| Hypertonie | 6 |
| Leberschaden | 5 |
| Anaemie (Hb < 10,0 g %) | 3 |
| Cerebralsklerose (Verwirrtheit) | 3 |
| Zustand nach Herzinfarkt | 2 |
| Spastische Emphysembronchitis | 2 |
| Zustand nach Apoplexie | 2 |
| Maligner metastasierender Tumor | 1 |
| Hyperthyreose | 1 |

Eine zusätzliche Steigerung des Anaesthesie- und Operationsrisikos liegt bei Noteingriffen vor, weil dann – trotz Polymorbidität – keine Zeit für eine adäquate Vorbehandlung zur Verfügung steht. Die Gefahr einer Dekompensation lebenswichtiger Funktionssysteme ist bei diesem Patientenkreis naturgemäß besonders groß.

Aus diesen Gründen erschien uns eine Regionalanaesthesie angebracht.

Um die Kreislaufbeeinträchtigung möglichst gering zu halten, wählten wir eine hyperbare Spinalanaesthesie mit dem Ziel einer nur unilateralen Ausdehnung.

Schwierigkeiten ergaben sich dabei hinsichtlich einer schmerzfreien Lagerung der Patienten auf die verletzte Seite zur Lumbalpunktion.

Diese ließen sich jedoch durch Vorschalten einer kurzen Allgemeinbetäubung umgehen.

Aufgrund seiner besonderen Vorzüge für die Alters- und Risikochirurgie bot sich hierzu Ketamin an. Bei dieser Anaesthesie-Kombination leitet die Ketamin-Analgesie gewissermaßen stufenlos in die Spinalanaesthesie über. Da der hypnotische Effekt von Ketamin den Zeitraum der Analgesie überdauert, bleiben dem Patienten unangenehme Erinnerungen an die Lagerungsprozeduren auf dem Operationstisch erspart.

Durchaus erwünscht ist darüber hinaus die kreislaufstimulierende Wirkung von Ketamin, zumal die Spinalanaesthesie eher eine Kreislaufdepression zur Folge hat.

Eine Übersicht über das Kreislaufverhalten bei unseren 51 Patienten während der Kombinations-Anaesthesie vermittelt Abbildung 2. Registriert wurden jeweils Blutdruck und Pulsfrequenz vor (A) und nach (B) Prämedikation, nach Injektion von Ketamin (C), nach Ausbildung der Leitungsanaesthesie (D) und nach definitiver Lagerung des Patienten zur Operation (E).

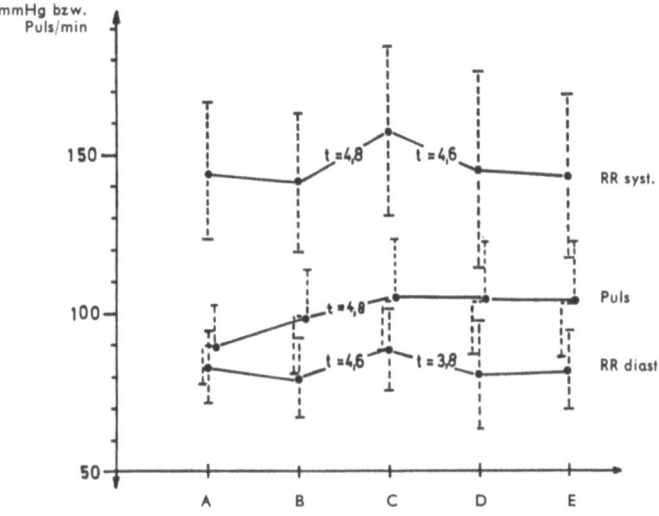

Abb. 2. Kreislaufverhalten während der Kombinationsanaesthesie, t-Wert bei signifikanten Veränderungen

Dabei zeigte sich ein signifikanter Anstieg der genannten Parameter nach Ketamin und eine Rückkehr des systolischen und diastolischen Blutdruckes auf den Ausgangswert nach Wirksamwerden der Leitungsanaesthesie.

Die von uns benötigten Gesamtdosen von Ketamin schwankten zwischen 0,5 und 2,0 mg/kg KG. Für die Spinalanaesthesie wurden zwischen 12 und 20 mg Pantocain injiziert, bei Herzarrhythmien ohne Adrenalinzusatz.

Wenn auch unsere Beobachtungsreihe mit 51 Patienten noch relativ klein ist, so glauben wir dennoch die Kombination einer Ketamin-Narkose mit einer Leitungsanaesthesie für unfallchirurgische Eingriffe im höheren Lebensalter zur Diskussion stellen zu können, zumal alle unsere Patienten trotz eines durchschnittlich hohen Risikos nach Hause entlassen werden konnten.

## Zusammenfassung

In der Altersunfallchirurgie kann ein erhöhtes Anaesthesierisiko infolge Nebenerkrankungen und mangelnder Vorbereitungszeit gegebenenfalls durch eine Regional-Anaesthesie gemindert werden. Entschließt man sich bei Verletzungen im Bereiche der unteren Extremitäten zu einer Spinal-Anaesthesie, so ermöglicht eine intravenöse Kurznarkose mit Ketanest auch bei schweren Frakturen eine sonst nicht durchführbare schmerzfreie Seitenlagerung zur Lumbalpunktion. Durch diese Kombination kann der Anwendungsbereich der Regionalanaesthesie erweitert werden. Die kreislaufstimulierende Wirkung von Ketanest und der eher depressive Effekt einer Spinal-Anaesthesie gleichen sich weitgehend aus.

## Summary

The existence of age-dependent disease, and the impossibility of sufficient preoperative treatment in emergency surgery of very old patients, vastly increases the risk of anesthesia. This could be diminished by regional anesthesia.

The combination of short-time anesthesia with ketamine and spinal analgesia enables painless lumbar puncture even in cases of severe fractures of the lower extremities. This combination enhances the scope of regional anesthesia.

The stimulatory effect of ketamine combined with the cardiovascularly depressive effect of spinal analgesia provides a balance in terms of initial vascular function.

# Über die Anwendung von Ketamin bei Eingriffen im Zahn-, Mund-, Kiefer- und Gesichtsbereich

Von **K. D.** Brockmüller

Für die kieferchirurgisch sowie die zahnärztlich tätigen Kollegen wirkte sich die Einführung von Ketamin auch in Tübingen außerordentlich erleichternd aus. Der ständige Zeitdruck besonders bei letzteren, die sich einer langen Warteliste von geistig behinderten, aber auch fehlerzogenen, unzugänglichen Kindern gegenübersehen, hat mit der weniger zeitaufwendigen Ketaminanaesthesie deutlich nachgelassen. So sehr sich nun einerseits das Ketanest im Gebiet der Zahn-Mund-Kieferheilkunde bewährt hat, so haben sich andererseits anhand unserer 632 Ketaminanaesthesien im Verlauf von $3^1/_2$ Jahren einige Gesichtspunkte ergeben, die zur Vorsicht bei Anwendung unter speziellen Voraussetzungen mahnen.

Bei der Anwendung von Ketanest im Säuglings- und Kindesalter auf zahnärztlich-kieferchirurgischem Sektor ist nach unseren Erfahrungen mit keinerlei unliebsamen Beeinträchtigungen der Atemfunktion zu rechnen, solange rechtzeitig nachinjiziert wird: Besonders bei intravenöser Applikation klingt die Analgesie mitunter rasch ab, es kommt zu ungezielten Abwehrreaktionen mit unkoordinierter Reflexsteigerung, die besonders bei Manipulationen in der Mundhöhle ein aktives Erbrechen auszulösen vermögen und somit womöglich auch einmal eine Aspiration. Werden bei einsetzender gesteigerter Motorik mit weitem Öffnen der Lider sofort jede weiteren intraoralen Reizsetzungen vermieden und unverzüglich die halbe Initialdosis reinjiziert, sind derartige Vorkommnisse sicherlich vermeidbar.

Die moderne Kavitätenpräparation mit Hilfe hochtouriger Turbinen ist in Ketaminanaesthesie nur dann komplikationslos durchführbar, wenn das aus dem Turbinenkopf kontinuierlich sprühende Kühlwasser äußerst gewissenhaft abgesaugt wird, denn der Schluckakt ist bei Präparation im Molarenbereich durch den unumgänglichen Mundsperrer außerordentlich erschwert und schon einem wachen Erwachsenen unter diesen Umständen nur mit Mühe möglich. Bei umfangreichen Sanierungen der Molaren mehrerer Quadranten sowie zur operativen Entfernung von Weisheitszähnen mit zu erwartender Blutung ist mitunter die Halothanweiterführung nach nasotrachealer Intubation vorzuziehen. Auch schon die erzwungene weite

Mundöffnung allein, wie sie zur Entfernung der Naht nach Velopharyngoplastiken erforderlich ist, kann zur Auslösung eines Schluckzwanges führen, dem, wie gesagt, nur schwerlich nachgegeben werden kann, was seinerseits u. U. ein reflektorisches Sistieren der Atmung zur Folge hat. Ein kurzfristiges Entfernen des Mundsperrers schafft hier zumeist schnell Abhilfe. Eine Eindämmung der Speichselsekretion durch prämedikatorische Atropingabe ist in den vorgenannten Fällen unerläßlich.

Der Anwendung bei Jugendlichen und Erwachsenen mittleren Alters stehen die häufig zitierten psychomimetischen Alterationen entgegen. Wir sind keinesfalls der Auffassung, daß allein die Zugehörigkeit zu diesen Altersgruppen eine Kontraindikation darstellt, vielmehr meinen wir, diesen halluzinoiden Erlebnissen dadurch vorbeugen zu können, daß man den auslösenden Faktor unterbindet, nämlich den neuerlich einsetzenden Afferenzeinstrom, der zumeist in die Zeitspanne fällt, in der Operationsende, Umlagerung, Transport und letztlich die Unterbringung im Krankenzimmer liegt. Dies gelingt entweder mit einer Ketanestreinjektion unmittelbar vor dem Ende des Eingriffes oder durch intravenöse Verabreichung von durchschnittlich 5 mg Diazepam zum gleichen Zeitpunkt. Als besonders günstig für eine ruhige Aufwachphase hat sich die in der Tübinger Zahn-Mund-Kieferklinik eingerichtete akustische Patientenüberwachungsanlage erwiesen: Bei entsprechender Empfindlichkeitseinstellung können Atmung und ruhiges Liegen der Patienten permanent kontrolliert werden, ohne den halbabgedunkelten Raum betreten zu müssen.

Aus unserer Beobachtung, daß Klinikangehörige nach Ketanest durchweg über angenehme, außenstehende Patienten hingegen zumeist über angstbetonte Aufwacherlebnisse berichten, kamen wir zu der Vermutung, daß offenbar die präanaesthetische Stimmungslage bzw. das Ausmaß an Erwartungsangst oder -gleichgültigkeit zur postnarkotischen Erlebnisprägung in parallellaufender Relation steht: Je negativer die vorausgegangene Stimmung, um so düsterer oder bedrohlicher die Scheinerlebnisse. Die guten Erfolge durch Prämedikation mit dem deutlich stimmungsaufhellenden Analgeticum Pentazocin (Fortral) bzw. den Anxiolytica Benzoctamin (Tacitin) und Doxepin (Aponal) scheinen unsere Überlegungen zu stützen, zumal, wenn man postuliert, daß doch wohl nur sehr vereinzelt einer operativen Zahn- oder Kieferbehandlung in gehobener Stimmung entgegengefiebert wird, doch ich glaube, daß Ketanest sehr wohl mithelfen könnte, gerade diese Furcht vor Eingriffen im Zahn-Mund-Kieferbereich abzubauen.

## Zusammenfassung

Anhand von 632 Ketamin-Anaesthesien auf kieferchirurgisch-zahnärztlichem Sektor wird auf einige Besonderheiten bei der Anwendung von Ketanest unter speziellen Voraussetzungen hingewiesen:

1. Die rechtzeitige Reinjektion vermeidet bei rasch abklingender Analgesie – besonders bei i.v. Applikation – das Auftreten unkoordinierter und gesteigerter Reflexe, über die es bei weiterer intraoraler Reizsetzung zur Auslösung von Erbrechen mit evtl. nachfolgender Aspiration kommen kann.

2. Bei der Anwendung hochtouriger Turbinen in Kombination mit einem Mundsperrer ist ein gewissenhaftes Absaugen der Kühlflüssigkeit unerläßlich, da der Schluckakt bei erzwungener Mundöffnung hochgradig erschwert ist.

3. Psychomimetische Alterationen bei Jugendlichen und Erwachsenen mittleren Alters lassen sich weitgehend vermeiden durch Reinjektion von Ketanest oder durch eine einmalige i.v. Gabe von Diazepam unmittelbar vor Ende des Eingriffes.

4. Die präanaesthetische psychische Verfassung steht in direkter Relation zum Tenor der Aufwachtraumerlebnisse. Dies zeigte sich deutlich bei sachkundigen Klinikangehörigen mit fast ausschließlich positiv gefärbten Trauminhalten im Gegensatz zu denen bei außenstehenden Patienten. Eine prämedikatorische Stimmungsaufhellung bzw. Anxiolyse erwies sich dementsprechend als wertvoll.

## Summary

Reporting about the application of 632 ketamine anesthesias in the field of oral and maxillo-facial surgery using Ketanest the following special requirements have to be pointed out:

1. Uncoordinated and intensified reflexes can be avoided by reinjections given at the right time. This is important in i.v. applications with their rapid recovery. Uncoordinated and intensified reflexes can provoce vomitus and perhaps aspiration.

2. If a mechanical mouthopener is used together with a highspeed turbine handpiece, the cooling liquid has to be removed by suction very carefully, since it is very difficult for the patient to swallow while his mouth is forced open.

3. Psychomimetic alterations can be avoided as well in youngsters as in adults by reinjection of Ketanest at the right time, or by i.v. application of Diazepam, administered intravenously prior to the end of the operation.

4. The psychical frame of mind prior to the operation has a very close relation to the kind of feeling during the wake-up period. This has been shown by giving ketanest-anesthesias to medical people. Nearly all of them reported happy tinted dreams, but other patients did not. A premedication for anxiolysis prior to the operation is of great value in this regard.

# Ketamine in Open Heart Surgery

By B. Pétrajtis, G. Szappanyos, A. Etienne, M. Gemperle, and K. Rifat

The ideal anaesthetic for open heart surgery has not been found yet and the numerous techniques and agents utilized are the proof of it. The essential guiding principles for such anaesthesia have been described by MOFFIT in 1968 [3].

Among the many requirements the most important are:
- potent analgesia with the inhibition of all noxious reflexes,
- an agent which assures a stability of the cardio-vascular system and has an anti-arrythmic effect,
- possibility of controlled ventilation with 100% oxygen if needed without jeopardizing the amnesia and analgesia.

Our personal experience and the excellent results with ketamine as an anaesthetic agent for cardiac catheterization and angiocardiography [13, 14, 15] confirmed by several publications [6, 7, 8, 9, 10, 11, 16, 19] incited us

Table 1. The pharmacological properties of the 3 drugs used our group of patients

| | Sedation | Analgesia | Reflex inhib. | Potentialisation | Suppr. of side effects | Neuroveget. Protec. | Blood pressure | Pulse rate | Respiration | Muscl. Tonus |
|---|---|---|---|---|---|---|---|---|---|---|
| Ketamine | +− | +++ | − | − | − | + | ↑ | ↑ | ↕ | ↑ |
| Droperidol | +− | − | ++ | ++ | +++ | ++ | ↓ | ↓ | | | ↓ |
| Pavulon | | | | | | | ↑ | ↑ | | ↓↓↓ |

to use it for open heart surgery. In order to minimize the possible excessive stimulation of the cardio-vascular system, we associated the ketamine with dehydrobenzperidol (Droperidol). As a muscular relaxing agent the pancuronium bromide (Pavulon) was utilized.

The table 1 summarizes the various complementary properties of these three drugs.

The association of the ketamine with dehydrobenzperidol is justified for the following reasons:

Table 2

| No. | Age | Sex | Body surf. m² | Preoperative diagnosis | Surgical procedure | Duration Anest. h min | Duration Surg. h min | By-pass h min | Lowest temp. °C during by-pass | Doses Ket-amine mg | Dro-peridol mg | Pavu-lon mg | Miscellaneous – pre – intra – postop. – notes |
|---|---|---|---|---|---|---|---|---|---|---|---|---|---|
| 1 | 16 | F | 1.3 | Mitral Insuff. Pulm. Art. Hyperten. | Mitral Valve Replacement | 2 40 | 2 10 | 37 | 28 | 250 | 11 | 7 | Spontaneous defibrillation at 33° C. Extubation 14 h postop. Uneventful recovery. |
| 2 | 49 | F | 1.63 | Aortic Stenosis and Insuff. | Aortic Valve Replacement | 3 20 | 2 35 | 55 | 28 | 470 | 15 | 9 | Spontaneous defibrillation. Extubation 4 h 30 min postop. Uneventful recovery. |
| 3 | 13 | M | 0.96 | ASD Pulm. Abnormal Venous Return | Closure ASD Correction Abnormal Venous Return | 3 | 2 05 | 32 | 28 | 335 | 9 | 6 | Spontaneous defibrillation. Postop. agitation. Psychic confusion. Uneventful recovery. |
| 4 | 16 | F | 1.28 | Infundibular Pulm. Art. Stenosis VSD | Closure VSD Reaction Infundib. Stenosis | 3 20 | 2 20 | 35 | 28 | 375 | 12 | 6 | Spontaneous defibrillation. Uneventful recovery. |
| 5 | 26 | F | 1.71 | Infundibular Aortic Stenosis | Resection Infundib. Stenosis | 4 15 | 3 05 | 35 | 26 | 590 | 15 | 11 | Spontaneous defibrillation. Extubation 4 h postop. Hallucination. Uneventful recovery. |
| 6 | 62 | M | 1.95 | Dilateral Coronary Artery Stenosis | Double By-Pass | 7 15 | 6 | 2 05 | 29 | 650 | 20 | 16 | Cardiac defibrillation after by-pass. Extubation 18 h postop. Uneventful recovery. |
| 7 | 34 | F | 1.34 | Mitral Stenosis Post-Commissurot. | Mitral Valve Replacement | 4 15 | 3 10 | 35 | 28 | 450 | 12.5 | 9 | Cardiac defibrillation after by-pass. Extubation 3 h postop. Uneventful recovery. |
| 8 | 58 | F | 1.67 | Occlusion Art. | Aorto-brach. | 5 15 | 4 15 | 1 35 | 26 | 820 | 20 | 12 | Cardiac defibrillation after |

| No. | Age | Sex | | Diagnosis | Procedure | | | | | | Remarks |
|---|---|---|---|---|---|---|---|---|---|---|---|
| 9 | 49 | M | 1.83 | Aortic Stenosis and Insuff. | Aortic Stenosis and Insuff. and Carot. L. L. Carotide By-pass Aortic Valve Replacement | 4 15 | 3 30 | 1 05 | 29 | 600 | 22,5 | 11 | sciousness troubles. Extub. 14 h postop. Purulent bronchiolitis, acute endocarditis. Died on 14th postop. day. Cardiac defibrillation after by-pass. Good cardiac recovery. Asthmatic pulmonary transitory complication. |
| 10 | 23 | M | 1.57 | Arterial Canal Aortic Insuff. | Canal Closure Aortic Valve Replacement | 4 | 3 10 | 60 | 27 | 450 | 17 | 8 | Cardiac defibrillation after by-pass. Uneventful recovery. |
| 11 | 64 | F | 1.6 | Aortic Stenosis | Aortic Valve Replacement | 3 45 | 2 45 | 50 | 27 | 460 | 15 | 9 | Spontaneous defibrillation. Uneventful recovery. |
| 12 | 51 | M | 1.8 | Pulmonary Embolism Shock | Embolectomy | 2 30 | 2 | 20 | 36 | 400 | 10 | 9 | Cardiac defibrillation after by-pass. 2 asthmatic attacks following Novalgine inj. Reintubation for 4 days. Left ICU the 16th day. |
| 13 | 42 | F | 1.6 | Massive Pulmonary Embolism Profund Shock | Bilateral Embolectomy | 2 50 | 2 20 | 1 05 | 24 | 300 | 15 | 5 | External card. massage for 2½ h prior to surg. Extubated 1st postop. day. Massive postop. Heparinization. Reintervention for pulm. art. haemorrhage. Left on the 21st postop. day. |
| 14 | 63 | M | 1.6 | Aortic insuff. and Stenosis | Aortic Valve Replacement | 3 45 | 3 20 | 60 | 31 | 570 | 25 | 10 | Active lues. Spontaneous defibrillation. Uneventful recovery. |
| 15 | 42 | M | 1.98 | Coronary Stenosis Left Ventricular Anevrism | Ventricular Resection L. By-pass | 4 05 | 3 20 | 1 20 | 31 | 710 | 20 | 13 | Cardiac defibrillation after by-pass. Uneventful recovery. |

Table 2 (continued)

| No. | Age | Sex | Body surf. m² | Preoperative diagnosis | Surgical procedure | Duration Anest. h min | Surg. h min | By-pass h min | Lowest temp. °C during by-pass | Doses Ket-amine mg | Dro-peridol mg | Pavu-lon mg | Miscellaneous – pre – intra – postop. – notes |
|---|---|---|---|---|---|---|---|---|---|---|---|---|---|
| 16 | 63 | M | 1.76 | Aortic Stenosis and Insuff. | Aortic Valve Replacement | 4 10 | 3 25 | 1 05 | 29 | 625 | 10 | 13 | Cardiac defibrillation after by-pass. Profund coma after 1 day of total confusion. On the 2nd day repeated defibril. for auricul. fibril. followed by uneventful recovery. |
| 17 | 61 | M | 1.74 | Left Coronary Artery Stenosis | Aorto Coronary By-pass | 3 30 | 3 | 50 | 31 | 375 | 10 | 11 | Spontaneous defibrillation. Extubated 3 h postop. Severe postop. hypertension necessitating Largactil. |
| 18 | 47 | M | 1.65 | Right Coronary Artery Stenosis | Aorto Coronary By-pass | 4 30 | 3 40 | 1 25 | 30 | 590 | 19 | 11 | Spontaneous defibrillation. Uneventful recovery. |
| 19 | 37 | M | 1.74 | Mitral Stenosis and Insuff. Pulm. Art. Hypertension | Mitral Valve Replacement | 3 45 | 3 | 45 | 26 | 535 | 18 | 8 | Cardiac defib. after by-pass. Marked shiwering in the recovery period. Extub. 22 h postop. Left ICU 4th postop. day. Sudden death 12th postop. day resulting from cardiac arhythmia due to mechanical reasons (decubitus due to the valve). |

# Ketamine in Open Heart Surgery

| | | | | | | | | | | | | | |
|---|---|---|---|---|---|---|---|---|---|---|---|---|---|
| 20 | 37 | M | 1.6 | Mitral Stenosis Post-Commissurot. | Mitral Valve Replacement | 4 30 | 3 30 | 1 15 | 24 | 605 | 18 | 9 | Cardiac defibrillation after by-pass. 3 defibrillations for ventr. tachycardia. Decreased cardiac output on the 3rd postop. day. Left on the 24th postop. day. Spontaneous defibrillation and uneventful recovery. |
| 21 | 48 | M | 1.84 | Left Coronary Artery Stenosis | Aorto Coronary By-pass | 4 45 | 3 45 | 55 | 26 | 950 | 22.5 | 15 | Spontaneous defibrillation. Uneventful recovery. |
| 22 | 52 | M | 1.76 | Aortic and Mitral Stenosis | Aortic and Mitral Valve Replacement | 4 30 | 3 45 | 1 40 | 32 | 730 | 30 | 15 | Cardiac defibril. after bypass. Simple postop. course for 3 days. Oligoanuria on the 3rd postop. day. Peritoneal dialysis twice. Tracheostomy on the 8th postop. day. Died of cardiac insuff. and coagulation troubles on the 15th day. |
| 23 | 57 | M | 2.0 | Right Coronary Artery Stenosis | Aorto Coronary By-pass | 5 15 | 4 | 1 27 | 32 | 860 | 40 | 14 | Spontaneous defibrillation. Uneventful recovery. |
| 24 | 37 | M | 1.84 | Left Coronary Artery Stenosis | Aorto Coronary By-pass | 5 | 3 45 | 1 18 | 27 | 675 | 25 | 12 | Spontaneous defibrillation. Uneventful recovery. |
| 25 | 50 | M | 1.92 | Left Coronary Artery Stenosis | Aorto Coronary By-pass | 5 45 | 5 | 1 45 | 29 | 600 | 27.5 | 13 | Cardiac defibrillation after by-pass. Low $PO_2$ during by-pass. Deep coma without EEG laterilization. No cardiac problems. Died on the 12th day postop. without regaining consciousness. |

1. Diminution of the hypertensive action of the ketamine by combining it with a moderate alpha adrenergic blocking drug, that has a long action, especially desirable during the by-pass and hypothermia period [17, 18, 20, 21].

2. Reduction to the minimum of the side-effects of the ketamine in the post-operative period [18].

Table 2 shows in detail our clinical material consisting of 25 patients.

## Method

**Premedikation:** Diazepam (Valium) 0.15 mg/kg and Atropine sulfate 0.75 mg 1 h prior to surgery.

**Induction:** 100 % oxygenation for 4 min Ketamine 3 mg/kg i.v. injected over 90 sec and pancuronium bromide (Pavulon) 0.1 mg/kg followed by intubation.

According to the bloodpressure and pulse rate small and repeated doses of dehydrobenzperidol (Droperidol) were given. Doses varied between 2.5 and 10 mg.

**Maintenance:** Ketamine in continuous drip perfusion (1 mg/ml) 20–40 drops/min up to the time the pump is started.

Controlled respiration using the Engström respirator, the ventilation being adjusted according to the nomogram.

The muscular relaxation maintained with intermittant re-injections of pancuronium bromide 0.075 mg/kg.

Prior to the by-pass dehydrobenzperidol was given in amount of 5–15 mg guided by the parameters of the patients.

**Pump:** The priming solution contained 2500 ml (50 % blood, 35 % lactated Ringer solution, 15 % glucose of 10 %). In addition 25 mg of Heparin for 400 ml blood (total 75 mg) with 10 mEq of $NaHCO_3$ for 400 ml blood (total 30 mEq). Ketamine is added 1 mg/kg and repeated if necessary guided by the by-pass and hypothermia. The oxygen and $CO_2$ was regulated according to the blood gas analysis and the Capnograph.

The progressive increase of the pump output parallels the hypothermia which in our cases never exceeded 24° C. Spontaneous cardiac arrest occured in all cases. Coronary perfusion was never carried out. Following the gradual rewarming spontaneous defibrillation took place in 12 cases out of the 25. Cardiac arrythmias in the rewarming period were less frequent with this method. Ventilation was continued with 100% oxygen. Adequate cardiac output was measured by the mean arterial and central venous pressure.

If in the post by-pass period there was a progressive augmentation of both arterial and venous pressure, further doses of dehydrobenzperidol (Droperidol) were given in order to decrease the peripheral resistance. If there were signs of cardiac failure the usual drug treatment was instituted. As soon as the cardiovascular equilibrium was established the ketamine drip infusion was continued with 100% oxygen ventilation. Diuresis was always satisfactory and needed no stimulation.

In the recovery period, the sedation and analgesia plays an important role. Our patients were left intubated during the transport period to the ICU. Extubation was carried out either immediately in the ICU or more frequently —12 h following surgery. The sedative drug in our series was diazepam (Valium), the analgetics morphine or pentazocine, and neuroleptics such as Thalamonal and Largactil.

## Results

The average weight of our 25 patients was 61 kg representing 1.66 m² of body surface. The mean anaesthetic time was 4 h, mean operative time 3 h 19 min with a by-pass time of 62 min.
During this period, they received an average of:
Ketamine: 559 mg per operation
2.25 mg/kg/h
Droperidol: 18 mg per operation
0.075 mg/kg/h
Pavulon: 10.4 mg per operation
0.042 mg/kg/h
Table 3 represents the variations of the arterial bloodpressure.

Table 3. Arterial blood pressure values in mmHg

|   | Time of sampling | Range | Mean | Percent |
|---|---|---|---|---|
| 0 | prior to induction | 60–140 | 97.7 ± 19.6 | 100 |
| 0′ | after induction | 75–145 | 113 ± 20.4 | 110.4 |
| I | prior to E.C.C. | 70–140 | 102 ± 15.6 | 104.4 |
| IIa | start of E.C.C. | 40– 70 | 50.4 ± 10.0 | 51.5 |
| IIb | end of E.C.C. | 45– 80 | 67.4 ± 9.8 | 68.9 |
| IIIa | after E.C.C. | 80–130 | 95.6 ± 14.2 | 97.8 |
| IIIb | end of operation | 80–145 | 105 ± 16.4 | 107.4 |
| IV | 6 h after op. | 70–140 | 95.3 ± 16.1 | 97.5 |
| V | 24 h after op. | 70–110 | 93 ± 14.1 | 95.1 |

Modifications of the arterial blood pressure during the different phases of the operation and the post-op. periode.

The base line was taken prior to the induction and represented as 100%. Note that following the induction there was only a 10.4% increase of the bloodpressure due to the interaction with the Droperidol.
During the initial surgical phase, there was a 4.4% stable increase that we considered beneficial. At the end of the operation, the efficacity of the cardiac activity was proven by the maintained and stable bloodpressure,

7.4% above the initial one. The moderate decrease of 4.9% in the post-operative period was due to the heavy sedation, given to diminish the agitation following ketamine anaesthesia.

Table 4 represents the variation of the pulse rate:

Following ketamine injection, there was the classical pulse rate increase of 14.6% that remained practically the same in the post-operative period. This rise seemed to us negligible and harmless.

Table 5 represents the variations of the central venous pressure:

Table 4. Pulse rate

|  | Time | Range | Mean | Percent |
| --- | --- | --- | --- | --- |
| 0 | prior to induction | 60–140 | 89 ± 18.9 | 100 |
| 0′ | after induction | 80–148 | 102 ± 17.3 | 114.6 |
| I | prior to E.C.C. | 70–120 | 91 ± 17.7 | 102.2 |
| IIa | start of E.C.C. | × | × | × |
| IIb | end of E.C.C | × | × | × |
| III | after E.C.C. | 70–120 | 97 ± 12.7 | 108.9 |
| IV | 6 h after op. | 85–128 | 103 ± 12.6 | 115.7 |
| V | 24 h after op. | 70–130 | 99 ± 12.6 | 111.2 |

Modification of pulse rate during the different phases of the operation and the post-op. periode.

Table 5. Central venous pressure values in mmHg

|  | Time of sampling | Range | Mean | Percent |
| --- | --- | --- | --- | --- |
| 0′ | after induction | 4–19 | 7.0 ± 3.6 | 100 |
| I | prior to E.C.C. | 2–19 | 6.5 ± 3.5 | 92.8 |
| IIa | start of E.C.C. | × | × | × |
| IIb | end of E.C.C. | × | × | × |
| IIIa | after E.C.C. | 3–15 | 12.0 ± 3.0 | 171.4 |
| IIIb | end of operation | 8–15 | 11.2 ± 2.0 | 160 |
| IV | 6 h after op. | 4–15 | 8.7 ± 3.1 | 124.2 |
| V | 24 h after op. | 3–14 | 8.4 ± 2.7 | 120 |

Modification of the central venous pressure during the different phases of the operation and the post-op. periode.

The initial value of this parameter was taken after the induction for the subclavian catheters were introduced while the patients were asleep. There was a moderate 7.2% decrease prior to the by-pass period, explained by the relative hypovolemia due to the vasoplegic action of the Droperidol and to the uncompensated blood loss. The marked rise 71.4 and 60% at the end of the operation showed a moderate cardiac insufficiency. An excellent stabilization was seen in the early and late post-operative period (+24.2 and 20%).

Figure 1 shows graphically the variations of the above parameters: Table 6 expresses the variation of the blood gas parameters:

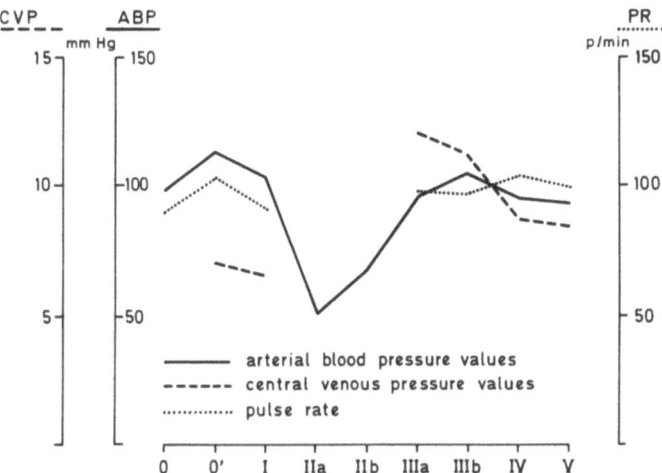

Fig. 1. Shows graphically the variations of the above parameters: The modification of the mean value of the ABP CVP and PR during the different phases of surgery and post-op. periode. 0: prior to induction; 0': after induction; I: prior to ECC; IIa: start ECC; IIb: end ECC; IIIa: after ECC; IIIb: end op.; IV: 6 h after op.; V: 24 h after op.

The initial pH value of 7.42 was the base line since most of our patients had a normal pH prior to surgery and those admitted in shock, had their pH normalized before coming to the operating room. Note the insignificant changes in this parameter. Alcalinisation was seldom necessary. The variations of the $PaO_2$ have only a relative interest due to the various factors such as:

1. pre-operative pulmonary complications (hypertension, fibrosis, diffusion problem, interstitial oedema, etc.),
2. intracardiac and intrapulmonary shunts,
3. different types of oxygenators with a variable oxygen output,
4. artificial ventilation with different gas mixtures,
5. the influence of the surgical manipulation.

There was a marked decrease at the end of the by-pass related to the type of oxygenators and by-pass time.

Table 6. Arterial pH, $pO_2$, $pCO_2$

| pH | Time | Range | Mean |
|---|---|---|---|
| IIa | start of E.C.C. | 7.36–7.50 | 7.42 ± 0.07 |
| IIb | end of E.C.C. | 7.31–7.48 | 7.38 ± 0.04 |
| IIIb | end of operation | 7.31–7.49 | 7.40 ± 0.026 |
| IV | 6 h after op. | 7.33–7.49 | 7.43 ± 0.021 |
| V | 24 h after op. | 7.40–7.47 | 7.42 ± 0.016 |

| $p_aO_2$ | Time | Range | Mean |
|---|---|---|---|
| IIa | start of E.C.C. | 100–400 | 271 ± 70 |
| IIb | end of E.C.C. | 90–400 | 224 ± 97 |
| IIIb | end of operation | 85–450 | 251 ± 128 |
| IV | 6 h after op. | 65–350 | 233 ± 89 |

| $p_aCO_2$ | Time | Range | Mean |
|---|---|---|---|
| IIa | start of E.C.C. | 32–49 | 39 ± 5.4 |
| IIb | end of E.C.C. | 27–49 | 39 ± 5.4 |
| IIIb | end of operation | 27–50 | 40 ± 7.2 |
| IV | 6 h after op. | 32–52 | 41 ± 6.8 |
| V | 24 h after op. | 38–50 | 44 ± 6.1 |

The variation of the arterial pH, $pO_2$ and $pCO_2$ during the different phases of surgery and post-op periode.

The stability of the $PaCO_2$ is assured by the continuous monitoring with the Capnograph. The readjusted ventilation following the by-pass assured a normal $PaCO_2$ of 40 mmHg. In the post-operative period, there was a slight increase, due to the problems following the sternotomy or to cardio-pulmonary reasons.

Figure 2 is a graphical representation of the above parameters:

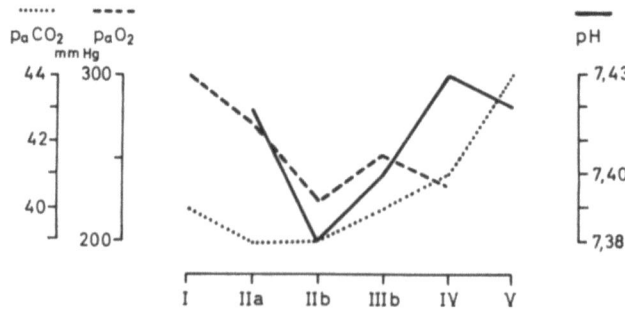

Fig. 2. The modification of pH, $p_aO_2$, and $p_aCO_2$ during the different phases of surgery and post-op. periode. I: prior ECC; IIa: start ECC; IIb: end ECC; IIIb: end of operation; IV: 6 h after op.; V: 24 h after op.

Figure 3 shows the correlation between parenteral perfusion and urinary output during the different phases of the surgery and post-operative period.

During the induction, the i.v. perfusion was restricted to an average of 272 ml. Prior to the by-pass to 184 ml, resulting in 113 ml of urinary output. During the average of 62 min by-pass 1284 ml of liquids and 1216 ml of blood perfusion was given. The urinary output was a satisfactory 234 ml. Following the by-pass, the liquids were restricted to 266 ml but blood transfusion increased to 1616 ml yealding 454 ml urine. In the ICU in 24 h, 1652 ml of blood and 1158 ml of liquids (697 ml/m$^2$) resulted in a satisfactory diuresis of 124 ml (747 ml/m$^2$).

Figure 4 represents a typical arterial pressure curve and ECG tracing during an aortic starr valve replacement procedure. The absence of cardiac arrythmia prior and following spontaneous defibrillation is noteworthy under ketamine anaesthesia.

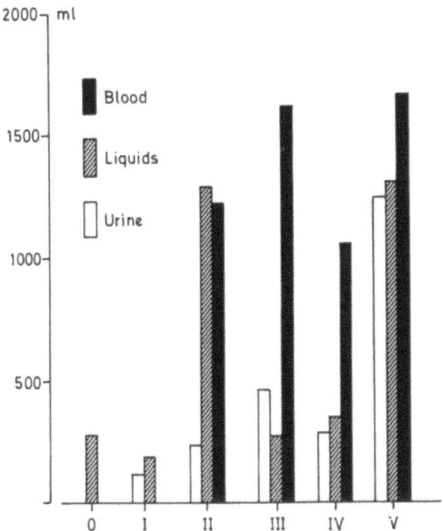

Fig. 3. Correlation between iv-perfusion, transfusion and urinary output and their modifications during the different phases of surgery and post-op. periode. 0: induction time; I: surgery prior ECC; II: during ECC; III: surgery after ECC; IV: 6 h after op.; V: 24 h after op.

## Discussion

### Induction

The method is advantageous for two reasons:

1. The stability of the cardio-circulatory equilibrium that facilitated the induction and the surgical phase preceding the by-pass (case 12 and 13 in

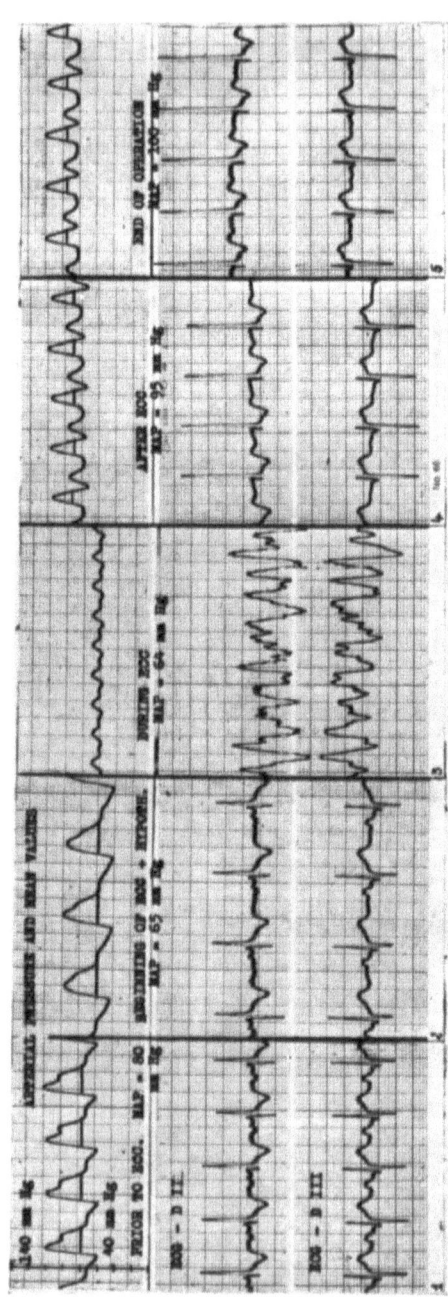

Fig. 4. Graphical representation of the behaviour of the arterial blood pressure curve, the mean values and the ECG in an aortic Starr valve replacement during the different operative periodes

which the induction has been carried out in a partially compensated shocked state and the ketamine typical arterial pressure raising quality was especially desirable).

2. The cardiac arrythmia protective quality appreciated particularily in the pre by-pass period, corresponding to the opening of the pericardium, the isolation of the great vessels and canulation, known to be potential myocardial irritants.

## By-pass period

Our association of ketamine and Droperidol is justified for the alpha adrenergic blocking action of Droperidol which ensures the lowering of the peripheral resistance during the ECC under moderate hypothermia of 28–30° C and after the by-pass.

We boserved the easy recovery of the cardiac function following ECC, with a spontaneous QRS complex in half of the cases, generally the absence of cardiac rhythm troubles and a good cardiac output, assuring pressions superior to the pre-ECC period. A satisfactory diuresis and good blood gas parameters were the results of this excellent cardiac output during the entire surgical period.

## Post-op. period

In most cases, as soon as the patients get in the intensive care unit, they need heavy sedation in order to diminish the state of excitation, confusion, and non-collaboration often noticed after a ketamine anaesthesia, which is even more enhanced by the hypothermia and by-pass.

The secondary reactions are especially unfavorable in this period on account of the increased metabolism and oxygen consumption they provoke.

Such was the case of patient no. 25 who showed the entire symptomatology just described and needed high doses of sedatives and developed a comatose state leading to death a fortnight later. Out of our series but with the same method, we had one more case of prolonged coma, followed by death within a few days. The origin of these two comas seems attributable, as far as the first is concerned to a mechanical dysfunction of the pump oxygenator (with the $PaO_2$ 100–120 mmHg) and, for the second, to the low output of the pump with a superior vena cava stasis.

The EEG of the two patients during the cardio-pulmonary by-pass showed the typical tracing of the ketamine impregnation and was similar to the recordings of all the other cases of our series and consequently let not forecast unfavorable cerebral complications. Numerous patients who experienced prolonged hypoxia under NLA for the same mechanical dysfunction of the pump during the by-pass showed an uneventful recovery without cerebral impairment.

With ketamine, we most appreciated the stability of the cardio-circulatory system, and the absence of the cardiac rhythm troubles.

During the awakening period following Ketalar anaesthesia, it is mandatory not to disturb the patients. Obviously after heart surgery, intensive care is absolutely necessary, meaning frequent manipulation and repeated stimulation. This care perturbates the awakening period even more and induces a state of agitation as well as accentuates the previously mentioned troubles, requiring a deeper sedation.

## Conclusion

It can be concluded from our experiments that ketamine associated to dehydrobenzperidol is advantageous during induction, the pre by-pass phase, during the ECC period and in the post ECC recovery phase assuring a cardiovascular stability and a arrhythmia free state.

Nevertheless it must be said that ketamine, in spite of its association to Droperidol did not entirely materialize our initial hopes concerning the post-operative period, the side effects beeing not negligible. Furthermore the brain sensibility to hypoxia seemed enhanced but without any noticeable EEG tracing modification.

The nursing of these patients was difficult during the early post-operative hours and our method was often criticized in the intensive care unit.

In our final evaluation ketamine anaesthesia, in open heart surgery is in fact a valuable and easy method on condition that a good pump output is assured with a good oxygenation and that the intensive care unit is staffed by well trained nurses.

## Summary

The association of ketamine and Droperidol provided a safe, dependable anesthesia for open heart surgery. The $\alpha$-blocking effect of Droperidol assured a good peripheral perfusion and the ketamine a stable, arrhythmia free cardiovascular status with 100% oxygen ventilation, if needed, during the surgical procedure. The emergence phenomena in the early post-operative period were controlled by a heavier sedation and accounted for the only inconvenience concerning this technique.

## Zusammenfassung

Die gemeinsame Anwendung von Ketamin und Dehydrobenzperidol (DHB) ermöglicht eine sichere und zweckentsprechende Anaesthesie bei Eingriffen am offenen Herzen.

Der α-Rezeptor-blockierende Effekt des DHB gewährleistet eine gute periphere Durchblutung, Ketamin aber eine stabile, kardiovasculäre Funktion ohne Arrhythmien. Während des Eingriffes ist es möglich, den Patienten mit 100% Sauerstoff zu beatmen. Die bekannten Aufwachphänomene in der frühen postoperativen Phase können durch stärkere Sedierung beherrscht werden; sie sind der einzige Nachteil dieser Methode.

## References

1. FAIRLEY, H. B.: Hypothermia for adult cardiovascular surgery. A technique of anaesthesia. Canad. Anaesth. Soc. J. **4** (1957).
2. CORSSEN, G., CHODOFF, P., DOMINO, E. F., KAHN, D. R.: Neuroleptanalgesia and anesthesia for open heart surgery: pharmacologic rationale and clinical experience. J. thorac. cardiovasc. Surg. **49**, 901 (1965).
3. MOFFIT, E. A., TARTHAN, S., LUNDBORG, R. O.: Anesthesia for cardiac surgery. Principles and Practice. Anesthesiology **29**, 1181 (1968).
4. Question and answer period following Symposium "Anesthetic characteristics of CI-581". Anesth. Analg. **47**, 779–781 (1968).
5. Ketalar-Keystones (questions and answers): Parke and Davis Company, pp. 11–33, 1971.
6. DOWDY, B. G., KAYA, K.: Studies on the mechanism of cardiovascular responses to CI-581. Anesthesiology **29**, 931–943 (1968).
7. STANLEY, V., HUNT, J., WILLIS, K. W., STEPHEN, C. R.: Cardiovascular and respiratory function with CI-581. Anesth. Analg. **47**, 760–768 (1968).
8. TRABER, D. L., WILSON, R. D., PRIANO, L. L.: Differenciation of the cardiovascular effects of CI-581. Anesth. Analg. **47**, 769–778 (1968).
9. KREUSCHER, H., GAUCH, H.: Kreislaufanalytische Untersuchung bei Anwendung von Ketamine am Menschen. Proceedings International Symposium on Ketamine, pp. 52–57. Berlin-Heidelberg-New York: Springer 1969.
10. WILSON, R. D., TRABER, D. L., MCCOY, N. R.: The cardiopulmonary effects of Ketamine. Sth. med. J. (Bgham., Ala.) **61**, 692–695 (1968).
11. CORSSEN, G., ALLARDE, R., BROSCH, F., ARBENZ, G.: Ketam as the sole anesthetic in open heart surgery. A preliminary report. Anesth. Analg. **49**, 1025–1031 (1970).
12. VAN DE WALLE, J.: Rapport sur le Ketalar, Méd. et Hyg. (Genève) **936**, 1625 (1970).
13. GRIBOMONT, B., VLIERS, A., KESTENS-SERVAYE, Y.: Action cardiovasculaire de la Kétamine chez des enfants soumis à un cathétérisme cardiaque. Méd. et Hyg. (Genève) **936**, 1628–1629 (1970).
14. SZAPPANYOS, G.: The use and advantage of "Ketalar" (CI-581) as anaesthetic agent in pediatric cardiac catheterization and angiocardiography. Anaesthesist **18**, 365–367 (1969).
15. — GEMPERLE, M., RIFAT, K.: Notre expérience clinique avec le Ketalar. Méd. et Hyg. (Genève) **936**, 1623 (1970).
16. SANCHEZ, R., CANSECO, J. L. T., ACUNA, L., MIRELES, M.: The use of Ketamine on patients undergoing cardiac surgery. Kongress of Anaesthesia, Saarbrücken 1969.
17. YELNOWSKY, J., KATZ, R., DIETRICH, E.: A study of some of the pharmacologic actions of Droperidol. Toxicol. appl. Pharmacol. **6**, 37 (1964).

18. SADOVE, M. S., HATANO, S., ZAHED, B.: Clinical study of Droperidol in the prevention of the side-effects of Ketamine anesthesia. A preliminary report. Anesth. Analg. **50**, 3 (1971); A progress report. Anesth. Analg. **50**, 526–532 (1971).
19. TRABER, D. L., WILSON, R. D., PRIANO, L.: A detailed study of the cardiopulmonary response to Ketamine and its blockage by Atropine. Sth. med. J. (Bgham, Ala.) **63**, 1077–1081 (1970).
20. — — — Blockade of the hypertensive response to Ketamine. Anesth. Analg. **49**, 420–426 (1970).
21. — — — The effect of alpha-adrenergic blockade on the cardiopulmonary response to Ketamine. Anesth. Analg. **50**, 737–742 (1971).
22. HUGO, R., PEREZ, M. D.: Cardiac arrythmia after succinylcholine. Anesth. Analg. **49**, 33–38 (1970).
23. DAWSON, B., MICHENFELDER, J. D., THEYE, R. A.: Effects of Ketamine on canine cerebral blood flow and metabolism: modification by prior administration of Thiopental. Anesth. Analg. **50**, 443–447 (1971).

# Ketamin in der Herzchirurgie

Von K. Fischer

In der Kardiochirurgie, insbesondere aber bei Operationen am offenen Herzen, hat sich die Wahl des Narkoticums einerseits an Art und Schwere des Vitiums, andererseits aber auch an der pathophysiologischen Komplexität des jeweiligen Eingreifens in das homöostatische Gleichgewicht zu orientieren.

Der extrakorporale Bypass mit Hilfe der Herz-Lungen-Maschine beeinträchtigt bekanntermaßen die physiologische Kreislaufregulation [5]. Es liegt – hinsichtlich der Katecholamine – eine dem hypovolämischen Schock ähnliche periphere Gefäßreaktion vor [2]: Als Folge der Perfusion mit nicht-pulsatilen Rollerpumpen findet sich eine periphere Vasoconstriction im Bereich der präcapillären Sphinkteren [2], die bei Patienten in schlechtem kardialen Zustand mit präoperativ niedrigem Herzindex durch vermehrte Katecholamin-Ausschüttung noch verstärkt wird [6]. Hier nun kann eine zusätzliche Erhöhung des peripheren Gefäßwiderstandes durch Ketamin, wie sie von TRABER bzw. LUTZ tierexperimentell beobachtet wurde [10, 12], zu einer weiteren Verschlechterung der peripheren Gewebsperfusion mit zunehmender Entwicklung einer metabolischen Acidose führen.

Insbesondere gilt dies auch für die Anwendung von Ketamin bei herzchirurgischen Eingriffen in Oberflächen-Hypothermie, da auch hier eine autoregulative Vasoconstriction mit Störungen der Mikrozirkulation stattfindet [12].

Wie eingangs erwähnt, ist auch die Art und Schwere des zu operierenden Vitiums von Bedeutung für die Auswahl des Narkoticums.

Insbesondere scheint die Anwendung von Ketamin bei Mitralfehlern mit tachykarden Rhythmusstörungen und Vorhofflimmern sowie bei hochgradigen Aortenklappenstenosen kontraindiziert. Die narkoticumbedingte Steigerung der Herzfrequenz führt über eine Verkürzung der Diastolendauer zu einer verminderten coronaren Füllungszeit.

Eine nicht zu unterschätzende Rolle spielt auch das Narkoticum während eines induzierten Herzstillstandes, vor allem während des normothermen anoxischen Arrestes.

Als Index für die Ischämietoleranz des Herzens kann die Zeit eines $O_2$-Mangels gelten, die vergeht, bis ein bestimmter Gewebsspiegel an energiereichen Phosphaten unterschritten wird [11].

Wie die Untersuchungen von SPIECKERMANN et al. zeigen, liegt der Gehalt an energiereichen Phosphaten bei Ketamin-Narkose besonders niedrig. Messungen des myokardialen ATP-Gehaltes ergaben, daß die Anoxietoleranz während einer Ketamin-Narkose um den Faktor 3 kleiner ist als während einer Halothan-Narkose [11].

Ketamin führt des weiteren nicht nur zu einem erhöhten myokardialen $O_2$-Verbrauch [7, 8, 10], sondern zu einer deutlichen Steigerung des Gesamtstoffwechsels [1, 7].

Aus den dargelegten Punkten geht hervor, daß die Ketamin-Narkose bei Patienten mit eingeschränkter Coronarreserve [3, 4, 9, 11], insbesondere aber bei Operationen unter Zuhilfenahme der Herz-Lungen-Maschine, hier besonders bei allen Eingriffen, die einen anoxischen Herzstillstand erfordern, relativ kontraindiziert ist.

## Summary

For intracardiac operations choice of anaesthetic agent has to be orientated on kind and severity of heart disease and the variety of pathophysiological disturbances. In patients with mitral valve affections associated with tachycard dysrhythmias as well as in those with aortic stenosis Ketamin can not be recommended because of its increasing heart rate which may lead to coronary insufficiency. In addition, Ketamin impairs the myocardial tolerance to anoxia.

Thus, the drug should not be used as a monoanaesthetic agent in patients with severely limited "coronary reserve" or in extracorporeal cardiopulmonary bypass operations using anoxic cardiac arrest. Because of its direct negative inotropic effect upon the myocardium and its impairment of myocardial tolerance to anoxia Ketamin is not the drug of choice in open heart surgery.

## Literatur

1. BRAUN, U., HENSEL, I., KETTLER, D., LOHR, B.: Der Einfluß von Methoxyflurane, Halothane, Dipiritramide, Barbiturat und Ketamine auf den Gesamtsauerstoffverbrauch des Hundes. Anaesthesist **20**, 369 (1971).
2. CLOWES, G. H. A.: Bypass of the heart and lungs with an extracorporeal circulation. In: GIBBON, J. H., SABISTON, D. C., SPENCER, F. C.: Surgery of the chest, S. 610. Philadelphia-London-Toronto: Saunders 1969.
3. FISCHER, K.: Experimentelle Untersuchungen zum Einfluß von Ketamine auf die myokardiale Kontraktilität. 3. Europ. Kongr. Anaesth., Prag 1970.
4. — Die Wirkung von Ketamine auf den Herzmuskel. Anästh. Inform. **12**, 187 (1971).
5. — THIEDE, A., BERNHARD, A.: The pathophysiology of extracorporeal circulation. Scientific Session of the III. Municipal Hospital, Sofia (Bulgarien) 1971.

6. GATTIKER, R.: Anästhesie in der Herzchirurgie. In: Aktuelle Probleme in der Chirurgie, **13**. Bern-Stuttgart-Wien: Huber 1971.
7. HENSEL, I., BRAUN, U., KETTLER, D., KNOLL, D., MARTEL, J., PASCHEN, K.: Untersuchungen über Kreislauf- und Stoffwechselveränderungen unter Ketamine-Narkose. Anaesthesist **21**, 44 (1972).
8. KETTLER, D., COTT, L., HENSEL, I., EBERLEIN, H. J., SPIECKERMANN, P. G., BRETSCHNEIDER, H. J.: Narkosebedingte Veränderungen hämodynamischer Parameter die den Sauerstoffverbrauch und die Überlebens- und Wiederbelebungszeit des Herzens beeinflussen. 3. Europ. Kongr. Anaesth., Prag 1970.
9. KLAUS, W.: Diskussionsbemerkung. In: Anaesthesiologie und Wiederbelebung, **40**, S. 59. Berlin-Heidelberg-New York: Springer 1969.
10. SPIECKERMANN, P. G., BRAUN, U., HELLBERG, K., LOHR, B., KETTLER, D., NORDECK, E., BRETSCHNEIDER, H. J.: Überlebens- und Wiederbelebungszeit des Herzens während Ketamine-, Barbiturat- und Halothan-Narkose. Z. prakt. Anästh. **5**, 365 (1970).
11. TRABER, D. L., WILSON, R. D., PRIANO, L. L.: The effect of alpha-adrenergic blockade on the cardiopulmonary response to Ketamine. Anesth. Analg. Curr. Res. **50**, 737 (1971).
12. ZINDLER, M., DUDZIAK, R., PULVER, K. G.: Die künstliche Hypothermie. In: FREY, R., HÜGIN, W., MAYRHOFER, O.: Lehrbuch der Anaesthesiologie und Wiederbelebung, S. 353. Berlin-Heidelberg-New York: Springer 1971.

# Diskussionsbeitrag

Von **G. Corssen**

Die z. T. widersprechenden Mitteilungen über die Effekte von Ketamin auf das kardiovasculäre System können m. E. z. T. dadurch erklärt werden, daß die Wirkung von Ketamin speziesabhängig ist. Was für den Hund, das Kaninchen, das Meerschweinchen oder die Katze gilt, gilt nicht unbedingt für den Menschen. Bei 134 Patienten mit hochgradiger Coronarinsuffizienz, die sich einer aorto-coronaren By-Pass-Operation unterzogen, haben wir an unserer Klinik in Birmingham, Alabama, sehr gute und höchst ermutigende Ergebnisse mit dem Gebrauch von Ketamin als Monoanaestheticum beobachtet. Jeder dieser Patienten litt an hochgradiger Coronarinsuffizienz und war wegen der häufigen, täglich auftretenden Angina-pectoris-Anfälle arbeitsunfähig. Dies war ja auch der Grund, warum sich diese Patienten dieser Operation unterzogen.

Wir sehen die Vorteile von Ketamin als Anaestheticum in der Herzchirurgie in 2 Faktoren:

1. Ketamin vergrößert das Herzminutenvolumen (Abb. 1). Bei diesem 5jährigen Jungen wurde eine Herzkatheterisierung vorgenommen. Die Messung des Herzminutenvolumens vor der Gabe von Ketamin ergab einen Wert von 1,85 l/min. 1 min nach der Verabfolgung von Ketamin (2 mg/kg) i.v. stieg das Minutenvolumen auf 2,49 l/min (34%) an, und nach 3 min war es noch immer um 22% erhöht, um nach 13 min auf den Ausgangswert zurückzugehen. Wir hatten Gelegenheit, bei diesem Patienten den Effekt einer Isoproterenoltropfinfusion (1 mg/250 cc) mit dem Ketamin-Effekt zu vergleichen. 1 min nach Beginn der Isoproterenol-Medikation stieg das Herzminutenvolumen um den gleichen Wert an, wie es nach Verabfolgung von Ketamin beobachtet wurde.

2. Wir glauben, daß der antiarrhythmische Effekt von Ketamin ein wichtiger Faktor für die Anwendbarkeit von Ketamin in der Herzchirurgie ist. Die antiarrhythmische Wirkung von Ketamin ist durch meine Mitarbeiterin Dr. Elisabeth Dowdy im Tierexperiment nachgewiesen worden. Wir haben die antiarrhythmische Wirkung von Ketamin kürzlich beim Menschen sowohl während herzchirurgischer Eingriffe wie auch während der Herzkatheterisierung nachgewiesen (Abb. 2). Ketamin hat sich wegen seiner antiarrhythmischen Eigenschaften als besonders geeignet für die Herzkatheterisierung erwiesen. Bei über 500 Herzkatheterisierungen, in denen Ketamin als Monoanaestheticum angewandt wurde, hat sich das Mittel hervorragend bewährt.

# Diskussion

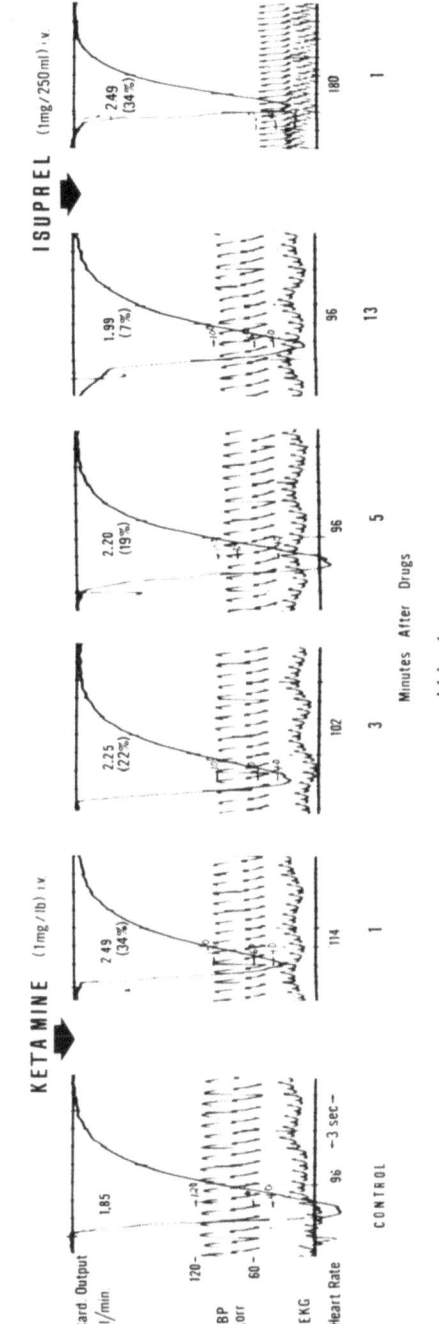

Abb. 1

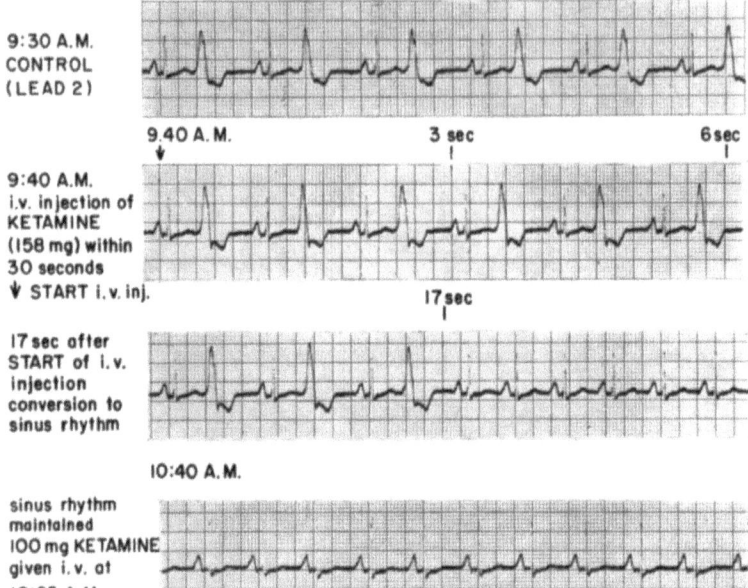

Abb. 2

# C. Bei Risiko- und Notfallsituationen

## Ketamin-Indikation zur Anwendung beim Risikopatienten

Von D. Langrehr und R. Neuhaus

Die moderne Anaesthesiologie hat zu einer ganz erheblichen Erweiterung der operativen Indikationen geführt sowohl hinsichtlich des Alters als auch der Summe der Vor- und Begleiterkrankungen des Patientengutes. Daß von daher gesehen das Risiko solcher Patienten im Hinblick auf per- oder postoperative Komplikationen bis hin zur per- oder postoperativen Mortalität gegenüber Kollektiven früherer Zeit gestiegen ist, erscheint ebenso klar, wie die konkrete Definition dieser wahrscheinlichen Komplikationserwartung schwierig. So beschränken sich denn die spärlichen Arbeiten zu dieser Frage auf die Feststellung der retrospektiven Mortalität in Patientengruppen unterschiedlichen Gesundheitszustandes (0,4$^0/_{00}$ bis 10%; [9, 13, 29]).

Zur Verdeutlichung des Problems seien hier einige grundsätzliche Zahlen zur Mortalität genannt: Das größte Risiko zu sterben hat der Mensch außer im Alter rund um die Geburt. Die erweiterte perinatale Mortalität (1. Jahr) beträgt in Kulturländern um 2%, in der Dritten Welt bis zu 10% und mehr, diese Mortalität ist etwa so hoch wie in der gesamten Gruppe der 1- bis 40jährigen. Die mittlere Mortalität pro Jahr in der Bundesrepublik betrug 1967 1,13% (687349 Tote aller Altersgruppen auf 60463000 Einwohner) gegenüber einem Lebendgeborenenzugang von 1,5%. Den höchsten Anteil daran haben naturgemäß neben den Neugeborenen die Menschen jenseits des 50. Lebensjahres. Demgegenüber liegt die Mortalität in unserem Schwerpunktkrankenhaus mit allen Disziplinen und mit ca. 10000 stationären Patienten im Jahre bei 4%, was in Anbetracht des in dieser Hinsicht selektiv belasteten Kollektivs von Kranken insgesamt relativ niedrig ist und für die moderne Medizin spricht [4, 5, 6, 15].

Noch größere Schwierigkeiten bietet die Abschätzung des Anaesthesierisikos, weil dieses normalerweise untrennbar mit dem operativen Risiko verbunden ist. Lediglich im Rahmen der sehr gut dokumentierten Müttersterblichkeit (0,02–0,06% [4, 15]) stellt der Tod durch Anaesthesie auf der einen Seite einen einigermaßen klaren Zusammenhang dar, andererseits sind die anteiligen 10% Anaesthesietodesfälle in der Gesamtmüttersterblichkeit zum Beispiel der USA (250 Anaesthesietodesfälle pro Anno von 2500 mütterlichen Todesfällen gesamt bei mehr als 4 Millionen Geburten pro Jahr [4]) durch die Tatsache belastet, daß Kreißsaalanaesthesien weltweit in einem hohen Prozentsatz nicht durch ausreichend trainierte Anaesthesisten verabfolgt werden.

Will man über retrospektive Statistiken hinaus dringend nötige weitere Einblicke gewinnen, so sind dafür routinemäßige interdisziplinäre Mortalitätskonferenzen nötig, mit einer allseitigen extremen Bereitschaft zur Aufrichtigkeit. In dieser Hinsicht sind wir – bei einigen lobenswerten Ausnahmen – in unserem Land über erste Ansätze noch nicht hinausgekommen, vor allem was die Dokumentation betrifft.

Ungeachtet der Schwierigkeiten in der Beurteilung werden wir jedoch in der täglichen Arbeit mit den Problemen des Risikopatienten fortlaufend konfrontiert und sind gezwungen, hinsichtlich unserer Anaesthesie-Techniken so optimal wie möglich zu verfahren.

Die Tabelle 1 zeigt links die A.S.A.-Klassifikation des Gesundheitszustandes und rechts eine retrospektive Studie an 11 amerikanischen Marinekrankenhäusern, aus der hervorgeht, daß bei einer mittleren 48-Std-Mortalität nach Anaesthesie und Operation von 0,4 % die Patienten in schlechtem Zustand (Gruppe III, IV und V) einem erheblich gesteigerten unmittelbaren Risiko unterliegen.

Tabelle 1. A.S.A.-Risiko-Klassifikation und Ergebnis der Mortalitäts-Studie VACANTI u. Mitarb. (1970)

| *A.S.A.-Klassifikation* DRIPPS, LAMONT, ECKENHOFF J. Amer. med. Ass. 178, 261 (1961). Anesthesiology 24, 111 (1963) | | VACANTI, CH., VAN HOUTEN, R. Anesth. Analg. Curr. Res. 49, 564 (1970) 11 US-Naval-Hospitals-Study | | | |
|---|---|---|---|---|---|
| | | Status | Zahl der Anaesthesien | Tote | 48 Std Mortalität % |
| I | normal, gesund | I | 50703 | 43 | 0,08 |
| II | leichte syst. Erkrankung | II | 12601 | 34 | 0,27 |
| III | schwere syst. Erkrankung Teilinvalidität | III | 3626 | 66 | 1,8 |
| | | IV 7,4 % | 850 } 2,1 % | 66 | 7,8 |
| | | V | 608 | 57 | 9,4 |
| IV | syst. ständig lebensbedrohende Erkrankung, Invalidität | Gesamt | 68388 | 266 | 0,39 |
| | | davon Noteingriffe (15 %) | | | |
| V | moribund, wird voraussichtlich mit oder ohne Op. nicht überleben | I | 6739 | 11 | 0,16 |
| | | II | 1975 | 10 | 0,51 |
| | | III | 698 | 24 | 3,4 |
| | | IV 15,4 % | 327 } 8,7 % | 27 | 8,3 |
| | | V | 571 | 54 | 9,5 |
| | | Gesamt | 10310 | 126 | 1,2 |

Die Tabelle 2 zeigt die Aufgliederung unserer 1085 Risikofälle, bei denen Ketamin zur Anwendung kam, nach den Kriterien dieser Klassifikation sowie die unmittelbare Mortalität innerhalb der ersten 48 Std. Eine wegen der zentralen Stellung des kardiocirculatorischen Systems von uns früher getroffene Einteilung in primäre und sekundäre Kreislauf- und Myokardinsuffizienz sowie Patienten in extremis (Gruppe V A.S.A.) findet sich auf der rechten Seite.

Tabelle 2. Ketamin und Risikoindikation. A.S.A. Klassifikation und Einteilung nach primärer und sekundärer Kreislauf- und Myokardinsuffizienz des eigenen Materials

Risikopatient + Ketamin
1966–1971 → 40035 Anaesthesien, davon Ketamin 8000, Risikofälle = 1085

| A.S.A. Klassi- kation | Zahl der Anaesth. | % vom Ges.-Mat. | Zahl der Toten < 48 Std | % Mortal. der Gruppe | | |
|---|---|---|---|---|---|---|
| III | 342 | 31,5 | | | Schock, Hypo- tonie, Hypoxie, Infekt → sek. Kreisl.- u. Myokardinsuff. | 229 |
| IV | 638 | 58,8 | 6 | 0,94 | | |
| V | 105 | 9,7 | 21 | 20,0 | | |
| | | | | | prim. Kreisl.- u. Myokardinsuff. | 751 |
| | | | | | in extremis, Lungenödem | 105 |
| Gesamt | 1085 | | 27 | 2,48 | | 1085 |

Die Tabelle 3 gibt eine Übersicht über Anaesthesiedauer, Altersverteilung, Ketamin-Dosierung und Verhältnis von Mono- zu Kombinationsanaesthesie. Daraus ist zu entnehmen, daß Anaesthesiedauern bis zu 1 Std mit 60% überwiegen, ebenso wie die Gruppe der mehr als 50jährigen mit 76%. Die Mehrzahl der Patienten erhielt 0,5–1,5 mg/kg Ketamin, nur sehr wenige mehr als 3 mg/kg. Dementsprechend ist der Anteil von Kombinationsanaesthesie mit 73,2% hoch, und die Mehrzahl der Monoanaesthesien bezieht sich auf Kurzeingriffe (weniger als 30 min).

Für die insgesamt 27 während der ersten 48 Std verstorbenen Patienten zeigt die Tabelle 4 die Zeit zwischen Ketamin-Applikation und Exitus, die Ketamin-Dosierung und die Altersverteilung. Für 7 unten aufgeführte Patienten ergab sich einmal wegen höherer Dosierung und 6mal wegen einer Latenz bis zu 60 min nach Ketamin für uns die Frage nach einem Zusammenhang, der aber, so möchten wir meinen, nach Grundkrankheit und

Tabelle 3. Anaesthesiedauer, Ketamin-Dosierung, Ketamin-Kombinationsnarkose- und Altersverteilung von 1085 Patienten

| Dauer d. Anaesth. | <30′ | −60′ | −120′ | −180′ | >180′ | | 1058 | % |
|---|---|---|---|---|---|---|---|---|
| Zahl d. Fälle | 357 | 298 | 320 | 85 | 25 | Ketamin-Mononarkose evtl. Prämedikation evtl. Relaxation + $O_2$ | 291 | 26,8 |
| % v. 1085 | 32,9 | 27,4 | 29,5 | 7,8 | 2,4 | Ketamin-Einleitung zur Komb.-Narkose $N_2:O_2$ o. $N_2O:O_2$: Fluoth. | 794 | 73,2 |

| Ketamin-Dosis | Zahl | % |
|---|---|---|
| 0,5–1,5 mg/kg | 1005 | 92,6 |
| 1,5–3,0 mg/kg | 65 | 6,0 |
| > 3 mg/kg | 15 | 1,4 |
| | 1085 | |

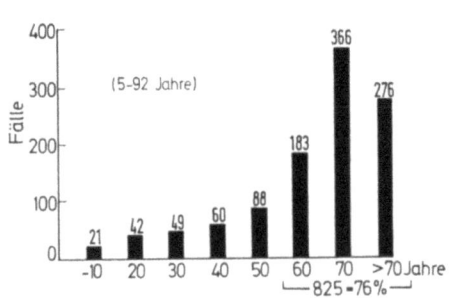

operativem Vorgang gegenüber relativ klaren anderen Zusammenhängen zurücktritt.

Auf der anderen Seite sind gerade hinsichtlich des diskutierten Zusammenhanges zwischen Ketamin und Anoxietoleranz sowie Wiederbelebbarkeit des Herzens in der Tabelle 5 drei Fälle von postnarkotischem Lungenödem und 13 Fälle von intraoperativem Kreislaufstillstand aufgeführt. Auch für alle diese Fälle war ein relativ klarer ursächlicher Zusammenhang gegeben, hinsichtlich von Fehlern in der allgemeinen Anaesthesietechnik bei den Fällen von Lungenödem und hinsichtlich des operativen Vorganges bei den Fällen von intraoperativem Kreislaufstillstand. Sowohl die 3 Fälle von Lungenödem waren ohne Schwierigkeiten zu beherrschen als auch 12 der intraoperativen Zwischenfälle. Lediglich 1 Patient, der zunächst komplikationslos nach einer Tracheotomie wegen Ateminsuffizienz zur maschinellen Beatmung kam, starb 18 Tage später an unbeherrschbarer Pneumonie, die schon Indikation zur Tracheotomie gewesen war.

Wir vermögen jedoch weder im Falle unserer 27 primär gestorbenen Patienten einen faßbaren Zusammenhang mit der Ketamin-Anwendung zu

Tabelle 4. 48-Std-Mortalität. Latenz zwischen Ketamin und Exitus, Ketamin-Dosis und Altersverteilung von 27 Patienten. Nähere Angaben von 7 Patienten mit einer Latenz von weniger als 1 Std bzw. höherer Ketamin-Dosis

| 27 Tote innerhalb 48 Std | | | | | | | |
|---|---|---|---|---|---|---|---|
| Latenz Ketamin-† | <1 Std | 1–2 | 2–4 | 4–6 | 6–12 | 12–24 | 24–48 |
| Zahl der Patienten | 4 | 9 | 3 | 6 | 2 | 3 | – |

| Dosis Ketamin i.v. | 0,5–1,0 | 1–2 | >2 mg/kg |
|---|---|---|---|
| Zahl der Patienten | 25 | 1 | 1 |

| Alter | <10 | 10–30 | 30–50 | 50–70 | >70 J. |
|---|---|---|---|---|---|
| Zahl der Patienten | 1 | 2 | 4 | 12 | 8 |

|   | Ket.-† | Dosis + Komb. |
|---|---|---|
| 1. 14♀ Cyst. Nieren, 400 mg% N, Lungenödem, Perit. Katheter | 6 Std | 4 mg/kg + $O_2$ |
| 2. 64♀ Icterus, Leberpforten-Ca, 30' n. Op. Lap. Stillst. nicht wiederbel. | 60 min | 1 mg/kg + $N_2O:O_2$ |
| 3. 91♀ Schenkelh. Frakt. Myodeg. cord. Absoluta, 25' n. Op. Stillst., nicht belebt. | 45 min | 1 mg/kg + $N_2O:O_2$:Fl. |
| 4. 62♂ prgr. Lebercirrh. Wundrupt. n. Lap. 15' n. sek. Naht Stillst., nicht belebt. | 35 min | 1 mg/kg + $N_2O:O_2$ |
| 5. 50♀ fulm. Lungenemb. präf. Tracheot. 30' n. Beg. Stillst., nicht belebt. | 60 min | 0,7 mg/kg + $N_2O:O_2$ |
| 6. 33♂ sept. Aortenaneurysma, Perf. Lunge, 20' n.Op. Verblutung. | 45 min | 0,8 mg/kg + $N_2O:O_2$:Fl. |
| 7. 73♀ U-Schenkelgangrän, Absoluta, 30' n. Op. Sympath. Durchtrennung → Stillst. nicht belebbar. | 40 min | 0,9 mg/kg + $N_2O:O_2$:Fl. |

sehen noch möchten wir die 16 Fälle von kardiopulmonaler Insuffizienz aus anderer Ursache, die unter Ketamin-Anwendung ohne Schwierigkeiten beherrschbar waren, etwa der Güte der Substanz anrechnen.

Wir sind vielmehr der Meinung, daß bei Risikoanaesthesien die Wahl der verwendeten Drogen von nebengeordneter Bedeutung ist, während das Hauptgewicht auf der Gesamttechnik, einschließlich Dosierung und möglichst optimaler Kombination, liegt.

So zeigt die Abbildung 1 links nach Ketamin-Einleitung und rechts nach Propanidid-Einleitung zur nachfolgenden Kombinationsanaesthesie unterschiedlicher Dosierung und Infusionstechnik Blutdruck- und Pulsfrequenzverlauf in den ersten 10 min bei 2 Kollektiven von Hypertonikern. Während Ketamin beim Hypertoniker wegen seiner „typischen" Blutdrucksteigerung und Propanidid wegen seiner „typischen" Blutdrucksenkung gleichermaßen in gewisser Weise als kontraindiziert angesehen werden könnten, belegen die minimalen individuellen Schwankungen in diesen beiden Kollektiven, daß eine entsprechende Gesamttechnik die Anwendung beider Substanzen ohne weiteres erlaubt.

Weit davon entfernt, dem Ketamin – etwa gar als Mononarkoticum – eine Spezifität für die Risikonarkose zuschreiben zu wollen, sind wir jedoch der Auffassung, daß insbesondere seine therapeutische Breite, d. h. z. B. das Verhältnis von minimal effektiver Dosis zu Dosis mit unerwünschten Nebeneffekten oder zur LD 50, die Substanz als günstig und potent ausweist. Daneben fallen gerade bei Schwerstkranken die Aufwachreaktionen nicht ins Gewicht, und der kardiostimulatorische Effekt ist etwa bei der Schockeinleitung nach übereinstimmender Meinung verschiedener Autoren als günstig zu betrachten [1, 20, 23].

So zeigt die Abbildung 2 an einem Kollektiv von 60 Schockpatienten, die zur dringlichen Versorgung anaesthesiert werden mußten, die Ent-

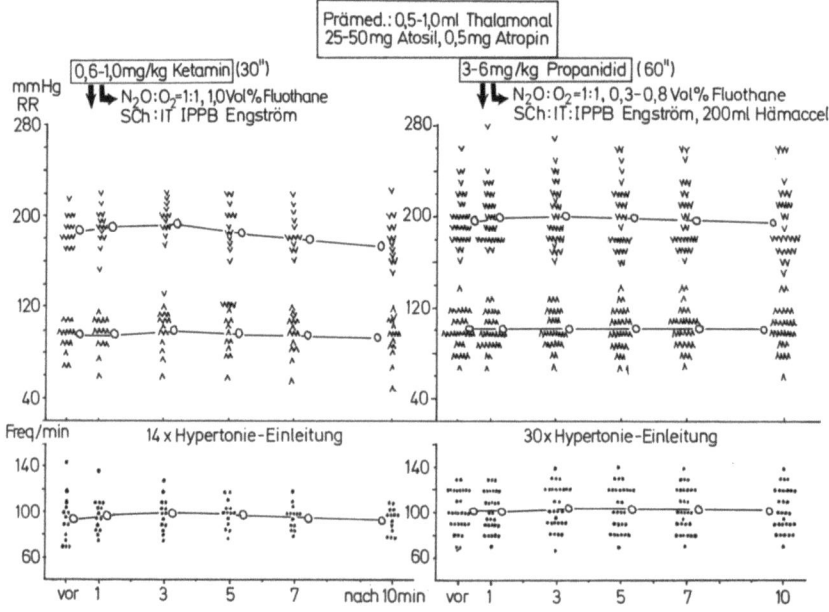

Abb. 1. Blutdruck- und Pulsfrequenzverhalten in 2 Kollektiven von Hypertoniepatienten während der Narkoseeinleitung mit Ketamin und Propanidid. ○—○ Mittelwerte

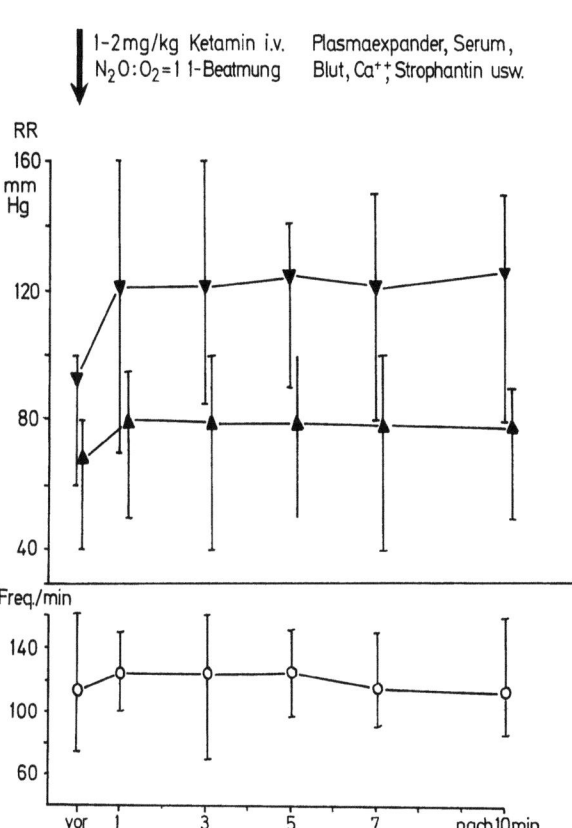

Abb. 2. Ketamin-Narkoseeinleitung bei 60 Schockpatienten. Blutdruck- bzw. Pulsfrequenzverlauf (Mittelwerte und Grenzwerte bzw. Streubereiche) in den ersten 10 min während gleichzeitiger Schocktherapie

wicklung von Blutdruck und Pulsfrequenz in den ersten 10 min nach Ketamin-Einleitung und selbstverständlich synchroner Schockbehandlung.

Nachdem wir schon früher auf die Möglichkeit der Ketamin-Anwendung im Rahmen der Anaesthesie von Risikopatienten hingewiesen hatten, sind inzwischen von einer ganzen Reihe Autoren entsprechende Erfahrungen mitgeteilt worden [16, 17 18]. So wurde die Substanz neben Fällen von Schock, allgemeinem Risiko oder hochbetagten Patienten zur Organtransplantation und zur offenen Herzchirurgie verwendet [2, 3, 10, 11, 12, 14, 19, 21, 22, 24, 25, 27, 28, 30]. Mehr als 2000 Herzkatheter-Untersuchungen bei zumeist Patienten mit hohem Risiko haben ebenso günstige Ergebnisse erbracht, wie Fälle von ausgedehnten Verbrennungen und radiodiagnostische und therapeutische Vielfachnarkosen, vor allem bei Kindern.

Tabelle 5. Kardiopulmonale Zwischenfälle. Nähere Angaben über 3 Fälle von postnarkotischem Lungenödem und 13 Fälle von intraoperativem Kreislaufstillstand

Lungenödem (3 Fälle) nach 1 mg/kg Ketamin + $N_2O:O_2 = 1:1 + 0,5$ Vol.- % Fluothane (anaesthesiologische Ursache)

| Latenz Ketamin-Ödem | | | Verlauf |
|---|---|---|---|
| | 1 Std | 1. 45 ♀ Mamma-Tu, Extub. Nasenblut. Hypoxie | nach 6 Std oB |
| | 3 Std | 2. 53 ♀ abd. TE. Myokardsch. 2 Std Op. 1 Std n. Ext. Hypot.-Hypoxie | nach 8 Std oB |
| | 2 Std | 3. 31 ♀ EU-Grav. Schock, Adnexexst. $1^1/_2$ Std 30 min n. Ext. Hypot.-Hypoxie | nach 3 Std oB |

Kreislaufstillstand „weak contraction" (13 Fälle) nach 1–2 mg/kg Ketamin + $N_2O:O_2 = 1:1 + 0,5–1,0$ Vol.-% Fluothane (operative Ursache)

| Latenz Ketamin-Stillst. | | | |
|---|---|---|---|
| | < 1 Std | 1–2 Std | 12 Pat. ohne Folgen wiederbelebt, Entlassung |
| Zahl d. Patienten | 10 | 3 | 57 ♂ 2 Tg. n. erw. Pneumonektomie (Ca), Ateminsuff. → Tracheot., 20 min n. Einl. b. Hautschn. Exitus 18 Tage später während Dauerbeatmung durch nicht beherrschbare Pneumonie. |

Ohne Gegensatz zu Mitteilungen über langdauernde Ketamin-$N_2O$-Relaxation-Beatmungsnarkosen bei Risikofällen [8, 26] sind wir jedoch mit der Arbeitsgruppe GEMPERLE der Meinung, daß die Ketamin-Anwendung als Mononarkoticum – vor allem über längere Zeiträume – wie jede andere Form von Mononarkose keine Vorteile bringt. So verwendeten wir die Substanz in letzter Zeit im Durchschnitt nur in 15% der Fälle als Mononarkoticum, vorwiegend für kurzdauernde Anaesthesien, während in 85% der Fälle mit Kombinationen meist $N_2O:O_2$ oder $N_2O:O_2$:Fluothane gearbeitet wurde.

Auch und gerade für den Risikopatienten sind auf diese Weise – und durch eine Vielzahl von inzwischen erprobten anderen Kombinationsmöglichkeiten – die Vorteile der Substanz erhalten bei weitgehender Vermeidung nachteiliger Wirkungen [7].

Eine Reihe von anderen pharmakologischen Eigenschaften des Ketamins, wie z. B. die „weitgehend suffiziente Spontanatmung", halten wir im Rahmen der Risikoindikation für wenig relevant, da diese Patienten ohnedies immer beatmet werden müssen. Auf Fehler und Gefahren durch kritiklose Anwendung gerade im Hinblick auf eben nur im allgemeinen gültige Effekte (z. B. „erhaltene" pharyngolaryngeale Reflexe) wird die Panneldiskussion noch eingehen.

## Zusammenfassung

Eingangs werden einige grundsätzliche Überlegungen zum Risikoproblem angestellt. Dann wird ein Kollektiv von 1085 Risikopatienten, bei denen Ketamin zur Anwendung kam, hinsichtlich A.S.A.-Klassifikation, 48-Std-Mortalität, Anaesthesiedauer, Altersverteilung, Ketamin-Dosierung, Latenz zwischen Ketamin-Applikation und Exitus (27 Fälle) und anderer Begleitumstände dargestellt. Abschließend wird die Ketamin-Indikation zur Anwendung beim Risikopatienten unter dem allgemeinen Aspekt der Narkoseführung bei solchen Fällen begründet.

## Summary

After a short discussion of common problems and statistics on peoples mortality, 1085 patients, classified in A.S.A. groups III–V, handled with Ketalar dissociative anesthesia, are detailed concerning: duration of anesthesia, age, Ketalar dosage, combinations used, mortality within 48 h (27 cases), latency between Ketalar and death. 3 cases of postanesthetic lung edema and 13 cases of circulatory arrest (weak contraction after hemorrhage) under Ketalar anesthesia are discussed and concluded, that resuscitation was without problems while no direct correlation between Ketalar effects and the cardiocirculatory failure could be detected. Ketalar for induction in shock and in poor risk patients is emphasized if the special precautions for these critically ill patients (oxygen supply, assisted ventilation, synchronous shock therapy, avoiding extreme cardiocirculatory pressor effects) are held in mind.

## Literatur

1. AGUADO, MATORRAS, A., NALDA FELIPE, M. A.: Modefications of rheogram due to the action of Ketamine in shock. Symp. Ostende Ars medici **7**, 49 (1970).
2. ALDRETE, A., LEVINE, D., GINGRICH, T.: Experience in anesthesia for liver transplantation. Anesth. Analg. Curr. Res. **48**, 802 (1969).
3. BOERE, L. A., POPESCU, D. T., DEKORT, P. J.: Clinical results with Ketamine in anesthesia. Abstr. 3. Europ. Kongr. Anästh. Prag 1970.
4. BONICA, J. J.: Prinziples and Practice of obstetric analgesia and anesthesia, 1, 748 ff. Oxford: Blackwell 1967.
5. Bundesminister für Jugend, Familie und Gesundheit. Gesundheitsbericht. Stuttgart: W. Kohlhammer 1971.
6. BUTLER, N., ALBERMANN, E.: Perinatal Problems. I. a. II. Report of the 1958 British Perinatal Mortality Survey. Livingstone 1963, 1969.

7. COLLARD, C., LECRON, L: Ketamine combined with peridural anesthesia in geriatrics. Symp. Ostende L'Anesthesie vigile et subvigile. **7**, 63 (1970).
8. CORSSEN, G.: Report on Ketalar in 200 cases of open heart surgery. Coll. Hamburg Okt. 1971. Die Anwendung von Ketamine in der offenen Herzchirurgie. Jahrestgg. DGAW Hamburg 1972.
9. DRIPPS, R. D., LAMONT, A., ECKENHOFF, J. E.: The role of Anesthesia in surgical mortality. J. Amer. med. Ass. **178**, 261 (1961); Anesthesiology **24**, 111 (1963).
10. FASANO, M.: Technique d'anesthésie dans le cas risque anesthésique élevé. Cahiers d'Anesthésiologie **18**, 487 (1970).
11. GJESSING, J.: Ketamine, an anesthetic for surgery in geriatric patients. Abstr. 3. Europ. Kongr. Anästh. Prag 1970.
12. — Ketamine in clinical anesthesia. Acta anaesth. scand **12**, 15 (1968).
13. GOLDSTEIN, A., KEATS, A. S.: The risk of Anesthesia. Anesthesiology **33**, 130 (1970).
14. HIOTAKIS, K., LIST, W. F.: Ketalar bei geriatrischen Risikopatienten. Anaesthesist **20**, 475 (1971).
15. LANGREHR, D.: Perinatale Reanimation and Risikogeburt vom anästhesiologischen Standpunkt. Festvortrag 20. Jahrestagg. Österr. Ges. Anästh. Rean. Wien 1972.
16. — Ketamine in poor risk patients. L'Anesthesie vigile et subvigile. Symp. Ostende. **7**, 205 (1970).
17. — KLUGE, I., NEUHAUS, R.: Cinq ans d'expérience d'anaesthésie dissocié avec le Ketalar. Méed. et Hyg. (Genève) **28**, 1618 (1970).
18. — ALAI, P., ANDJELKOVIC, J., KLUGE, I.: Zur Narkose mit Ketamin: Bericht über erste Erfahrungen in 500 Fällen. Anaesthesist **16**, 308 (1967).
19. LIPPMANN, M., CLEVELAND, R. J.: Emergency closed commissurotomy using Ketamin anesthesia. Anesthesiology **35**, 543 (1971).
20. LOFTY, A. O., AMIR-JAHED, A. K., MOAREFI, P.: Anesthesia with Ketamine. Anesth. Analg. Curr. Res. **49**, 969 (1970).
21. LORHAN, P. H., LIPPMANN, M.: Clinical appraisal of Ketamine in the aged patient. Anesth. Analg. Curr. Res. **50**, 448 (1971). Abstr. 3. Europ. Kongr. Anästh. Prag 1970.
22. ODUNTAN, S. A., GOOL, R. V.: Clinical trial of Ketamine. Canad. Anaesth. Soc. J. **17**, 411 (1970).
23. PETER, K., KLOSE, R., LUTZ, H.: Ketanest zur Narkoseeinleitung beim Schock. Z. prakt. Anästh. **6**, 396 (1970).
24. SCHAER, H., FREY, P.: Wirkungen von Ketalar auf verschiedene Kreislaufgrößen von geriatrische Patienten. Abstr. 3. Europ. Kongr. Anästh. Prag 1970.
25. — — L'action de Ketalar sur le differents paramètres circulatoire du vieeillard. Med. et Hyg. (Genève) **936**, 1626 (1970).
26. SANCHEZ, R., CANSECO, J., ACUNA, L., MIRELES, M.: The use of Ketamine on Patients undergoing cardiac surgery. Anaesthesist **20**, 152 (1971).
27. SZAPPANYOS, G., GEMPERLE, M., GEMPERLE, G.: Four years experience with the Ketamine. Abstr. 3. Europ. Kongr. Anästh. Prag 1970.
28. — — RIFAT, K.: The utilization of Ketalar in geriatric anesthesia. Symp. Ostende L'Anesthesie vigile et ubvigile. **7**, 147 (1970).
29. VACANTI, CH., VAN HOUTEN, R. J., HILL, R. C.: A statical analysis of the relationship of physical. Status to post operative mortality in 68388 cases. Anesth. Analg. Curr. Res. **49**, 564 (1970).
30. WILSON, R. D., TRABER, D. L., PRIANO, L. L.: Anesthetic managment of the poor risk pediatric patient. Sth. med. J. (Bgham., Ala.) **62**, 767 (1969).

# Ketamin bei geriatrischen Operationen

Von J. M. Kapferer

Bei mehr als 110 Risikopatienten haben wir in den letzten Monaten Ketamin als Tropfinfusion zusammen mit kleinen Dosen von Valium und Dehydrobenzperidol (DHB) angewendet. Schon in Bern (September 1971) haben wir darüber sehr positiv berichten können. Unsere Patienten waren im Mittel über 76 Jahre alt. Das große Risiko ist also nicht unwesentlich durch das hohe Alter bedingt gewesen.

Während bei jüngeren Patienten die Erkrankung selbst und der vorgesehene operative Eingriff das Risiko bestimmen, ist der alte Mensch schon bei relativ einfachen Operationen in großer Gefahr. Die Schwierigkeiten sind dabei zum größten Teil durch die Veränderungen der Herz-Lungenfunktion und des Kreislaufs verursacht.

Unsere Aufgabe kann es nur sein, für diese Altersgruppe nach jener Anaesthesietechnik zu suchen, welche das geringste Risiko darstellt.

Wenn es im Verlaufe einer Anaesthesie durch die angewandten Pharmaka zu einer Atemdepression und zu Kreislaufstörungen kommen kann, dann steigt das Risiko durch die Verschlechterung der Sauerstoffversorgung schon bei kleinen Eingriffen erheblich an. Gerade dieser Gefahr beugt man nun mit der Anwendung von Ketamin-Infusions-Anaesthesien in besonderer Weise vor. Es ist dabei nämlich durchaus möglich, die Anaesthesie ohne Atemdepression und ohne Blutdruckabfall einzuleiten. Allein das wäre schon Grund genug, diese Technik bei geriatrischen Operationen anzuwenden.

Wir beatmen alle unsere Patienten nur mit Sauerstoff und verzichten auf den Zusatz anderer Narkosegase, wodurch die $O_2$-Versorgung für den alten Menschen optimal wird.

Man hat Bedenken geäußert gegen die Steigerung des Blutdrucks und der Herzfrequenz durch Ketamin, besonders wenn es sich um alte, sklerotische Personen handelt, bei denen eine Hypertonie und eine entsprechende Kardiopathie sehr oft zu finden sind. Diese Kritik ist sicher nicht unberechtigt und zu beachten. Wir haben uns deshalb aufmerksam damit beschäftigt. Infolge einiger Übung mit der Blutdrucksenkung für Kataraktoperationen, für die wir seit langem nur mehr Valium und DHB verwenden, konnten wir diese Technik schnell auf die Anaesthesie-Einleitung beim Ketamin-Tropf übertragen.

Wir haben uns überzeugt, daß es leicht möglich ist, mit 5–10 mg Valium und evtl. auch noch durch Zusatz von 5–10 mg DHB zu Beginn der Ketamin-Infusion und auch durch Regulierung der Tropfgeschwindigkeit zu verhindern, daß der Blutdruck über den Ausgangswert steigt. Außerdem scheint die Muskelrelaxation den Blutdruck-Effekt des Ketalar zu mildern.

Andererseits erweist sich auch bei niederem Blutdruck, z. B. bei Blutungen im Magen-Darmtrakt, die Stabilisierung des Kreislaufes sowohl bei der Einleitung der Anaesthesie als auch während der chirurgischen Intervention als problemlos. Wenn sich im Verlaufe des Eingriffs die Analgesie als zu schwach erweist, dann können wir die Tropfgeschwindigkeit u. U. nur insoweit erhöhen, als es mit Rücksicht auf den Blutdruck ratsam erscheint. Manchmal mußten wir durch Valium oder DHB hier ausgleichen.

Gelegentlich kann man eine Steigerung des Muskeltonus durch Ketamin sehen. Sie ist bei Anwendung der Infusion nicht sehr ausgeprägt und schon durch den Zusatz von Valium günstig zu beeinflussen. Durch die Relaxation wird dieser Nebeneffekt des Ketamins natürlich aufgehoben.

Die Anwendung der Relaxantien ist jedoch während der Ketamin-Infusions-Anaesthesie erleichtert. Es können keinerlei potenzierende Wirkungen festgestellt werden. Wenn also am Ende der Operation der Patient noch relaxiert ist, dann kann dies nicht anders als durch die Curarisierung erklärt werden. Dies macht die Beurteilung solcher Zustände und die Decurarisierung leichter.

Unsere Serie von Risikopatienten haben wir mit Pavulon relaxiert, und wir konnten feststellen, daß das eine ausgezeichnete Methode für alte Menschen ist. Dabei können wir die speziellen Vorteile des Pavulons, vor allem das Fehlen von Histamin-Freisetzung und die schnelle und vollständige Decurarisierung nicht übersehen.

Die postoperativ dem Ketamin zugeordneten Schwierigkeiten sind besonders lästig beim Jugendlichen und beim Erwachsenen im mittleren Lebensalter, sie sind hingegen weniger unangenehm und seltener beim geriatrischen Patienten. Nach unserer praktischen Erfahrung kann man diese postoperativen Störungen durch die Zugabe von 5–10 mg Valium und 5–10 mg DHB ganz eliminieren. Wir geben Valium und DHB immer zu Beginn der Anaesthesie und spritzen es im Verlauf der Intervention nur ganz selten zum Zwecke der Verstärkung einer gewünschten Neurolepsie nach. So profitieren wir durch das Valium und das DHB sowohl hinsichtlich der Blutdruck- und Kreislaufstabilisierung als auch des postoperativen Verlaufs.

Wenn wir nun die Frage stellen, ob Ketamin bei geriatrischen Operationen mit Vorteil angewendet werden kann, dann müssen wir aufgrund unserer praktischen Erfahrungen sagen:

Wir sind überzeugt, daß die Ketamin-Infusion derzeit die beste Anaesthesie für geriatrische Operationen ist, und zwar aus folgenden Gründen:

1. Weil die Spontanatmung erhalten bleiben kann.
2. Weil der Patient mit Sauerstoff beatmet wird und keine anderen Narkosegase benötigt werden.
3. Weil die bei allen anderen Anaesthesieformen häufig zu beobachtende Kreislaufdepression mit Blutdruckabfall bei der Einleitung der Ketamin-Infusions-Anaesthesie vermieden werden kann.
4. Weil auch bei Hypertonikern der Blutdruck durch Valium und DHBP gut stabilisiert werden kann.
5. Weil die Relaxantien besser gesteuert werden können und ihre Wirkung nicht durch Kombinationseffekte unklar wird.
6. Weil in der beschriebenen Kombination mit Valium und DHB der postoperative Verlauf ohne Störungen ist.

## Technik der Ketamin-Infusions-Anaesthesie

### Prämedikation:

0,5 mg Atropin i.m. 20 min vor dem Anaesthesiebeginn oder
0,5 mg Atropin/10 mg Valium i.m. 30 min vor dem Anaesthesiebeginn.
RR messen.

### Einleitung:

500 ml Laevulose (5,25 %) mit 500 mg Ketamin, also 1 mg Ketamin/ml als Tropfinfusion:
Je nach Risiko und Alter werden mehr oder weniger schnell 100–200 mg dieser Lösung infundiert (bei unserer ersten Gruppe 170 mg/10 min).
Wenn der RR ansteigt bzw. bei Hypertonikern schon sehr hoch liegt, werden schon in der 1. min 2,5–5 mg Valium und bei kräftigeren Patienten und eher ansteigendem Blutdruck auch noch 5 mg DHB gegeben.
RR-Kontrolle, wenn nötig nochmals 2,5–5 mg Valium bzw. DHB.
Der RR kann relativ leicht um den Ausgangswert gehalten werden.
Sollte der Blutdruck an sich schon sehr niedrig sein, mit Valium und DHB warten, bis der Ketamin-Effekt deutlich wird.

### Relaxation:

Mit Pavulon bis 50 kg – 4 mg
bis 65 kg – 5 mg
über 65 kg – 6 mg i.v. nach etwa 100–150 mg Ketamin (100 bis 150 ml der Infusionslösung).
Beatmen mit $O_2$.
Nach etwa 2 min Intubation, dann Beatmung mit $O_2$. Ketamintropf nun drosseln, ca. 50–70 gtt/min (2,5–3,5 mg/min).

Die üblichen Kriterien einer insuffizienten Analgesie gelten auch bei Ketamin-Tropf-Anaesthesie. Wenn nötig, Tropfenzahl steigern oder, wenn unerwünscht, 2,5–5 mg Valium oder DHB zusetzen.

5 min vor Operationsende Tropfinfusion stoppen.
Decurarisierung wie gewohnt.
500 ml der Infusionslösung reichen etwa für 100 min Anaesthesie.

## Summary

The i.v. ketamine drop anaesthesia we used in combination with little dosis Valium and Dehydrobenzperidol (each 5–10 mg) for geriatric poor risk patients (more than 110 cases).

We believe this is the best anaesthesia for geriatric patients:

1. Spontaneous respiration is possible.
2. The patients breath pure oxygen.
3. There is no circulatory depression.
4. High blood pressure during ketamine anaesthesia is often seen:

By combination ketamine with Valium and Dehydrobenzperidol we can regulate too high elevation.

5. Relaxation is easy.
6. Postoperative troubles can be avoided by combination ketamine with Valium and Dehydrobenzperidol.

Our technic of ketamine i.v. drop is described.

# Ketamin in der operativen Frakturenbehandlung bei Alten und Risikopatienten

Von K. Horatz und B. Speh

Die steigende Anzahl operativ behandelter Frakturen bei Alterspatienten zwischen 65 und 100 Jahren an der Universitätsklinik Hamburg-Eppendorf stellte auch für uns erneut das Problem eines sicheren und schonenden Anaesthesieverfahrens.

Tabelle 1

*Der Alterspatient = ein Risikopatient*
*Denn:*

1. Verminderte Leistungsfähigkeit des kardiovasculären Systems!
2. Verminderte Leistungsfähigkeit des respiratorischen Systems!
3. Eingeschränkte Ausscheidungs- und Entgiftungsfunktionen!
4. Hypovolämie!
5. Hypoproteinämie!
6. Eingeschränkte Reaktion des hämatopoetischen Systems!
7. Neigung zur Insuffizienz des endokrinologischen Systems!
8. Veränderte und eingeschränkte psychische Struktur!

*Deshalb*
*Laborwerte im unteren Normbereich bedeuten beim Alterspatienten*
*keine Sicherheit!*

Für den Alterspatienten als Risikopatienten mit seiner verminderten Leistungsfähigkeit des kardiovasculären und respiratorischen Systems, seinen eingeschränkten Ausscheidungs- und Entgiftungsfunktionen, der chronischen Hypovolämie und Hypoproteinämie, den eingeschränkten Reserven des hämatopoetischen und endokrinologischen Systems bedeuten Operation und Narkose vitale Gefährdung. Präoperative Laborwerte als grobe Orientierung über Organfunktionen, meist noch im unteren Normbereich, sind deshalb keine Sicherheit für den Anaesthesisten. Die in ihrem Anpassungs- und Motivationsspielraum eingeschränkte psychische Struktur des alten Patienten, die seine postoperative Kooperationsfähigkeit gefährdet, ist ebenso wichtig.

Wir sind deshalb seit 1969 dazu übergegangen, das Phencyclidinderivat, Ketanest, in die klinische Routine einzuführen. Die Eignung von Ketamin

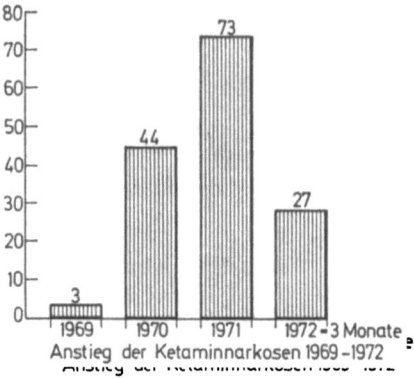

Abb. 1

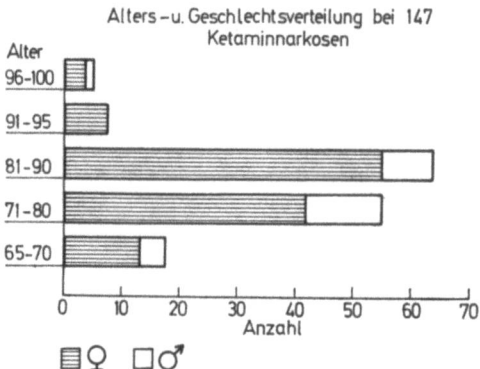

Abb. 2

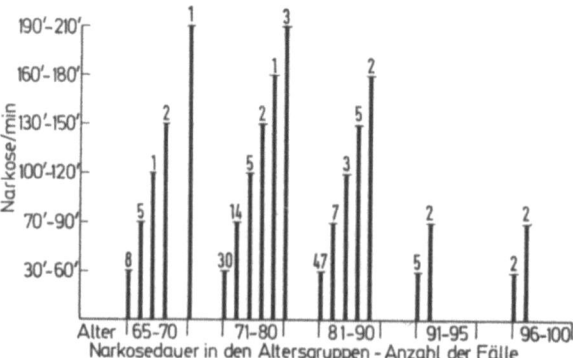

Abb. 3

zur Alters- und Risikoanaesthesie war durch seine geringe Toxicität bei großer therapeutischer Breite, die blutdrucksteigernde Wirkung in der Einleitungsphase, die blutdruckstabilisierende Wirkung im Narkoseverlauf, den geringen Wirkungsüberhang bei niedriger Dosierung und die Verträglichkeit in Kombinationsnarkosen gegeben.

Von 3 Narkosen 1969, 44 im Jahre 1970 und 73 in 1971 wurden bis 1972 alle Altersanaesthesien in Ketaminnarkose durchgeführt. Gleichzeitig haben wir Neuroleptanalgesie- und Barbiturat-Halothan-Kombinationsnarkose wegen Blutdruckabfalls in der Einleitungs- und Hypoventilations-Phase sowie Bewußtseinsbeeinträchtigung in der postoperativen Phase verlassen.

147 Fälle, ausschließlich operative Frakturenbehandlung, zeigen mit 130 zwischen 71–100 Jahren, davon 75 zwischen 81–100 und 64 zwischen 81 bis 90 Jahren, ein Überwiegen extrem hoher Altersgruppen. Alle Patienten befanden sich in reduziertem bis schlechtem Anfangs- und Endzustand mit mäßiger bis starker Exsiccose und Hypovolämie. Es überwog die hypotone bei 105 gegenüber der hypertonen Ausgangslage bei 15 Patienten. 15 Patienten hatten im EKG eine absolute Arrhythmie; 10 eine manifeste, 20 eine latente diabetische Stoffwechsellage. 105mal Nagelung von Schenkelhalsfrakturen, 15mal Endoprothesen.

Die Narkosedauer (gerechnet von Intubation bis Hautnaht) verhielt sich zur Operationsdauer bei 60% wie 3:2, bei 40% wie 3:1. Sie beträgt für 25 Patienten aus 55 der 71–80jährigen 70–210 min; für 17 aus 64 der 81–90jährigen noch 70–180 min. Ketamin in Kombinationsnarkose und als Einleitungsnarkoticum wurde in 143 Fällen, davon bei 137 Patienten in Verbindung mit Intubation, Kontrollbeatmung bei Zugabe von Halothan und Lachgas angewandt.

Der Patient erhält $1/2$ Std vor Narkosebeginn 0,1 mg/kg KG Atropin s.c. Auf Sedativa und Analgetica wurde bei der Prämedikation bewußt verzichtet, um prä- und postoperativer Beeinträchtigung von Atmung und Kreislauf vorzubeugen. Narkoseeinleitung über langsame i.v. Injektion von Ketamin mit 1,0–2,0 mg/kg KG. Unter Spontanatmung von reinem $O_2$ über Maske tritt schnell und störungsfrei Bewußtseinsverlust ein. Die Präoxigenisation wird durch die Ketamin-Hyperventilation unterstützt. Intubation unter Succinylcholin, kontrollierte Beatmung bei mäßiger Hyperventilation mit Lachgas/Sauerstoff 4:2, evtl. Zugabe von Halothan, 0,3 Vol.-%. Lagerung des Patienten – dann erst Relaxierung mit Alloferin oder Curare. Bei Pupillenerweiterung Tränensekretion, RR-Anstieg, Arrhythmie, Tachykardie als Zeichen mangelhafter Analgesie, Repetionsdosen von Ketamin in Höhe von $1/4$ der Initialdosis.

Im Mittel lag die Gesamtketamindosis bei den 81–90jährigen für Narkosen bis 210 min nicht über 3,5 mg/kg KG; für die 91–100jährigen sogar nur bei 1,5 mg/kg KG für 90 min. Lediglich für die Patienten zwischen

| Ketamin | Intub. | Maske | Kontr. Beat. | Spont. Atm. | $N_2O/O_2$ 4/2 l. | Haloth. 0,3-0,5 Vol % | Narkosen N 147 |
|---|---|---|---|---|---|---|---|
| ● | ● | | ● | | ● | | 129 |
| ● | ● | | ● | | ● | ● | 8 |
| ● | | ● | | ● | ● | ● | 1 |
| ● | | ● | | ● | ● | | 5 |
| ● | | | | | ● | | 4 |

Narkoseformen bei 147 Pat.

Abb. 4

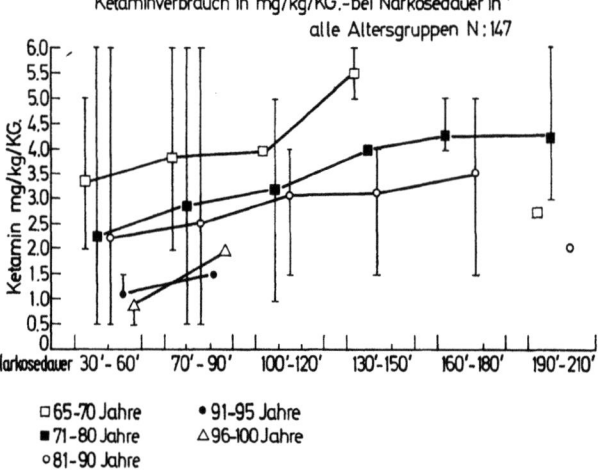

Abb. 5

| ✝ in Tab. | Mortalität der Pat. - Zeitpunkt des Todes | | | | | | | |
|---|---|---|---|---|---|---|---|---|
| | <24h | 24-36h | 2-4 T. | 8 T. | 14 T. | 30 T. | 60 T. | Op. D. |
| 65-70 17 Pat. | | | | | 1 | | | 60' |
| 71-80 55 Pat. | | | 1 | 2 | 2 | 4 | | 47.7' |
| 81-90 64 Pat. | 1 | (30h) | 3 | 1 | 6 | 4 | 2 | 42.5' |
| 91-95 7 Pat. | | | 1 | 1 | | | | 35.0' |
| 96-100 4 Pat. | | | | | | 1 | | 30.0' |
| | Frühmortalität | | Spätmortalität | | | | | |

Abb. 6

71–80 Jahre wurde bei mehr als 120 min Narkose 3,0 mg/kg KG überschritten. Damit bleibt der Gesamtbedarf wesentlich unter den von HIOTAKIS u. LIST benötigten Dosen, mit bis 1000 mg/Patient und Eingriff bei einem mit unseren Patienten nach Altersstruktur und Art der Operation vergleichbaren Kollektiv. Damit sind wir auch noch in dem von LANGREHR u. Mitarb. definierten Dosisbereich von 3,0 mg/kg KG, in dem die von FISCHER u. DOWDY im Tierexperiment gefundene myokarddepressive Wirkung nicht nachgewiesen werden konnte. Mehrfach beobachteten wir in Ketamin-Kombinationsnarkose eine spontane Rhythmisierung bei präoperativ arrhythmischen Patienten (worauf u. a. auch CORSSEN hingewiesen hat). Bei Operationsende waren die Patienten kontaktfähig und kooperativ, so daß sofort mit atem- und krankengymnastischen Maßnahmen begonnen werden konnte. Nebenwirkungen traten bei 8 Patienten auf: 2mal Erbrechen; 3mal Traumerfahrungen, davon 1mal euphorisch und 2mal dysphorisch; 1mal eine psychotische Reaktion; Doppelbilder 2mal. (Alle Nachwirkungen konnten mit Diazepam oder DHBP prompt kupiert werden.)

Als wesentliches Ergebnis seit der Anwendung von Ketamin als Einleitungs- und Kombinationsnarkoticum resultiert eine drastische Senkung der Früh- und Spätmortalität. Während eine Analyse der operativen Frakturenbehandlung von HORATZ aus den Jahren 1955–63 5 Fälle von Exitus in tabula und eine vergleichende Untersuchung von HORATZ und DIRKSEN von 1967–69 bei 96 postoperativen Todesfällen nach operativer Frakturenbehandlung bei über 70jährigen 4 Exitus in tabula und 4 Fälle mit verzögertem Exitus in tabula zeigt, konnten wir die Frühmortalität für den Exitus in tabula und den Exitus innerhalb der ersten 24 Std postoperativ auf 0 senken. Ein Patient der Gruppe der 81–90jährigen verstarb nach zunächst befriedigendem postoperativen Verlauf nach 30 Std an einer Lungenembolie. Die Spätmortalität betrifft Patienten, die bei fortgeschrittenem cerebralen Abbau nicht mehr mobilisiert werden konnten und an progressiver Devitalisierung und interkurrenten pneumonischen Infekten verstarben. Der Anstieg der postoperativen Mortalität nach dem 14. Tag unterstreicht diese Aussage. Da die mittlere Operationsdauer bei Früh- und Spätmortalität 60 min nicht überschreitet, muß ein Zusammenhang zwischen Operationsmortalität und Operationsdauer von mehr als 60 min, wie HORATZ und DIRKSEN zeigen konnten, verneint werden.

*Zusammenfassend* stellen wir fest, daß die Ketamin-Kombinationsnarkose mit Intubation und kontrollierter Beatmung dem Anaesthesisten, auch dem weniger erfahrenen, eine Routinemethode der Altersanaesthesie bietet, die eine Ausdehnung der operativen Frakturenbehandlung auch auf jene Altersgruppen in sicherer Allgemeinanaesthesie ermöglicht, die bisher wegen des erhöhten Narkoserisikos davon ausgeschlossen waren.

## Zusammenfassung

Operative Frakturenbehandlung in 147 Fällen, davon 87,8% 71–100jährige, 51% 81–100jährige. Extremer Anfangs- und Endzustand der Patienten. Schenkelhalsnagelung in 71,4%, Endoprothesen in 10,2%. Ketamin in Kombinationsnarkose bei 97,3%, davon 93% mit Intubation unter IPPB. Narkosedauer: 70–210 min bei 50% der 71–80jährigen, 70–180 min bei 26% der 81–90jährigen. Ketamingesamtdosis: 3,5 mg/kg KG für bis 210 min Narkose (81–90 Jahre), 1,5 mg/kg KG für bis 90 min (91–100 Jahre). Nebenwirkungen in 5%. Spätmortalität (2.–60. Tag) noch 21%, zeigt jedoch keine Abhängigkeit von Operationsdauer. Bis 30 Std keine post- und intraoperative Mortalität.

## Summary

Operativ treatment of fractures in 147 geriatric patients. Age group 71–100 with 87.8%, age group 81–100 with 51%. All were poor risk patients in extremely bad condition. Surgic procedure in 71.4%: femur neck nail, in 10.2%: endoprotheses. Ketamine war administered in 97.3 as mixed anaesthesia with $N_2O/O_2$ (4:2) and halothane (0.3 vol.-%), 93% with intubation and IPPB. Time of anaesthesia: 70–210 min in 50% of age group 71–80, 70–180 min in 26% of age group 81–90. Total dose of ketamine up to 210 min anaesthesia: 3.5 mg/kg (81–90 years), up to 90 min anaesthesia: 1.5 mg/kg (91–100 years). Side effects in 5%. We had no anaesthesia mortality within 30 h. Hospital mortality up to 60 days after operation was 21%. Mortality rate not related to operation time.

## Literatur

Corssen, G., Allander, R., Brosch, F., Arbenz, G.: Anesth. Analg. **49**, 1025 bis 1031 (1970).
Dillon, J. B.: Proc. roy. Soc. Med. **64**, 1153–1156 (1971).
Dundee, J. W.: Proc. roy. Soc. Med. **64**, 1159–1160 (1971).
Gibbs, J. M.: N.Z. med. J. **22**, 166–169 (1970).
Hiotakis, K., List, W. F.: Anaesthesist **20**/12, 475–478 (1971).
Horatz, K.: Langenbecks Arch. klin. Chir. **322**, 1278–1285 (1968).
— Dirksen, A.: Dissertation, Hamburg 1971.
Kassel, H.: Anaesthesiologie und Wiederbelebung, **40**, 230–235. Berlin-Heidelberg-New York: Springer 1969.
Knox, J. W., Bovill, J. G., Clarke, R. S. J., Dundee, J. W.: Brit. J. Anaesth. **42**, 875–885 (1970).
Langrehr, D., Kluge, I. D., Neuhaus, R.: Anästh. Prax. **7**, 5–12 (1972). München: Hans Marseille Verlag.
Schlag, G.: Anästh. Prax. **7**, 23–29 (1972). München: Hans Marseille Verlag.
Szappanyos, G., Gemperle, M., Rifat, K.: Proc. roy. Soc. Med. **64**, 1156–1159 (1971).

# Nierenfunktion unter Ketamin beim alten Patienten

Von K. Bihler

Herkömmliche Verfahren der Allgemeinanaesthesie führen bei Nierengesunden und Nierenkranken zu einer Einschränkung der glomerulären Filtration, des effektiven Nierenplasmastroms und der Urinproduktion [1-6].
Ketanest wird eine besondere Indikationsstellung für Eingriffe im hohen Lebensalter zugeschrieben. Da die meisten hämodynamischen Größen eine Altersabhängigkeit aufweisen, die sich nach WATKIN u. SHOCK in einer Regressionsgleichung ausdrücken läßt (Tabelle), kommt der Frage, inwie-

Tabelle. Altersabhängigkeit nierenhämodynamischer Größen nach WATKIN und SHOCK

| Glomeruläre Filtrationsrate (Inulin-Clearance) $= 157 - (1{,}16 \times \text{Alter in Jahren})$ ml/min |
|---|
| Effektiver Nierenplasmastrom (PAH-Clearance) $= 820 - (6{,}75 \times \text{Alter in Jahren})$ ml/min |

weit Ketanest bei alten Patienten die Nierenfunktion beeinträchtigt, insoweit Bedeutung zu, als die altersbedingte Einschränkung der Nierenfunktion durch eine zusätzliche anaesthesiebedingte Minderung der Nierenleistung leicht die Grenze der renalen Kompensationsmöglichkeit erreichen kann. Verstärkt die Grundkrankheit die altersbedingte Verminderung der Nierenfunktion, so wird die Kompensationsbreite noch weiter reduziert.
Zur Abklärung der Frage, inwieweit Ketanest einen Einfluß auf die Nierenfunktion beim alten Patienten ausübt, wurden von uns nachfolgende Untersuchungen ausgeführt.

## Methodik

In einer Serie von 15 Patienten mit einem Durchschnittsalter von 66 Jahren, deren Nierenfunktion bereits vor der Anaesthesie eingeschränkt war, untersuchten wir die Einwirkung von Ketanest auf

1. die Urinausscheidung,
2. die glomeruläre Filtration mittels Inulin-Clearance und
3. den effektiven Nierenplasmastrom mittels PAH-Clearance.

Zusätzlich wurde das Verhalten von Puls und Blutdruck über die gesamte Versuchsdauer hinweg gemessen.

Bei jedem Patienten wurde 6 Clearance-Perioden mit je 20 min Dauer durchgeführt. Der Durchschnittswert der ersten beiden Perioden diente als Kontrollwert zu den unter dem Einfluß von Ketanest gewonnenen Parametern und wurde gleich 100% gesetzt.

Zur Erzielung einer ausreichenden Diurese wurde nach Abnahme der Leerwerte Ringer-Lösung mit einer konstanten Geschwindigkeit von 90 Tropfen/min infundiert. Gleichzeitig wurde über einen anderen Venenzugang Inulin und Paraminohipursäure in der von Mertz angegebenen Zusammensetzung i.v. verabreicht. In den ersten 20 min wurden 3,75 ml/min, anschließend 1 ml/min dieser Lösung bis zum Versuchsende infundiert. Unmittelbar nach dem Ende der ersten beiden Clearance-Perioden, die als KW dienten, wurde den Patienten 2 mg/kg KG Ketanest i.v. verabreicht. Unter der Ketanesteinwirkung lief der Versuch 80 min, das entspricht 4 Clearance-Perioden à 20 min Dauer.

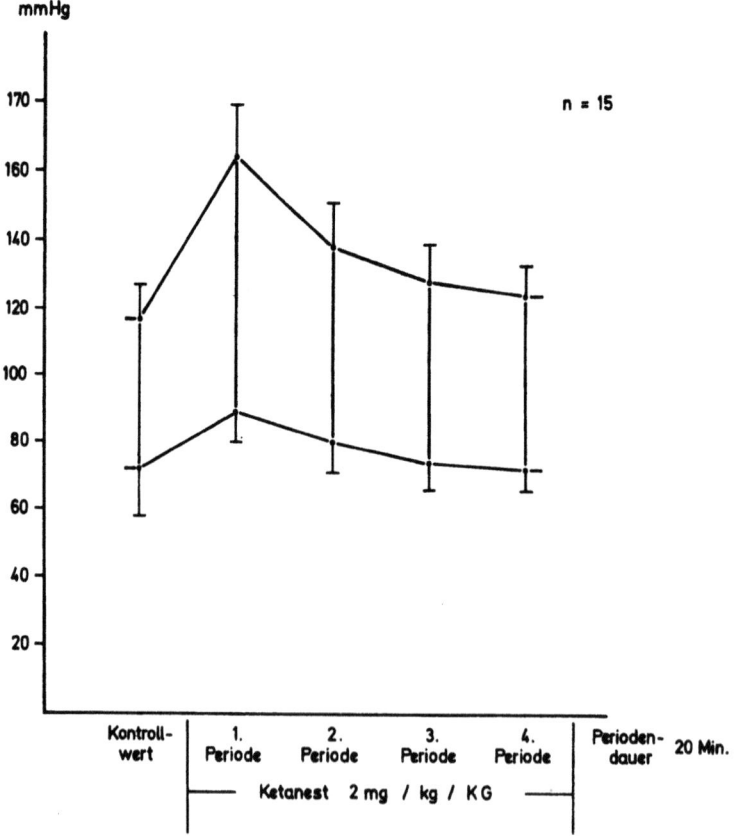

Abb. 1. Blutdruck-Verhalten unter Ketanest

## Untersuchungsergebnisse

### 1. Blutdruck und Puls

Der Blutdruck, der während der Kontrollphasen einen Durchschnitt von 117/72 aufwies, stieg in der 1. Periode unter Ketanest erheblich an, fiel dann im weiteren Verlauf wieder ab, um am Ende der Untersuchung, also 80 min nach der Ketanestverabreichung dennoch leicht über dem Ausgangswert zu liegen. Die Veränderungen des Blutdrucks konnten statistisch gesichert werden (Abb. 1). Ebenfalls kam es zu einem Anstieg der Pulsfrequenz, die während der ersten beiden Clearance-Perioden statistisch gesichert werden konnte (Abb. 2).

### 2. Urinausscheidung

Die Urinausscheidung wies einen Kontrollwert (KW) von $3,5 \pm 3,7$ ml pro min auf. In der ersten Periode unter Ketanesteinfluß war bei 8 Patienten die Urinausscheidung gegenüber dem KW vermindert, bei 7 Patienten zeigte sie einen Anstieg. Durchschnittlich war sie jedoch auf $3 \pm 2,7$ ml/min abgefallen. Während der zweiten und dritten Periode, d. h. in einem Zeitraum von 20–60 min nach der Ketanestverabreichung, betrug die durchschnittliche Urinausscheidung 2,1 ml/min, um in der letzten Untersuchungs-

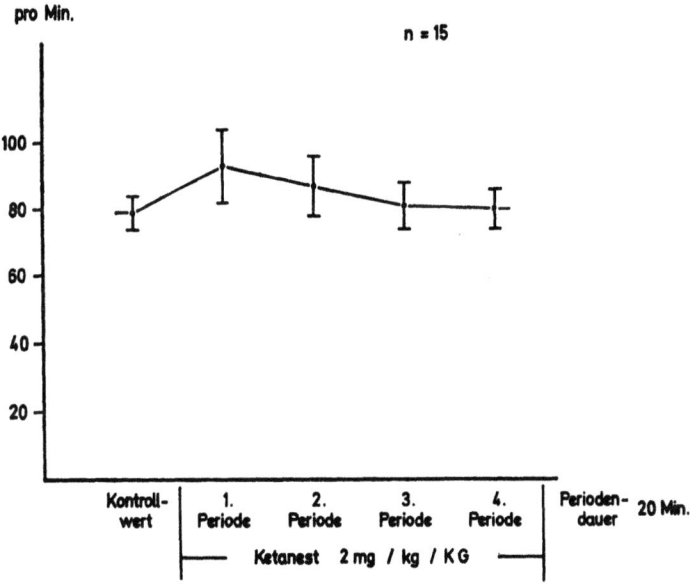

Abb. 2. Pulsfrequenz unter Ketanest

phase auf 2,5±2 m/min anzusteigen. Der durchschnittliche Abfall auf 60% des Ausgangswertes in der zweiten und dritten Periode konnte allerdings statistisch nicht gesichert werden (Abb. 3).

### 3. Glomäre Filtrationsrate (Inulin-Clearance)

Die glomeruläre Filtrationsrate lag mit einem KW von 54±51 ml/min bereits erheblich unterhalb des Normbereichs. Bei 11 der 15 Patienten stiegen in der ersten Clearance-Periode unter Ketanest die Werte für die glomeruläre Filtrationsrate an, bei 4 Patienten fielen sie ab, im Durchschnitt blieb mit 56 ± 32 ml/min der Durchschnittswert in der ersten Periode unter Ketanesteinwirkung nahezu gleich dem Ausgangswert. Eine statistische Signifikanz ergab sich nicht. Im weiteren Verlauf kam es während der folgenden Phasen zu einem durchschnittlichen kontinuierlichen Rückgang der glomerulären Fitrationsrate, die in der vierten Periode unter Ketanest

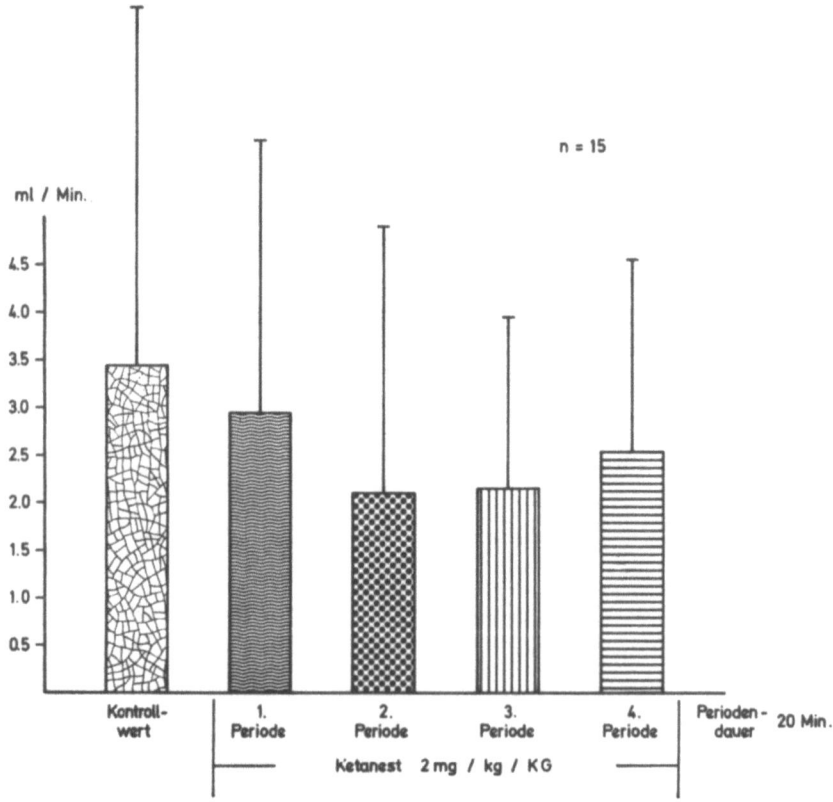

Abb. 3. Urin-Ausscheidung unter Ketanest

mit $40 \pm 14$ ml/min 26% unter dem KW vor der Ketanestverabreichung lag. Diese Veränderungen der glomerulären Filtration konnten allerdings statistisch nicht gesichert werden (Abb. 4).

### 4. Effektiver Nierenplasmastrom (PAH-Clearance)

Auch der effektive Nierenplasmastrom wies einen KW auf, der mit $359 \pm 122$ ml/min unterhalb des Normbereichs lag. In der ersten Periode unter Ketanest erfolgte ein geringer durchschnittlicher Rückgang um 8% gegenüber dem Ausgangswert. In den folgenden Perioden zeigten die Durchschnittswerte leichtere Schwankungen, die allerdings statistisch nicht gesichert werden konnten (Abb. 5).

Auffällig war sowohl für das Verhalten der glomerulären Filtrationsrate als auch des effektiven Nierenplasmastroms, daß diese in der Regel unter dem Einfluß von Ketanest bei Patienten anstiegen oder gleich blieben, die einen extrem niedrigen KW aufwiesen.

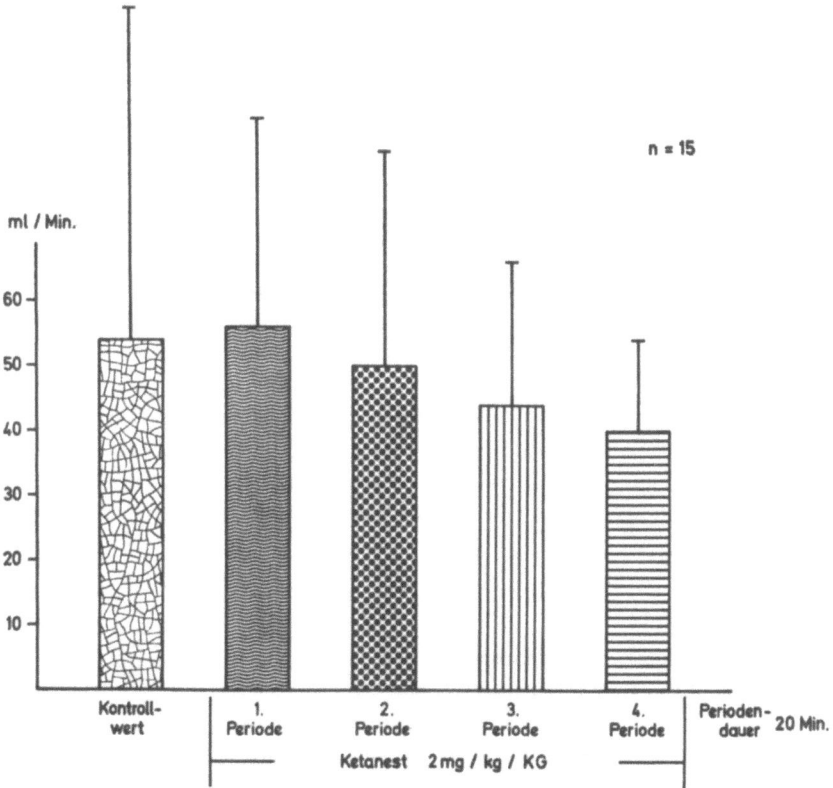

Abb. 4. Glomeruläre Filtration (Inulin-Clearance) unter Ketanest

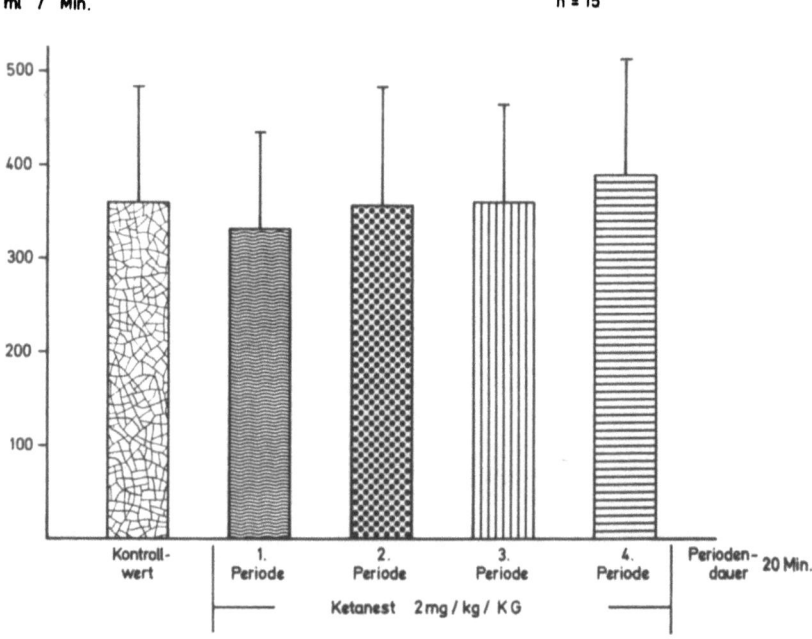

Abb. 5. Effektiver Nierenplasmastrom (PAH-Clearance) unter Ketanest

## Zusammenfassung

Bei alten Patienten mit eingeschränkter Nierenfunktion bewirkte Ketanest eine durchschnittliche Verminderung der Urinausscheidung und der glomerulären Filtrationsrate. Der effektive Nierenplasmastrom erfuhr in seinen durchschnittlichen Werten keine nennenswerte Veränderung. Eine statistische Signifikanz konnte allerdings nicht gesichert werden. Im Verhältnis zu anderen Anaesthesieverfahren bezüglich der Beeinflussung der renalen Funktion kann Ketanest den Anaesthesiemethoden zugeordnet werden, deren Einfluß auf die Nierenfunktion nicht allzu negativ zu bewerten ist.

## Summary

In elderly patients with impaired kidney function ketamine reduced the urine-excretion and glomerular filtration rate on the average. The effective renal plasma flow showed no change in the average results. A statistical significance however could not be found. Compared with other anesthetic agents ketamine can be grouped to those which have a relativ low negative influence on renal function.

## Literatur

1. BIHLER, K.: Erfahrungen mit der Neurolept-Analgesie bei urologischen Eingriffen. Der Urologe **6**, 160 (1967).
2. — MAY, P.: Die Neuroleptanalgesie in der Urologie und deren Einfluß auf die Nierenfunktion. Sympozjum Anestezjologiczne, poświecone zagadnieniom, Neuroleptanalgezji, Kraków, 4 Maja 1968 R.
3. — GUNDLACH, G. F., HOPPE-SEYLER, G., MAY, P., PLANZ, C.: Einfluß von Propanidid auf die renale Hämodynamik und Elektrolytexkretion. Anaesthesist **18**, 43–46 (1969).
4. — MOORMANN, J. G., GUNDLACH, G., KRÄMER, D.: Einfluß von Halothan auf die Nierenfunktion und renale Elektrolytexkretion bei Kindern. Mschr. Kinderheilk. **117**, 367–368 (1969).
5. — Anaesthesiebedingte Veränderungen der Nierenfunktion und renalen Elektrolytexkretion. Anaesthesist **18**, 396 (1969).
6. — MOORMANN, J. G., LIPECZ, J., GUNDLACH, G., KRÄMER, D.: Endogene Kreatinin-Clearance, Serum-Elektrolyte und renale Elektrolytexkretion unter dem Einfluß von Halothan bei urologischen Eingriffen im Kindesalter. Saarl. Ärztebl. **8**, 467–471 (1969).

# Erfahrungen mit Ketamin in der Traumatologie

Von Th. Gürtner, M. Erdelyi und W. Sommerlad

Über unsere ersten Erfahrungen mit Ketamin in der Unfallchirurgie haben wir 1970 in Prag beim III. Europäischen Kongreß für Anaesthesiologie und in Hamburg über die Kombination von Ketamin und Gamma-Hydroxibuttersäure beim „Kolloquium über experimentelle und klinische Erfahrungen mit Gamma-Hydroxibuttersäure" berichtet [2, 3, 4].

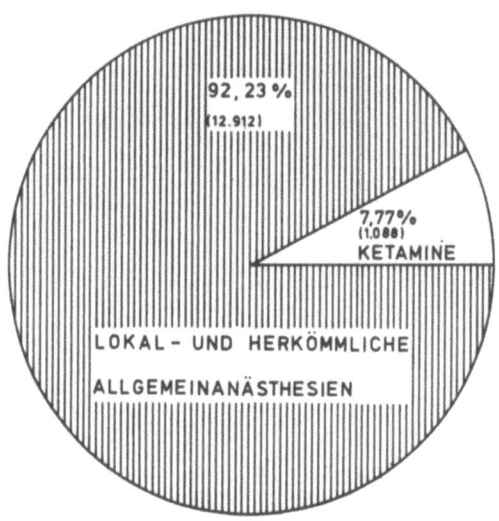

AUFTEILUNG VON 14.000 ANÄSTHESIEN

Abb. 1

Abbildung 1 zeigt die prozentuale Verteilung von 14000 Anaesthesien innerhalb von 3 Jahren. Davon machen die Ketamin-Narkosen einschließlich der Kombination mit anderen Anaesthetica 7,7% aus. Diese Zahl ist repräsentativ für die Anwendung von Ketamin in unserem Unfallkrankenhaus. Gegenüber 1970 ist der Prozentsatz um nur 0,7 angestiegen.

Prämediziert wird mit Atropin allein oder mit Atropin, Dolantin und Atosil. Die Dosierung von Ketamin betrug einheitlich 2 mg/kg KG i.v.

oder 6–10 mg/kg KG i.m. Bei Eingriffen von längerer Dauer als 10–20 min wurde Ketamin als Monoanaestheticum fraktioniert nachinjiziert oder im i.v. Dauertropf verabreicht. Die durchschnittliche Narkosedauer mit operativer Analgesie betrug bei der Nachinjektionsmethode 35 min und im Dauertropf 62 min. Die längste Ketanest-Kombinationsnarkose ohne Inhalationsnarkoticum dauerte 3 Std und 20 min. Beim Dauertropf waren Blutdruckanstieg und Tachykardie geringer als bei der initialen Einspritzung und der fraktionierten Nachinjektion.

Auch hinsichtlich der Altersverteilung hat sich gegenüber unseren Mitteilungen von 1970 kaum etwas geändert. Die meisten Ketaminapplikationen erfolgen immer noch bei Patienten im mittleren Lebensalter, die sich im Vollbesitz ihrer körperlichen und geistigen Kräfte befinden, bei welchen bekanntlich die unangenehmen Nebenwirkungen am häufigsten auftreten. Außer dem eigenartigen Gesichtsausdruck, Nystagmus, Puls- und Blutdruckanstieg wurden in 9,4% bei der Einleitung der Ketamin-Mononarkose unkoordinierte Muskelzuckungen, Lautäußerungen, Hypersalivation, Gesichts- und Rumpfrötung als störend empfunden. In weiteren 9,7% störten während der Aufrechterhaltung der Narkose spinale Muskelzuckungen, motorische Unruhe und Lautäußerungen den Chirurgen und den Anaesthesisten. Der größte Teil der unangenehmen Nebenwirkungen (20,6%) fällt in die verlängerte Aufwachphase. Dazu gehören Angstträume, Unruhe, Sehstörungen, Schwindel, Übelkeit und ganz vereinzelt auch Erbrechen. Wegen dieser unvorhersehbaren Nebenwirkungen, die z. T. eine Überwachung erforderlich machten, lehnen wir Ketamin in der Ambulanz ab.

Um die störenden Nebenwirkungen der Mononarkose während des Narkoseverlaufes und insbesondere in der Postanaesthesiephase auf ein

Tabelle 1. Ketamin-Mononarkosen und Kombinationen

|  | Zahl der Fälle | Nebenwirkungen |
|---|---|---|
| Ketamin | 168 | 40 % |
| Ketamin + Diazepam | 25 | 35 % Dosisabh. |
| Ketamin + Barbiturate | 50 | 4,2% |
| Ketamin + Inhalationsnarkotica | 237 | 2,3% |
| Ketamin + γ-OH-Buttersäure | 268 | 8,6% |
| Ketamin + Droperidol | 181 | 7,1% |
| Ketamin + DHB oder γ-OH-Buttersäure + Lokalanaesthetica | 150 | 8 % |
| Ketamin + β-Receptorenblocker[a] | 10 | Reduziert |
|  | 1088 |  |

[a] Visken Fa. Sandoz

erträgliches Maß zu reduzieren, führten wir klinische Untersuchungen von Ketamin allein und in Kombination mit verschiedenen Mitteln durch.

Der Prozentsatz aller Nebenwirkungen ist in Tabelle 1 zusammengestellt. Von Diazepam in einer Dosierung bis zu 40 mg sahen wir nicht viel Positives. Auch die Barbiturate (Pentobarbital, Thiopental, Methohexital) mußten wir relativ hoch dosieren (bis zu 200 mg). Wir stellten uns daher die Frage, ob sich diese Narkoseform mit dem nicht ungefährlichen zusätzlichen Barbituraufwand lohnt. Die besten Erfolge erzielten wir in der Kombination mit Inhalationsnarkotica, wobei wir Ketamin nur zur Einleitung verwendeten. Aber auch bei dieser Kombination berichteten einige Patienten über unangenehme Traumerlebnisse, die sie bei herkömmlichen Anaesthesieverfahren nicht hatten. Bei der Kombination mit Droperidol in einer Dosierung von 20–50 mg und der mit Gamma-Hydroxibuttersäure in einer Dosierung von 2–4 g i.v. beobachteten wir in 7–8,6% Nebenwirkungen. Damit scheint das Problem der Störungen insbesondere in der Aufwachphase noch nicht vollends gelöst zu sein. Deshalb haben wir noch in Anlehnung zur neueren Therapie von Psychosen einen Beta-Receptorenblocker in unser Studium an freiwilligen Testpersonen mit einbezogen, von welchen wir vorläufig hinsichtlich der Beeinflussung der Angstträume Gutes berichten können.

Die Kombination von Ketamin mit Lokalanaesthetica kam hauptsächlich in der Handchirurgie zur Anwendung. Im allgemeinen werden bei uns die handchirurgischen Eingriffe in Leitungs- oder i.v.-Lokalanaesthesie durchgeführt. Wenn aber zur Entnahme eines Nerven-, Sehnen-, Haut- oder Knochentransplantates aus einer anderen Körperregion eine Allgemeinanaesthesie erforderlich ist, verwenden wir vorwiegend Ketanest in Kombination mit Dehydrobenzperidol oder Gamma-Hydroxibuttersäure. Letztere vor allem bei älteren Patienten.

Einen Narkoseversager sowie einen ernsthaften Zwischenfall haben wir bisher nicht erlebt.

## Indikationen

Indikationen, bei denen Ketamin gewisse Vorteile gegenüber den herkömmlichen Allgemeinanaesthetica in der Unfallchirurgie bietet, sind:

1. Wundversorgungen bei Gesichtsverletzungen (Auge, Ohr, Nase, Mund, Lippe), Kopfplatzwunden und Halsverletzungen.

2. Transport- und Lagerungsprobleme: Zur Schmerzbekämpfung auf dem Weg zum Operationssaal und bei Umlagerung von Mehrfachverletzten.

3. Unaufschiebbare schmerzhafte diagnostische und therapeutische Maßnahmen (klinische Untersuchung, Röntgen, Venae sectio) vor dem Noteingriff.

4. Erstversorgung und wiederholte Eingriffe bei Verbrennungen.
5. Schmerzhafte Verbandwechsel auf der Station und im Gipsraum.
6. Eingriffe in der septischen Chirurgie: Absceßincisionen, Nekrosenabtragungen, Wundrevisionen, Punktionen, Sequestrotomien bei Osteomyelitiden.
7. Plastische Operationen insbesondere in der Handchirurgie.
8. Kleine operative Osteosynthesen, Metallentfernungen, Repositionen von Frakturen.

Ausgezeichnet ist Ketamin zur Beruhigung von traumatisierten Kleinkindern.

Bewährt hat sich Ketamin bei Risikopatienten. Bei unseren Risikopatienten handelt es sich um dringende Notfälle der Gruppe V–VII nach der amerikanischen Klassifizierung des Narkose- und Operationsrisikos.

Die Notfallanaesthesie ist vor allem durch Zeitdruck belastet. Beim hämorrhagischen Schock ist vielfach nur eine grobe klinische Orientierung während des Pulsfühlens, Blutdruckmessens und Schaffens eines venösen Zuganges möglich. Zwingt eine vitale Indikation zur sofortigen Operation, so hat die Schockbehandlung und Narkoseeinleitung gleichzeitig zu erfolgen. Unter allen Umständen ist eine Potenzierung der negativen Einflüsse von Schock und Narkose auf die Funktion von Herz und Kreislauf zu verhindern, um die Versorgung der lebenswichtigen Organe nicht zusätzlich zu gefährden. Im Vordergrund steht eine intensive Schockbehandlung mit Sauerstoffatmung, Volumenauffüllung und eventueller Kreislauftonisierung. Entscheidend für den Gesamtablauf der Narkose ist die Einleitung. Das Einleitungsmittel soll nicht toxisch und gut steuerbar sein, einfach in der Handhabung, rasch wirkend und möglichst wenig negative Einflüsse auf Herz und Kreislauf haben. Ein Idealmittel gibt es noch nicht.

In den vergangenen 3 Jahren haben wir über 100 Schockpatienten, deren Blutdruckausgangswerte zwischen 60 und 100 mmHg lagen, mit Ketamin eingeleitet. Kein Patient zeigte bei der Einleitung einen Blutdruckabfall, 8 hielten die Ausgangswerte bei und alle übrigen wiesen eine Blutdrucksteigerung zwischen 10 und 20% auf. Im Gegensatz dazu beobachteten wir selbst nach geringen Barbituratgaben häufig und nach Epontol gelegentlich einen Blutdruckabfall.

In schwersten Schockzuständen mit kaum oder nicht mehr meßbarem Blutdruck ist mit Ketamin, wie mit jedem i.v. Narkosemittel, äußerste Vorsicht geboten. Im allgemeinen erübrigt sich bei diesen Patienten eine Narkose. Im Vordergrund stehen hier die Sofortmaßnahmen der respiratorischen und circulatorischen Wiederbelebung, beginnend mit der Intubation und der sofortigen Sauerstoffzufuhr. Wenn dann eine Narkose erforderlich wird, so geben wir sehr vorsichtig Lachgas und erst später in Minidosen Halothan hinzu. Die Hauptgefahr besteht in der Überdosierung, deshalb äußerste Zurückhaltung mit jedem Narkosemittel. Bei diesen lebensbedrohlichen Situationen spielt der Faktor Erfahrung eine entscheidende Rolle. Die Narkose kann daher nicht nach einem starren Schema durchgeführt werden, sondern ist stets nach der augenblicklichen Situation und dem klinischen Bild des Patienten zu steuern. Pupillenveränderungen, Blutung der Peripherie (Nagelbett, Hautfarbe), Blutdruck und Puls sind wichtige Parameter. Ist der sog. Schockindex nach ALLGÖWER, d. h. der Quotient aus Puls und systolischem Durchblutungsdruckwert größer als 1,5, so besteht höchste Gefahr. Bei diesen Risikofällen geben wir Ketamin stets im Dauertropf und nur nach Wirkung, $^1/_4$ bis maximal 1 mg/kg KG.

Indiziert ist Ketamin bei hypotonen Risikopatienten, Querschnittsverletzten, insbesondere bei Tetraplegikern, die bekanntlich sehr kreislauflabil sind, und bei Polytraumatisierten im Schock mit mehrfachen Knochenbrüchen und Körperhöhlenverletzungen. Bei den Mehrfachverletzten hat sich Ketanest während des Transportes zum Operationssaal und zur Lagerung sehr bewährt. Es wirkt beruhigend für den schmerzgequälten Patienten und das Personal. Man hat mehr Zeit und freie Hände für die vordringliche Schockbehandlung.

Tabelle 2. Narkoseeinleitung und Blutdruckabfall bei Tetraplegikern

| Anzahl | Anaestheticum | RR-Abfall über 50% | RR-Abfall auf nicht meßbare Werte | Gefährlicher RR-Abfall in |
|---|---|---|---|---|
| 104 | Thiobarbiturat | (43) | (10) | 50,96% |
| 86 | Epontol[a] | ( 7) | ( 2) | 10,47% |
| 71 | Ketamin | — | — | 0 % |
| 261 | | | | |

( ) Zahl der Fälle
[a] Fa. Bayer

Tabelle 2 gibt eine Übersicht über Narkoseeinleitung und Blutdruckabfall bei Tetraplegikern. Nach Gabe eines Thiobarbiturates beobachteten wir in 50%, nach Epontol in 10% und nach Ketamin in keinem Fall einen gefährlichen Blutdruckabfall.

Relativ kontraindiziert ist Ketamin bei Verdacht auf intrakranielle Drucksteigerung, bei Erwachsenen mit Tachykardien über 160/min, bei Patienten, die Ketamin wegen unangenehmer Traumerlebnisse ablehnen und in der Hand eines in der Anaesthesie unerfahrenen Personals.

## Gegenindikationen

Wegen eines erhöhten Sauerstoffverbrauchs und gesteigerten Herzmuskelstoffwechsels ist Ketamin als Monoanaestheticum bei jeglicher Form von myogenem Herzversagen, sei es durch eine Hypoxämie oder einen hämorrhagischen Schock oder eine hochgradige stenosierende Coronarsklerose, kontraindiziert [1, 5, 6]. Weitere Kontraindikationen sind fortgeschrittene Mitralstenose, Apoplex, Hypertonus, Phäocromocytom, hyperkinetisches Syndrom, akute Thyreotoxicose, erhöhter Liquordruck, Glaucom, Alkoholintoxication.

## Ketamin-Kombinationsnarkose

Ein besonderer Vorteil der Ketamin-Kombinationsnarkose mit Droperidol und Somsanit liegt in der weniger starken Kreislaufstimulierung, der relativ geringen Toxicität, einfachen Handhabung und in der Bekämpfung des Hospitalismus. Eine Keimverschleppung durch Narkosemasken, Tuben und Apparat kommt praktisch nicht in Frage. Auch erübrigt sich die zusätzliche Reinigung, Desinfektion und Sterilisation der Anaesthesiegeräte. Die Ketamin-Narkose ist personell und apparativ weniger aufwendig als die herkömmliche Allgemeinanaesthesie. Sie ist aber auch unruhiger und in ihrer Wirkungsweise unzuverlässiger und weniger vorhersehbar. Selbst die Kombinationsnarkose mit Droperidol und Somsanit bietet trotz zunehmender Erfahrung aufgrund ihrer Nebenwirkungen immer wieder Überraschungen, die zwar für die Sicherheit des Patienten völlig bedeutungslos und ungefährlich sind, aber für den Chirurgen, Anaesthesisten und das Pflegepersonal unangenehm sein können. Trotzdem möchten wir Ketamin in der Traumatologie nicht mehr vermissen.

## Zusammenfassung

Es wird über eine mehrjährige klinische Erfahrung mit Ketamin als Monoanaestheticum oder in Kombination mit anderen Anaesthetica in der Traumatologie berichtet. Indikationen, Vor- und Nachteile werden diskutiert.

Besonders berücksichtigt wurden Patienten im hämorrhagischen Schock und Tetraplegiker nach Querschnittsverletzungen.

## Summary

Clinical experiences over a period of 3 years with ketamine as monoanaesthetic agent or in combination with other anaesthetics in traumatology are reported. The indications, advantages and disadvantages of the use of ketamine are discussed. Particularly patients in haemorrhagic shock and tetraplegic patients were considered.

## Literatur

1. FISCHER, K.: Die Wirkung von Ketamine auf den Herzmuskel. Anästh. Inform. **6**, 187 (1971).
2. GÜRTNER, TH., BASEL, H., EITENMÜLLER, I.: Erfahrungen mit Ketamine in der Unfallchirurgie. 3. Europäischer Kongreß für Anästhesiologie, Prag 31. 8. bis 4. 9. 1970 (in Druck).
3. — Erfahrungen mit Gamma-Hydroxibuttersäure und Ketamine in der Unfallchirurgie. Kolloquium über experimentelle und klinische Erfahrungen mit Gamma-Hydroxibuttersäure, Hamburg 24. 10. 1970 (in Druck).
4. — Ketamine als Monoanästhetikum und in Kombination mit anderen Anästhetika. Symposium über Ketamine im Nordwest-Krankenhaus Frankfurt/M. 20. 11. 1970.
5. HENSEL, I., BRAUN, U., KETTLER, D., KNOLL, D.: Untersuchungen über Kreislauf- und Stoffwechselveränderungen unter Ketamine-Narkose. Anaesthesist **21**, 44 (1972).
6. TRABER, D. L., WILSON, R. D., PRIANO, L. L.: Differentiation of the cardiovascular effects of CI-581, Anest. Analg. Curr. Res. **47**, 769 (1968).

# Ketamin in der Traumatologie

Von **K. Fischer**

Lassen Sie mich zunächst einige grundsätzliche Bemerkungen zur Narkose bei vorliegendem hämorrhagischen Schock machen – einem Problem, das sich uns in der akuten Primärversorgung polytraumatisierter Patienten relativ häufig stellt [6].

Diesem hämorrhagischen Schock liegt das pathophysiologische Substrat einer präcapillären Vasoconstriction mit erhöhten peripheren Widerständen im großen Kreislauf zugrunde [8]. Folge dieser hämodynamischen Dysregulation ist eine Drosselung der Mikrocirculation in den nachgeschalteten Geweben mit daraus resultierenden metabolischen Entgleisungen [1], die sekundär zu funktionellen und morphologischen Schäden der minderdurchbluteten Organe führen können [3, 4, 8].

Für die Überlebenschancen des Schockpatienten hat sich zudem die Leistungsreserve des Herzens als entscheidend erwiesen [8].

Bei der Therapie des hämorrhagischen Schocks werden die klassischen Vasopressoren mit peripher-stimulierender Wirkung auf die alpha-adrenergen Receptoren außer zur kurzfristigen, notfallmäßigen Stützung des system-arteriellen Blutdruckes mehrheitlich abgelehnt [8]; der hämodynamische Grundeffekt wird nicht korrigiert, sondern der periphere Widerstand erhöht und zumeist die Arbeitsbedingungen für das Myokard verschlechtert.

So kommt auch der Wahl des Narkoticums im schweren hämorrhagischen Schock besondere Bedeutung zu [3, 4]: hier nun scheint mir die Ketamin-Mononarkose nicht das Verfahren der Wahl zu sein, da es die bereits präexistente sympathicotone Reaktionslage noch verstärken kann.

Insbesondere stellen 3 Wirkmechanismen des Ketamin eine relative Kontraindikation seiner Anwendung beim Schockpatienten dar:

1. die peripheren Gefäßwiderstände werden erhöht [7, 9, 20];
2. der erhöhte myokardiale $O_2$-Verbrauch beeinträchtigt zusätzlich die Leistungsreserven des Herzens [5, 11];
3. die Steigerung der Herzfrequenz kann die schockbedingte Tachykardie kritisch verstärken, so daß diastolische Füllungs- und coronare Perfusionszeit kritisch absinken [4, 8].

Die im Schock vorliegende hämodynamische Dysregulation wird durch das Ketamin allenfalls bezüglich einer Anhebung des arteriellen Blutdruckes gelöst [10]; die metabolischen Störungen als Folge der reduzierten

Mikrocirculation und die kardialen Leistungsreserven werden durch Ketamin nicht verbessert, sondern eher verschlechtert. Erfolgversprechend kann jedoch die Kombination mit Dehydrobenzperidol sein.

## Summary

Inadequate microcirculatory perfusion, caused by increasing peripheral resistance, combined with tachycardia, represents the clinical syndrome of severe traumatic shock due to haemorrhage.

Anaesthesia should not impair these haemodynamic and haemostatic disturbances. The deterioration of metabolic acidosis can cause a further decline in myocardial contractility.

Thus, Ketamin as a monoanaesthetic agent can not be the drug of choice in traumatic shock, whereas the combination with $\alpha$-adrenergic blocking drugs like Dehydrobenzperidol may be useful.

## Literatur

1. AHNEFELD, F. W.: Der Schock. In: FREY, R., HÜGIN, W., MAYRHOFER, O.: Lehrbuch der Anaesthesiologie und Wiederbelebung, S. 503. Berlin-Heidelberg-New York: Springer 1971.
2. BÖHMERT, F., HENSCHEL, W. F.: Klinische Beobachtungen mit Ketamine unter besonderer Berücksichtigung von Kreislauf und Atmung. In: Anaesthesiologie und Wiederbelebung, 40, S. 93. Berlin-Heidelberg-New York: Springer 1969.
3. FISCHER, K.: Einfluß von Narkotika auf den Schock. Zbl. Chir. 95, 1638 (1970).
4. — THIEDE, A., BERNHARD, A.: Klinische Erfahrungen und tierexperimentelle Untersuchungen zum Einfluß von Narkotika auf den Ablauf des haemorrhagischen Schocks. Anästh. Inform. 12, 202 (1971).
5. HENSEL, I., BRAUN, U., KETTLER, D., KNOLL, D., MARTEL, J., PASCHEN, K.: Untersuchungen über Kreislauf- und Stoffwechselveränderungen unter Ketamine-Narkose. Anaesthesist 21, 44 (1972).
6. HÜGIN, W.: Die Anaesthesie bei schweren Verletzungen. In: FREY, R., HÜGIN, W., MAYRHOFER, O.: Lehrbuch der Anaesthesiologie und Wiederbelebung, S. 722. Berlin-Heidelberg-New York: Springer 1971.
7. LANGREHR, D., STOLP, W.: Der Einfluß von Ketamine auf verschiedene Vitalfunktionen des Menschen. (Experimentelle Untersuchungen und klinische Erfahrungen bei 1300 Fällen.) In: Anaesthesiologie und Wiederbelebung, 40, S. 25. Berlin-Heidelberg-New York: Springer 1969.
8. LUNDSGAARD-HANSEN, P.: Neues in der Pathophysiologie des klinischen Schocks. Chirurg 41, 498 (1970).
9. LUTZ, H., PETER, K., JUHRAN, W.: Hämodynamische Reaktionen nach Anwendung von Ketamin. Eine tierexperimentelle Studie. Z. prakt. Anästh. 7, 8 (1972).
10. PETER, K., KLOSE, R., LUTZ, H.: Ketanest zur Narkoseeinleitung beim Schock. Z. prakt. Anästh. 5, 396 (1970).
11. SPIECKERMANN, P. G., BRAUN, U., HELLBERG, K., LOHR, B., KETTLER, D., NORDECK, E., BRETSCHNEIDER, H. J.: Überlebens- und Wiederbelebungszeit des Herzens während Ketamine-, Barbiturat- und Halothan-Narkose. Z. prakt. Anästh. 5, 365 (1970).

# Die Bedeutung des Ketamins in der Traumatologie

Von G. Schlag

Im Laufe der letzten Jahre hat die Traumatologie nicht nur durch die Zunahme der Unfälle, sondern auch durch neuere Erkenntnisse in der Pathophysiologie des Traumas immer mehr an Bedeutung gewonnen. Nicht zuletzt hat dabei die Anaesthesiologie viel an Erfahrung und neueren Techniken dazu beigetragen.

Da der polytraumatisierte Patient ein großes Risiko für die Anaesthesie darstellt, ist die Durchführung einer schonenden Anaesthesie Voraussetzung. Gerade dazu hat das Ketamin viel beigetragen, und so sollen im Rahmen dieses Berichtes die Indikationen, die Anwendung und die Kontraindikationen des Ketamins in der Traumatologie besprochen werden.

## I. Indikationen

a) Als Einleitungsanaestheticum beim hypovolämisch-traumatischen Schock.

b) Als Einleitungsanaestheticum beim geriatrischen Patienten.

c) Als Monoanaesthesie bei „poor risk"-Patienten in der Intensivpflege zur Verrichtung von kurzen Eingriffen (bronchoskopische Absaugung, Setzen von Subclavia-Kathetern und Sonden).

d) Als Monoanaesthesie zum Verbandwechsel bei Verbrennungen.

Zur Pathophysiologie des Traumas soll kurz folgendes festgestellt werden:

Beim polytraumatisierten Patienten kommt es zu pathophysiologischen Besonderheiten, die folgende Systeme des Organismus besonders betreffen:

a) Kardiovasculäres System.

b) Mikrocirculation (Insuffizienz der Vasomotion, Stase, disseminierte intravaskuläre Koagulation).

c) Intermediärer Kohlenhydratstoffwechsel (Gewebshypoxie, anaerobe Glykolyse, Lactatacidose).

d) Säure-Basen-Haushalt (respiratorisch-metabolische Acidose).

e) Niere (tubulo-glomeruläre Insuffizienz, Anurie).

f) Respiratorisches System.

In der Auswahl eines Anaestheticums sollen daher die hier betroffenen Gebiete des Organismus Berücksichtigung finden und der pharmakologische Effekt des Anaestheticums auf diese Systeme möglichst bekannt sein. Zur Rekapitulation sollen hier kurz die Wirkungen des Ketamins auf die angeführten Organsysteme besprochen werden:

### a) Kardiovasculäre Wirkung (GOLDBERG et al. [8])

Der Blutdruck wird gesteigert (LANGREHR [12, 13, 14, 15, 16], STANLEY et al. [24], VIRTUE et al. [28], KREUSCHER u. GAUCH [11]).

Die Herzfrequenz nimmt zu. Das Herzzeitvolumen nimmt ebenfalls zu (KREUSCHER u. GAUCH [11], VIRTUE et al. [28], TRABER et al. [26]).

Nach den Untersuchungen von SPIECKERMANN et al. [23] bewirkt Ketamin eine Anoxietoleranz gemessen am ATP-Gehalt des Myokards, die 3mal geringer als bei Halothan ist. Man sollte daher bei Risikopatienten, wo eingeschränkte Coronarreserven zu erwarten sind, mit der Anwendung von Ketamin und Pentobarbital zurückhaltend sein.

Im Schock besteht jedoch eine gesteigerte myokardiale Sauerstoffausnützung, so daß die totale Sauerstoffbereitstellung innerhalb normaler Grenzen liegt (SMITH et al. [22], HACKEL u. GOODALE [9]). Wir glauben aufgrund unserer klinischen Erfahrung und der hier angeführten pathophysiologischen Veränderungen des Coronarkreislaufes im hypovolämischen Schock nicht, daß Ketamin in der Einleitungsphase des hypovolämisch-traumatischen Schocks kontraindiziert wäre.

Anders verhält sich dies bei alten Patienten, die meistens eine eingeschränkte Coronarreserve besitzen. Hier wäre die Anwendung von Ketamin als Monoanaesthesie sicher nicht von Vorteil, und aus diesem Grund verwenden wir das Ketamin in der Geriatrie nur als Einleitungsanaestheticum.

### b) Mikrocirculation

Die Wirkung auf den peripheren Gefäßwiderstand ist im hypovolämischen Schock äußerst wichtig. TRABER et al. [26] fanden durch Ketamin keine Veränderungen und erklären den Anstieg des arteriellen Blutdruckes durch das vermehrte Herzzeitvolumen. Die Vasomotion ist besonders im Rahmen der Mikrocirculation von ausschlaggebender Bedeutung. Bei Zunahme der Narkosetiefe kann es bei der erst gesteigerten Vasomotion (z. B. Cyclopropan, Halothan) zu einem vollkommenen Sistieren derselben kommen und als Folgeerscheinung die bereits erwähnte capilläre Stase als Ausdruck der mikrocirculatorischen Insuffizienz auftreten. Besonders im Schockgeschehen wäre als Ideallösung ein Anaestheticum, welches eine annähernd normale Vasomotion bewirkt.

Nähere Einzelheiten des Effektes von Ketamin auf die Vasomotion sind z. Z. nicht bekannt.

### c) Intermediärer Kohlenhydratstoffwechsel

Der intermediäre Kohlenhydratstoffwechsel wird durch Ketamin schon aufgrund der wenig bekannten Wirkung auf die Mikrocirculation nur gering beeinflußt. Ketamin als Anaestheticum steht eher im Gegensatz zu Äther und Cyclopropan, wo eine deutliche Exceß-Lactatbildung beobachtet wurde (DRUCKER et al. [5], SCHWEITZER et al. [21]).

Unsere Untersuchungen bezüglich der Exceß-Lactatbildung bei Ketamin-Monoanaesthesien liegen beim nichtschockierten Patienten im Bereich der Norm.

### d) Säure-Basen-Haushalt

In Verbindung mit der Mikrocirculation und dem intermediären Kohlenhydratstoffwechsel wird durch Ketamin der Säure-Basen-Haushalt ebenfalls auf dem metabolischen Sektor gering beeinträchtigt. Die respiratorische Komponente des Säure-Basen-Haushaltes ist besonders im Schock durch alle i.v. Anaesthetica stark beeinflußt, da diese eine Depression des Atemantriebes verursachen.

Ketamin dagegen zeigt fast keine Wirkung auf den Atemantrieb, wie es blutgasanalytische Untersuchungen zeigten (LANGREHR u. STOLP [15], VIRTUE et al. [28], PODLESCH u. ZINDLER [18], CORSSEN et al. [2, 3], BÖHMERT u. HENSCHEL [1], FUCHS u. KREUSCHER [6]).

Es kann jedoch bei der Anwendung von Ketamin zu einer krampfhaften Apnoe während der Einleitung kommen, und es soll aus diesem Grund immer eine routinemäßige Sauerstoffbeatmung durchgeführt werden.

### e) Niere

Bei der routinemäßigen Anwendung von Ketamin sind keine nachteiligen Folgen auf die Funktionen der Niere bekannt geworden. Als Einleitungsanaestheticum steht Ketamin sicher in keinem Vergleich zu Thiopental, welches bekanntlich eine signifikante Verminderung der glomerulären Filtration und des Nierenplasmastromes bewirkt. Besonders im hypovolämisch-traumatischen Schock spielt die Einleitung in bezug auf die spätere Nierenfunktion eine wichtige Rolle.

## II. Anwendung des Ketamin

### a) Hypovolämisch-traumatischer Schock

Nach entsprechender Schockbekämpfung und Registrierung der Kreislaufparameter wird Ketamin in einer reduzierten Dosis von ca. 1 mg/kg langsam injiziert. Es genügen oft nur 50 mg als Einleitungsdosis.

Im Anschluß daran wird bei gleichzeitiger Verabreichung von Sauerstoff per Maske unter Succinylcholin intubiert.

Neben der Kontrolle des Pulses, des Blutdruckes und des zentralen Venendruckes erschien uns zur Überwachung der peripheren Circulation die photoelektrische Fingerplethysmographie als sehr wertvoll (JOHNSTONE [10], UNDERWOOD [27], SCHNEIDERMAN [20]).

Durch die Fingerplethysmographie kann der „Peripheral Blood Flow Index" (PBFI) errechnet werden, und mit Hilfe dieses Index können annähernd quantitative Vergleiche zwischen den einzelnen Kurvenformen gezogen werden.

Im vorliegenden Fall handelt es sich um eine 26jährige Patientin (Abb. 1), die sich im hypovolämischen Schock befand. In der Abbildung kann man an der

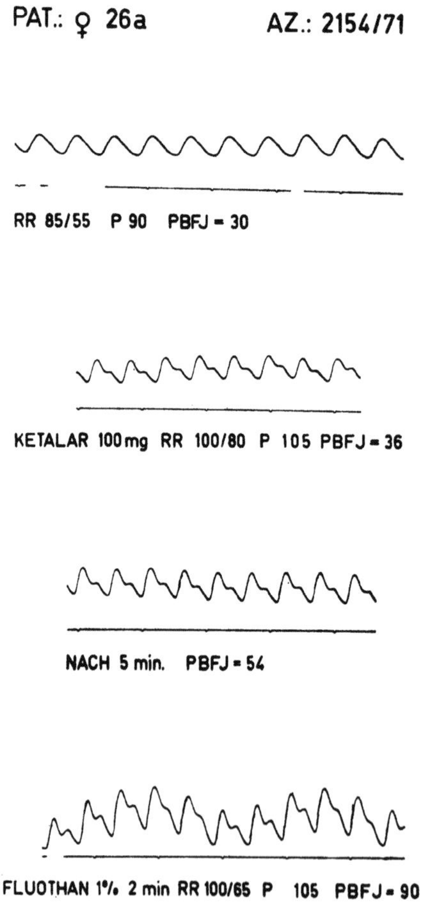

PAT.: ♀ 26a      AZ.: 2154/71

RR 85/55  P 90  PBFJ = 30

KETALAR 100mg  RR 100/80  P 105  PBFJ = 36

NACH 5 min.  PBFJ = 54

FLUOTHAN 1%  2 min  RR 100/65  P  105  PBFJ = 90

Abb. 1

ersten Kurve einen PBFI von 30 errechnen, wobei der Blutdruck 85/55 und die Pulsfrequenz 90 ergab.

Nach Verabreichung von 3 Konserven Blut wurde mit 100 mg Ketalar als Einleitung begonnen. Der PBFI nahm eher etwas zu, und nach 5 min stieg der PBFI auf 54 an und zeigte eine relativ gute periphere Perfusion an. Die Aufrechterhaltung der Anaesthesie erfolgte mit Fluothan.

Tabelle. PBFI nach 50–100 mg Ketalar zur Einleitung der Anaesthesie im hypovolämisch-traumatischen Schock in bezug auf den primären Wert:

|  | > Ausgangswert | = Ausgangswert | < Ausgangswert |
|---|---|---|---|
| N | 25 | 5 | 2 |
| 5 min nach Einleitung | 28 | 2 | 2 |

Aufgrund des PBF-Index konnte eine partielle Objektivierung der Ketaminwirkung auf die periphere Durchblutung im hypovolämisch-traumatischen Schock erfolgen.

Neuere Untersuchungen ergaben keine wesentliche periphere Vasoconstriction durch Ketamin, soweit dies an der Fingerdurchblutung durch photoelektrische Plethysmographie gemessen werden konnte. Voraussetzung für die Erhaltung einer peripheren Durchblutung nach Einleitung der Anaesthesie ist die Auffüllung des Kreislaufes, soweit es die periphere Vasoconstriction zuläßt.

In 2 Fällen beobachteten wir einen geringen Abfall des PBFI nach Einleitung mit Ketalar. Beide Patienten befanden sich im schwersten hypovolämisch-traumatischen Schock und konnten nicht mehr reanimiert werden.

### b) Geriatrischer Patient

Bei Frakturen im Bereich der Hüfte wird neben der bewährten Spinalanaesthesie auch die Allgemeinanaesthesie angewendet. Dem schonendsten Verfahren wird jedoch immer der Vorzug gegeben. Eine Kombinationsanaesthesie im Sinne der „balanced-anesthesia" erscheint uns als sicherste Methode. Dabei hat sich das Ketamin als Mittel der Wahl zur Einleitung der Anaesthesie bewährt. Im Anschluß an die Ketamineinleitung wird mit Succinylcholin intubiert.

Von einer Monoanaesthesie sind wir abgekommen, da die unerwünschten Nebeneffekte im Sinne der psychomimetischen Aufwachreaktionen zu ausgeprägt waren.

In der Kombinationsnarkose mit Ketamin als Einleitung und z. B. mit Fluothan zur Aufrechterhaltung der Anaesthesie entfielen diese Aufwachreaktionen. Außerdem erscheint uns das Ketamin bei alten Patienten mit einer immer sicher verminderten Coronarreserve als Monoanaestheticum zu gefährlich und eher kontraindiziert. Man sollte an den Metabolismus des Ketamins denken. Bekanntlich bleibt die Gewebskonzentration durch die Halbwertzeit länger erhalten, wodurch die Wirkungsdauer verlängert wird.

Im Rahmen der Monoanaesthesie wurden oft Dosierungen von 600 bis 800 mg verabreicht.

### c) Intensivpflege und -behandlung

Als sehr günstig erwies sich das Ketamin bei „poor risk"-Patienten im Rahmen der Intensivbehandlung für Anaesthesien bei bronchoskopischen Absaugungen durch das Tracheostoma, beim Setzen von Subclavia-Kathetern, Magensonden und Anlegung von Extensionen. Hier genügen oft nur geringe Mengen von Ketamin, welche eine analgetische und sedative Wirkung hervorrufen. Bei Dosierungen von 0,3–0,5 mg/kg kann ein analgetisches Stadium beim „poor risk"-Patienten erzeugt werden. Es kommt dabei zu keinen unmittelbaren (Respiration, kardiovasculäres System) und zu keinen späteren psychomimetischen Erscheinungen (SADOVE et al. [19]).

### d) Verbandwechsel bei Verbrennungen

Da der Verbandwechsel bei Verbrennungen oft mit großen Schmerzen verbunden ist, wird dazu gerne eine Allgemeinanaesthesie verwendet.

Ketamin in analgetischer, subdissoziativer Dosierung ist hier sehr vorteilhaft und zeigt nur selten die Symptome der Aufwachreaktionen. Es hängt dabei natürlich immer von der Konstitution des Patienten ab. Absolut muß die Nüchternheit des Patienten gefordert werden. Wir führen den Verbandwechsel ohne Intubation durch. Ketamin dämpft bekanntlich den Larynx-Verschluß-Reflex genauso wie alle anderen Arten der Allgemeinanaesthesie (TAYLOR u. TOWEY [25]). Es kommt zu einer schleichenden Aspiration, wobei die Dämpfung oft Stunden anhalten kann. Es ist daher auf die Lagerung des Patienten und auf die richtige Dosierung des Ketamins als Analgeticum zu achten.

## III. Gefahren und Kontraindikation der Ketaminanwendung

a) Liegt in Verbindung mit dem hypovolämisch-traumatischen Schock ein Schädel-Hirntrauma vor, führen wir die Einleitung der Anaesthesie nicht mit Ketamin durch.

Ketamin führt bekanntlich zu Steigerungen des Liquordruckes, und es kann beim akuten Schädel-Hirntrauma eine Einklemmung gefördert werden (DAWSON et al. [4], GARDNER et al. [7], LIST et al. [17], WYTE et al. [29]).

b) Bei Hypertensionen über 200 mmHg systolisch ist Ketamin kontraindiziert.

c) Bei vorausgegangenem Myokardinfarkt sollte Ketamin aufgrund seiner geringen Anoxietoleranz eher nicht angewendet werden.

d) Auch bei schwer arteriosklerotischen Patienten mit einer eingeengten Coronarreserve sollte Ketamin nur mit größter Vorsicht und eher in analgetisch-subdissoziativer Dosierung angewendet werden.

## Schlußfolgerung

Das Ketamin als i.v. Anaestheticum hat aufgrund seiner pharmakodynamischen Eigenschaften in der Allgemeinanaesthesie der Traumatologie einen festen Platz gefunden.

Die Einleitung der Anaesthesie mit Ketamin ist für den Patienten äußerst angenehm und bietet für den Anaesthesisten eine große Sicherheit.

Das Ketamin soll jedoch nur bestimmten Indikationen vorbehalten sein.

Als Einleitungsanaestheticum hat sich das Ketamin beim hypovolämisch-traumatischen Schock und beim geriatrischen Patienten bestens bewährt. In der Intensivpflege und bei Verbrennungen erscheint uns für kurze Eingriffe das Ketamin in analgetisch-subdissoziativer Dosierung als ein geeignetes und gefahrloses Anaestheticum.

Beim akuten Schädel-Hirntrauma und bei vorausgegangenem Myokardinfarkt sowie schwer eingeengten Coronarreserven sollte Ketamin nicht angewendet werden.

### Summary

The use of Ketalar for indications in traumatology is reported about. It seemed to be very safe for the induction of anaesthesia in hypovolemic-traumatic shock as well as for the induction in geriatric patients.

Ketalar proved good for a mono-anaesthesia in poor risk patients in the intensive care for short procedures.

In order to control the effect of Ketalar on peripheral circulation the finger-plethysmography was used.

Ketalar seemed to be contraindicated for the use with head injuries, in hypertension above 200 mmHg, and with patients who had a myocardial infarct.

### Literatur

1. Böhmert, F., Henschel, W. F.: Anaesthesiologie und Wiederbelebung, **40**, 93 (1969).
2. Corssen, G., Domino, E. F.: Anesth. Analg. Curr. Res. **45**, 29 (1966).
3. — Miyasaka, M., Domino, E. F.: Anesth. Analg. Curr. Res. **47**, 746 (1968).

4. Dawson, B., Michenfelder, J. D., Theye, R. A.: Anesth. Analg. Curr. Res. **50**, 443 (1971).
5. Drucker, W. R., Davis, H. S., Burget, D., Powers, A. L., Sieverding, E.: J. Trauma **5**, 503 (1965).
6. Fuchs, S., Kreuscher, H.: Anaesthesiologie und Wiederbelebung, **40**, 130 (1969).
7. Gardner, A. E., Olson, B. E., Lichtiger, M.: Anesthesiology **35**, 226 (1971).
8. Goldberg, A. H., Keane, P. W., Phear, W. P. C.: J. Pharmacol exp. Ther. **175**, 388 (1970).
9. Hackel, D. B., Goodale, W. T.: Circulation **11**, 628 (1955).
10. Johnstone, M.: Anaesthesia **22**, 1 (1967).
11. Kreuscher, H., Gauch, H.: Anaesthesist **16**, 229 (1967).
12. Langrehr, D.: Anaesthesiologie und Wiederbelebung **4**, 239. Berlin-Heidelberg-New York: Springer 1965.
13. — 2. Oxymetr. Kolloquium, München 1968. Stuttgart: Georg Thieme 1969.
14. — Akt. Chir. **4**, 71 (1969).
15. — Stolp, W.: Anaesthesiologie und Wiederbelebung **40**, 25. Berlin-Heidelberg-New York: Springer 1969.
16. — Anästh. Praxis **7**, 5 (1972).
17. List, W. F., Crumrine, R. S., Cascor, H. F., Weiss, M. H.: Anesthesiology **36**, 98 (1972).
18. Podlesch, I., Zindler, M.: Anaesthesist **16**, 299 (1967).
19. Sadove, M. S., Shulman, M., Hatano, S. H., Fevold, N.: Anesth. Analg. Curr. Res. **50**, 452 (1971).
20. Schneiderman, B. I.: Acta anaesth. scand. **23**, 649 (1966).
21. Schweitzer, O., Howland, W. S.: Anesth. Analg. Curr. Res. **43**, 420 (1964).
22. Smith, L. L., Reeves, C. D., Hinshaw, D. B.: Hemodynamic Alterations and Regional Blood Flow in Hemorrhagic Shock. In: Mills, L. C., Moyer, J. H. (Ed.): Shock and Hypotension. New York-London: Grune & Stratton 1965.
23. Spieckermann, P. G., Braun, U., Hellberg, K., Lohr, B., Kettler, D., Nordeck, E., Bretschneider, H. J.: Z. prakt. Anästh. **5**, 365 (1970).
24. Stanley, V., Hunt, J., Willis, K. W., Stephen, C. R.: Anesth. Analg. Curr. Res. **47**, 760 (1968).
25. Taylor, P. A., Towey, R. M.: Brit. med. J. **2**, 688 (1971).
26. Traber, D. L., Wilson, R. D., Priano, L. L.: Anesth. Analg. Curr. Res. **49**, 604 (1970).
27. Underwood, R. J.: Anesth. Analg. Curr. Res. **42**, 217 (1963).
28. Virtue, R. W., Alanis, J. M., Mori, M., La Farque, R. T., Vogel, J. H. Z., Metcalf, D. R.: Anesthesiology **28**, 823 (1967).
29. Wyte, S. R., Shapiro, H. M., Turner, P., Harris, A. B.: Anesthesiology **36**, 174 (1972).

# Ketamin im Katastrophenfall

Von F. W. Ahnefeld, H. Haug und H. H. Israng

Ein Referat zu diesem Thema verlangt zunächst Definitionen, um daraus die Situation und auch die Indikationsgebiete charakterisieren zu können. Im Katastrophenfall kommt es grundsätzlich zu einer Verlängerung der Zeitspanne, die zwischen Eintritt der Schädigung und der endgültigen Versorgung liegt. Für diese Zeitspanne sind organisatorische Vorbereitungen notwendig, die die Erhaltung der vitalen Funktionen zumindest soweit garantieren, daß keine irreversiblen Schäden auftreten. In besonders gelagerten Fällen, insbesondere bei Massenkatastrophen, ist es durchaus möglich, daß vitale Soforteingriffe in Behelfseinrichtungen erfolgen müssen, die weder personell noch materiell optimal ausgestattet sind. Entscheidend für jeden Katastrophenfall ist die gestörte Relation zwischen der Anzahl der Verletzten und den für die Versorgung zur Verfügung stehenden Einrichtungen, speziell dem ärztlichen und nichtärztlichen Personal. Die Störung dieser Relation tritt nicht nur bei einem Massenanfall von Verletzten auf. Eine Katastrophensituation mit dem beschriebenen Charakteristicum ist durchaus auch dann vorhanden, wenn z. B. 10 Schwerverletzte gleichzeitig in ein kleines Krankenhaus eingeliefert werden müssen. Katastrophensituationen werden heute vorwiegend durch Massenunfälle auf Autobahnen, Schnellstraßen, bei Omnibus-, Zug- und Flugzeugunglücken, bei Explosionen und schließlich bei Eintreten von Naturereignissen, z. B. durch Erdbeben, Sturm, Wasser oder Feuer, ausgelöst. Immer wieder kommt es dann in Abhängigkeit von den örtlichen Gegebenheiten zu einer mehr oder weniger ausgeprägten Störung im Sinne der gegebenen Definition. Neben der Anzahl spielen der Schweregrad, die Art und die Ausdehnung der Verletzungen die entscheidende Rolle.

Die Verletzten lassen sich grundsätzlich in 3 Gruppen einteilen:

1. Die Leichtverletzten, die nur einer ambulanten, zumindest keiner aufwendigen operativen Behandlung bedürfen.

2. Die Schwerverletzten, bei denen die vitalen Funktionen nicht gefährdet sind, die aber operative Eingriffe oder zumindest eines stationären Krankenhausaufenthaltes bedürfen.

3. Die Schwerstverletzten, bei denen aufgrund der Verletzungen Störungen vitaler Funktionen bereits am Orte des Geschehens bestehen oder aber mit großer Sicherheit zu erwarten sind.

Gerade für den Anaesthesisten erwachsen nicht unerhebliche Schwierigkeiten, wenn er die Frage beantworten soll, wie er unter dem bestehenden Personalmangel seinen Aufgaben gerecht werden kann, wenn also seine Kapazitäten überschritten sind, und er dennoch in kürzester Zeit die Patienten operationsfähig machen muß, um sie dann auch einer Anaesthesie zuführen zu können. Die Katastrophensituation als solche schafft dann neue Probleme der Organisation, der Indikation und des Ablaufes der Versorgung. Alle Entscheidungen für einen solchen Fall müssen aber basieren auf den im Normalfall gültigen medizinischen Erkenntnissen, d. h. trotz aller Unzulänglichkeiten müssen bei den Verletzten in der Versorgungsphase medizinische Verfahren, also auch Anaesthesien, zur Anwendung kommen, die das Risiko so gering wie möglich halten. Im Rahmen der in den letzten Jahren zunehmenden Spezialisierung ist es aber dem Arzt ebenso wie auch dem nichtärztlichen Personal zur Gewohnheit geworden, daß ihm Geräte, Medikamente und Hilfspersonal für seinen Aufgabenbereich in ausreichender Weise zur Verfügung stehen. Hierin liegt die Gefahr für die Beherrschung einer Katastrophensituation, da hier mit wenig Aufwand ein großer Effekt erzielt werden muß. Es wäre völlig unsinnig, für den Katastrophenfall spezielle, d. h. in der normalen Routine nicht verwendete Methoden vorzusehen. Sie müßten gerade in einer solchen Situation versagen. Wenn wir Empfehlungen für die Anaesthesie unter Katastrophensituationen aussprechen sollen, so können wir dies nur aufgrund unserer alltäglichen Erfahrungen im Routinebetrieb unter Abwägung der bekannten Risiken und unter Beachtung der Tatsache, daß es optimale Lösungen und eine absolute Sicherheit, die wir schon im Normalbetrieb vergeblich anstreben, nicht geben kann.

Auch im Katastrophenfall wird sich ein Teil der Verletzten in Lokalanaesthesie versorgen lassen. Doch wird noch eine große Zahl von Verletzten übrig bleiben, die nur unter Verwendung einer Allgemeinanaesthesie versorgt werden können. Wir glauben, daß uns dafür mit Ketamin ein Narkoticum zur Verfügung steht, das unabhängig von allen Narkosegeräten, also mit einfachsten Mitteln, die Durchführung von Narkosen bei zahlreichen Indikationen erlaubt. Es ist eine Selbstverständlichkeit, daß auch bei der Ketamin-Anaesthesie im Katastrophenfall, wie bei der Durchführung jeder anderen Narkose, die für auftretende Zwischenfälle notwendige und unbedingt zu fordernde Grundausstattung vorhanden ist.

Auch wir haben Ketamin, wie es in den vorausgegangenen Referaten zum Ausdruck kam, auf breiter Basis eingesetzt. Als Monoanaestheticum kann Ketamin bei zahlreichen Indikationen zur Anwendung kommen, z. B. bei Wundversorgungen, bei multiplen Verletzungen, Fremdkörperentfernungen, Repositionen von Frakturen und Luxationen, Eingriffen an Augen, Ohren und vor allem bei der Behandlung von Verbrennungen. Bei Verbrennungen ist Ketamin nicht nur wegen seiner vorteilhaften Wirkung auf die besondere Herz-Kreislauf-Situation angezeigt, sondern auch wegen seiner stark analgetischen Komponente, wegen nicht zu erwartender organtoxischer Schädigung sowie wegen fehlender Kumulation und Tachyphylaxie [1, 4]. Die stimulierende Wirkung auf das Herz-Kreislauf-System von Ketamin erlaubt auch seinen Einsatz beim Schockpatienten, ohne daß ein weiterer Blutdruckabfall zu befürchten wäre, wie dies von PETER, LUTZ und LANGREHR [9, 10, 11, 12] gezeigt werden konnte.

Da sich Ketamin auch vorzüglich als Einleitungsanaestheticum eignet, ist es auch für die Versorgung von Schwerstverletzten anwendbar. Der erhöhte Sauerstoffverbrauch bei Verwendung von Ketamin als Monoanaestheticum ließ seine Gabe bei Risikopatienten fraglich erscheinen. In neueren Untersuchungen konnten HENSEL und KETTLER [2, 8] zeigen, daß durch eine Relaxierung eine Verminderung des Sauerstoffverbrauchs erzielt werden konnte.

Da wir für unseren Bericht keinen Katastrophenfall auswählen konnten, wählten wir 25 kardiale Risikopatienten aus unserem Krankengut aus, um uns einen eigenen Eindruck über die Anwendungsmöglichkeit von Ketamin zu machen. Als Prämedikation erhielten alle Patienten nur 0,5 mg Atropin i.v. Die Narkoseeinleitung erfolgte mit 1,5 mg/kg KG Ketamin i.v., Relaxierung mit 1 mg/kg KG Succinylcholin, Intubation und Beatmung mit einem Sauerstoff-Lachgas-Gemisch im Verhältnis von 1:2. Danach erhielten die Patienten fraktioniert 4 ml Thalamonal und zur Relaxierung Alloferin. Es kam bei keinem der Patienten nach der Einleitung zu einem Blutdruckabfall. Bei 4 Patienten im Schock (2 Magenblutungen und 2 arterielle Nachblutungen nach Gefäßoperationen) kam es nach Ketamingabe zu keinem Absinken des Blutdrucks. Auffallend war hierbei, daß eine Pulsfrequenzsteigerung, wie sie nach Ketamin üblich ist, nicht beobachtet werden konnte. Eine Nachinjektion von Thalamonal war nach 20 min erforderlich. Die oben beschriebene Kombination verwandten wir auch bei 2 Patienten, die 3 Monate vor dem Eingriff einen Herzinfarkt durchgemacht hatten. Im EKG zeigten sich keine zusätzlichen Veränderungen. Die CPK blieb normal. Alle gaben das Einschlafen als angenehm an. Bei keinem war es in der Aufwachphase zu Traumerlebnissen oder Unruhezuständen gekommen. Aufgrund der Resultate in der Literatur [7] und unserer eigenen Erfahrungen würden wir im Katastrophenfall

1. grundsätzlich, insbesondere beim Risikopatienten, als Einleitungsanaestheticum Ketamin einem Barbiturat vorziehen. Hier würden wir eine Dosierung von 0,5–1,5 mg/kg KG i.v. wählen, um dann auf eine Kombinationsanaesthesie mit Relaxation überzugehen, wobei wir für den Risikopatienten nochmals unsere Methode, Ketamin in Verbindung mit Thalamonal, herausstellen möchten. Natürlich ist je nach den äußeren Gegebenheiten jede Kombinationsmöglichkeit, z. B. mit Halothan oder nur mit Lachgas, und Relaxation möglich.

2. Bei Versorgung von Kindern [5] würden wir die intramuskuläre Applikation, mit Setzen von zwei intramuskulären Depots in einer Dosierung von 6–8 mg/kg KG Ketamin, wählen. Hierbei hätten wir eine ausreichende Toleranz für 20–30 min.
Wenn wir
3. auf die Ketamin-Monoanaesthesie beim Erwachsenen eingehen, so muß man zugrunde legen, daß wir ein ausreichendes Toleranzstadium erreichen müssen. Wir würden hierfür die Dosis von 2–4 mg i.v. wählen. In jedem Falle sollten wir aber die Nachteile einer Monoanaesthesie, das Auftreten von Traumerlebnissen und Unruhezuständen, durch eine langsame i.v. Gabe und eine entsprechende Prämedikation zu umgehen trachten. Für diese Prämedikation schlagen wir neben der üblichen Gabe von Atropin 10 mg Valium vor. Eine i.v. Verweilkanüle soll auch in der postoperativen Phase belassen werden, um im Bedarfsfalle bei Auftreten von Unruhezuständen nochmals Valium i.v. applizieren zu können. Immer dort, wo sich Möglichkeiten ergeben, kann auch eine Kombination mit Sauerstoff-Lachgas gewählt werden, um so die Monoanaesthesie zu umgehen.

Unter normalen Bedingungen fordern wir für die Monoanaesthesie ja absolute Ruhe in der Aufwachphase. Im Katastrophenfalle ist diese Forderung in der Regel nicht gegeben, und aus diesem Grunde haben wir eine Variation der üblichen Methodik vorzunehmen.

Es bleibt dann für den Katastrophenfall eine ganz bestimmte Situation, die bisher nicht besprochen wurde, die aber gerade in der Erstversorgung die größten Schwierigkeiten machen dürfte. Es handelt sich um die Noteingriffe, die evtl. schon vor einer endgültigen Versorgung in der Klinik durchgeführt werden müssen. Gerade für diese Noteingriffe gilt, daß es keine absolut verläßliche und sichere Narkosemethode gibt. Dennoch möchten wir auch hierfür Ihnen das Ketamin vorschlagen, da wir uns davon überzeugen konnten, daß die Irritation der vitalen Funktionen bei diesem Mittel am geringsten erscheinen. Wir würden der Verabreichung einer Äther-Tropfnarkose, wie sie noch oftmals vorgeschlagen wird, oder der Verabreichung eines Barbiturates aufgrund unserer Erfahrungen und den Mitteilungen in der Literatur [6, 7, 10] Ketamin den Vorzug geben. Wir müssen jedoch darauf hinweisen, daß gerade bei Noteingriffen, d. h. bei noch nicht vollständiger Stabilisierung der vitalen Funktionen, bei psychischen Alterationen und bei vollem Magen vermehrte Gefahren auftreten können. Unter diesen Gegebenheiten würden wir eine Ketamin-Dosierung von 1–2 mg/kg KG i.v. vorsehen. Dies müßte ausreichen, um Noteingriffe von 5–10 min Dauer durchführen zu können.

Grundsätzlich muß in diesem Zusammenhang für die Katastrophensituation allgemein festgestellt werden, daß man natürlich ein bestimmtes Ausmaß der personellen Ausbildung auf jeden Fall voraussetzen muß. Gefährlich ist primär nicht die Methode, sondern in vielen Fällen derjenige, der sie anwendet.

Eine Möglichkeit, die wir diskutierten, hat uns Professor FOLDES gestern schon aufgezeigt; nämlich mit einer Standarddosierung von 1,5 ml Thalamonal für den Erwachsenen eine Kombination mit Ketamin zu schaffen, um Traumerlebnisse und Unruhezustände in der Aufwachphase zu verhindern. Ebenso sei auf die Möglichkeit der Gabe von Dehydrobenzperidol in einer Dosierung von 75 µg/kg KG zur Vermeidung von Traumerlebnissen hingewiesen [6].

Jede Entscheidung und jede Empfehlung für eine Katastrophensituation kann letztlich nur ein Kompromiß sein, da für jede angewandte Methode zahlreiche Gegenargumente vorgebracht werden können. Es kam uns aber darauf an, hier für den Katastrophenfall ein methodisches Vorgehen zu empfehlen und zur Diskussion zu stellen.

## Zusammenfassung

Ketamin erscheint uns als Anaestheticum im Katastrophenfall geeignet. Für Kinder empfehlen wir eine Dosierung von 6–8 mg/kg KG, verteilt auf 2 intramuskuläre Depots. Für die Monoanaesthesie im Erwachsenenalter wählten wir eine Dosierung von 2–4 mg/kg KG i.v. Um die evtl. auftretenden Traumerlebnisse zu vermeiden, hat sich uns die Gabe von 10 mg Diazepam bewährt. Bei Risikopatienten, z. B. Schockpatienten, verwandten wir Ketamin als Einleitungsanaestheticum in einer Dosierung von 0,5 bis 1,5 mg/kg KG i.v., um dann die Narkose mit Lachgas-Sauerstoff im Verhältnis 2:1, fraktionierten Gaben von Thalamonal und Relaxierung fortzuführen.

## Summary

In emergency-situations as traffic accidents with crowds of patients ketamine is a usefull anesthetic agent. For children we use a dose of 6 to 8 mg/kg body weight i. m. For monoanesthesia in man we prefer a dose of 2–4 mg/kg body weight i.v. and avoid hallucinatory dreams and restlesness with a dose of 10 mg Diazepam. For the high risk patients we use ketamine as induction anesthetic in a dose of 0.5–1.5 mg/kg body weight i.v. and continue anesthesia by nitrous-oxide–oxygen in proportion 2:1, intermittent administration of Thalamonal and relaxation.

## Literatur

1. BJARNESSEN, W., CORSSEN, G.: CJ-581: A new non-barbiturate short-acting anaesthetic for surgery in burns. Mich. Med. **66**, 177 (1967).

2. BRAUN, U., HENSEL, J., KETTLER, D., LOHR, B.: Der Einfluß von Methoxyflurane, Halothane, Dipiritramide, Barbiturat und Ketamine auf den Gesamtsauerstoffverbrauch des Hundes. Anaesthesist **20**, 369 (1971).
3. CHEN, G.: The pharmakology of ketamine. Anaesthesiologie und Wiederbelebung **40**, S. 1. Berlin-Heidelberg-New York: Springer 1969.
4. CORSSEN, G.: Recent developments in the anesthetic managment of burned patients. J. Trauma **152**, 152 (1967).
5. DANGEL, P.: Ketamine in der pädiatrischen Chirurgie. Anaesthesiologie und Wiederbelebung **40**, S. 222. Berlin-Heidelberg-New York: Springer 1969.
6. GRUHL, D. W.: Kombinations-Narkose mit kleinen Ketaminedosen für kurze Eingriffe. Anaesthesist **21**, 62 (1972).
7. HAAG, W., LANGREHR, D.: Chirurgie auf See. Wehrmed. Mschr. **13**, 277 (1969).
8. HENSEL, I., BRAUN, U., KETTLER, D., KNOLL, D., MARTEL, J., PASCHEN, K.: Untersuchungen über Kreislauf- und Stoffwechselveränderungen unter Ketamine-Narkose. Anaesthesist **21**, 44 (1972).
9. KREUSCHER, H., GAUCH, H.: Kreislaufanalytische Untersuchung bei Anwendung von Ketamine am Menschen. Anaesthesiologie und Wiederbelebung **40**, S. 52. Berlin-Heidelberg-New York: Springer 1969.
10. LANGREHR, D., ALAI, P., ANDJELKOVIĆ, J., KLUGE, J.: Zur Narkose mit Ketamine (CJ 581): Bericht über erste Erfahrungen in 500 Fällen. Anaesthesist **16**, 308 (1967).
11. LUTZ, H., PETER, K., JUHRAN, W.: Hämodynamische Reaktionen nach Anwendung von Ketamine. Z. prakt. Anästh. **7**, 8 (1972).
12. PETER, K., KLOSE, R., LUTZ, H.: Ketanest zur Narkoseeinleitung beim Schock. Z. prakt. Anästh. **6**, 396 (1970).
13. SZAPPANYOS, G. *et al.*: Die Anwendung und Vorteile von „Ketalar" (CJ-581) als Anaesthetikum bei Herzkatheterismus und Angiocardiographie bei Kindern. Anaesthesist **18**, 365 (1969).
14. VIRTUE, R. M., ALBANIS, J. M., MORI, M., LAFARQUE, R. T., VOGEL, J. H. K., METCALF, D. R.: An anesthetic agent: 2-orthochlerophenyl, 2-methylamino cyclohexamine HCl (CJ-581). Anesthesiology **28**, 823 (1967).

# Podiumsdiskussion

Leitung: **Prof. Dr. Gemperle**

Viele der heute anwesenden Kongreßteilnehmer erinnern sich noch an die relativ heftigen Diskussionen zwischen Pharmakologen und Klinikern anläßlich des 1. Internationalen Symposions über Ketamin 1968 hier in Mainz. Stein des Anstoßes, wenn ich mich so ausdrücken darf, war die Anwendung von Ketamin bei Patienten mit coronarer Insuffizienz. Damals waren die Erfahrungen gering, heute, 4 Jahre später, stehen uns Resultate zur Verfügung, die es uns erlauben, etwas klarer zu sehen. Das Podiumsgespräch von gestern hat uns neue Erkenntnisse über die Einwirkungsmechanismen des Ketamins auf das Myokard und dessen Stoffwechsel gebracht. Doch die genauen Angriffspunkte des Ketamins auf das Herz sind immer noch unklar. Verschiedene Hypothesen, wie z. B. anticholinerge Wirkungskomponente, Dämpfung des Parasympathicotonus, Katecholaminausschüttung oder gar Reizung rhombencephaler Substrate wurden in Erwägung gezogen. Aufgrund der erzielten Resultate wurden Richtlinien für die Klinik ausgearbeitet, in welchen gewarnt wird, Ketamin bei Patienten mit fortgeschrittener Coronarsklerose oder überstandenem Herzinfarkt anzuwenden. Es wurden Bedenken geäußert, daß das Herz nach Herzstillstand unter Ketamin noch schwerer wiederzubeleben sei. Überlegungen, die in krassem Gegensatz zur Klinik stehen. Wem sollen wir nun glauben? Den Theoretikern oder den Praktikern. Dieses schwierige Problem zu lösen ist nun Aufgabe unseres Podiumsgespräches.

Dieses Rundgespräch soll 2 Themen behandeln:

1. Die Anwendung von Ketamin beim Risikopatienten, dabei soll gleichzeitig etwas näher auf Indikationen und Gegenindikationen eingegangen werden, und

2. Ketamin im Katastropheneinsatz.

Herr LANGREHR berichtete heute morgen über die erfolgreiche Anwendung von Ketamin bei über 1000 Risikopatienten, die anhand der amerikanischen Klassifizierung aufgeschlüsselt und analysiert wurden. Ich schlage vor, daß wir diese von der amerikanischen Gesellschaft für Anaesthesie aufgestellte Klassifizierung als Diskussionsgrundlage für den ersten Teil unseres Gespräches verwenden. Die 5 Klassen sind hier kurz in Erinnerung gerufen (S. 455–456).

In der Klasse 2 ist von essentieller Hypertonie die Rede. Ich möchte hier mit der eigentlichen Diskussion beginnen und fragen, wie steht es mit der Ketaminanwendung beim Patienten mit erhöhtem Blutdruck?

**Langrehr** (Bremen): Die ersten amerikanischen Angaben sprachen von einer maximalen Blutdruckhöhe von 160 mmHg systolisch als Grenzwert. Wir haben später dann gemeint, daß man auch noch höher heraufgehen könnte, und das beruht auf einer ganz einfachen Erfahrung. Wenn man hypertone Patienten, die einen stabilen Blutdruck von 200 und mehr haben, mit anderen Anaesthesiemethoden einleitet, z. B. mit Propanidid oder mit Barbituraten, dann pflegt man sehr vorsichtig zu dosieren, und man sieht nach Barbiturat- und Propanidideinleitung mit sehr geringen Dosen gleichermaßen u. U. sehr starke Blutdruckanstiege. Ganz im Gegensatz zu den üblichen Wirkungen dieser Substanzen, also ähnlich wie nach Ketamin. Aus diesem Grunde sind wir etwas freizügiger in der Auffassung über den Bluthochdruck. Ich würde jedoch sagen, daß bei stabilem Hochdruck mit systolischen Drucken über 200 mmHg in jedem Falle für jede Technik und auch für das Ketamin bei der Narkoseeinleitung höchste Vorsicht am Platze und eine sehr sorgfältige Beobachtung gerade der ersten Minuten nötig ist. Ich würde nicht glauben, daß man daraus eine absolute Kontraindikation machen kann, das liegt aber daran, daß ich der Meinung bin, daß sog. „absolute Kontraindikationen" im vornherein für eine bestimmte Substanz meistens unbefriedigend sind.

**Gemperle** (Genf): Was für eine Stellung nehmen sie dann ein bei Hypertonikern, die in der Anamnese eine Apoplexie oder sonstige cerebrale Störungen aufweisen?

**Langrehr** (Bremen): Hier besteht nach allgemeiner Auffassung eine absolute Kontraindikation. Nur die Neurologen, mit denen ich darüber sprach, haben mit vollem Recht eingewandt, daß der apoplektische Insult nicht nur auf eine hypertone Massenblutung im Gehirn zurückzuführen ist. In einem sehr hohen Prozentsatz besteht eine vorausgehende Minderdurchblutung und Erweichung, in die es dann hineinblutet. Die Gefährdung durch Anaesthesien beruht viel eher auf einem mehr oder weniger steilen Blutdruckabfall als auf einem weiteren Blutdruckanstieg. Dieser Einwand der Neurologen zeigt, wie zwiespältig eine solche Frage ist, und ich würde auch hier meinen, daß es sich nicht um eine absolute Kontraindikation handelt, obwohl das allenthalben gefordert und gesagt wird.

**Gürtner** (Frankfurt): Ich würde die Ausführungen von Herrn LANGREHR noch etwas einschränken und sagen, daß man für Ketamin als Monoanaestheticum die obere Grenze eben bei 160 mmHg belassen soll. Ich glaube, durch die Kombination mit Dehydrobenzperidol trotzdem eine relative Indikation zu sehen. Bei vorausgegangener Apoplexie sehe auch ich eine absolute Kontraindikation.

**Corssen** (Birmingham/USA): Ich möchte hinzufügen, daß wir vor 7 Jahren den Vorschlag gemacht haben, daß ein Druck von 160 mmHg systolisch und 100 mmHg diastolisch die Grenze sein soll und daß Werte, die darüber hinausgehen, als Kontraindikation für Ketaminanwendung angesehen werden müssen. Wir haben inzwischen keine Veranlassung gesehen, davon abzugehen. Wir haben gelegentlich mit diesen Blutdruckgrößen alarmierende Blutdruckerhöhungen bis zu 250 mmHg systolisch beobachtet, die natürlich vom Standpunkt der Sicherheit des Patienten nicht mehr akzeptabel sind.

**Gemperle** (Genf): Die Klasse 3 umschreibt ganz gut den Risikopatienten. Es sind Kranke mit schweren pathologischen Veränderungen: z. B. schwerer Diabetes. Es stellt sich nun die Frage, hat Ketamin Rückwirkungen bei Patienten mit schwerem Diabetes mellitus? Ich persönlich könnte mir vorstellen, daß z. B. die Katecholaminausschüttung mit gleichzeitig vermehrtem Sauerstoffverbrauch eine Glykogenmobilisation hervorruft und Störungen auslösen könnte. Möchte sich jemand zu dieser Frage äußern? Wenn dem nicht so ist, gehen wir über zur schweren Ateminsuffizienz, ein sehr wichtiger Punkt.

Ich möchte Herrn CORSSEN bitten, der ja über Asthma-Patienten und Ketalaranwendung berichtet hat, etwas näher auf die Ateminsuffizienz einzugehen.

**Corssen** (Birmingham/USA): In der frühen Phase unserer klinischen Ketaminstudien, wie wir sie an der Universitätsklinik von Michigan durchführten, beobachteten wir, daß die Compliance der menschlichen Lunge mit Ketamin signifikant erniedrigt ist. Als wir dann Ketamin erstmalig an einem Patienten mit Bronchialasthma anwendeten, konnten wir ein abruptes Abklingen des Bronchospasmus registrieren. Diese Beobachtungen waren aber letztlich nur Eindrücke und basierten nicht auf objektiv gemessenen Größen. Wir beschlossen daher, den Atemwiderstand in der menschlichen Lunge zu messen. Wir wandten die forcierte Oszillationsmethode an, auf die ich im einzelnen hier nicht eingehen kann. Wir konnten feststellen, daß der Atemwiderstand von 7 cm $H_2O$/sec nach Gabe von 2 mg/kg Ketamin auf 3,2 cm $H_2O$/sec absinkt. Eine Verringerung des Atemwiderstandes in diesem Ausmaß kann man erwarten, wenn der Bronchialtonus nicht wesentlich erhöht ist. Bei einem 45jährigen Patienten bestand ein hochgradiger Bronchialspasmus mit einem Atemwiderstand von 175 cm $H_2O$/sec. Wir gaben diesem Patienten eine subanaesthetische Dosis von

Ketamin, nämlich $^1/_{10}$ einer gewöhnlichen Initialdosis, und registrierten innerhalb 1 min ein Absinken des Atemwiderstandes von 175 auf 100 cm $H_2O$/sec. Als wir dann 1 mg/kg Ketamin gaben, sank der Atemwiderstand weiter auf 30 cm ab, und schließlich nach der vollen Dosis von 2mg/kg von Ketamin sahen wir ein Absinken auf 25 cm $H_2O$/sec. Aufgrund dieser Beobachtungen beschlossen wir, in einer Serie von 40 Patienten mit einer Asthma-Anamnese Ketamin anzuwenden. 26 Patienten dieser Gruppe litten an einem Asthmaanfall, unmittelbar bevor sie anaesthesiert wurden. Bei allen 26 Patienten, die mit Ketamin eingeleitet wurden, verschwanden die Asthmasymptome innerhalb weniger Minuten, und wir konnten auskultatorisch keinen Spasmus mehr feststellen. Bei 3 Patienten, die mit Pentothal und Halothan anaesthesiert wurden und während der Anaesthesie Asthmasymptome zeigten, konnten wir mit Hilfe von Ketamin den Bronchialspasmus beheben. Wir beobachteten in dieser Serie von 40 Patienten 2 Patienten mit Status asthmaticus. Beide Patienten reagierten nicht auf konventionelle Mittel, wie z. B. Epinephrine, Corticosteroide und Aminophyllin. Bei beiden Patienten kam es zu einem mehr oder weniger abrupten Abklingen der Asthmasymptome nach der Gabe von Ketamin (2 mg/kg i.v.). Ein Fall, der nicht in dieser Gruppe eingeschlossen ist, ereignete sich vor einer Woche im Kinderhospital von Birmingham.

Ein 7jähriger Junge wurde im Status asthmaticus eingeliefert. Er wurde von der inneren Medizin mit Epinephrine, Corticosteroiden und Aminophyllin behandelt, reagierte aber nicht. Nach der Gabe von 2 mg/kg Ketamin i.v. klang innerhalb von 3 min der Status asthmaticus ab. Wir glauben von diesen noch immer initialen Ergebnissen sagen zu können, daß Ketamin ein hervorragendes Induktionsanaestheticum für Asthma-Patienten ist. Wir glauben auch, daß es sich als Therapeuticum in der Behandlung von Asthma verwandt, beweisen wird, wenn konventionelle Mittel versagen.

**Langrehr** (Bremen): Ich möchte diese Erfahrungen insofern unterstreichen und bestätigen, daß wir insgesamt 29 Patienten, die einen kontinuierlichen Bronchospasmus im Rahmen eines ausgeprägten Asthmas hatten, mit Ketamin eingeleitet haben und zusätzlich Lachgas/Sauerstoff gaben. Der Bronchospasmus verstärkte sich nicht. Nur in einem Fall nahmen die Symptome zu, so daß der vorgesehene operative Eingriff abgesagt wurde. Die Erfahrung, daß ein chronisch bestehender Bronchospasmus nach der Ketamininduktion und dem anschließend verabreichten Lachgas-Sauerstoff-Fluothan-Gemisch dann ganz verschwindet, konnten wir bei unseren Patienten nicht machen. Der Bronchospasmus blieb schon bestehen. Es kam aber nicht zu einer Verschlimmerung. Ich würde zustimmen, daß man Ketamin für Asthmatiker wohl gebrauchen kann.

**Gürtner** (Frankfurt): Bei einem Polytraumatisierten, der mehrfach operiert werden mußte, handelte es sich um einen Asthmatiker. Wir hatten bei der Einleitung Schwierigkeiten, zuerst mit Thiopenthal und dann mit Epontol. Es kam prompt beide Male zu einem Bronchospasmus. Bei der 3. und 4. Narkose haben wir dann Ketamin verwandt, und die Einleitung war einwandfrei.

**Gemperle** (Genf): Ich kann mir vorstellen, daß Ketamin ausgezeichnete Dienste leistet beim ateminsuffizienten Patienten, wie z. B. beim Tetraplegiker, beim Morbus Addison, beim pseudomyasthenischen Syndrom oder bei Carcinompatienten. Gibt es Anaesthesisten, die Erfahrung darüber haben?

**Gürtner** (Frankfurt): Ich möchte hier kurz über das Problem der Narkoseeinleitung bei 261 Querschnittsverletzten berichten. Entscheidend für den Gesamtverlauf ist die Narkoseeinleitung. Der Tetraplegiker ist durch den Ausfall des Sympaticus sehr kreislauflabil. So konnten wir nach Barbiturateinleitung einen gefährlichen Blutdruckabfall bis zu 50%, nach Epontol bis zu 10% und nach Ketamin in keinem einzigen Fall einen gefährlichen Blutdruckabfall feststellen. Ich glaube, daß in diesen Fällen Ketamin indiziert ist.

**Gemperle** (Genf): Nun zum wichtigsten Teil unserer Diskussion, nämlich zur Anwendung von Ketamin bei coronargeschädigten Patienten. Meine Frage an die klinisch tätigen Anaesthesisten: Hat jemand beobachten können, daß eine latente oder nicht manifeste Coronarinsuffizienz dekompensierte?

**Corssen** (Birmingham/USA): Ich möchte auf unsere klinischen Erfahrungen bei 129 Patienten hinweisen, die mit zum Teil hochgradiger Coronarinsuffizienz eine aortacoronare By-pass-Operation durchmachten und bei denen wir eine operative Mortalität von 5% registrierten. Wir bevorzugen Ketamin gegenüber jedem anderen Anaestheticum, und wir sind da in voller Übereinstimmung mit unserem chirurgischen Team. Unsere Erfahrungen haben gezeigt, daß diese Anaesthesiemethode den konventionellen Anaesthesietechniken überlegen ist.

**Gemperle** (Genf): Herr LANGREHR hat heute Morgen über Herzstillstände unter Ketamineinleitung gesprochen. Können Sie uns vielleicht eine etwas detailliertere Auskunft geben?

**Langrehr** (Bremen): Bei den Fällen, die einen Zwischenfall boten, haben wir uns ganz besonders gefragt, ob ein Zusammenhang zwischen Kreislaufstillstand und Ketamin besteht. Die 3 Fälle mit Lungenödem haben 1 mg/kg als Einleitungsdosis erhalten. Die Latenzzeiten bis zum

Auftreten des Lungenödems betrugen 1–3 Std. Nach unseren Kenntnissen über die Serumkonzentration ist es nahezu undenkbar, daß nach diesen Zeiten noch eine Einwirkung des Ketamins auf das Myokard besteht. Trotzdem haben wir diese Fälle aufgeführt. Bei der Beurteilung der Zusammenhänge haben wir gemeint, daß fehlerhafte Anaesthesietechniken mit ein Grund für das Lungenödem waren. Bei den anderen Fällen hatten 10 Patienten Latenzzeiten, die geringer als 1 Std waren. Wir haben 1–2 mg/kg Ketamin gegeben. Bei diesen Patienten könnte man einen Zusammenhang annehmen. Doch in Wirklichkeit handelte es sich in jedem Fall um eine massive Blutung bei intraoperativen Schwierigkeiten in unmittelbarer Nähe des Herzens oder großer intrathorakaler Gefäße. Dieser Blutverlust führte dann zu Pulslosigkeit und unmeßbaren Blutdrucken, während die elektrische Herzaktion weiterlief. Diese 13 Kreislaufstillstände wurden innerhalb von 10 min durch entsprechende Maßnahmen ohne besondere Schwierigkeiten behoben. Diese Fälle haben wir nur deshalb aufgeführt, weil es uns auch hier nicht gelingt, einen Zusammenhang zwischen dem Ketamin und dem Kreislaufversagen herzustellen. Gleichzeitig stellten wir fest, daß die Herz-Wiederbelebung, d. h. das Wiederingangbringen der Circulation, ohne besondere Schwierigkeiten bewerkstelligt werden konnte. Außerdem haben wir 7 Fälle mit frischem Herzinfarkt unter 4 Wochen, die mit Ketamin eingeleitet worden sind und bei denen wir keine besonderen Vorkommnisse zu verzeichnen hatten.

**Halmágyi** (Mainz): Zur Klärung darf ich Sie noch fragen: War die intravasale Hypovolämie zum Zeitpunkt der festgestellten Decontraction schon behoben? Ist es tatsächlich berechtigt, diesen Ausdruck hier anzuwenden oder handelte es sich um eine Hypotonie infolge bestehender starker Hypovolämie?

**Langrehr** (Bremen): Ja, es bestand eine Hypotonie mit nicht meßbaren Blutdruckwerten. Einer war ein abdominaler, die anderen waren alles intrathorakale Eingriffe, so daß das Herz sichtbar war. Es waren keine Herzstillstände, sondern es waren circulatorische Stillstände mit Contractionen ohne Auswurfleistung.

**Halmágyi** (Mainz): Meine Frage zielte nur darauf, ob es eine primäre Decontraction oder eine sekundäre bei bestehender Hypovolämie war.

**Langrehr** (Bremen): In jedem Fall eine sekundäre, durch Blutverlust und bestehende Hypovolämie verursacht.

**Brückner** (Berlin): Ich habe eine Frage an Herrn CORSSEN. Sie haben gesagt, daß Ketamin bei der Coronarinsuffizienz auch angewendet werden kann. Sie haben sich eindeutig festgelegt und gesagt, Ketamin ist anderen Anaesthetica überlegen, und Sie haben als Beweis aufgeführt, daß Herr Dr. KIRKLIN das auch glaubt. Ich wollte Sie nun fragen: Können Sie durch Daten, Meßergebnisse oder ähnliches beweisen, daß hier wirklich bei der Coronarinsuffizienz eine Überlegenheit im Vergleich zu anderen Anaesthetica vorhanden ist?

**Corssen** (Birmingham/USA): Wir haben jetzt unsere ersten klinischen Erfahrungen mit 174 Patienten, die sich wegen hochgradiger Coronarinsuffizienz einer aorto-coronaren By-Passoperation unterzogen, zusammengestellt. Die ersten 45 Patienten dieser Serie wurden unter Halothan-Lachgas-Sauerstoff operiert, während die folgenden 129 Patienten Ketamin als Hauptanaestheticum erhielten. In $2/3$ aller Patienten lag ein mehr als 80%iger Verschluß von zwei Coronargefäßen vor, während in $1/3$ der Patienten drei Coronargefäße einen Verschluß von mehr als 80% aufwiesen. 58% der Halothan-Gruppe und 67% der Ketamin-Gruppe hatten präoperativ 1-4 Myokardinfarkte durchgemacht. In bezug auf die postoperative Mortalität ergibt sich folgendes Bild: In der Halothan-Gruppe starben 12 von 45 Patienten (27%), davon 8 Patienten infolge akutem Myokardinfarkts. In der Ketamin-Gruppe starben 6 von 129 Patienten (5%), davon 3 Patienten infolge akutem Myokardinfarkts. Dieser höchst signifikante Unterschied in der postoperativen Mortalität in beiden Gruppen ist, wenigstens zum Teil, dadurch erklärlich, daß Halothan in der Frühphase der aorto-coronaren Chirurgie angewandt wurde, also zu einem Zeitpunkt, an dem unsere Chirurgen die Operationstechnik noch nicht so beherrschten, wie es später, als Ketamin als Anaestheticum angewandt wurde, der Fall war. Aufgrund unserer mehr als befriedigenden Ergebnisse mit Ketamin in der aorto-coronaren By-Pass-Chirurgie und unserer klinischen Erfahrungen mit mehr als 200 Patienten, die sich einer offenen Herzoperation, einschließlich Drei-Klappen-Ersatz, unterzogen, sind wir mit unseren chirurgischen Kollegen heute der Meinung, daß Ketamin tatsächlich hervorragend als Anaestheticum in der Herzchirurgie geeignet ist.

**Kettler** (Göttingen): Ich möchte auf das zurückkommen, was wir gesagt haben und versuchen hier einen Einklang herzustellen. Wenn Sie Ketamin-Anaesthesie bei Patienten mit Coronarinsuffizienz machen, ohne daß Blutdruck und Puls ansteigen, dann ist das für coronare Risikopatienten eine hervorragende Methode. Wenn Sie Blutdruck- und Frequenzsteigerung verhindern, dann mag Ketamin ein gutes Mittel sein, vor allen Dingen, weil besonders der coronarinsuffiziente Patient auf einen ausreichenden Perfusionsdruck für seine Coronarien mehr angewiesen ist als irgend ein anderer Patient. Wenn Sie das bei Ihrer Methodik so handhaben, dann ist Ketamin möglicherweise tatsächlich ein brauchbares Mittel. Es geht um die wenigen Fälle, wo das nicht gelingt, und sie waren gemeint.

**Foldes** (New York): I would like to comment on the apparent controversy regarding the circulatory effects of ketamine. It seems probable that the usual initial dose of 1–3 mg/kg ketamine liberates endogenous catecholamines. The liberation of endogenous catecholamines has a beneficial effect on cardiac activity. If, however, under experimental conditions, much larger doses are used, then ketamine may have a direct myocardial depressant effect both *in vivo* and *in vitro*.

Consequently, under clinical conditions, in the types of patients Dr. CORSSEN and others discussed, if the dose of ketamine is kept within reasonable limits and at least two circulation times are taken for the injection of the initial dose, so that the heart which has an abundant blood supply will not be hit with too high concentrations of ketamine, then there will be no myocardial depression. A small preinduction dose of droperidol will further increase the safety of ketamine in patients with coronary insufficiency. It had been observed by us and also by others that droperidol inhibits the increase in heart rate more than it prevents the rise in blood pressure. This may be of advantage in patients with coronary heart disease.

**Gemperle** (Genf): Ein weiterer sehr wichtiger Punkt dieses ersten Teiles unseres Podiumsgespräches ist die Ketamineinleitung bei Schockpatienten. Diese Frage taucht immer wieder auf, und Herr BRÜCKNER hat sie gestern auch aufgeworfen. Er hat gesagt, es gibt vielleicht andere Medikamente, die besser wären als Ketamin. Ich möchte ihn nun fragen: Was für Anaesthetica schlagen Sie zur Einleitung schockierter Patienten vor?

**Brückner** (Berlin): Ich würde ein Medikament bevorzugen, das Vasodilatation und Bradykardie bei der Einleitung erzeugt. Sie haben auf dem Bild von Herrn LANGREHR gesehen, daß die Streuung der Pulsfrequenz zwischen 50 und 150 lag. Bei einer sehr hohen Pulsfrequenz im Schock, auch bei Einsatz ausgleichender Maßnahmen, wie Volumenersatz und Beatmung, ist eine Substanz, die die Pulsfrequenz steigert (um evtl. negativ inotrope Wirkungen auszugleichen), nicht zu empfehlen.

**Gemperle** (Genf): Glauben Sie nicht, daß mit Vasodilatatoren bei hypovolämisch schockierten Patienten schwerste Kollapszustände mit Herzstillstand ausgelöst werden könnten? Oft ist doch der operative Eingriff ein ganz wichtiger Bestandteil der Schockbehandlung, und in diesen Situationen fragt man sich, ob nicht vielleicht sogar Noradrenalin injiziert werden sollte, um die kritische Zeit zu überbrücken.

**Ahnefeld** (Ulm): Herr GEMPERLE, ich glaube über die Schocktherapie sind wir uns ganz klar. Es geht ganz speziell um die Fälle, wo Sie als Anaesthesist vor der Tatsache stehen, sofort die Narkose einleiten zu müssen,

z. B. bei einer intraabdominellen Blutung, die der Chirurg erst einmal stillen muß, bevor Sie auffüllen können. In diesen Fällen geht es um das Problem, die Narkose einzuleiten, ohne daß der bereits schon stark erniedrigte Blutdruck, trotz äußerst vorsichtigem Vorgehen, noch weiter abfällt. Und da meinen wir eben, daß man mit Ketamin in der entsprechenden niedrigen Dosierung auskommen kann.

Wir können die erste Phase bis zum Abklemmen des Gefäßes überbrücken und dann beginnt die klassische Schocktherapie. Wir geben so schnell wie möglich Thalamonal usw.

**Halmágyi** (Mainz): Ich wollte nur darauf hinweisen, daß man bei der Schocktherapie in der ersten Phase sehr darauf achten muß, daß bei einem jagenden Herzen und bei einer Hypotonie eine Phase erreicht werden kann, wo es um die Coronardurchblutung geht; und dann sind Mittel, die den Blutdruck kurzfristig anheben, lebensrettend und darum angebracht.

**Corssen** (Birmingham/USA): Wir haben initiale Erfahrungen in der Behandlung des hypovolämischen Schocks mit Ketamin bei 23 Patienten, die in der Notfallstation der Universitätskliniken in Birmingham behandelt wurden.

Hierbei hat sich Ketamin tatsächlich vorzüglich bewährt. Im hypovolämischen Schockzustand kommt es durch die vom Ketamin induzierte Stimulation des kardiovasculären Systems zu einem Anstieg des systolischen Blutdruckes, der natürlich nicht für längere Zeit anhält, aber doch wenigstens so lange andauert, bis konventionelle Methoden der Schockbekämpfung eingeleitet werden können.

**Gürtner** (Frankfurt): Bei unseren Risikopatienten in der Unfallchirurgie handelt es sich um dringende Notfälle der Risikogruppe V–VII der USA.

Die Notfallanaesthesie ist vor allem durch Zeitdruck belastet. Beim hämorrhagischen Schock ist vielfach nur eine grobe klinische Orientierung während des Pulsfühlens, Blutdruckmessens und Schaffens eines venösen Zuganges möglich. Zwingt eine vitale Indikation zur sofortigen Operation, so hat die Schockbehandlung und Narkoseeinleitung gleichzeitig zu erfolgen. Unter allen Umständen ist eine Potenzierung der negativen Einflüsse von Schock und Narkose auf die Funktion von Herz und Kreislauf zu verhindern, um die Versorgung der lebenswichtigen Organe nicht zusätzlich zu gefährden. Im Vordergrund steht eine intensive Schockbehandlung mit Sauerstoffatmung, Volumenauffüllung und evtl. Kreislauftonisierung. Entscheidend für den Gesamtablauf der Narkose ist die Einleitung. Das Einleitungsmittel soll nicht toxisch und gut steuerbar sein, einfach in der Handhabung, rasch wirken und möglichst wenig negative Einflüsse auf Herz und Kreislauf haben. Ein Idealmittel gibt es noch nicht.

In den vergangenen 3 Jahren haben wir über 100 Schockpatienten, deren Blutdruckausgangswerte zwischen 60 und 100 mmHg lagen, mit Ketamin eingeleitet. Kein Patient zeigte nach der Einleitung einen Blutdruckabfall. 8 hielten die Ausgangswerte bei, und alle übrigen wiesen eine Blutdrucksteigerung zwischen 10 und 20% auf. Im Gegensatz dazu beobachteten wir selbst nach geringen Barbituratgaben häufig und nach Epontol gelegentlich einen Blutdruckabfall.

In schwersten Schockzuständen mit kaum oder nicht mehr meßbarem Blutdruck ist Ketamin, wie bei jedem intravenösen Narkosemittel, äußerste Vorsicht geboten. Im allgemeinen erübrigt sich bei diesen Patienten eine Narkose. Im Vordergrund stehen hier die Sofortmaßnahmen der respiratorischen und circulatorischen Wiederbelebung, beginnend mit der Intubation und der sofortigen Sauerstoffzufuhr. Wenn dann eine Narkose erforderlich wird, so geben wir sehr vorsichtig Lachgas und erst später in Minidosen Halothan hinzu. Die Hauptgefahr besteht in der Überdosierung, deshalb äußerste Zurückhaltung mit jedem Narkosemittel. Bei diesen lebensbedrohlichen Situationen spielt der Faktor Erfahrung eine entscheidende Rolle. Die Narkose kann daher nicht nach einem starren Schema durchgeführt werden, sondern ist stets nach der augenblicklichen Situation und dem klinischen Bild des Patienten zu steuern. Pupillenveränderungen, Blutdruck und Puls, Nagelbettdurchblutung, Hauttemperatur und Farbe sind wichtige Parameter. Ist der sog. Schockindex, d. h. der Quotient aus Puls und systolischen Blutdruckwerten größer als 1,5, so besteht höchste Gefahr. Bei den Risikofällen geben wir Ketamin stets im Dauertropf und nur nach Wirkung, $1/4$ bis maximal 1 mg/kg KG.

*Indikationen:*

Indiziert ist Ketamin bei hypotonen Risikopatienten, Querschnittverletzten, insbesondere bei Tetraplegikern, die bekanntlich sehr kreislauflabil sind, und bei Polytraumatisierten im Schock mit mehrfachen Knochenbrüchen und Körperhöhlenverletzungen. Bei den Mehrfachverletzten hat sich Ketanest während des Transportes zum Operationssaal und zur Lagerung sehr bewährt. Es wirkt beruhigend für den schmerzgequälten Patienten und das Personal. Man hat mehr Zeit und freie Hände für die vordringliche Schockbehandlung.

Die Tabelle 2 auf Seite 424 gibt eine Übersicht über Narkoseeinleitung und Blutdruckabfall bei Tetraplegikern. Nach der Gabe eines Thiobarbiturates beobachteten wir in 50%, nach Epontol in 10% und nach Ketamin in keinem Fall einen gefährlichen Blutdruckabfall.

*Relative Indikationen:*

Relativ kontraindiziert ist Ketamin in der Hand eines in der Anaesthesie unerfahrenen Personals und bei Patienten, die Ketamin wegen unangenehmer Traumerlebnisse ablehnen sowie bei Erwachsenen mit Tachykardien über 160 min.

*Gegenindikationen:*
Wegen eines erhöhten Sauerstoffverbrauches und gesteigerten Herzmuskelstoffwechsels ist Ketamin bei jeglicher Form von myogenem Herzversagen, sei es durch eine Hypoxämie oder hämorrhagischen Schock oder eine hochgradige stenosierende Coronarsklerose, kontraindiziert. Weitere Gegenindikationen sind: Mitralstenose, Apoplexie, Hypertonus, erhöhter Liquordruck, Alkoholintoxication.

**Gemperle** (Genf): Eine weitere sehr wichtige Frage ist die Ketaminanwendung beim vollen Magen. Darf ich um eine Stellungnahme bitten.

**Gürtner** (Frankfurt): Wir verwenden Ketamin bei vollem Magen nur im Zusammenhang mit einer Intubation. Es wird zwar angegeben, daß die Schutzreflexe erhalten sind, aber die Sicherheit steht hier im Vordergrund.

**Gemperle** (Genf): Zum Abschluß des ersten Teiles unseres Gespräches wäre es vielleicht ganz gut, kurz noch einmal auf die Frage der Gegenindikation einzugehen. Darf ich vielleicht Herrn LANGREHR aus Bremen bitten.

**Langrehr** (Bremen): Die Aufzählung der sogenannten Kontraindikationen geht im wesentlichen auf die von den Arzneimittelkommissionen der verschiedenen Länder den Herstellerfirmen für ihre Beipackzettel gemachten Auflagen zurück. Mit dem Begriff „Kontraindikation" sind wir persönlich, zumindest für die im Bereich der in der Anaesthesiologie verwendeten Pharmaka, nicht recht glücklich. Wir sind der Meinung, daß die sog. *absolute* Kontraindikation viel häufiger während der Durchführung einer Anaesthesie offenbar wird und sehr selten schon vorher bekannt ist. Zum Beispiel die relativ seltene myokardiale Halothanunverträglichkeit oder excessive Histaminliberation nach i.v. Applikation von Plasmaexpandern oder Propanidid. In solchen Fällen wird die Technik, wenn möglich, geändert und bei Notwendigkeit einer wiederholten Anaesthesie entsprechend verfahren. Auf der anderen Seite gibt es vielleicht eine *relative* Kontraindikation im Falle voraussehbarer unerwünschter Effekte aufgrund bekannter pharmakologischer Detailwirkung einer Substanz bei entsprechenden Vorkrankheiten. Solche Zusammenhänge würden wir als Veranlassung nehmen, bei der Verwendung bestimmter Substanzen und beim Vorliegen entsprechender Vorkrankheiten zur besonderen Sorgfalt hinsichtlich Dosis, Applikationsart und Überwachung der Vitalfunktionen zu raten. Meist ist jedoch für die zur Diskussion stehenden Patienten jede Anaesthesietechnik in jeweils anderem Zusammenhang kritisch. Sollten wir in dem dargestellten Sinne für die Anwendung von Ketamin Empfehlungen zu besonderer Vorsicht bei bestimmten Krankheiten formulieren, so würden wir folgende Zustandsbilder aufzählen: frischer Herzinfarkt mit kardiogenem Schock, maligne Hypertonie, Aorten- und Pulmonalklappenstenosen, dekompensiertes Cor pulmonale, chronisch erhöhter Liquordruck. Wir sind jedoch der Meinung, daß bei gegebener Notwendigkeit einer Anaesthesie in solchen Fällen der persönlichen Erfahrung des Anaesthesisten und der allgemeinen Anaesthesietechnik eine weit größere Bedeutung zukommt als der Wahl spezieller Substanzen und Substanzkombinationen.

**Gemperle** (Genf): Ich danke Herrn LANGREHR für diese klare Stellungnahme. Wir gehen nun über zum 2. Teil unseres Podiumsgespräches, nämlich zur Ketaminanwendung im Katastropheneinsatz. Darf ich vielleicht Herrn FREY bitten, sich zu äußern.

**Frey** (Mainz): In der Katastrophenmedizin heißt es immer, daß Hunderte oder Tausende von Verletzten sofort chirurgisch versorgt werden müssen, und es werden so viele Chirurgen bereitgestellt, die das auch tun. Aber kein Mensch redet darüber, daß diese Patienten zu diesem Zwecke auch anaesthesiert werden müssen. Wir wissen von Katastrophen, daß im entscheidenden Moment nicht genug Leute und auch nicht die geeigneten Medikamente verfügbar sind und daß die Mortalität durch Anaesthesien dann zwischen 10 und 20% liegt. Das ist unerträglich, und es ist unsere Pflicht, uns damit zu befassen, Mittel zu finden, die uns in diesen Situationen, also bei Erdbeben, Flut- oder sonstigen Katastrophen, helfen. Wir wissen dann, wie wir uns verhalten sollen, und eine größere Zahl von Ärzten und evtl. sogar Anaesthesieschwestern müssen in der Lage sein, wenigstens eine Schmerzlinderung bei Verletzten zu erzielen. Hier habe ich Hoffnung in das Ketamin gesetzt, das in der Lage ist, eine Lücke zu füllen. Ich wäre dem Pannel dankbar, wenn es in ein paar Worten dazu Stellung nehmen könnte. Herr AHNEFELD und Herr ISRANG waren vorhin so freundlich, in einem Vortrag schon die grundsätzlichen Dinge zu sagen.

**Ahnefeld** (Ulm): Eine optimale Lösung, das kam in dem Referat zum Ausdruck, gibt es selbstverständlich nicht, sondern man muß abwägen: Welche Situation findet man vor? Man findet sehr viel hypovolämische Patienten in dieser Situation, und man muß die Frage stellen, wo an welchem Ort solch eine Anaesthesie möglich ist. Und wenn man diese Frage heute mit unserem jetzigen Wissen beantwortet, dann können wir aufgrund unserer Erfahrungen behaupten, daß Ketamin im Augenblick die besten Voraussetzungen schafft, um auch in einer Katastrophensituation Anwendung zu finden. Eine ganz andere Frage ist natürlich, ob das Ketamin als

Basisnarkoticum verwendet werden kann, wenn man noch immer die Frage der Ätheranwendung diskutiert, und hierzu kann vielleicht Herr HALMÁGYI zusätzlich noch einige Worte sagen.

**Halmágyi** (Mainz): Die Anaesthesisten nahmen immer die Stellung ein, daß wir Äthernarkosen für Katastrophensituationen nicht mehr sehen möchten, weil wir die Äthernarkose nicht praktizieren. Im Auftrage der Schutzkommissionen haben wir verschiedene Länder besucht und festgestellt, daß überall für Katastrophensituationen Äther und Geräte, mit denen man nur Äther verabreichen kann, eingelagert sind, d. h. wenn ein Katastrophenfall eintritt, dann wird Äther verabreicht. Wie kann man zumindest die größten Schwierigkeiten und die Phase, die die größten Komplikationszahlen mit sich bringt, überwinden? Diese Frage kann ich dahingehend beantworten, daß unsere Untersuchungen zeigen, daß im Vergleich zu Dehydrobenzperidol und Valium Ketamin das geeignetste Mittel für die Einleitung einer Äthernarkose ist.

**Gemperle** (Genf): Abschließend, meine Damen und Herren, möchte ich nochmals auf eine Feststellung aufmerksam machen. Sie kam deutlich zum Ausdruck in den Vormittagsvorträgen, aber auch in diesem Podiumsgespräch: Ketamin als Mononarkose sollte nur für Kurzeingriffe, die 30 bis 40 min nicht überdauern, angewendet werden. Daß es sich hingegen vorzüglich als Einleitungs- oder Kombinationsnarkoticum eignet – zu dieser Ansicht sind auch die Herren LANGREHR und CORSSEN gekommen. Ich glaube, daß diese Empfehlung auch den Forderungen der pharmakologisch tätigen Anaesthesisten entgegenkommt. Zum Abschluß möchte ich den Teilnehmern des Podiumsgespräches, allen, die zur Diskussion beigetragen haben, aber auch den Tagungsteilnehmern danken für ihr Interesse und ihre Aufmerksamkeit.

# Klassifizierung der Amerikanischen Anaesthesiegesellschaft

## Klasse I

Gesunde Patienten, ohne organische, physiologische, biochemische oder psychische Beschwerden. Der pathologische Prozeß ist begrenzt: Inguinalhernie etc.

## Klasse II

Geringe bis mittelmäßige Beschwerden, leichter Diabetes, *essentielle Hypertonie* oder Anämie. Hier werden auch extreme Altersklassen eingegliedert, ohne begleitende Krankheiten, streng genommen auch Bronchitis und Obesitas.
Herzstatus entspricht der Klasse I und II A der Amer. Kardiolog. Gesellschaft:

Patient ohne organische Herzkrankheit. Arbeitet ohne Beschwerden. Gewöhnliche Arbeit bereitet keine Müdigkeit, Herzklopfen, Dyspnoe oder Brustschmerzen.

Patient mit organischer Herzkrankheit. Gewöhnliche Routinearbeit bereitet Beschwerden:
Aktivität gering eingeschränkt. Durchschnittliche Arbeit ruft Müdigkeit, Herzklopfen, Dyspnoe oder Brustschmerzen hervor. Selten Herzinsuffizienz oder Infekte.

### Klasse III

Schwere pathologische Veränderungen aus irgendwelchen Gründen. *Schwerer Diabetes* mit vasculären Komplikationen, milde bis *schwere Ateminsuffizienz*.

Herzstatus: Angina pectoris und Status nach Herzinfarkt, die Klinik entspricht der Klasse IIB der Amer. Kardiolog. Gesellschaft:

Patient mit organischer Herzkrankheit. Gewöhnliche Routinearbeit bereitet Beschwerden:

Arbeit stark eingeschränkt, kleinste Leistungen bereiten bereits Beschwerden. Oft ein oder mehrere Zeichen von Herzinsuffizienz, Angina pectoris oder Infektion.

### Klasse IV

Schwer kranker Patient mit lebensbedrohlichen Symptomen, die durch den chirurgischen Eingriff nicht behoben werden können. Schwere Atem-, Leber-, Nieren- und Nebenniereninsuffizienz.

Herzstatus entspricht der Klasse III der Amer. Kardiolog. Gesellschaft:

Patient mit organischer Herzkrankheit. Herzinsuffizienz, Angina pectoris oder Zeichen einer infektiösen Herzkrankheit.

### Klasse V

Moribunder Patient mit wenig Überlebenschancen. Ultima-Ratio-Operationen: z. B. rupturiertes Aortenaneurysma mit Schock, Contusio cerebri, massive Lungenembolie, Patienten, die eher reanimiert als anaesthesiert werden müssen.

# Pharmakologische Schlußbetrachtung

Von G. Kuschinsky

Die beim 1. Ketamin-Symposion in mancher Beziehung noch unvollständigen Kenntnisse über den Wirkungsmechanismus des Ketamins sind durch dieses Symposion erweitert worden. Im wesentlichen ergeben sich folgende günstige Eigenschaften des Ketamins, die durchaus nicht für jedes andere Narkosemittel selbstverständlich sind:

1. Keine lokale Gewebsschädigung für Venenwand und Muskel.
2. Schneller Wirkungseintritt.
3. Gute Analgesie im Gegensatz zu Barbituraten, bei denen sich antanalgetische Wirkungen zeigen.
4. Analgesie überdauert Narkose.
5. Kombination mit anderen Narkosemitteln ist möglich und sogar oft notwendig.

Nicht in jedem Fall wünschenswert, aber häufig nicht störend: Skelettmuskeltonus wird nicht herabgesetzt.

Von den *Nebenwirkungen* sollen hier nur neben den wohl nicht unwichtigen Störungen der Atmung die bedeutsamsten genannt werden:

1. psychische Störungen,
2. kardiovasculäre Nebenwirkungen.

Die psychischen Wirkungen in der Aufwachphase, bei denen es sich um traumhafte Erlebnisse handelt, können angenehm, neutral oder beängstigend sein. Sie lassen sich durch geeignete Maßnahmen, wie Sorge für ruhige Umgebung oder auch Vorbehandlung mit einem Neurolepticum (z. B. Droperidol) oder *nach* dem Auftreten gleichfalls durch ein Neurolepticum oder auch durch Diazepam oder ein Barbiturat, verhindern bzw. beseitigen.

Die zweite wichtige Nebenwirkung spielt sich am Kreislauf ab. Die dabei beobachtete Steigerung der Herzfrequenz und des Blutdrucks sind nicht auf eine Erregung von Receptoren des Sympathicus durch Ketamin zu beziehen, auch nicht auf eine indirekte Sympathicusreizung, wie sie durch Tyramin oder Amphetamin erzeugt wird. Es wird also nicht vermehrt Noradrenalin oder Adrenalin freigesetzt. Ketamin wirkt an den sympathisch innervierten Organen cocainartig, d. h. das durch Erregung sympathischer Nerven freigesetzte Noradrenalin wird nicht, wie dies normalerweise geschieht, durch Aufnahme in den Nerven inaktiviert. So bleibt mehr Noradrenalin für die Erregung sympathischer Receptoren übrig. So kommt es zu einer Steigerung der Herzfrequenz und des Blutdrucks.

Die Frequenzwirkung läßt sich durch β-Receptorenblocker, die Blutdruckwirkung durch α-Receptorenblocker aufheben. Bleibt noch die negativ inotrope Wirkung:

Da die Größenordnung der Dosis im Tierversuch ähnlich ist wie bei anderen Narkosemitteln und es andererseits schwer ist, die Empfindlichkeit des menschlichen Herzens vorauszusagen, wäre es möglich, daß man bei Fällen von Herz- und Coronarinsuffizienz, von hämorrhagischem und anderem Schock schon in einen Gefahrenbereich gerät; denn auch Frequenz- und Blutdrucksteigerung erhöhen den $O_2$-Bedarf. Die Relevanz dieser Frage läßt sich noch nicht klären, sollte aber im Auge behalten werden. Immerhin ist zu bedenken, daß kleine Konzentrationen von Noradrenalin zu einer Ökonomisierung der Herzleistung führen. So wären die günstigen Ergebnisse von Herrn Corssen bei Coronarkranken vielleicht zu erklären.

## Zusammenfassung

Es besteht kein Zweifel, daß durch Ketamin die Narkosemöglichkeiten eine Bereicherung erfahren haben, weil ein Mittel dieses Typs vorher nicht bekannt war. Gerade weil man genaueres über Wirkungen und Nebenwirkungen von Ketamin weiß, ist es möglich, dieses Mittel für die Narkose in allen geeigneten Fällen einzusetzen und in Fällen mit besonderem kardialen Risiko zu vermeiden.

# Klinische Schlußbetrachtung

Von **H. Killian**

Wir haben nun eine solche Fülle von neuen Resultaten über das Ketamin gestern und heute gehört, daß man eine Pause des Nachdenkens nötig hat. Ich kann mich daher nicht dazu entschließen, auf Details der Ketamin-Problematik und Klinik einzugehen, wie dies Herr Kuschinsky ja schon getan hat.

Es ist eigentlich immer in der Medizin so, daß neue Medikamente unsere therapeutischen Möglichkeiten zwar steigern, die Probleme an sich aber dieselben bleiben.

Vieles, was sich hier in den letzten beiden Tagen abgespielt hat, erinnerte mich an die Uranfänge unserer Bemühungen auf dem Gebiet der Anaesthesiologie in den Jahren 1928/29, um durch Einführung der Gasnarkose die Chloroformanwendung auszuschalten. Ähnlich dem Ketamin erzeugte ja das Narcylen unter Narkose eine Blutdrucksteigerung bei gleichzeitiger Vergrößerung der Blutdruckamplituden, die wir uns damals nicht erklären konnten. Es handelte sich um eine Art kreislaufstimulierende Wirkung, eine Antischockwirkung, wie wir es damals genannt haben, dies im Gegensatz zu der starken kreislaufdepressiven Wirkung der Halogenverbindungen, insbesondere des Chloroforms. Unser intensiver Kampf galt der Verdrängung dieser für das Herz und Kreislauf so gefährlichen Narkotica der Halogenreihe. Dies ist uns zwar gelungen, aber bald danach hat man all unsere Warnungen überhört und wiederum eine neue Halogenverbindung eingeführt: das Halothan.

Meine Damen und Herren, als ich 1960 in Toronto an dem Internationalen Anaesthesisten-Kongreß teilnahm, wurde sehr viel über das Halothan gesprochen. Ein begeisterter Kollege sagte mir: „Das Halothan ist doch ein wunderbares Mittel, nun kann man mit einer einzigen Substanz alles machen!" Und ich antwortete ihm: „Mein lieber Kollege, so haben wir seinerzeit angefangen und haben uns danach mit allen Mitteln bemüht, von den so gefährlichen Halogenverbindungen loszukommen."

Lassen Sie uns die ganze Ketamin-Problematik einmal von diesem Gesichtspunkt aus betrachten. Es ist doch eine Tatsache, daß auch fluorhaltige Halogenverbindungen, die man wider besseres Wissen etwa 1954 neu eingeführt hat, keine idealen Narkosemittel sind, darunter das Halothan, weil sie das Herz und den Kreislauf empfindlich depressiv beeinflussen.

Erinnern Sie sich bitte an den internationalen Kongreß in Zürich. Damals haben Sie, mein lieber Kollege FREY, an den Referenten, einen Internisten, nach seinen recht ungünstigen Darlegungen die peinliche Frage gerichtet, welche Konzentration des Halothans im Inspirationsgemisch denn nun mit Sicherheit ungefährlich sei. Und der Internist antwortete zögernd: „$1/2\%$ etwa."

Das lag an der untersten Grenze der narkotischen Wirksamkeit. Dies erhellt eindeutig die Schwierigkeiten mit solchen Halogenverbindungen, läßt aber auch die Vorteile anderer Narkotica erkennen, darunter nun auch die des Ketamins.

Meine Damen und Herren, ich möchte zwar keine Unruhe stiften, aber es sei einmal klar ausgesprochen, daß ich niemals die Einführung des Halothans als einen Fortschritt auf dem Gebiet der Anaesthesiologie angesehen habe, eher als einen Rückschritt, denn die physikalischen Eigenschaften, besonders die ungünstige Lage des Siedepunktes über 90° C, sind noch schlechter als die des Chloroforms. Ich bin sogar fest davon überzeugt, daß Sie, meine Herren Kollegen der älteren Generation, bei den heutigen exakten Dosierungsmöglichkeiten der Dämpfe an ihren Narkosemaschinen mit Chloroform ausgezeichnete Resultate erzielen könnten. Das Zeug ginge dann wenigstens im gewissen Gegensatz zum Halothan in angemessener Zeit aus dem Körper der Patienten wieder hinaus, auch aus Ihren Assistenten!

Von diesem Gesichtspunkt aus betrachtet müssen wir doch über jedes Mittel erfreut sein, das geeignet ist, die berüchtigten Halogenverbindungen zu verdrängen. Das gilt besonders für Körper mit kreislaufanaleptischen Eigenschaften, Mitteln, die Herz und Kreislauf nicht angreifen, eher den Blutdruck und die Herzfrequenz steigern wie das Ketamin. Man gebe sich aber nicht damit zufrieden, das Ketamin in der jetzigen Form experimentell und klinisch zu studieren, sondern sehe sich auch die chemische Umgebung dieser Substanz an. Vielleicht stößt man dabei auf einen Körper, der noch bessere Eigenschaften für den Menschen besitzt. Diesen Wunsch möchte ich besonders an Herrn CORSSEN richten.

Vieles sehr Interessante ist heute gesagt worden, u. a. sind gewisse Ähnlichkeiten zwischen Ketamin und Cocain erwähnt worden, die aufhorchen ließen. Wie viele Fragen könnte und sollte man stellen – ich muß darauf verzichten. Nur eine kleine Bemerkung sei mir gestattet:

Wir beobachteten unter Spinalanaesthesie meist eine mäßige Depression der Kreislauflage, die mit dem Pooling-Effekt zusammenhängt. Deshalb wünscht man sich eine Stabilisierung des Kreislaufes, eine Anhebung des arteriellen Blutdruckes. Gelingt dieses mit Ephedrin oder verwandten Präparaten, findet man das wunderschön. Aber ich frage, ob denn eine solche erzwungene Blutdruckerhöhung de facto einen Vorteil bedeutet oder sich als optische Täuschung erweist. Bitte überlegen Sie einmal, ob der Schein nicht trügt. Meines Erachtens muß sich durch Ephedrin, evtl. auch durch Ketamin der Pooling-Effekt *verstärken*, was als recht unangenehm angesehen werden muß. Auch dieses müßte man einmal näher im Hinblick auf die klinischen Indikationen näher analysieren.

Nun aber möchte ich mit einem herzlichen Dank an alle schließen, die meinen Festtag und dieses 2. Ketamin-Symposion so vorzüglich inszeniert haben, besonders RUDOLF FREY und HERMANN KREUSCHER. Meine Bewunderung gilt auch der klaren Art, in der Herr Kollege LANGREHR und andere heute die Podiumsdiskussionen geleitet haben. Noch selten habe ich eine so wertvolle Round-Table-Aussprache erlebt. Gerade, weil die Meinungen oft auseinandergingen, hatte man den Eindruck echter Überzeugungen, und das große Palaver wurde nicht zum präparierten Theater.

# Summary

The present volume comprises the complete proceedings of the 2nd Ketamine Symposium in Mainz, updating our knowledge on three major themes:

I. Reaction to ketamine of the cardiovascular system
II. Reaction to ketamine of the nervous system
III. Range of the clinical applications of ketamine

I. Experimental studies of the high-energy phosphates PKr and ATP on the myocardium of the left ventricle under certain conditions have shown that it is unlikely that Ketamine influences the intermediate metabolism of the heart (J. W. GETHMANN et al.).

In the isolated perfused heart – lung preparation of the cat the contractile force is depressed more by halothane and ether than by hexobarbital, thalamonal and ketamine. Ketamine has a directly negative and indirectly positive inotropic and chronotropic effect on the myocardium (K. FISCHER).

Heart rate, aortic pressure, peripheral resistance and myocardial oxygen consumption are higher with ketamine than with halothane or NLA (D. KETTLER et al.).

Two different responses have been observed to a dose of 5 mg/kg ketamine. A rise in coronary blood flow and myocardial oxygen uptake is combined with increased utilization of lactate and free fatty acids. When coronary blood flow and myocardial oxygen uptake changed very little, utilization of glucose predominated (H. SONNTAG et al.).

Blockade of the adrenergic α-receptors virtually prevents the ketamine-induced rise in arterial pressure (K. PETER et al.).

In laboratory animals (dogs) there was no demonstrable increase in the plasma catecholamines. There is evidence that ketamine acts diectly on the peripheral adrenergic receptors in a similar way to catecholamines (K. PETER et al.; I. HENSEL et al.).

Like cocaine, ketamine inhibits catecholamine uptake at the neural membranes, thus increasing the effectiveness of the endogenous and exogenous catecholamines. This mechanism is probably responsible for the rise in blood pressure and heart rate after administration of ketamine (MONTEL et. al.).

When ketamine was administered under conditions of experimental hemorrhage shock, the oxygen deficit was greater than after pentobarbital, fentanyl, or halothane, or after a combination of ketamine and piritramid (BRÜCKNER *et al.*).

Aortic pressure, heart rate and peripheral resistance are significantly increased by ketamine. The circulation rate remains unchanged, the systolic discharge decreases (K. PETER *et al.*).

The effect of ketamine upon renal blood flow is the same as the hemodynamic response of the entire system. In animal experiments ketamine was not found to influence renal blood flow independently of the total system (D. PATSCHKE *et. al.*; H. KREUSCHER *et al.*).

II. Following ketamine injection (2 mg/kg i.v.) the regional cerebral blood flow (rCBF) is reduced by 23.4% (30 sec p.i.) or 15.6% (5 min p.i.) and is unaffected at 8 min p.i. The comparable figures are: after propanidid (5 mg/kg) 44% (30 sec p.i.), 21.5% (5 min p.i.), 8 min p.i. no further fluctuation; after thiopental (4 mg/kg) 42% (30 sec p.i.), 42.4% (5 min p.i.), 37.8% (8 min p.i.) (H. HERRSCHAFT *et al.*).

In most cases CSF pressure is raised by ketamine; the pressure changes are always parallel to the synchronous circulatory changes (K. EYRICH *et al.*).

Experimental studies in animals indicate that the rise of CSF-pressure is attributable to increased intracephalic blood volume but that this is not due to increased mean arterial pressure (E. FESSL-ALEMANY *et al.*).

In patients with hydrocephalus, ketamine causes the CSF pressure to rise to 100% (W. F. LIST *et al.*).

Both experimental and clinical findings indicate that ketamine ought not to be given to patients with space-occupying intracephalic lesions.

While halothane depresses intra-ocular pressure, ketamine causes it to increase (K. HEILMANN; P. RUDOLPH).

The frequency and severity of psychomotor superactivity and hallucinatory dreams may be reduced by droperidol (0.0075 mg/kg). Diazepam and thiopental are not satisfactory for this purpose (F. FOLDES).

Injection of propanidid (5 mg/kg) shortly before the patient recovers consciousness after ketamine anesthesia obviates any psychic sequelae (T. M. DARBINYAN).

The administration of chlormethyazol (Distraneurin) has a similar effect (S. SUN).

III. In obstetrics ketamine (1–2 mg/kg) has proved particularly valuable in forceps deliveries and suction extraction in cases of pelvic presentation and twin births. In 94.4% (280/300) of infants delivered under ketamine anesthesia the Apgar score was 9 or 10 (D. LANGREHR).

Ketamine causes an increase in the frequency of uterine contractions with a reduction in contraction time. Total uterine activity is clearly increased, while the base tonus is only insignificantly raised (W. DICK *et al.*).

## Summary

There is a wide range of applications for ketamine as either a mono-anesthetic or as an induction agent for inhalation anesthesias in all kinds of diagnostic and therapeutic procedures. It is of special interest because of its safety in poor-risk patients and emergency cases. Total mortality among 1000 poor-risk patients (ASA-classification III–V) was 2.48%. There was not a single death in section III (n = 342); 6mpatients classified IV (n = 638) and 21 patients classified V (n = 105) died within 48 hours (D. LANGREHR).

Ketamine is recommended for emergency surgery: 6 mg/kg i.m. for children; as a mono-anesthetic in adults 2–4 mg/kg i.v.; as an induction agent 0.5–1,5 mg/kg i.v. In the latter case anesthesia may be maintained with $N_2O:O_2$ (2:1) and fractional application of thalamonal and muscle relaxants (F. W. AHNEFELD et al.).

Ketamine has also proved a satisfactory induction agent for ether anesthesia.

## Anaesthesiology and Resuscitation · Anaesthesiologie und Wiederbelebung

### Anesthésiologie et Réanimation

*Erschienene Bände:*

1 Resuscitation Controversial Aspects. Chairman and Editor: Peter Safar
2 Hypnosis in Anaesthesiology. Chairman and Editor: Jean Lassner
3 Schock und Plasmaexpander. Herausgegeben von K. Horatz und R. Frey. Vergriffen.
4. Die intravenöse Kurznarkose mit dem neuen Phenoxyessigsäurederivat Propanidid (Epontol®). Herausgegeben von K. Horatz, R. Frey und M. Zindler
5 Infusionsprobleme in der Chirurgie. Herausgegeben von U. F. Gruber und M. Allgöwer
6 Parenterale Ernährung. Herausgegeben von K. Lang, R. Frey und M. Halmágyi
7 Grundlagen und Ergebnisse der Venendruckmessung zur Prüfung des zirkulierenden Blutvolumens. Von V. Feurstein
8 Third World Congress of Anaesthesiology
9 Die Neuroleptanalgesie. Herausgegeben von W. F. Henschel
10 Auswirkungen der Atemtechnik auf den Kreislauf. Von R. Schorer
11 Der Elektrolytstoffwechsel von Hirngewebe und seine Beeinflussung durch Narkotica. Von W. Klaus
12 Sauerstoffversorgung und Säure-Basenhaushalt in tiefer Hypothermie. Von P. Lundsgaard-Hansen
13 Infusionstherapie. Herausgegeben von K. Lang, R. Frey und M. Halmágyi
14 Die Technik der Lokalanaesthesie. Von H. Nolte
15 Anaesthesie und Notfallmedizin. Herausgegeben von K. Hutschenreuter
16 Anaesthesiologische Probleme der HNO-Heilkunde und Kieferchirurgie. Herausgegeben von K. Horatz und H. Kreuscher
17 Probleme der Intensivbehandlung. Herausgegeben von K. Horatz und R. Frey
18 Fortschritte der Neuroleptanalgesie. Herausgegeben von M. Gemperle
19 Örtliche Betäubung: Plexus brachialis. Von Sir Robert R. Macintosh und W. W. Mushin
20 Anaesthesie in der Gefäß- und Herzchirurgie. Herausgegeben von O. H. Just und M. Zindler
21 Die Hirndurchblutung unter Neuroleptanaesthesie. Von H. Kreuscher
22 Ateminsuffizienz. Von H. L'Allemand
23 Die Geschichte der chirurgischen Anaesthesie. Von Thomas E. Keys
24 Ventilation und Atemmechanik bei Säuglingen und Kleinkindern unter Narkosebedingungen. Von J. Wawersik
25 Morphinartige Analgetica und ihre Antagonisten. Von Francis F. Foldes, Mark Swerdlow, and Ephraim S. Siker
26 Örtliche Betäubung: Kopf und Hals. Von Sir Robert R. Macintosh und M. Ostlere
27 Langzeitbeatmung. Von Ch. Lehmann
28 Die Wiederbelebung der Atmung. Von H. Nolte
29 Kontrolle der Ventilation in der Neugeborenen- und Säuglingsanaesthesie. Von U. Henneberg
30 Hypoxie. Herausgegeben von R. Frey, K. Lang, M. Halmágyi und G. Thews
31 Kohlenhydrate in der dringlichen Infusionstherapie. Herausgegeben von K. Lang, R. Frey und M. Halmágyi
32 Örtliche Betäubung: Abdominal-Chirurgie. Von Sir Robert R. Macintosh und R. Bryce-Smith
33 Planung, Organisation und Einrichtung von Intensivbehandlungseinheiten am Krankenhaus. Herausgegeben von H. W. Opderbecke
34 Venendruckmessung. Herausgegeben von M. Allgöwer, R. Frey und M. Halmágyi
35 Die Störungen des Säure-Basen-Haushaltes. Herausgegeben von V. Feurstein
36 Anaesthesie und Nierenfunktion. Herausgegeben von V. Feurstein
37 Anaesthesiologie und Kohlenhydratstoffwechsel. Herausgegeben von V. Feurstein
38 Respiratorbeatmung und Oberflächenspannung in der Lunge. Von H. Benzer
39 Die nasotracheale Intubation. Von M. Körner
40 Ketamine. Herausgegeben von H. Kreuscher
41 Über das Verhalten von Ventilation, Gasaustausch und Kreislauf bei Patienten mit normalem und gestörtem Gasaustausch unter künstlicher Totraumvergrößerung. Von O. Giebel

42 Der Narkoseapparat. Von P. Schreiber
43 Die Klinik des Wundstarrkrampfes im Lichte neuzeitlicher Behandlungsmethoden. Von K. Eyrich
44 Der primäre Volumenersatz mit Ringerlactat. Von A. O. Tetzlaff. Vergriffen
45 Vergiftungen: Erkennung, Verhütung und Behandlung. Herausgegeben von R. Frey, M. Halmágyi, K. Lang und P. Oettel
46 Veränderungen des Wasser- und Elektrolythaushaltes durch Osmotherapeutika. Von M. Halmágyi
47 Anaesthesie in extremen Altersklassen. Herausgegeben von K. Hutschenreuter, K. Bihler und P. Fritsche
48 Intensivtherapie bei Kreislaufversagen. Herausgegeben von S. Effert und K. Wieners
49 Intensivtherapie beim akuten Nierenversagen. Herausgegeben von E. Buchborn und O. Heidenreich
50 Intensivtherapie beim septischen Schock. Herausgegeben von F. W. Ahnefeld und M. Halmágyi
51 Prämedikationseffekte auf Bronchialwiderstand und Atmung. Von L. Stöcker
52 Die Bedeutung der adrenergen Blockade für den haemorrhagischen Schock. Von G. Zierott
53 Nomogramme zum Säure-Basen-Status des Blutes und zum Atemgastransport. Herausgegeben von G. Thews
54 Der Vena Cava-Katheter. Von C. Burri und D. Gasser
55 Intensivbehandlung und ihre Grenzen. Herausgegeben von K. Hutschenreuter und K. Wiemers
56 Anaesthesie bei Eingriffen an endokrinen Organen und bei Herzrhythmusstörungen. Herausgegeben von K. Hutschenreuter und M. Zindler
57 Das Ultrakurznarkoticum Methohexital. Herausgegeben von Ch. Lehmann
58 Stoffwechsel. Pathophysiologische Grundlagen der Intensivtherapie. Herausgegeben von K. Lang, R. Frey und M. Halmágyi
59 Anaesthesia Equipment. By P. Schreiber
60 Homoiostase. Wiederherstellung und Aufrechterhaltung. Herausgegeben von F. W. Ahnefeld und M. Halmágyi
61 Essays on Future Trends in Anaesthesia By A. Boba
62 Respiratorischer Flüssigkeits-Wärmeverlust des Säuglings und Kleinkindes bei künstlicher Beatmung. Von W. Dick
63 Kreislaufwirkungen von nicht depolarisierenden Muskelrelaxantien. Von H Schaer
64 Sauerstoffüberdruckbehandlung. Probleme und Anwendung. Herausgegeben von I. Podlesch
65 Der Wasser- und Elektrolythaushalt des Kranken. Von H. Baur und K. Lang
66 Überlebens- und Wiederbelebungszeit des Herzens. Von P. G. Spieckermann
67 Energiebedarf und Sauerstoffversorgung des Herzens in Narkose. Von D. Kettler
68 Anaesthesie mit Gamma-Hydroxibuttersäure. Herausgegeben von W. Bushart und P. Rittmeyer
69 Ketamin. Neue Ergebnisse in Forschung und Klinik. Herausgegeben von M. Gemperle, H. Kreuscher und D. Langrehr
70 Die Sekretion des Nebennierenmarks unter dem Einfluß von Narkotica und Muskelrelaxation. Von M. Göthert

*In Vorbereitung:*

71 Anaesthesie und Wiederbelebung bei Säuglingen und Kleinkindern. Herausgegeben von F. W. Ahnefeld und M. Halmágyi
72 Therapie lebensbedrohlicher Zustände bei Säuglingen und Kleinkindern. Herausgegeben von R. Frey, M. Halmágyi und K. Lang
73 Regionale Schmerztherapie. Herausgegeben von R. Frey und Mitarbeiter
74 Neuere Erfahrungen mit Propanidid (Epontol). Herausgegeben von M. Zindler, H. Yamamura und W. Wirth
75 Anesthetic Management of Endocrine Disease. By T. Oyama
76 Möglichkeiten des Helikopters im Rettungswesen. Herausgegeben von F. W. Ahnefeld, M. Allgöwer, B. Haid und G. Hossli
77 Herzrhythmus und Anaesthesie. Herausgegeben von H. Nolte und J. Wurster

MIX
Papier aus verantwortungsvollen Quellen
Paper from responsible sources
FSC® C105338

If you have any concerns about our products,
you can contact us on
**ProductSafety@springernature.com**

In case Publisher is established outside the EU,
the EU authorized representative is:
**Springer Nature Customer Service Center GmbH
Europaplatz 3, 69115 Heidelberg, Germany**

Printed by Libri Plureos GmbH
in Hamburg, Germany